JN218927

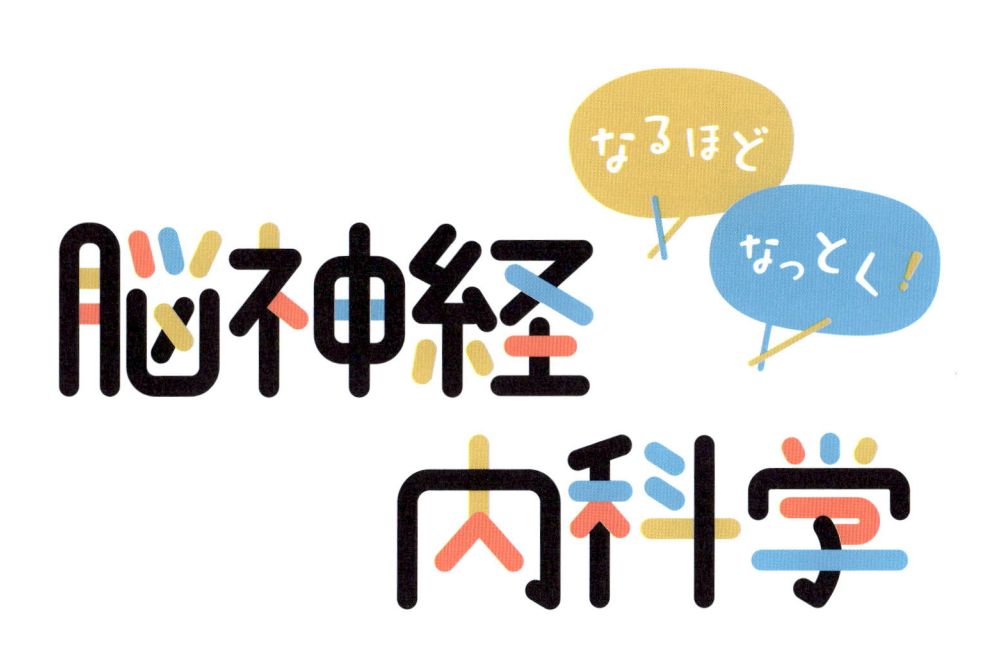

なるほど なっとく！

脳神経内科学

福岡国際医療福祉大学教授 **飛松省三** 著

久留米大学名誉教授 **谷脇考恭** 協力

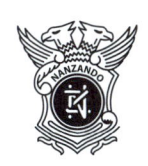

南 山 堂

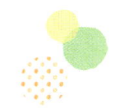

序

　筆者は1979年3月に九州大学医学部を卒業し，同年6月に黒岩義五郎教授が主宰される脳神経病研究施設神経内科に入局した．入局した理由は，医学進学課程3年時（今でいう学部5年生）の神経内科の講義で感銘を受けたからである．その当時は頭部CTが導入されて間もない時代で，脳MRI検査は存在しなかった．神経学的診察をすることで，病気の診断をしていた．つまり，神経内科は画像に頼らず，患者さんを観察するという「医の原点」を行っていたわけである．その当時から，医師は患者を診ずに，検査結果から診断しているという批判があった．私は，「医の原点」を学ぼうと神経内科の門を叩いた．

　神経系はシステムとして働く．この働きについて，病歴と神経学的診察から，病変部位がどこにあるのか，どういう性質をもつのかを考える．これらを基盤に画像検査や電気生理学的検査を行って，臨床診断に到達する．しかし，神経内科学は，「むずかしい」，「わかりづらい」と苦手意識をもたれがちである．2017年，日本神経学会は診療科名を神経内科から脳神経内科に変更した．これはもっと一般の人に神経内科とはどういう診療科なのか知ってもらい，難病に悩める患者さん達に適切な診断・治療を行うことが目的である．

　筆者は九州大学で生理学，神経内科学を教え，今はメディカルスタッフの養成大学で神経学の授業を担当している．これらの経験から，本書では「臨床脳神経内科学」を学ぶうえで必要なエッセンスを凝縮し，ポイントを解説した．筆者の専門とする生理学的検査のリハビリテーション領域における上手な使い方にも言及した．本書を一読することで「神経系の中でどのような障害が生じているか」を理解できるようにするのが本書の目的である．

　本書が，臨床脳神経内科学は苦手だなと思いつつも，どうしたら理解できるようになるのか悩んでいる医療系学生やメディカルスタッフのお役に立てば幸いである．

　本書の企画，編集では長期間にわたり，編集部の石井裕之氏に協力していただきました．また，谷脇考恭先生（久留米大学名誉教授）には脳MRIや脳機能イージングの画像を多数提供していただきました．時村洋先生（鹿児島市立病院脳神経外科）には脳腫瘍や頭部外傷の画像，荒畑創先生（大牟田病院脳神経内科医長）には筋疾患の画像，田代邦雄先生（北海道大学名誉教授）には脊髄疾患の画像を提供していただき，本書の見える化に貢献していただきました．これらの方々の御協力によりこの本は完成致しました．この場を借りて厚く御礼申し上げます．

　2025年1月

福岡国際医療福祉大学医療学部視能訓練学科

飛松省三

目　次

4章 神経学的診察法

5章 運動麻痺・筋萎縮のみかた

10章　大脳連合野　　68

11章　失語症　　73

12章　失　行　　81

13章　失　認　　84

▶各 論

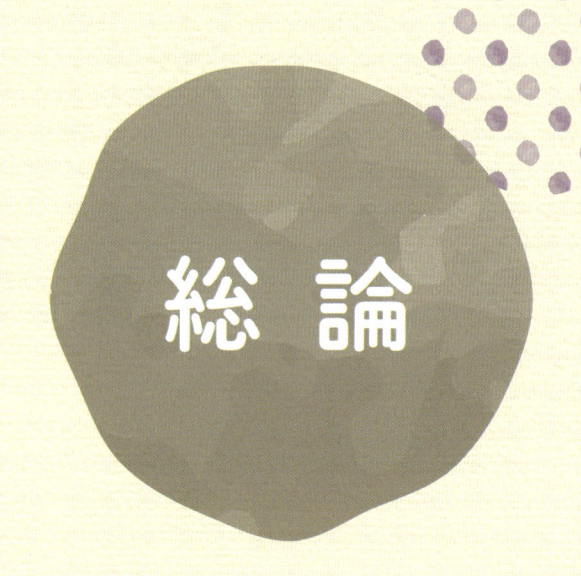

総 論

学習内容

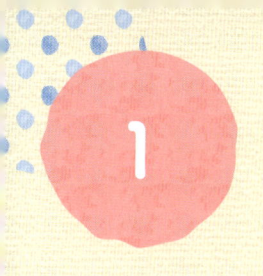

1 序　論
introduction

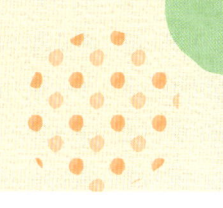

A ▶ 脳神経内科とは

　脳神経内科（neurology）は，神経内科学を基盤とする診療科名で，脳や脊髄，神経，筋肉の疾患（病気）をみる内科である．日本神経学会のホームページでは，以下のように紹介されている．『体を動かしたり，感じたりすることや，考えたり覚えたりすることがうまくできなくなったときに脳神経内科の病気を疑う．症状としては，しびれやめまい，うまく力が入らない，歩きにくい，ふらつく，つっぱる，ひきつけ，むせ，しゃべりにくい，物が二重に見える，頭痛，勝手に手足や体が動いてしまう，物忘れ，意識障害などさまざまである．まず，全身を診ることができる脳神経内科で，どこの病気であるかを見極めることが大切である．そのうえで骨や関節の病気がしびれや麻痺の原因なら整形外科に，手術などが必要なときは脳神経外科に，精神的なものは精神科を紹介する．また，感じることのなかには見たり聞いたりする能力も含まれるが，眼科や耳鼻科の病気の場合もあり得る』．

　さて，診療科として脳神経内科で扱う領域はわかりにくいといわれている．とくに間違えられやすいのが精神科，心療内科などとの違いである．

　精神科は，主に気分の変化（うつ病，躁病）や精神的な問題を扱う科である．また，心療内科は精神的な問題がもとで体に異常をきたしたような疾患を扱う科である．

　脳神経内科はこれらの科と異なり，精神的な問題からではなく，脳や脊髄，神経，筋肉に障害があることで体が不自由になる疾患を扱う．精神科の疾患の多くは実際に患者の脳をMRIなどで検査しても異常を見つけられないのに対し，脳神経内科で扱う疾患は脳をみると何かしら疾患の証拠（病因）を見つけることができる．ただし，なかには精神科と脳神経内科どちらでもみる疾患もある．認知症やてんかんなどはその代表的な疾患である．最近では，認知症の原因が解明されつつあり，脳の病態の変化もよくわかってきている．

B ▶ 脳神経内科が扱う主な疾患

　脳神経内科で扱う疾患には，脳卒中（脳梗塞，脳出血，クモ膜下出血など），てんかん，片頭痛などの頭痛，神経変性疾患（Alzheimer病，Parkinson病，多系統萎縮症，筋萎縮性側索硬化症，脊髄小脳変性症など），免疫性神経疾患（多発性硬化症，重症筋無力症，Guillain-Barré症候群など），神経感染症（細菌，ウイルス，真菌，結核菌などによる髄膜脳炎，Creutzfeldt-Jakob病など），末梢神経疾患（多発性神経炎，単神経炎など），筋肉の疾

患（筋ジストロフィー，多発性筋炎，皮膚筋炎など），内科疾患（糖尿病や肝臓，腎臓，内分泌の疾患など）に伴う種々の神経症状などがある．また，脳神経内科は脳卒中や意識障害など救急医療の場でも必須の診療科となっている．さらには，臓器移植などをめぐってよく話題になる脳死の判定にもかかわっている．

　図1-1に主な神経疾患の発症様式とその経過について示した．

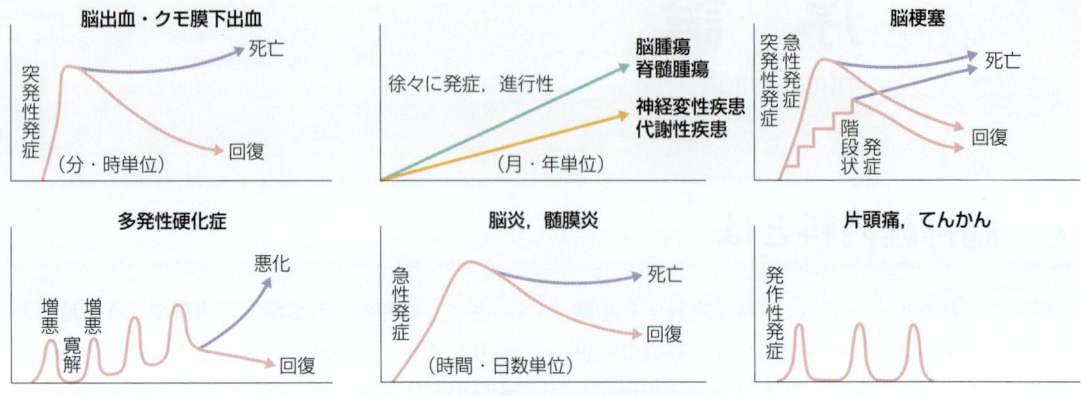

図1-1　主な神経疾患の発症様式と経過図

神経疾患は病歴と経過を観察することが重要である．脳血管障害は，突発性発症（1，2時間）が主で，病態によってその後の経過が変わる．脳炎などは，日数単位で症状が進行し，ピークに達する．腫瘍や変性疾患などは緩徐発症・進行性である．多発性硬化症は寛解・再発を繰り返す．片頭痛やてんかんは，発作性に発症するが，症状がないときは異常がない．患者に病歴を詳しく尋ね，神経学的診察をすることが，正しい臨床診断の始めの一歩となる．

C ▶ リハビリテーションと脳神経内科

1　リハビリテーション

リハビリテーション（rehabilitation）は，ラテン語のrehabilitareが語源となっており，**再び**（re）**適合させる**（habilitare）というのが本来の意味である．したがって，リハビリテーション医学とは，病気やけがなどによる後遺症をもつ人の社会復帰のために行う身体的・心理的訓練や職業指導だけではなく，一人の人間として，もとの地域社会において自立した生活を送れるようにする学問体系である．

2　神経疾患の症状

神経疾患は種々の運動障害，視力障害，疼痛（とうつう），言語障害，知能障害のほか，嚥下（えんげ），呼吸，排泄障害など多面的な身体機能障害を呈する．しかもこれらの機能障害が後遺症として残存または進行し，日常生活，コミュニケーションなどの面で障害をきたす場合が多い．中枢神経細胞は再生しないが，ニューロンの発芽（はつが）やシナプス再形成，機能代償など中枢神経系には可塑性（かそ）があり，機能回復神経学の分野で神経系の回復メカニズムの基礎的，臨床的研究が進められている．

3　神経リハビリテーション

1）特殊性

言語療法を含めた中枢神経疾患のリハビリテーションは，骨，関節，末梢神経，筋などの末梢組織の機能回復訓練とは異なった技法が必要で，神経リハビリテーションと呼ばれている．

2）リハビリテーション科

1996年9月，医療法に基づく診療科としてリハビリテーション科の標榜が認められた．脳神経内科との密接な協力体制のもと，神経内科治療と並行して，リハビリテーションの治療プログラムをつくっている．

3）治療方針とゴールの決定

❶**障害の把握**　個々の患者の機能障害，活動制限，参加制約を見極め，治療方針とゴールの決定を行う．

❷**非進行性疾患**　脳卒中，頭部外傷などでは可及的早期からの訓練により機能・能力障害からの回復を図る．

❸**慢性進行性疾患**　これらの神経疾患患者あるいは高齢者では，能力維持を目的とした訓練を継続し，廃用症候群や寝たきりに陥ることを防ぐことが重要である．

> **MEMO ①　病歴と経過から診断する脳神経内科**
>
> 　Aさんは65歳の男性で，糖尿病，高血圧症，脂質異常症の治療中である．昨晩22時頃にお風呂に入っているときに，右半身が動かしにくいと感じ，あわてて大声で奥さんを呼んだ．奥さんは，Aさんの顔面の右口角が少し下がり，言葉が出にくいことに気づいた．Aさんは，言葉はうまくしゃべられないけれども，奥さんの問いかけにはうなずき，理解しているようであった．救急車で総合病院に23時頃搬送された．担当医が診察したところ，運動性失語症，右片麻痺（運動のみ）があることがわかった．Aさんの病歴から，担当医は脳血管障害を疑い，脳MRI検査を施行することになった．

 セルフ・アセスメント ①

問1 脳神経内科でみない疾患はどれか．
1. 脳梗塞
2. 片頭痛
3. てんかん
4. 変形性膝関節症
5. アルツハイマー病

問2 脳神経内科で間欠的・発作性に発症する病気はどれか．2つ選べ．
1. 脊髄小脳変性症
2. クモ膜下出血
3. てんかん
4. 片頭痛
5. 髄膜炎

問3 脳神経内科で慢性に進行する疾患はどれか．2つ選べ．
1. 脳炎
2. 脳腫瘍
3. 片頭痛
4. 多発性硬化症
5. パーキンソン病

正解と解説

問1 4
p.3を参照のこと．変形性膝関節症は整形外科疾患である．

問2 3，4
図1-1を参照のこと．てんかん，片頭痛は発作性疾患と呼ばれている．間欠期には無症状である．

問3 2，5
図1-1を参照のこと．脳腫瘍，神経変性疾患であるパーキンソン病は慢性進行性である．

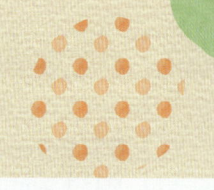

2 神経解剖学の基礎
basic neuroanatomy

A ▶ 神経解剖学の用語

1 基本的用語

　脳や神経の空間的な配置や位置関係は，以下の7組の言葉の1つあるいはその組み合わせで脳の場所と位置を表現できる（図2-1）．

❶**内側—外側**　人体を左右対称と考えたとき，対称軸となる平面の位置を正中という．左右軸上で正中に近いほうが"内側"，正中から遠いほうが"外側"である．

❷**前—後**　中脳より上で，"前"は脳の前方を，"後"は脳の後方を意味する．

❸**頭側—尾側**　ヒトが体を真っすぐに伸ばして立っているときの頭頂部の方向を"頭側"と呼び，"尾側"は，その反対の脊髄方向である．

❹**背側—腹側**　"背側"は背中の方向，"腹側"は腹部の方向を指す．ただし，大脳における"背側"は脳の上方を，"腹側"は下方を指す．

❺**上—下**　"上"は大脳皮質の頭頂部方向を，"下"は脊髄の方向を指す．

❻**同側—対側**　"同側"はある側から見て脳の左右の同じ側にあり，"対側"は脳の反対側になる．

❼**近位—遠位**　四肢については体幹に近い側を"近位"，遠い側を"遠位"という．

2 神経系の構成

　図2-2に神経系の構成要素を示す．大まかに中枢神経と末梢神経に分けられる．

　中枢神経は，大脳，小脳，脳幹，脊髄からなる．脊髄は細い柱状の構造をもち，脳から続く5つの領域（頸髄，胸髄，腰髄，仙随，尾髄）がある．脳幹は中脳，橋，延髄の3つの領域に分けられる．小脳は橋の背側にテントのように位置する．3つの太い神経束（小脳脚）で脳幹とつながっている．大脳はその表面を大脳皮質がおおい，その深

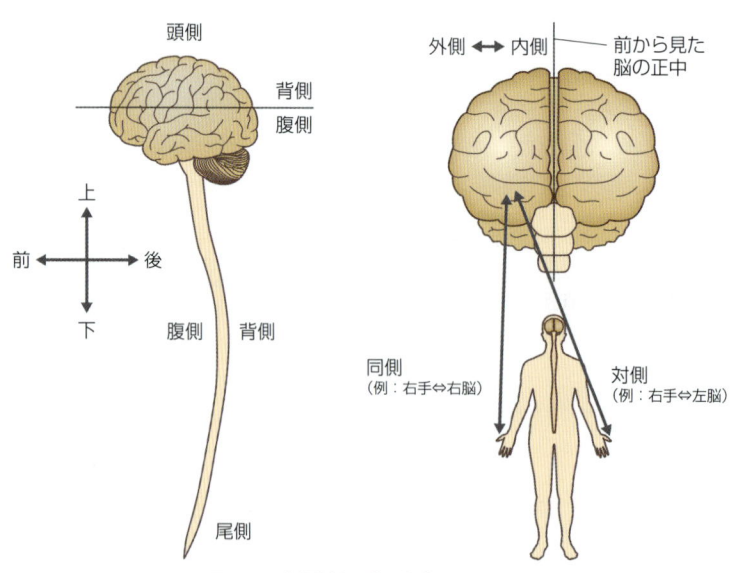

図2-1　中枢神経系の方向を示す用語
解剖学的に常に固定している軸は，上—下，前—後の軸であり，その他の軸は場所によって変わる．

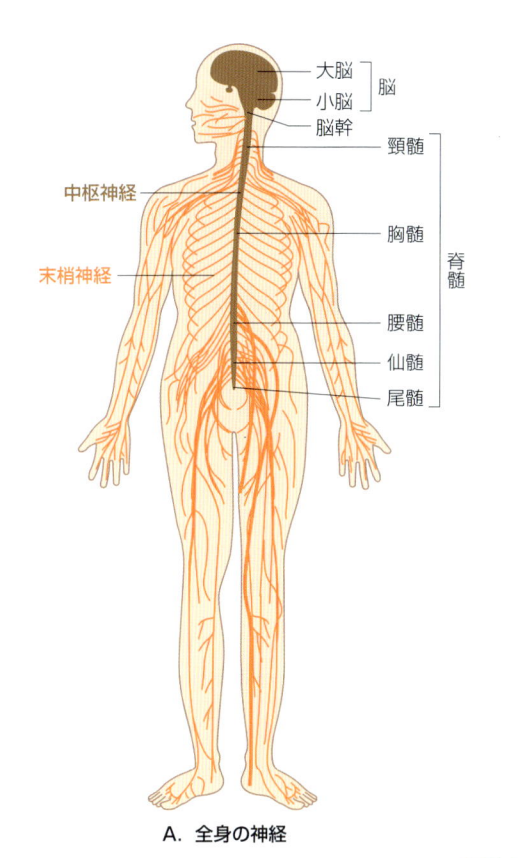

A. 全身の神経

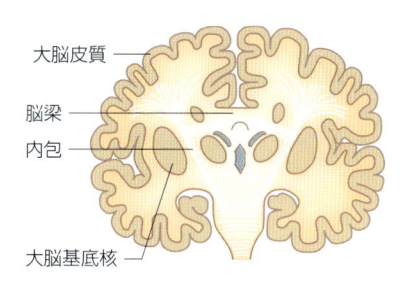

B. 大脳（冠状断：前額断面）

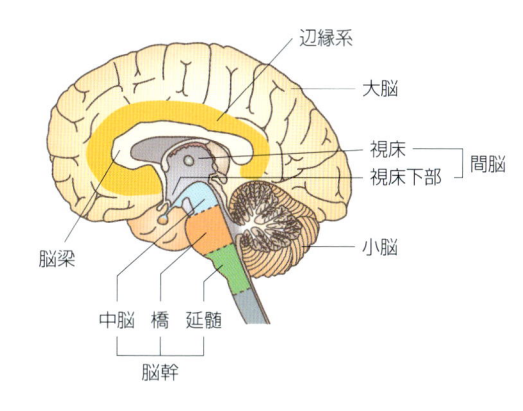

C. 脳の構成（矢状断：正中断面）

図2-2　神経系の構成

中枢神経と末梢神経から構成される．中枢神経は，大脳，小脳，脳幹，脊髄からなる．脳・脊髄から分かれた末梢神経は，運動神経，感覚神経，自律神経を構成する．

部には2つの大脳半球をつなぐ脳梁，内包，間脳，大脳基底核，辺縁系がある．大脳は意識，思考，記憶，学習に重要で，小脳は体のバランスの維持，脳幹は生命維持装置である．脊髄は運動神経と感覚神経（知覚神経）の通り道であり，末梢神経と連結している．

　末梢神経は，脳や脊髄などの中枢神経から分かれ

て，全身の器官・組織に分布する神経のことである．末梢神経は，大きく以下の3つに分けられる．

❶運動神経　全身の筋肉を動かす機能．

❷感覚神経　痛み，冷感，触れた感触など，皮膚の感覚や振動，関節の位置などを感じる機能．

❸自律神経　血圧・体温の調節や心臓・腸など内臓の働きを調整する機能．

B ▶ 大脳の局所解剖

　知覚や運動のリハビリテーションを考えるとき，大脳の左半球は右半身の機能を，右半球は左半身のそれを支配していることが重要な点である．左半球には言語野があり，右半球は空間的認知に優れている．それぞれの脳部位の働きは，⑩章（p.68）で解説する．

1　大脳の外側面

　大脳には前頭葉，頭頂葉，側頭葉，後頭葉の4つの葉がある（図2-3）．それぞれに機能の役割分担があり，神経回路としてネットワークを構築している．各葉を区分する裂け目は溝と呼ばれ，溝と溝に挟まれた盛り上がった部分を回と呼ぶ．

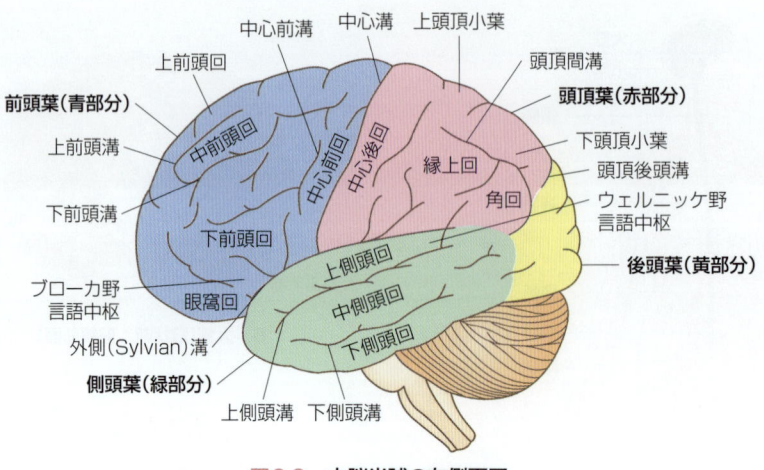

図2-3　大脳半球の左側面図

左半球にはブローカ野，ウェルニッケ野の言語中枢があるが，右半球にはない．

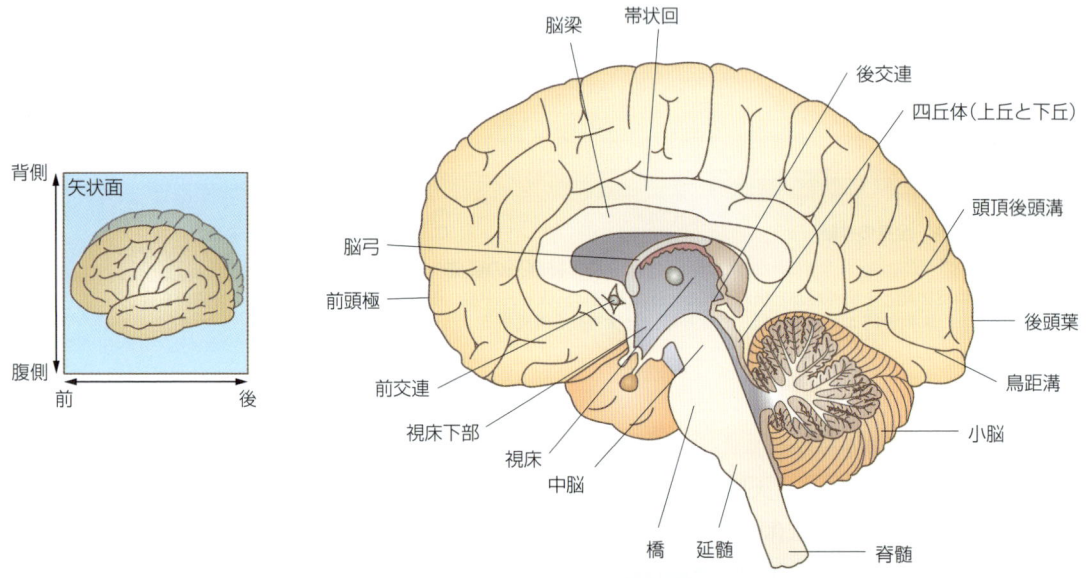

図2-4　脳の正中での断面図（矢状断）

後頭葉が最も明瞭に観察される．また，2つの半球の情報を連絡する脳梁，間脳（視床，視床下部），
脳幹（中脳，橋，延髄）の構造もよくわかる．

1）前頭葉

中心溝より前にある広い領域である．前頭連合野（Broca野を含む），前頭眼野，高次運動野，一次運動野の4つに大きく分けられる．前頭葉の各脳部位が特異的な役割を果たすことにより，認知・言語機能から運動機能まで幅広い機能をもつ．

2）頭頂葉

前頭葉とは中心溝で，側頭葉とは外側溝で，後頭葉とは内側面にある頭頂後頭溝で区切られている．身体各部位の体性感覚が入力される体性感覚野とさまざまな情報を統合・認知する頭頂連合野の2つに大別される．

3）側頭葉

大脳の側面で，外側溝より下の部分にあり，一次聴覚野，聴覚周辺野，側頭連合野，Wernicke野に分けられる．

4）後頭葉

側頭葉の後方，頭頂葉の後下方にあり，視覚情報処理を行う．

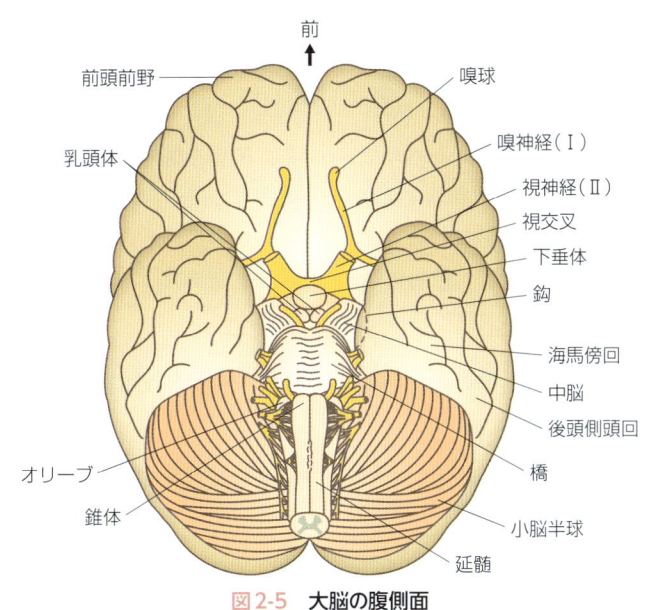

前

前頭前野 ── 嗅球
乳頭体 ── 嗅神経（Ⅰ）
 ── 視神経（Ⅱ）
 ── 視交叉
 ── 下垂体
 ── 鈎
 ── 海馬傍回
 ── 中脳
 ── 後頭側頭回
オリーブ ── 橋
錐体 ── 小脳半球
延髄

図2-5　大脳の腹側面
前頭葉，側頭葉，小脳，そして脳幹がよく観察される．

2　大脳の内側面

　脳の内側は，脳を正中部の断面（矢状断）で観察するとよくわかる（図2-4）．後頭葉が最も明瞭に区別できる．また，2つの半球の情報を連絡する脳梁，間脳，脳幹の構造もよく見える．後頭葉の一次視覚野は，鳥距溝の上下に位置する．脳梁は，左右の2つの半球の同じような領域同士を結ぶ交連線維の大きな通過路である．間脳は視床と視床下部からなる．視床は知覚，運動，自律機能，情動などのさまざまな領域からやってくる情報を統合し，大脳皮質の多くの領域に中継する．視床下部は，内分泌や自律機能の調節を行う総合中枢である．

3　大脳の腹側面（下面）

　腹側面からよく観察されるのは，前頭葉，側頭葉，小脳，そして脳幹である（図2-5）．脳神経は12対あるが，この面は，嗅神経（Ⅰ）と視神経（Ⅱ）の一部の視交叉が見える．前頭葉の直回のすぐ外側には嗅球と呼ばれる構造があり，嗅神経からの嗅覚情報を受け取り，側頭葉やその深部にある辺縁系へ伝える．視交叉は，視神経からの左右の視覚情報を後頭葉に伝える．

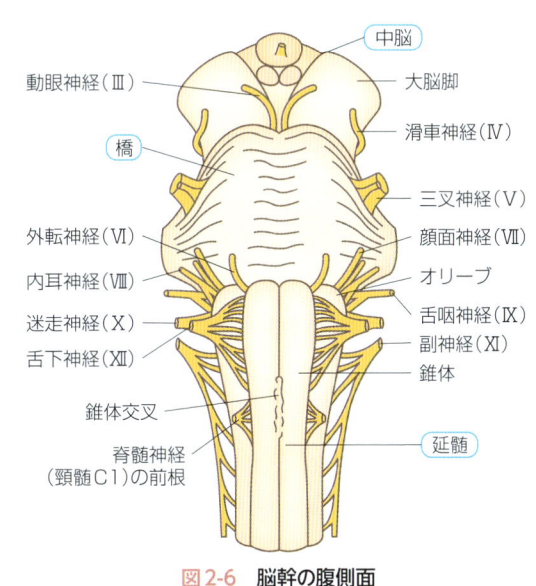

中脳 ── 大脳脚
動眼神経（Ⅲ） ── 滑車神経（Ⅳ）
橋
外転神経（Ⅵ） ── 三叉神経（Ⅴ）
内耳神経（Ⅷ） ── 顔面神経（Ⅶ）
迷走神経（Ⅹ） ── オリーブ
舌下神経（Ⅻ） ── 舌咽神経（Ⅸ）
 ── 副神経（Ⅺ）
錐体交叉 ── 錐体
脊髄神経（頸髄C1）の前根 ── 延髄

図2-6　脳幹の腹側面
中脳，橋，延髄とⅢ～Ⅻ神経の位置関係を理解してほしい．

4　脳　幹

　脳幹は，中脳，橋，延髄から構成されているが，腹側面ではとくに脳神経の位置が重要である．図2-5に嗅神経（Ⅰ），視神経（Ⅱ），図2-6には嗅神経，視神経を除くほかの10対の脳神経（Ⅲ～Ⅻ）の位置を示している．疾患によって脳幹のどの場所が障害されるとどのような脳神経の麻痺が起こ

るか考えるうえで重要である.

中脳のレベルでは動眼神経（Ⅲ），滑車神経（Ⅳ）が，橋のレベルでは三叉神経（Ⅴ），外転神経（Ⅵ），顔面神経（Ⅶ），内耳神経（Ⅷ）が，延髄のレベルでは舌咽神経（Ⅸ），迷走神経（Ⅹ），副神経（Ⅺ），舌下神経（Ⅻ）がある．これらの脳神経については❸章でその機能について詳細に述べる．12対の脳神経の名称は覚えなければならない．以下は，その語呂合わせである．

嗅いで視て，	動く車の三の外，	顔聴くのどに迷う副舌
Ⅰ　Ⅱ	Ⅲ　Ⅳ　Ⅴ　Ⅵ	Ⅶ　Ⅷ　Ⅸ　Ⅹ　Ⅺ　Ⅻ

同じように，脳神経核の局在（起始部）は，大2，中2，4つの橋で4回延髄廻りと覚える．これは，大脳はⅠ，Ⅱの2つ，中脳はⅢ，Ⅳの2つ，橋はⅤ〜Ⅷの4つ，延髄はⅨ〜Ⅻの4つを意味する.

5 大脳の水平断

水平断で見えるようになった脳の構造物が内包の外側にある大脳基底核と総称される灰白質である（図2-7）．大脳基底核は運動の統合に重要な役割を果たし，尾状核，被殻，淡蒼球という3つの部分から構成されている．この図では見えていないが，視床下核という小さな核がある．この核は淡蒼球から入力を受け，視床へとその情報を伝える．また，中脳にある黒質は，大脳基底核と密接に連携し，運動機能を円滑にしている．内包は大

きな線維束で，大脳皮質から脳幹や脊髄へ，あるいはその逆の方向へ向かう神経線維で構成されている．脳卒中のときに障害されやすい場所である．間脳を構成する視床と視床下部の位置関係も確認してほしい．辺縁系は，情動行動の制御や短期記憶の形成という重要な機能をもっている．扁桃体と海馬は，辺縁系の構成要素で側頭葉内側部にある.

6 大脳の冠状断

間脳のレベルでの冠状断で，内部の構造を見てみる．冠状断は，生物の腹側と背側を分割する任意の平面で，前額断とも呼ばれる．尾状核，淡蒼球，被殻，視床，視床下部，内包が観察される（図2-8）．これらの位置関係をよく頭に入れておく必要がある.

7 大脳基底核

水平断や冠状断でイメージがつかみにくい大脳基底核の概要を図2-9に示す．尾状核，被殻，淡蒼球，視床の位置関係とその広がりを確認してほしい．大脳基底核は，大脳皮質と視床・脳幹を結びつけている神経核の集まりである．役割は，運動調節・認知機能・感情・動機づけ・学習などさまざまな機能をつかさどる.

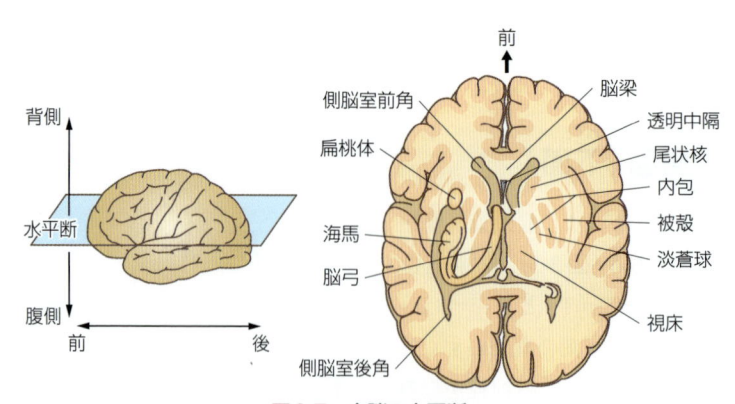

図2-7 大脳の水平断
尾状核，視床，海馬，扁桃体，側脳室が観察される.

> **MEMO② ヒトの脳は異常に発達！？**
>
> ヒトの脳は体重（対数）に比し，ほかの哺乳類に類をみないくらい大きい脳をもっている．Jerison_{ジェリソン}が1973年に考案した脳化指数（encephalization quotient：EQ）という概念を紹介する．脳の重さと体重から，式［EQ］＝［定数］×［脳の重量］÷［体重］2/3で算出される値である．ネコのEQを1とする算出式が一般的で，主な動物のEQは，マウスは0.5，イヌは1.2，クジラは1.8，チンパンジーは2.2〜2.5，バンドウイルカは5.3，ヒトは7.4〜7.8である．EQは，その体重に見合った脳の大きさに比べて，どのくらい大きい脳をもっているかを示している．ただし，それが等しければ同程度の知性であるということかどうかはわからない．仮に知性を表すとすると，単純にヒトはマウスの15倍程度の知性をもっていると考えられる．そうするとヒトの高次脳機能のモデルとしてマウスを使うのは，いささか飛躍し過ぎると思われる．

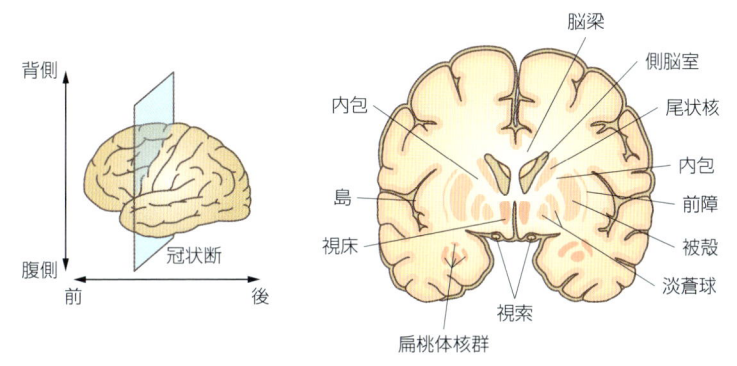

図2-8　間脳レベルでの脳の冠状断
尾状核，淡蒼球，被殻，視床，視床下部，内包が観察される．

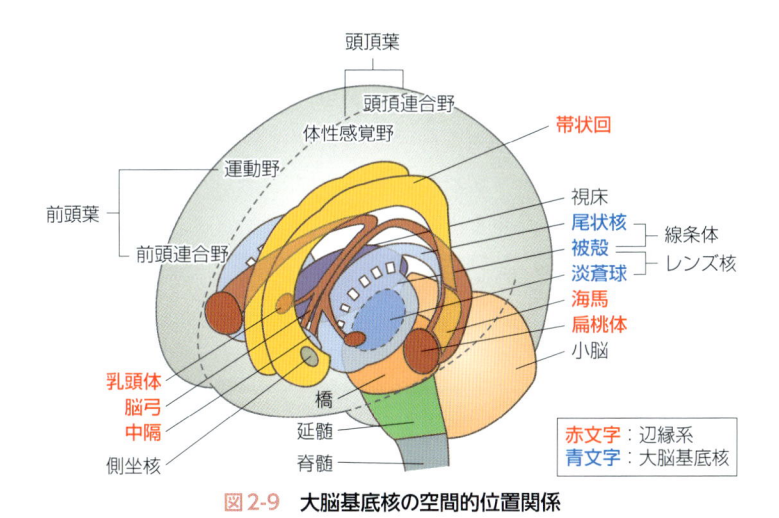

図2-9　大脳基底核の空間的位置関係

赤文字：辺縁系
青文字：大脳基底核

8　小脳と脳幹

　小脳は，複数の運動のプロセスを制御し協調させるという重要な役割を担っている．小脳は左右に対称な半球構造をもち，中央部分は虫部_{ちゅうぶ}と呼ばれる部分でつながっている（図2-10A）．小脳半球は前葉，後葉，片葉小節葉の3つの部分に分けられる（図2-10A）．小脳と脳幹は，上・中・下小脳脚_{しょうのう}と呼ばれる3つの脚（線維束）で連結されている（図2-10B）．小脳核には，歯状核，中位核，室頂核がある．

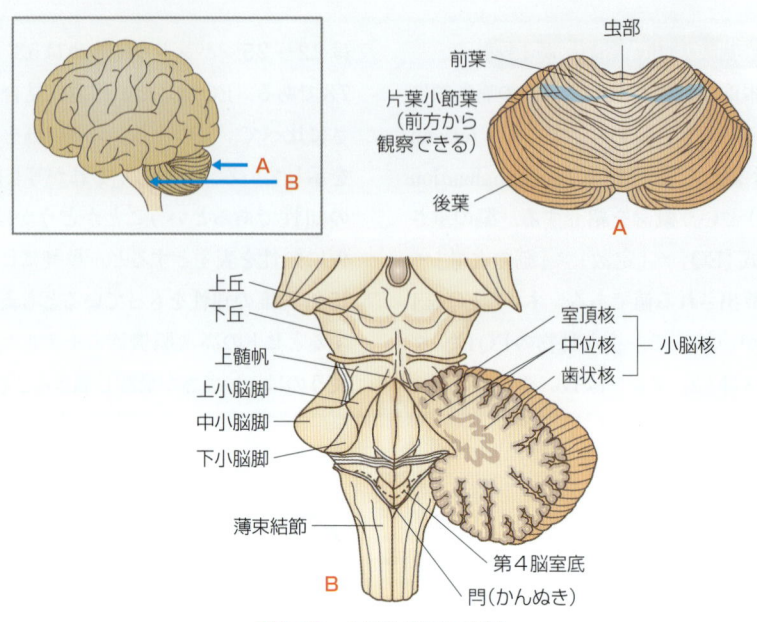

前葉
虫部
片葉小節葉
（前方から
観察できる）
後葉

上丘
下丘
上髄帆
上小脳脚
中小脳脚
下小脳脚
薄束結節
室頂核
中位核 ── 小脳核
歯状核
第4脳室底
閂（かんぬき）

A
B

図2-10　小脳と脳幹の関係
小脳の背側面（A）と小脳の一部を取り除き，背側から見た図（B）．小脳と脳幹は，
上・中・下小脳脚と呼ばれる3つの脚（線維束）で連結されている．

MEMO ③　脳は遺伝子より環境因子

　ヒトと動物の脳を比較するとき，遺伝子の影響はどうであろうか？　ヒトとチンパンジーは約700万年前に共通の祖先から分かれ，それぞれの進化を遂げた．両者は，遺伝子の塩基配列は大きく違わないが（1.2%），姿かたちや，脳の大きさ，働きは大きく異なっている（チンパンジーのEQは2.5）．最近，ある研究グループがヒトとチンパンジーの脳における遺伝子発現を比較した．その結果，差を生み出す主な要因は，転写因子の発現状態・結合状態に起因することを見つけた．さらに，ヒト特異的な発現変動をしている遺伝子群の半数以上に海馬のニューロンやグリアにおいて発現が上昇していた．遺伝子の専門家ではないが，遺伝子だけでなく，環境要因がヒトの脳の発達に関与しているのは間違いない．

C ▶ 神経系の構成

　神経系は，ニューロン（神経細胞）とそれを支持・保護しているグリア細胞（神経膠細胞）で構成されている（図2-11）．ニューロンは，情報の伝達や処理を行う．グリア細胞は，ニューロンを保護したり，ニューロンに栄養物質が行きわたるよう調節したり，免疫に関与したりすることで，神経系が正常に機能するのを助けている．

1 ニューロン

　ニューロンの形態はさまざまだが，神経細胞体，樹状突起，軸索，神経終末から構成されている（図2-11）．

1）神経細胞体
　ニューロンにおける代謝の中心となる．核，ゴルジ体，小胞体などが存在する．

2）樹状突起
　ほかのニューロンから受け取った情報を神経細胞体へと伝える（伝導）．

3）軸　索
　情報を神経細胞体から神経終末へ伝える．

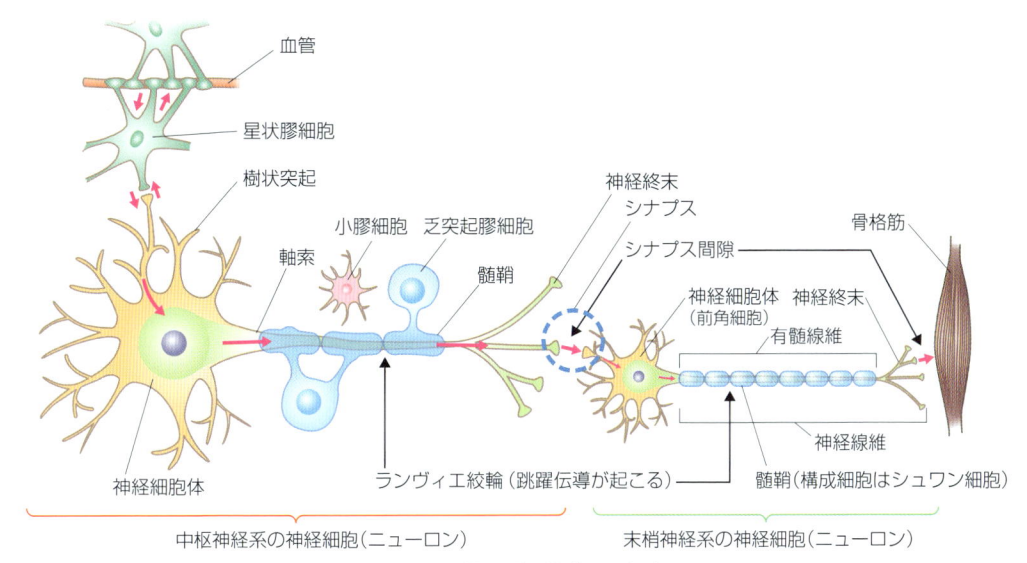

図2-11　神経系を構成する細胞

4) 神経終末

ほかのニューロンや筋細胞などに接続して情報を伝達する．

2　グリア細胞

グリア細胞（神経膠細胞）は，ニューロンが正常に機能するように，物理的・代謝的な側面から支持・保護をしている．星状膠細胞（アストロサイト），乏突起膠細胞（オリゴデンドログリア），小膠細胞（ミクログリア）がある（**図2-11**）．

1) 星状膠細胞

細胞間隙の化学物質の量を調節する，神経伝達物質を回収する，物理的にニューロンを支え，立体的なネットワークを維持するという機能がある．

2) 乏突起膠細胞

希突起膠細胞とも呼ばれる．軸索の周囲を取り囲み，絶縁体として働く髄鞘を形成する．髄鞘の形成により，神経細胞からの伝導速度は，最も速いもので60m/sとなる．

3) 小膠細胞

神経の障害によって変性・死滅したニューロンを取り込む貪食作用をもっている．また，免疫系の細胞としてサイトカインの分泌や抗原提示を行う．

3　大脳新皮質の6層構造

大脳皮質（大脳新皮質）は2〜3mmの厚さで，深さによってニューロンの種類や神経線維の密度が異なり，数層に区別される．新皮質は「新しい脳」と呼ばれ，6層構造をとる（**図2-12**）．一方，「古い脳（旧皮質）」とも呼ばれる辺縁系は3〜5層構造である．

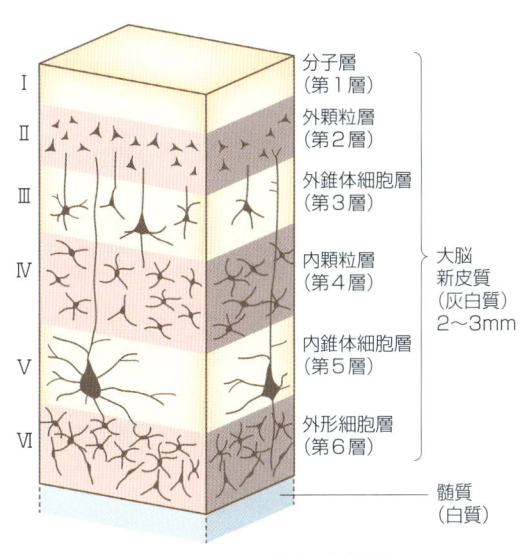

図2-12　大脳新皮質の構造
脳の表面に平行な6つの層からなる層構造を示す．一次運動野では第5層が発達し，感覚野では第4層が厚くなっている．

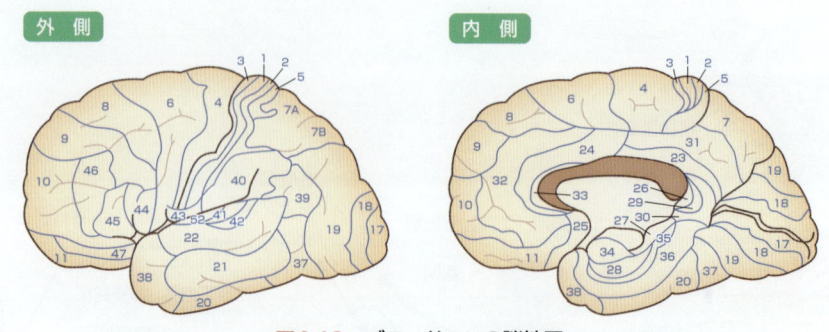

図2-13　ブロードマンの脳地図
左は左大脳半球外側面，右は右大脳半球内側面．組織構造が均一である部分をひとまとまりとして区分している．

4　Brodmann（ブロードマン）の皮質領野

　大脳新皮質は領域により各層の厚み，細胞密度が異なる．ドイツの脳解剖学者であるブロードマンは大脳新皮質を52の領域（ただし，12，48～51は欠番）に分けた．たとえば，前頭葉の一次運動野は4野，後頭葉の一次視覚野は17野などのように対応している．細胞構築の特徴は，そこで行われている神経細胞の情報処理特性と関係していると考えられている（**図2-13**）．

D ▶ 中枢神経系の特殊性

1　優位半球と劣位半球

　左右の大脳半球のうち，ある特定の機能に密接に関係している大脳半球を優位半球，そうでない大脳半球を劣位半球と呼ぶ．左大脳半球は言語機能に密接に関係しているので，左大脳半球が言語優位半球である．右大脳半球は空間認知に優れている．このように大脳半球間で，ある機能を果たす役割が異なっており，一方の大脳半球で優れていることを半球優位性と呼ぶ．左に言語中枢があることはよく知られた事実である．利き手が右利きの人ならば90％以上で左側に言語中枢が偏在し，左利きの人でも約60％が左側に存在している．左利きの人は約10％といわれているので，言語中枢は左の大脳半球に90％以上存在することになる．

2　脳内の線維連絡

　大別すると3つの線維連絡がある．

1) 投射線維
　脳の上下を連絡する線維で，たとえば，錐体路がその代表である．

2) 連合線維
　大脳半球内の前後を連絡する線維で，たとえば，弓状束（ブローカ野とウェルニッケ野を結ぶ）である．

3) 交連線維
　左右の大脳半球を連絡する線維で，たとえば，脳梁がその代表である．

3　神経系の交叉現象

　神経系の不思議な点は，投射線維の多くが交叉（こうさ）していることである．左右両側の大脳半球に存在して交叉性に反対側を支配しているものとしては，運動神経や感覚神経（温痛覚・触圧覚・位置覚・振動覚），視覚や聴覚などがある．運動神経（錐体路）は90％交叉（**図2-14**），感覚神経は100％交叉している（**図2-15**）．視覚は50％交叉している．聴覚は一側の内耳からの情報が交叉も非交叉もしているが，聴覚野では対側優位である．

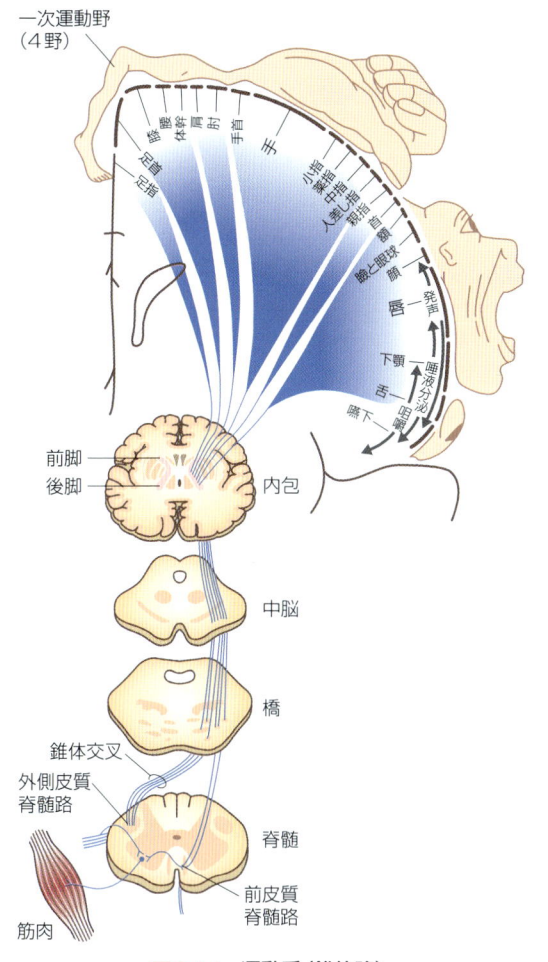

図2-14　運動系（錐体路）
運動野の線維は90%延髄で交叉する（外側皮質脊髄路）.

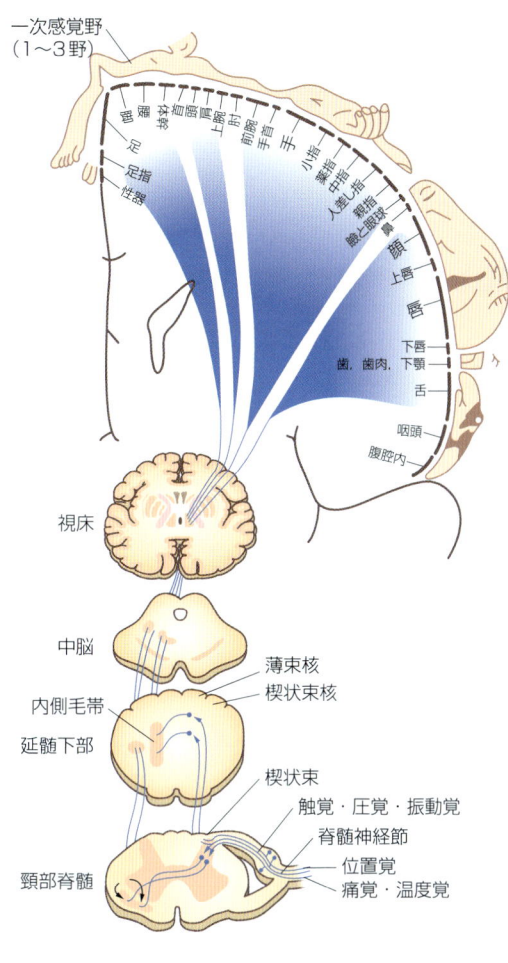

図2-15　感覚系
末梢皮膚受容器から一次感覚野までの経路を示す. 感覚野の線維は100%交叉する.

MEMO④　神経系はなぜ交叉する？

　この問題は古くから議論されているが，明確な答えは出ていない. ヒトの視神経は50%交叉し，右視野の情報は左脳に，左視野の情報は右脳に伝えられる. 一方，ネズミでは，90%ほどの線維が交叉して対側脳へ投射する. おそらくヒトでの両眼視野の拡大に対する適応が，この同側投射の発達に関与している. オタマジャクシ（変態前）の眼は，外側に位置し，網膜神経節細胞の軸索は視交叉ですべて交叉して対側脳に投射している. 変態過程で，眼は前方を向き，新たに分化した網膜神経節細胞の軸索が交叉をせずに同側脳へ投射する. この過程で，左側の視野の情報は右脳に向かい，右側の視野の情報は左脳に伝えられる. 左右の脳が情報を共有して，初めて立体視が可能となる.

✦ セルフ・アセスメント ❷

問1　中枢神経系を構成しない構造物はどれか.

1. 大脳
2. 小脳
3. 脳幹
4. 脊髄
5. 末梢神経

問2 大脳の構造物で誤りはどれか.

1. 前頭葉
2. 側頭葉
3. 中心葉
4. 頭頂葉
5. 後頭葉

問3 中枢神経系を構成しない細胞はどれか.

1. ニューロン
2. ミクログリア
3. シュワン細胞
4. アストロサイト
5. オリゴデンドログリア

問4 大脳新皮質に関して正しい記載はどれか. 2つ選べ.

1. 厚さは1cm程度
2. 厚さは2～3mm程度
3. 3層構造
4. 6層構造
5. 10層構造

問5 大脳皮質の細胞構造に基づいて皮質領野を分類したのは誰か.

1. ウェルニッケ
2. ブローカ
3. ブロードマン
4. カハール
5. ゴルジ

問6 大脳皮質の神経線維について誤りはどれか.

1. 投射線維は脳の上下を結ぶ線維である
2. 錐体路は投射線維である
3. 弓状束は連合線維である
4. 交連線維は半球内を結ぶ線維である
5. 脳の脳梁には交連線維が走っている

問7 右脳が左脳より優れた機能はどれか.

1. 書字
2. 計算
3. 読字
4. 空間認知
5. 言語産生

問8 錐体路は何％交叉しているか.

1. 100%
2. 90%
3. 70%
4. 50%
5. 10%

問9 感覚路は何％交叉しているか.

1. 100%
2. 90%
3. 70%
4. 50%
5. 10%

正解と解説

問1 ▶ 5
図2-2参照のこと. 末梢神経は中枢神経に含まれない.

問2 ▶ 3
図2-3参照のこと. 中心葉は存在しない.

問3 ▶ 3
図2-11を参照のこと. シュワン細胞は末梢神経の構成細胞である.

問4 ▶ 2, 4
図2-12を参照のこと. 厚さは2～3mm程度で6層構造である.

問5 ▶ 3
図2-13を参照のこと. ちなみにウェルニッケ, ブローカは

それぞれ, 感覚失語, 運動失語を見つけた人物で, カハール, ゴルジは著名な神経解剖学者である.

問6 ▶ 4
❷章 -Dを参照のこと. 交連線維は左右の大脳半球を連絡する.

問7 ▶ 4
❷章 -Dを参照のこと. 空間認知は右脳が優位半球である.

問8 ▶ 2
図2-14を参照のこと. 外側皮質脊髄路は90%交叉している. 残り10%は前皮質脊髄路で同側に投射している.

問9 ▶ 1
図2-15を参照のこと. 感覚路は100%交叉している.

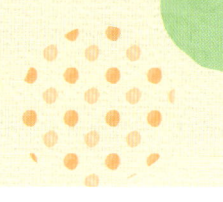

3 脳神経
cranial nerves

A ▶ 概 要

　図3-1に12対の脳神経とその位置関係を示す．頭蓋底の骨には脳神経が通る孔や裂け目がある．たとえば，上眼窩裂（じょうがん か れつ）には，動眼神経，滑車神経，外転神経，三叉神経第1枝が通る．眼が動かず，顔面（額）の感覚障害があると，このあたりに脳腫瘍や炎症があることがわかる．

B ▶ 機 能

　❹章の神経学的診察法の項に関連する内容の重複を避けるため，本章では，各脳神経の解剖・生理（表3-1），検査法およびその異常について取り扱う．

1 嗅神経

嗅神経（きゅう）は，においや香りの感覚を脳に伝える．

特定の化学物質の分子を受容体で受け取ることで生じる感覚の一つである．

解剖・生理

　鼻腔の嗅上皮に分布する嗅細胞から嗅球，側頭葉の嗅覚野，海馬，扁桃体，視床下部に投射して，においに対する感情や記憶に関与する．

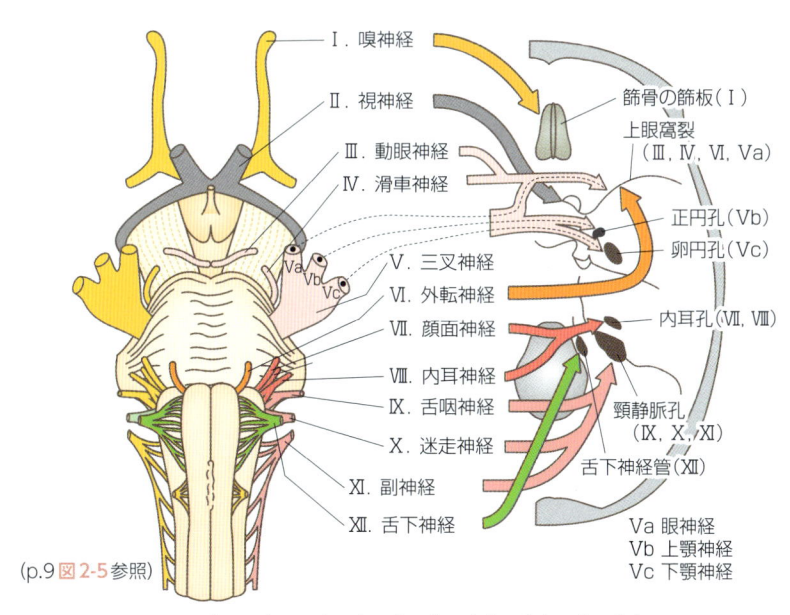

(p.9 図2-5参照)

嗅いで視て，動く車の三の外，顔聴くのどに迷う副舌
Ⅰ　Ⅱ　Ⅲ　Ⅳ　Ⅴ　Ⅵ　ⅦⅧ　Ⅸ　Ⅹ　ⅪⅫ

図3-1　12対の脳神経（左）と頭蓋底の孔（右）

嗅覚受容器の神経線維は，篩骨（しこつ）の篩板（しばん）にある篩骨孔を通る．視神経は眼窩後端の視神経管を通って頭蓋腔に入る．視神経管には眼動脈もある．上眼窩裂には，動眼神経，滑車神経，外転神経，三叉神経第1枝（眼神経）が通る．正円孔には三叉神経第2枝（上顎神経），卵円孔には三叉神経第3枝（下顎神経）が通る．内耳孔には顔面神経，内耳（聴）神経が，頸静脈孔には舌咽神経，迷走神経，副神経と内頸静脈が通る．舌下神経管には舌下神経が通る．12対の脳神経がどこを通って脳に情報を伝えるのか，よく理解すること．

表3-1　各脳神経の働き

名　称	機　能	役　割
嗅神経（Ⅰ）	感	嗅覚
視神経（Ⅱ）	感	視覚
動眼神経（Ⅲ）	運，副	眼球運動（外眼筋），瞳孔の調節（瞳孔括約筋・毛様体筋）
滑車神経（Ⅳ）	運	眼球運動（上斜筋）
三叉神経（Ⅴ）	運，感	顔面・鼻・口・歯の知覚，咀嚼運動
外転神経（Ⅵ）	運	眼球運動（外直筋）
顔面神経（Ⅶ）	運，感，副	表情筋の運動，舌前2/3の味覚，涙腺や唾液腺の分泌
内耳神経（Ⅷ）	感	聴覚（蝸牛神経），平衡覚（前庭神経）
舌咽神経（Ⅸ）	運，感，副	舌後1/3の味覚，唾液腺の分泌
迷走神経（Ⅹ）	運，感，副	頭部や頸部，胸部，腹部（骨盤を除く）の内臓の知覚・運動・分泌
副神経（Ⅺ）	運	胸鎖乳突筋・僧帽筋の運動
舌下神経（Ⅻ）	運	舌筋の運動

感：感覚神経，運：運動神経，副：副交感神経

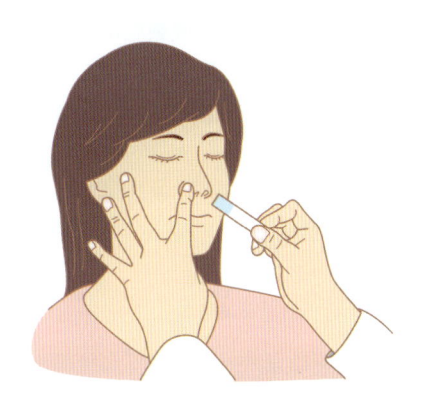

図3-2　嗅覚検査
片鼻ずつチェックする．

検　査

　片鼻ずつ，香水やタバコなどのにおいがわかるか調べる（図3-2）．

異　常

　嗅覚障害が生じる．たとえば，頭部外傷や髄膜炎などの炎症性疾患，嗅窩部髄膜腫などの脳腫瘍が原因となる．最近は，Alzheimer病やParkinson病の初期に嗅覚障害が生じることが注目されている．COVID-19でも嗅覚障害が起こることが報告されている．

2　視神経

　視神経は，網膜が受けた光刺激を脳に伝える神経である．視力のほかに，視野，光覚，色覚，両眼視，調節力などの情報を脳に伝える．

解剖・生理

　網膜の神経節細胞を起始とする視神経は**視交叉**，**視索**，視床の**外側膝状体**，**視放線**を経て一次視覚野に視覚情報を伝える．視交叉（半交叉）により，左側の視野（網膜では耳側）の情報は右の視野に，右側の視野（網膜では鼻側）の情報は左の視覚野に伝えられる（図3-3）．

検　査

　片眼ずつ検査する．

❶**視力**　視力表でチェックする．

❷**視野**　対坐法（図3-4）で大まかに**視野欠損**がないか調べる．

❸**眼底**　**視神経乳頭**や網膜，血管の変化を調べる．

異　常

❶**視力低下**　検者の指の動きのみ判別できるのが**手動弁**，明暗のみ弁別できるのを**光覚弁**，光も見えない状態を**全盲**と呼ぶ．

❷**視野欠損**（図3-3）　眼科的な疾患を除くと，原因疾患としては**視神経炎**，視交叉を圧迫する下垂体腺腫や脳血管障害による障害が主なものである．

ⓐ**単眼性視野欠損**：視野の中心部が見にくい**中**

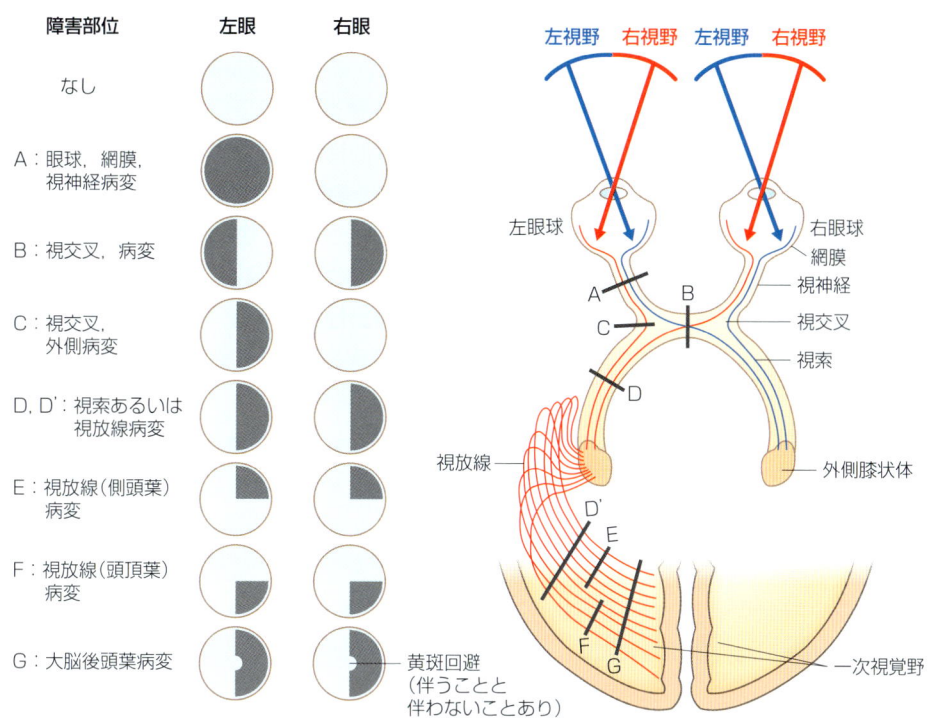

図3-3　視野異常とその障害部位
頭上から見た平面図である．視覚路のどの場所で障害が起こると，どんな視野異常が生じるかを理解する．

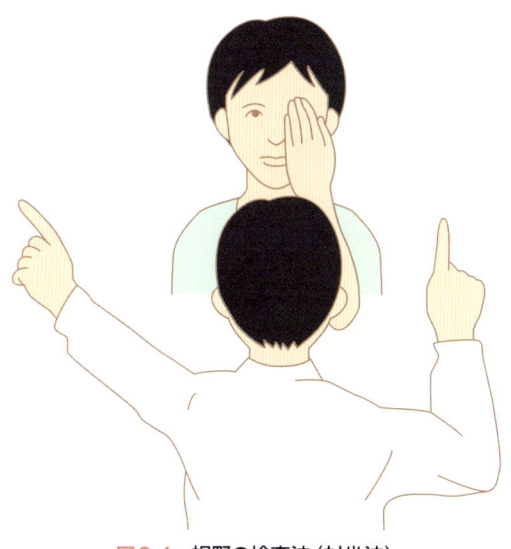

図3-4　視野の検査法（対坐法）
患者は自分の手で片眼を隠す．検者は，検査する眼を検者の鼻に固視させる．次に検者の右手や左手を上下左右に動かして患者にどの手が動いているかを尋ね，視野の範囲が正常であるか調べる．

心暗点などの視野異常が起こる．
ⓑ半盲：視交叉部障害では両耳側半盲，交叉後障害では同名（性）半盲となる．場所によっては1/4

盲（図3-3のE，Fの部分）が起こる．後頭葉の脳梗塞や出血（図3-3のGの部分）でも同名性半盲が生じる．ただし，後頭葉全部が一度に障害されるほど広い部分に出血や梗塞が起こることは少ないので，完全な同名性半盲ではなく中心部分を残す視野異常となる黄斑回避が多い．
ⓒ求心性視野狭窄：真ん中は見えるが，その周辺が暗く見えにくい状態である．網膜色素変性症が代表的な疾患であるが，心因性視力障害に気をつける．また，有機水銀中毒の水俣病でもみられる．
❸眼底変化　視神経炎では，視神経萎縮や視神経乳頭の耳側蒼白，頭蓋内圧亢進ではうっ血乳頭がみられる．網膜変化や動脈硬化による血管変化もみられる．

3　動眼神経，滑車神経，外転神経

これらの3本の神経は，眼球運動にかかわる脳神経である．ひとまとめにして理解したほうが，眼球運動やその異常を理解できるので，まとめて解説する．

解剖・生理

❶動眼神経 中脳に核をもち，内直筋・上直筋・下直筋・下斜筋・上眼瞼挙筋・瞳孔括約筋を動かす神経である．滑車・外転神経と共同して，眼球を共同運動させるとともに，副交感神経成分として瞳孔括約筋を支配している．

❷滑車神経 中脳に核をもち，上斜筋を支配している．

❸外転神経 橋に核をもち，外転筋を支配している．

検査

❶視診 眼球突出と眼瞼下垂の有無をみる．

❷瞳孔 形，大きさ，左右の比較，対光反射，輻輳反射をみる．少し照明を薄暗くして，観察する．

ⓐ瞳孔の形：瞳孔径が2mm以下の場合を縮瞳，5mm以上の場合を散瞳と呼び，瞳孔径に0.5mm以上の左右差があれば瞳孔不同と判定する．

ⓑ対光反射：直接対光反射と間接対光反射を検査する．対光反射の経路を図3-5に示す．直接対光反射はペンライトで光を入れた側の眼が縮瞳する反応で，間接対光反射は光を入れていない側の縮瞳である（図3-5）．これは，視交叉（50%交叉）のため，右眼に入った光も左眼に入った光も左右の瞳孔括約筋に伝えられるためである．視神経と動眼神経が正常ならば，このような反射が観察される．

ⓒ輻輳反射：その神経経路は図3-6に示すとおりである．近くの物を見るとき，焦点を合わせる

ために両側の内直筋が収縮し，両眼が内側へ向くように内転する（輻輳運動）．また，縮瞳が起こる．

❸眼球運動

ⓐ共同性眼球運動：左右の眼は共同で同じ方向に動く．動眼神経と外転神経を結ぶ内側縦束により，一眼の外転と他眼の内転（水平方向）が可能になる．

ⓑ滑動性眼球運動：視覚対象物が動いているとき，眼球がその動きを追従してゆっくり動き，注視を続ける．

ⓒ衝動性眼球運動：網膜の中心窩（黄斑とも呼ばれ，最も視力のよい部分）で固視を得るために行われる素早い共同性眼球運動である．

異常

❶視診 眼球突出があれば，甲状腺機能亢進症を疑う．眼瞼下垂があれば，重症筋無力症，動眼神経麻痺を疑う．

❷瞳孔不同症 動眼神経麻痺以外では，Horner症候群が重要である．これは，頸部交感神経の障害により同側の縮瞳，瞼裂狭小，眼球陥入，顔面発汗低下が生じる．頸椎症などでよくみられる．

❸対光反射の異常 視神経障害では，同側の直

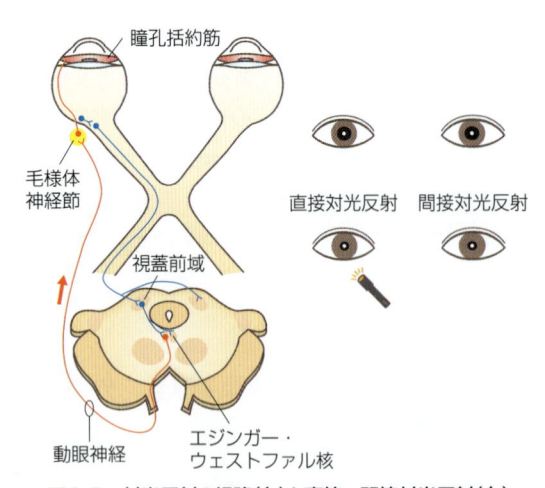

図3-5 対光反射の経路（左）と直接・間接対光反射（右）
網膜に入った光は視神経→上丘腕→視蓋前域→両側の動眼神経副核（エジンガー・ウェストファル核）→毛様体神経節→短毛様体神経→瞳孔括約筋に伝えられ，縮瞳する．

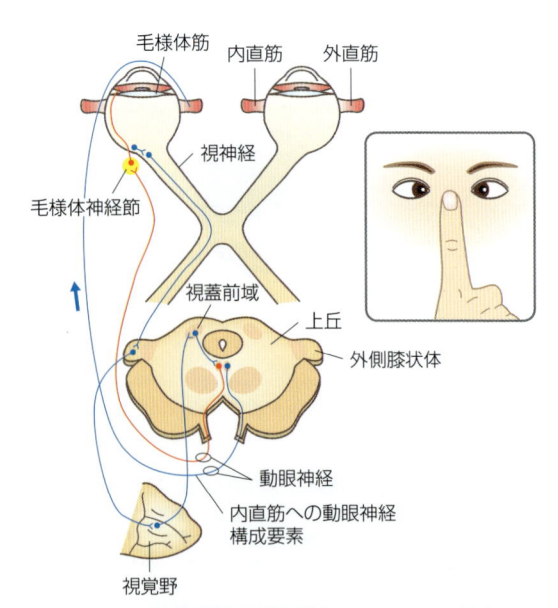

図3-6 輻輳反射の経路（左）とそのみかた（右）
物体が近づくと後頭葉皮質に情報が伝達され，視蓋前域に伝わる．その後は対光反射と同じ経路を使って縮瞳する．同時にペルリア核（図には非表示）を介して両側の動眼神経の内側直筋を支配する神経細胞群に情報が伝わり，両眼が輻輳運動をする．

接対光反射が消失するが間接対光反射は保たれる．一方，動眼神経が障害されると，同側の直接・間接対光反射が障害される．Argyll Robertson瞳孔では，対光反射は消失するが，輻輳反射は保たれる．神経梅毒（進行性麻痺，脊髄癆）でみられる．

④眼筋麻痺　末梢性の病変で，複視がみられる．眼球運動のみかたを**図3-7**に，各眼筋の作用方向を**図3-8**に示す．動眼神経麻痺により，眼球の内転，上転，外下転障害，眼瞼下垂，瞳孔散大などが起こる．原因疾患としては，脳動脈瘤（とくに内頸動脈―後交通動脈分岐部，脳底動脈―上小脳動脈分岐部に生じたもの），脳腫瘍，脳梗塞，糖尿病があげられる．滑車神経の障害により，眼球を下に動かすことや内側に回すことができなくなる．外転神経単独麻痺の頻度は高く，外直筋の麻痺により文字どおり眼球の外転運動障害が起こり，障害側の眼球は内転位をとる．

⑤注視麻痺　随意的に水平方向（最も多い）または垂直方向のいずれか一方向に両眼を動かすことができない状態である．前頭葉性と橋性がある（**図3-9**）．

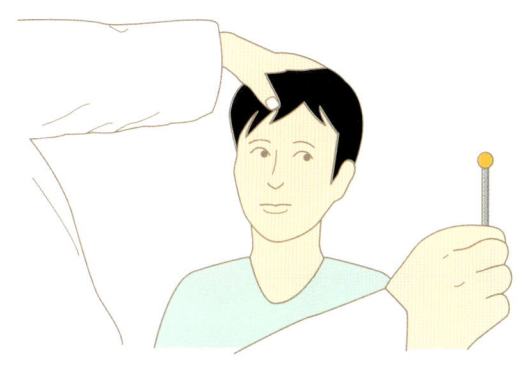

図3-7　眼球運動の検査

眼前30～50cmに指標を置き，「頭を動かさずに眼だけで追ってください」と指示し，指を上下左右に動かす．頭が動かないように片手で軽く押さえておく．これにより，注視障害を補正しようとする頭の回転を手で感じることができる．

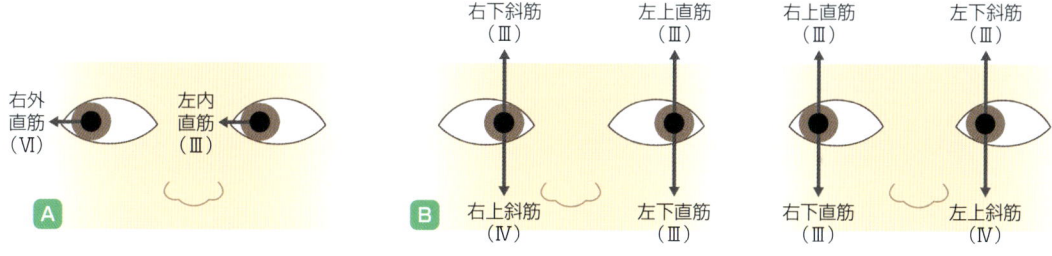

図3-8　眼球運動のみかた

眼球を右または左に運動させ，内，外直筋の作用をみる（A）．さらに右または左を注視させて，眼球を上下に運動させる（B）．各眼筋の作用による眼の動きは矢印に示すとおりである．

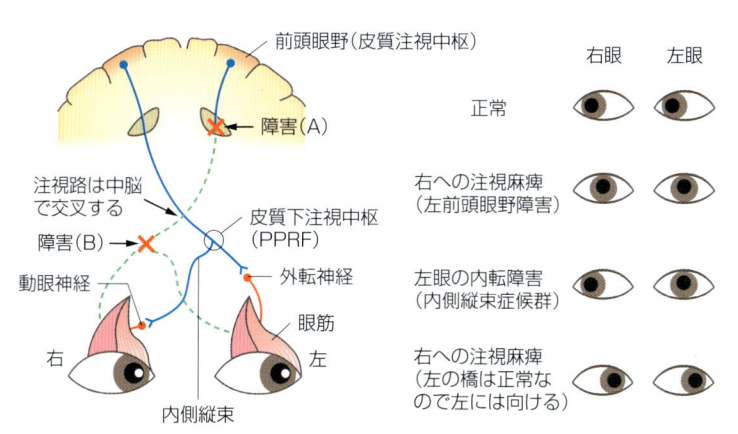

図3-9　注視麻痺と病変部位

前頭葉にある前頭眼野は交叉して橋の水平注視中枢を支配している（左）．左の前頭眼野が障害されると右方向へ注視できない（右）．右の橋が障害されると，右には向けないが，左には向ける．左内側縦束の障害では，左眼の内転ができない．
PPRF：橋網様体傍正中部

MEMO ⑤　注視麻痺の鑑別と人形の目現象

　外眼筋を直接支配する眼球運動の神経核は，中脳，橋にある．この核や核から出る神経線維が脳血管障害などで障害される場合の眼球運動障害を核性・核下性麻痺という．核上性麻痺は，眼運動神経核より中枢での障害による麻痺である．内側縦束が障害される場合を核間性麻痺と呼ぶ．「人形の目現象」は核上性麻痺では保たれるが，核性・核下性麻痺では消失する．

　この際，「人形の目現象」（前庭動眼反射）を観察する．正常では，患者の頭部を他動的に上下左右に動かすと，動かした方向と反対方向に眼球が動くので，「人形の目現象」と呼ばれる．この反射が欠如していると，脳幹障害（とくに中脳から橋の障害）が疑われる．

❻核間性眼筋麻痺　内側縦束の障害により，①患側眼の内転障害，②健側眼の外転時眼振，③輻輳は正常という眼球運動異常が生じる．

4 三叉神経

　三叉神経は，顔面や口腔・鼻腔などの知覚を伝える．また，咀嚼に関与する．顔面神経が顔面の感覚をつかさどると誤解しやすいので注意する．

解剖・生理

　感覚は主知覚核（触覚），中脳核（固有感覚），脊髄路核（温痛覚）が支配している．また，運動核が咀嚼筋を支配している．

機能

　顔面感覚の末梢性神経支配は，上，中，下の配列になっている（図3-10A）．第1枝は眼神経，第2枝は上顎神経，第3枝は下顎神経である．耳は，三叉神経ではなく第2頸髄支配である．一方，中枢性の配列もある（図3-10B）．これは，口周囲からたまねぎ状の配列になっている（大脳運動野や感覚野の皮質部位対応に相当）．運動機能は，咀嚼筋（側頭筋，咬筋，開口筋）の運動により，かむ・開口の働きを行っている．

検査

❶感覚　3つの枝の分布領域を調べる（図3-11）．
❷咀嚼筋　奥歯をしっかりかみ合わせるように指示して，両側の咬筋と側頭筋を触る．次に大きく口を開けさせて，下顎が一方に偏位するかどうかをみる（図3-12）．

❸反射

ⓐ角膜反射：求心路は三叉神経第1枝で，遠心路は顔面神経である．脱脂綿の先を細くして角膜の部分を軽く刺激すると，両眼瞼が迅速に閉じる（図3-13）．

ⓑ下顎反射：軽く口を開いた状態で，下顎の中央を軽く叩くと，咬筋が収縮して下顎が上昇する．正常ではみられないか，わずかにみられる程度である（図3-14）．

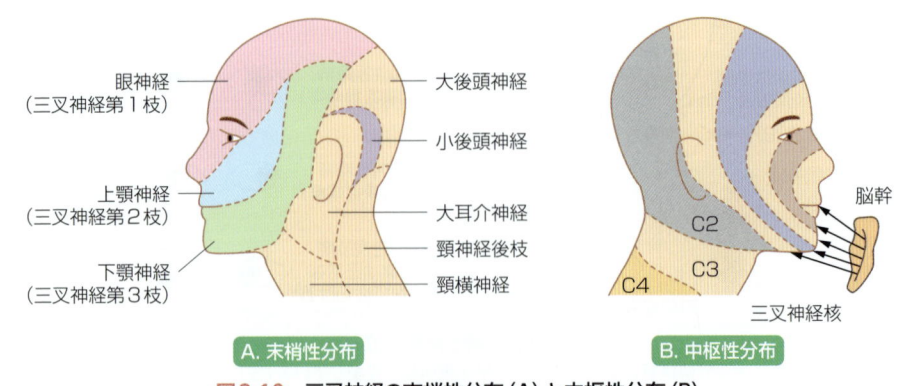

A. 末梢性分布　　　B. 中枢性分布

図3-10　三叉神経の末梢性分布（A）と中枢性分布（B）
顔面の触覚と温痛覚に解離があれば，三叉神経脊髄路および核での障害を考える．A，Bを参照しながら，末梢性か中枢性の障害かを診断する．

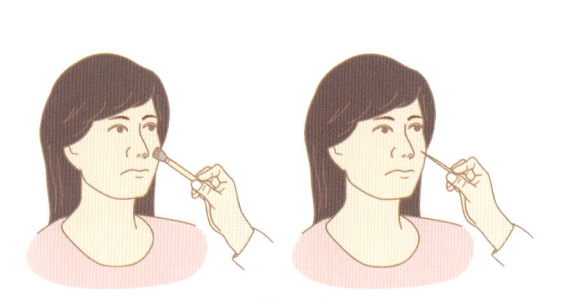

図3-11　三叉神経の感覚のみかた
触覚は筆を，痛覚はつまようじの先を用いて，上・中・下の3つの分枝の感覚を調べる．

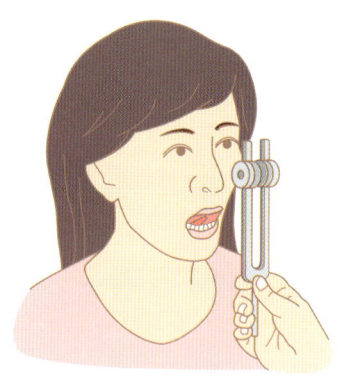

図3-12　三叉神経の運動のみかた
咬筋の麻痺があると，麻痺側に偏位する．

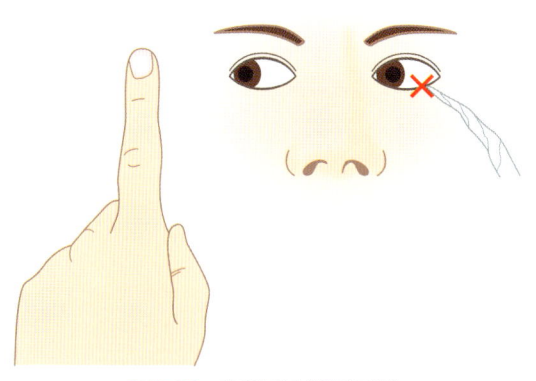

図3-13　角膜反射（瞬目反射）
側方に置いた指を注視させ，反対側から×印の部分（角膜）を細くした脱脂綿の先で刺激すると，両眼瞼が瞬時に閉じる．

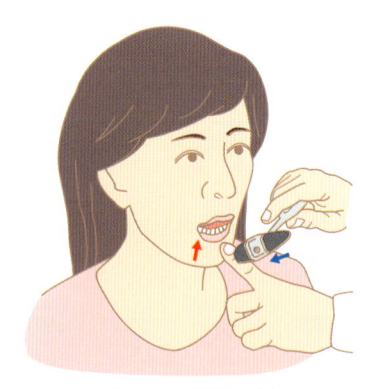

図3-14　下顎反射
青矢印は叩打の方向，赤矢印はそのときみられる下顎の挙上方向を示す．

異　常

❶感覚　末梢性の場合は，全感覚の低下が起こる．触覚はわかるが，温痛覚が障害されていると脊髄路および核の障害を考える．この場合，口・鼻から遠ざかるほど顔面の感覚障害が強くなる（図3-10B）．

❷咀嚼筋　片側の咬筋や側頭筋の収縮の低下や消失があれば，その側の異常である．開口させて，麻痺があると障害側に口が偏位する．

❸反射

ⓐ**角膜反射**：一側の三叉神経の障害があれば，両側性に反射は減弱ないし消失する．一側の顔面神経麻痺では，反対側の反射は正常である．

ⓑ**下顎反射**：明らかに反射がみられるときは，亢進と判定する．橋の三叉神経核より上の錐体路に病変があることを意味する．

5　顔面神経

顔面神経は，顔面の感覚ではなく主に表情筋を支配している．

解剖・生理

運動機能として，顔面筋（前頭筋，眼輪筋，口輪筋など），広頸筋を支配している．感覚機能としては，味覚が重要である．また，副交感神経としても働いている．

機　能

前頭筋は額にしわを寄せる．眼輪筋は眼を閉じる．口輪筋は口を閉じる．広頸筋は口角を引き下げる働きがある．感覚機能として，舌の前2/3の味覚を担っている．副交感神経として，涙，唾液分泌を行う．

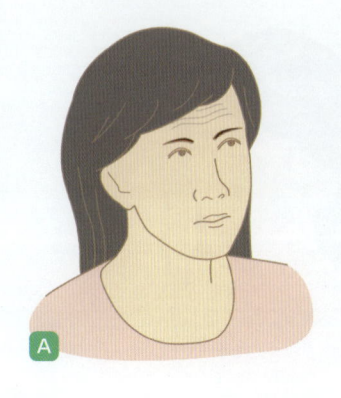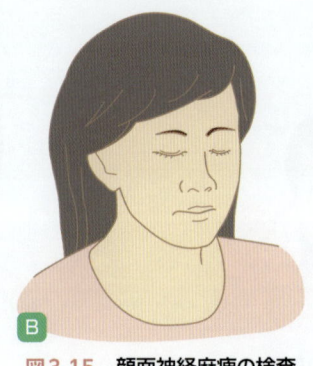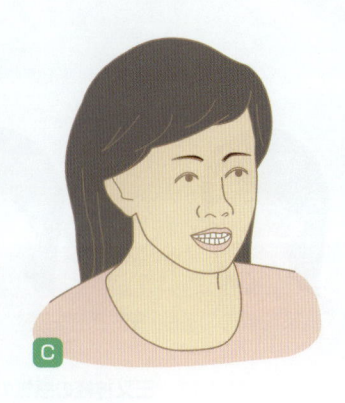

図3-15　顔面神経麻痺の検査
A：額にしわを寄せさせる，B：閉眼させる，C：歯をむき出させて「イー」と言わせる.

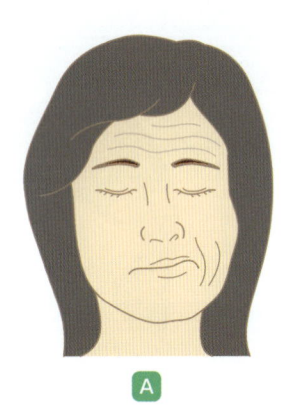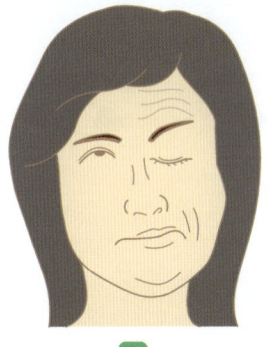

図3-16　中枢性顔面神経麻痺 (A) と末梢性顔面神経麻痺 (B)
中枢性では額にしわ寄せができる. 末梢性ではしわ寄せができない.

検　査

❶ **運動**　前頭筋，眼輪筋，口輪筋，広頸筋の運動をみる（**図3-15**）.

❷ **感覚**　必要に応じて，市販のキットで，甘味・塩味・酸味・苦味を検査する.

異　常

❶ **中枢性顔面神経麻痺**　前頭筋は侵されず，顔面下半部が侵される（**図3-16A**）. これは，上部顔面筋は両側性大脳支配で，下部顔面筋は一側性大脳支配のためである.

❷ **末梢性顔面神経麻痺**　一側の顔面筋が全部麻痺し，Bell麻痺と呼ばれる（**図3-16B**）. 額のしわ寄せができない. 麻痺が強いと眼を完全に閉じられず，眼が上転して白い強膜が見える. 口角は下がり，鼻唇溝が浅くなる.

❸ **味覚障害**　COVID-19でも味覚障害が起こる.

6 内耳神経

　内耳神経は，蝸牛神経と前庭神経から構成されている.

解剖・生理

　蝸牛神経が聴覚機能を，前庭神経が平衡覚をつかさどる.

機　能

　蝸牛神経は脳幹で台形体を形成し，対側優位に聴覚野へ投射する. 三半規管からの入力を前庭神経が受け，平衡覚をつかさどる.

検　査

❶ **聴力**

ⓐ患者に音叉の音が聞こえなくなったらすぐ知らせるように指示し，その後，検者の耳に当てて聞こえるなら難聴がある（**図3-17**）.

ⓑ難聴があれば，振動させた音叉を前額部中央

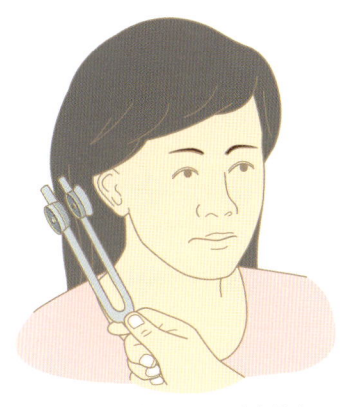

図3-17　音叉による聴力検査

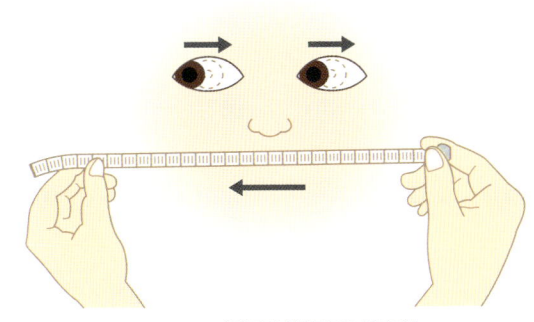

図3-18　視運動性眼振の検査法
メジャーを矢印の方向に動かすと眼振の急速相は反対側に生じる.

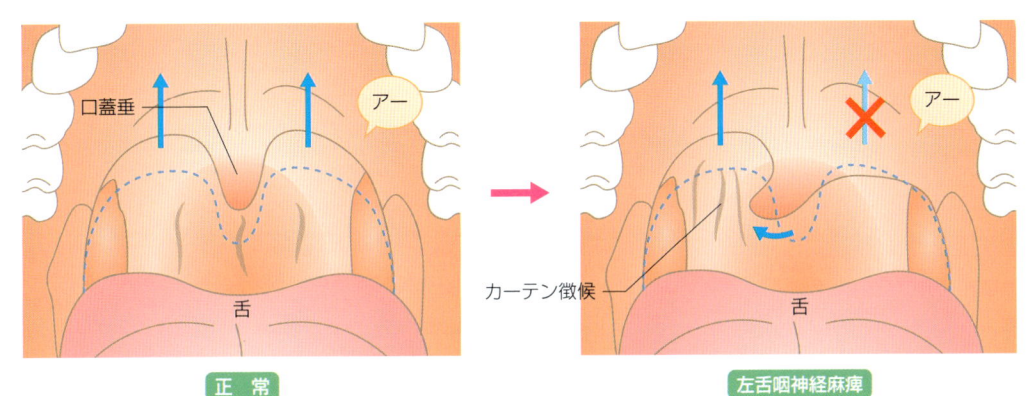

正　常　　　　　　　　　左舌咽神経麻痺

図3-19　咽頭反射と左舌咽神経麻痺

舌圧子などで舌根部や咽頭後壁を刺激すると「おぇ」となる反射を咽頭反射と呼ぶ. また,「アー」と言わせて軟口蓋や口蓋垂の動きをみると, 正常では軟口蓋ごと左右対称に口蓋垂は挙上する. しかし, 舌咽神経麻痺では, 患側の軟口蓋の挙上が消失し, 口蓋垂と咽頭後壁が健側に偏位する. カーテンが一側に引っ張られるようにみえるので, カーテン徴候と呼ばれる.

に当て, 振動が左右の耳のどちらに強く聞こえるか尋ねる (Weber検査). 正常なら左右差はないが, 伝音系障害なら障害側へ偏り, 感音系障害なら反対側へ偏る.

❷前庭機能検査

ⓐめまい, 耳鳴りなどを訴えるときは, 眼振の有無をみる. 正面視では出にくいので, 眼で検者の指先を追うように指示し, 左右, 上下に眼球を動かし, 注視させると観察できる.

ⓑ視運動性眼振は, メジャーの目盛りをボーっと見つめさせて, 素早く左または右に動かすと, 正常なら指標とは反対方向に眼振が起こる (図3-18).

7　舌咽神経, 迷走神経

舌咽・迷走神経は口蓋・咽頭の機能と関係し,

舌下神経とともに構音・嚥下に重要である. その障害は両者混合して現れることが多く, 個々の障害を明確に区別しにくいので一緒に観察する.

解剖・生理・機能

構音・嚥下以外の機能として, 以下が重要である.

❶舌咽神経　舌の後ろ1/3の味覚を担っている. また, 副交感神経として, 耳下腺, 唾液腺分泌を行う.

❷迷走神経　副交感神経として広く内臓を支配している.

検　査

❶運動　「アー」と言わせて, 軟口蓋や口蓋垂の動きをみる (図3-19).

❷反射　舌圧子で咽頭後壁に触れると,「げぇ」や「おぇ」となる咽頭反射が起こる. 求心路は舌

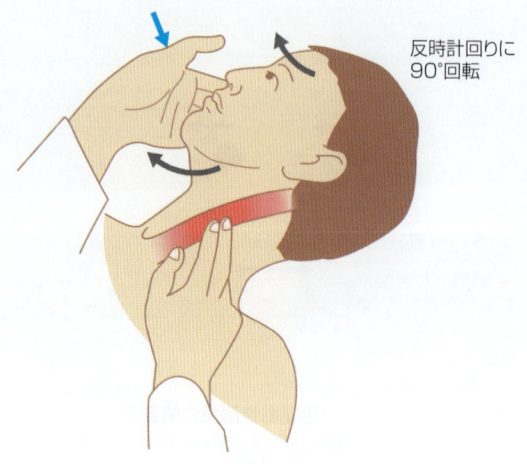

図3-20　胸鎖乳突筋の検査法
検者は左手を患者の下顎に当て，顔を押すようにし，患者にはそれに抵抗するように頭を右側に回転させるよう指示して左の胸鎖乳突筋の筋力をみる．

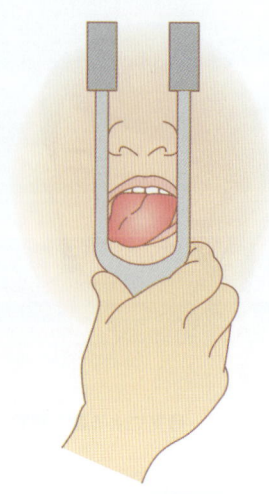

図3-21　舌下神経麻痺（右）
舌を出させると，麻痺側に偏位する．

咽神経，遠心路は迷走神経である．

❸**嚥下**　水が飲み込めるかどうか，鼻に逆流するかどうかをみる．

異常

❶嚥下困難，嘔吐反射障害が生じる（**球麻痺**）．

❷舌咽神経の一側性運動麻痺では，軟口蓋が健側に偏位する．

❸舌咽神経の障害では，舌の後ろ1/3の味覚障害が起こる．

❹迷走神経の内臓枝が障害されると，消化管の蠕動運動障害が生じることがある．

❺**嗄声**　迷走神経分枝の**反回神経**（声帯を支配）麻痺でかすれ声になる．

❻**血管迷走神経反射**　過剰反射により，徐脈と脳血流不足をきたし失神する．

8　副神経

解剖・生理・機能

胸鎖乳突筋と**僧帽筋**を支配する．

検査

首を曲げ，回転させることで，胸鎖乳突筋の筋力を調べる（**図3-20**）．肩を上げる運動をさせて，僧帽筋の筋力をみる．

異常

単独麻痺はまれである．**筋強直性ジストロフィー**では，胸鎖乳突筋が萎縮する．

9　舌下神経

解剖・生理・機能

舌筋を支配して，舌咽・迷走神経と共同して**構音・嚥下**に関与する．

検査

舌を真っすぐに出すよう指示して，舌の偏位やその動きをみる．

異常

舌は視診が重要である．舌の振戦，舌の線維束性収縮，舌筋の萎縮をみる（**図3-21**）．とくに**筋萎縮性側索硬化症**では重要である．

MEMO ⑥　厳密な意味での脳神経は9つ

　嗅神経は，嗅上皮の感覚細胞の突起であり，嗅細胞自身は中枢性突起である．視神経は，発生学的には中枢神経系の一部とみなされる網膜の神経節細胞の軸索なので，中枢神経系線維である．舌下神経は，脊髄神経の頭側の3本が一体となって頭蓋内に取り込まれたものである．以上から，嗅神経，視神経，舌下神経の3対は厳密な意味では脳神経ではない．

✦ セルフ・アセスメント ③

問1 一側の動眼神経，滑車神経，外転神経，三叉神経第1枝の障害が起こる場所はどこか．

1. 正円孔
2. 卵円孔
3. 内耳孔
4. 上眼窩裂
5. 頸静脈孔

問2 視神経障害はどれか．2つ選べ．

1. 複視
2. 中心暗点
3. 同名性半盲
4. 眼瞼下垂
5. 対光反射消失

問3 右の後頭葉が障害された場合の視野異常は以下のうちどれか．

1. 左同名性半盲
2. 右同名性半盲
3. 両耳側半盲
4. 右眼の失明
5. 左眼の失明

問4 対光反射で直接・間接対光反射の両方が障害される脳神経はどれか．

1. 嗅神経
2. 視神経
3. 動眼神経
4. 三叉神経
5. 外転神経

問5 55歳，男性．右方視時に物が二重に見えるため来院した．何神経の障害か．

1. 視神経
2. 動眼神経
3. 滑車神経
4. 外転神経

5. 顔面神経

問6 舌の味覚を受容する脳神経はどれか．2つ選べ．

1. 三叉神経
2. 顔面神経
3. 舌咽神経
4. 迷走神経
5. 舌下神経

問7 角膜反射に関与する脳神経はどれか．2つ選べ．

1. 視神経
2. 動眼神経
3. 三叉神経
4. 顔面神経
5. 舌咽神経

問8 前額部のしわ寄せをさせたが，下図のようになった．何神経麻痺か．

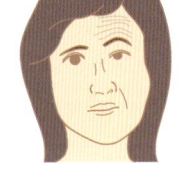

1. 動眼神経
2. 三叉神経
3. 外転神経
4. 顔面神経
5. 迷走神経

問9 副交感神経成分をもつ脳神経はどれか．

1. 嗅神経
2. 視神経
3. 副神経
4. 外転神経
5. 迷走神経

問10 咽頭反射に関係する脳神経はどれか．2つ選べ．

1. 三叉神経
2. 顔面神経
3. 舌咽神経
4. 迷走神経
5. 舌下神経

正解と解説

問1 4

図3-1を参照のこと．上眼窩裂には問題文の4つの脳神経が通る．

問2 2，5

複視はⅢ，Ⅳ，Ⅵ神経麻痺で起こる．同名性半盲は視放線

の障害で起こる．眼瞼下垂は，Ⅲ神経の麻痺や重症筋無力症などで起こる．

問3 1

図3-3を参照のこと．視交叉により左（右）視野の情報は右（左）後頭葉に入る．両耳側半盲は視交叉の障害で起こる．失

明は，網膜・視神経の障害で起こる．

問4 ▶ 3

図3-5 を参照のこと．動眼神経麻痺では，直接・間接対光反射が消失する．Ⅱ神経麻痺では，直接反射のみ障害される．Ⅰ，Ⅳ，Ⅵ脳神経は対光反射とは関係ない．

問5 ▶ 4

図3-8 を参照のこと．眼球運動に関与するⅢ，Ⅳ，Ⅵ神経のうち，右方視では右眼が外転し，左眼が内転する．右外転神経麻痺により右眼の外転が障害され，複視になる（p.21 参照）．

問6 ▶ 2，3

❸章 –B の 5，7 を参照のこと．顔面神経は舌の前 2/3 の味覚を，舌咽神経は舌の後ろ 1/3 の味覚をつかさどる．

問7 ▶ 3，4

図3-13 を参照のこと．求心路は三叉神経，遠心路は顔面神経である．

問8 ▶ 4

図3-16 を参照のこと．右前額部にしわが寄らない右の顔面神経麻痺である．中枢性麻痺では前額筋は両側支配のため，しわが寄る．

問9 ▶ 5

迷走神経は最大の副交感神経成分をもつ．Ⅲ，Ⅶ神経（**表3-1**）も副交感神経成分をもつ．

問10 ▶ 3，4

嚥下に重要なⅨ，Ⅹ神経が関与する．

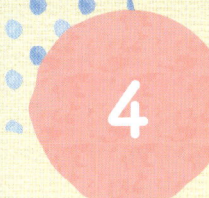

4 神経学的診察法

neurological examinations

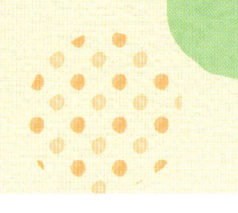

A ▶ 用具（図4-1）

診察には打腱器（ハンマー，腱反射），ペンライト（対光反射），眼底鏡（眼底にある視神経や血管などを観察），筆（触覚検査），ピン車や爪楊枝（痛覚検査），音叉（振動覚検査），舌圧子（口腔内観察など），ストップウォッチ（課題の遂行時間や歩行時間など）などを用いる．

B ▶ 病歴（p.5 MEMO①を参照）

1 主訴

患者の一番困っている症状である．

❶患者の言葉を用いて記載する．例：単に「右片麻痺」ではなく，「右半身が動かしにくい」，「右半身がしびれている」など，わかりやすい表現を使う．

❷患者の用いた言葉の意味を確かめることも重要である．「しびれ」は，動かないという意味や感覚が鈍いことを意味する場合もある．「めまい」といっても「天井がグルグル回る」場合や「身体がフワフワ浮いている感じ」を指す場合がある．

2 現病歴

今の病状（主訴）が，いつから，どのように始まり，どのような経過をとってきたのかを尋ねる．

疾患の具体的なイメージを明らかにする．ポイントとしては，①発病状態：急性，亜急性，慢性，徐々になど，②誘因，③経過を頭に描きながら患者に聞いていく．患者が言うことをそのまま書くのが病歴ではない．こちらから質問することがよい病歴聴取である（例：しびれ，めまい）．

3 既往歴

今までにかかった疾患を尋ねる．

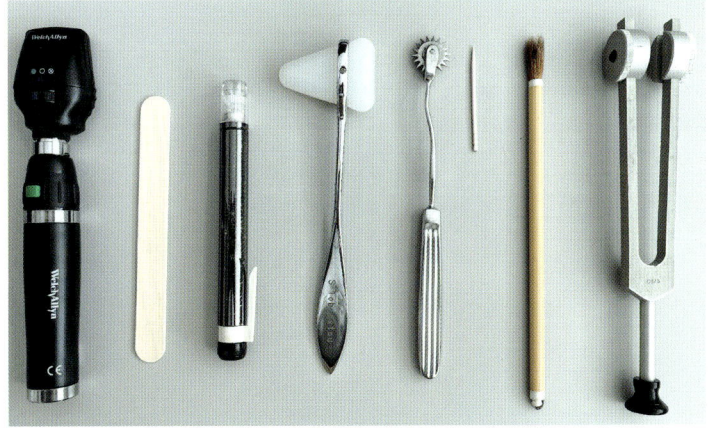

図4-1　診察道具
左から眼底鏡，舌圧子，ペンライト，打腱器（ハンマー），ピン車，爪楊枝，筆，音叉．

4 家族歴

本人とその近親者の健康（疾患）情報を尋ねる.

神経疾患は遺伝性のこともあるので，とくに重要である.

5 生活歴

食生活や睡眠などの生活スタイルや喫煙の有無，飲酒量，教育歴，仕事の内容などきちんと聞くことが重要である.

C ▶ 検査の順序

臨床の現場では，系統的に神経学的検査チャートに記入する（**図4-2**）.

1 全身状態

体格，栄養，脈，皮膚，頭部，頭囲，脊柱，内科的異常などをみる.

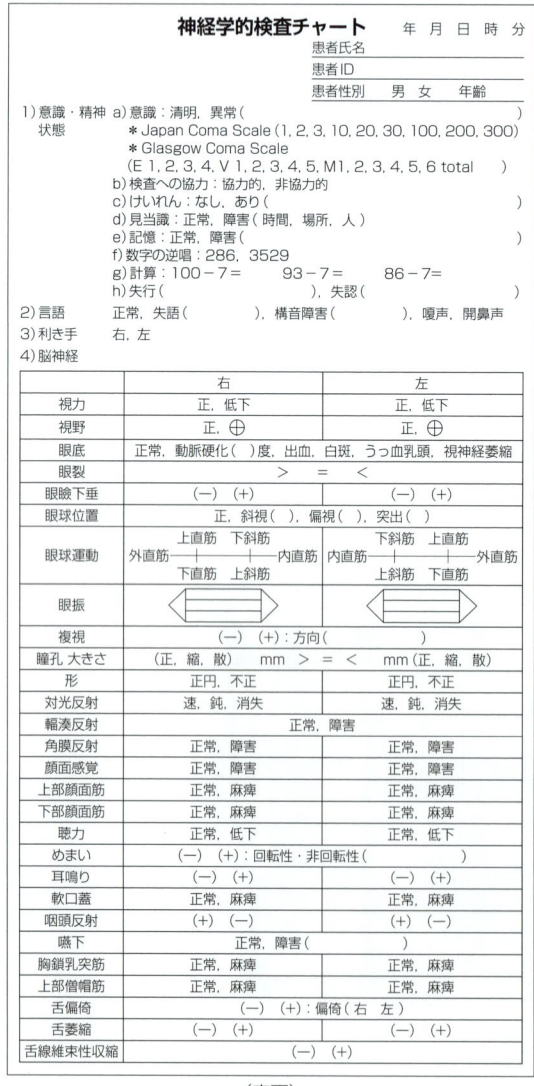

神経学的検査チャート　　年 月 日 時 分

患者氏名
患者ID
患者性別　男 女　年齢

1）意識・精神 a）意識：清明，異常（
　状態　　　＊Japan Coma Scale（1, 2, 3, 10, 20, 30, 100, 200, 300）
　　　　　　＊Glasgow Coma Scale
　　　　　　（E 1, 2, 3, 4, V 1, 2, 3, 4, 5, M1, 2, 3, 4, 5, 6 total　　）
　　　　　b）検査への協力：協力的，非協力的
　　　　　c）けいれん：なし，あり（　　　　　　　　　　　　）
　　　　　d）見当識：正常，障害（時間，場所，人 ）
　　　　　e）記憶：正常，障害（　　　　　　　　　　　　　　）
　　　　　f）数字の逆唱：286, 3529
　　　　　g）計算：100－7＝　　　　93－7＝　　　　86－7＝
　　　　　h）失行（　　　　　　　　　），失認（　　　　　　　）

2）言語　正常，失語（　　　　），構音障害（　　　　），嗄声，開鼻声
3）利き手　右，左
4）脳神経

	右	左
視力	正，低下	正，低下
視野	正，⊕	正，⊕
眼底	正常，動脈硬化（ ）度，出血，白斑，うっ血乳頭，視神経萎縮	
眼裂	＞ ＝ ＜	
眼瞼下垂	（－）（＋）	（－）（＋）
眼球位置	正，斜視（ ），偏視（ ），突出（ ）	
眼球運動	上直筋　下斜筋　　下斜筋　上直筋 外直筋　　　　内直筋　内直筋　　　外直筋 下直筋　上斜筋　　上斜筋　下直筋	
眼振		
複視	（－）（＋）：方向（　　　　　）	
瞳孔 大きさ	（正，縮，散）　mm ＞ ＝ ＜　mm（正，縮，散）	
形	正円，不正	正円，不正
対光反射	速，鈍，消失	速，鈍，消失
輻湊反射	正常，障害	
角膜反射	正常，障害	正常，障害
顔面感覚	正常，障害	正常，障害
上部顔面筋	正常，麻痺	正常，麻痺
下部顔面筋	正常，麻痺	正常，麻痺
聴力	正常，低下	正常，低下
めまい	（－）（＋）：回転性・非回転性（　　　）	
耳鳴り	（－）（＋）	（－）（＋）
軟口蓋	正常，麻痺	正常，麻痺
咽頭反射	（＋）（－）	（＋）（－）
嚥下	正常，障害（　　　）	
胸鎖乳突筋	正常，麻痺	正常，麻痺
上部僧帽筋	正常，麻痺	正常，麻痺
舌偏倚	（－）（＋）：偏倚（右 左）	
舌萎縮	（－）（＋）	
舌線維束性収縮	（－）（＋）	

（表面）

5）運動系
　a）筋トーヌス　　　上肢（右・左，正常 痙縮 強剛 低下 ）その他（　　　）
　　　　　　　　　　　下肢（右・左，正常 痙縮 強剛 低下 ）
　b）筋萎縮　　　　（－）（＋）：部位（　　　　　　　　　　）
　c）線維束性収縮　（－）（＋）：部位（　　　　　　　　　　）
　d）関節　　　　　変形，拘縮　：部位（　　　　　　　　　　）
　e）不随意運動　　　　　　　　：部位（　　　　），性質（　　　）
　f）無動・運動緩慢　（－）（＋）
　g）筋力　　　　　正常，麻痺　：部位（　　　），程度（　　　）

		右	左		右	左
頸部屈曲	C1～6	543210	543210	上肢バレー	（－）（＋）	（－）（＋）
伸展	C1～T1	543210	543210	（下肢バレー）	（－）（＋）	（－）（＋）
三角筋	C5.6	543210	543210	Mingazzini	（－）（＋）	（－）（＋）
上腕二頭筋	C5.6	543210	543210	握力	kg	kg
上腕三頭筋	C6～8	543210	543210			
手関節背屈	C6～8	543210	543210			
掌屈	C6～8,T1	543210	543210			
母指対立筋	C8,T1	543210	543210			
腸腰筋	L1～4	543210	543210			
大腿四頭筋	L2～4	543210	543210			
大腿屈筋群	L4,5,S1,2	543210	543210			
前脛骨筋	L4,5	543210	543210			
下腿三頭筋	S1,2	543210	543210			

筋萎縮・感覚

6）感覚系
　a）触覚　　　　　　正常，障害：部位（　　　　）
　b）痛覚　　　　　　正常，障害：部位（　　　　）
　c）温度覚　　　　　正常，障害：部位（　　　　）
　d）振動覚　　　　　正常，障害：部位（　　　　）
　e）位置覚　　　　　正常，障害：部位（　　　　）
　f）異常感覚・神経痛　（－）（＋）：部位（　　　　）

7）反射

	右	左		右	左		右	左
ホフマン	（－）（＋）	（－）（＋）	バビンスキー	（－）（＋）	（－）（＋）		（－）（＋）	（－）（＋）
トレムナー	（－）（＋）	（－）（＋）	チャドック	（－）（＋）	（－）（＋）		（－）（＋）	（－）（＋）
（腹壁）上			（膝クローヌス）				（－）（＋）	（－）（＋）
下			足クローヌス	（－）（＋）	（－）（＋）		（－）（＋）	（－）（＋）

8）協調運動

	右	左
指―鼻―指	正常，拙劣	正常，拙劣
かかと―膝	正常，拙劣	正常，拙劣
反復拮抗運動	正常，拙劣	正常，拙劣

9）髄膜刺激徴候
　項部硬直　（－）（＋），ケルニッヒ徴候（－）（＋）
10）脊柱
　正常，異常（　　　　），ラセーグ徴候（－）（＋）
11）姿勢
　正常，異常（　　　　　　　　　　　　　）
12）自律神経
　排尿機能　正常，異常（　　　　）
　排便機能　正常，異常（　　　　）
　起立性低血圧　（－）（＋）
13）起立，歩行
　ロンベルク試験　正常，異常，マン試験　正常，異常
　歩行　　正常，異常（　　　　　　　　　　）
　つぎ足歩行（可能・不可能），しゃがみ立ち（可能，不可能）

（裏面）

図4-2　神経学的検査チャート

2 精神状態

意識，知能，見当識，記憶，情動異常の有無をみる．とくに言語，行為，認識（失語，失行，失認）についてチェックする．

3 脳神経

Ⅰ→Ⅻの順序で脳神経を検査する（❸章参照）．咬筋反射や口輪筋反射などもみる．

4 頸　部

意外とおろそかにされているので注意しなければならない．

❶ 硬直（強剛）→パーキンソン症候群，項部硬直→髄膜炎など
❷ 運動制限，Spurling 徴候→頸椎症
❸ Lhermitte 徴候→多発性硬化症

5 上肢運動系

❶ 視診（筋萎縮，不随意運動，肢位）
❷ 筋トーヌス〔弛緩，強剛（固縮），痙縮〕
❸ 筋力
❹ 協調運動
❺ 反射（上腕二頭筋反射，上腕三頭筋反射，橈骨反射，Wartenberg 反射，Hoffmann 反射，Trömner 反射）

6 体　幹

大胸筋，腹部，腹壁反射，脊椎（神経根症状：Lasègue 徴候）

7 下肢運動系（上肢と同様）

❶ 視診，筋トーヌス，筋力

❷ 反射（膝蓋腱反射，アキレス腱反射，足底反射，Babinski 反射，Chaddock 反射，Rossolimo 反射など）
❸ 協調運動

8 髄膜刺激症候

Kernig 徴候，Brudzinski 徴候，項部硬直．

（付）麻痺の分類

❶ トーヌスによる分類：① 弛緩性麻痺，② 痙性麻痺
❷ 障害部位による分類：① 筋性，② 末梢性，③ 中枢性（錐体路性）
❸ 局在による分類：① 対麻痺，② 片麻痺，③ 単麻痺

9 起立，歩行

❶ Romberg 徴候→脊髄後索障害
❷ つぎ足歩行→体幹失調（小脳虫部）

（付）歩行障害

❶ 痙性歩行
❷ 失調性歩行：① 小脳性，② 脊髄性
❸ Parkinson 歩行
❹ その他

10 感　覚

❶ 感覚の種類：① 触覚，② 痛覚，③ 温度覚，④ 振動覚，⑤ 関節位置覚など
❷ 分布：① 末梢性，② 片側，③ 下半身（感覚レベル），④ 体節性

11 括約筋

膀胱（排尿障害），直腸（排便障害），性器（陰茎勃起障害，射精不能）

D ▶ 基本的診察法

1 精神状態

問診をしながら，意識レベル，知能，見当識，計算，記憶，情動異常の有無をみる（図4-3）．また，言語，行為，認識についても確認する．

❶ 意識レベル　日本でよく用いられるジャパン・コーマ・スケール（Japan Coma Scale：JCS）は，覚醒度によって3段階に分け，さらにそれぞれを3段階に細分化していることから，3-3-9度方式とも呼ばれる．「JCS 100」のように表現する（p.103

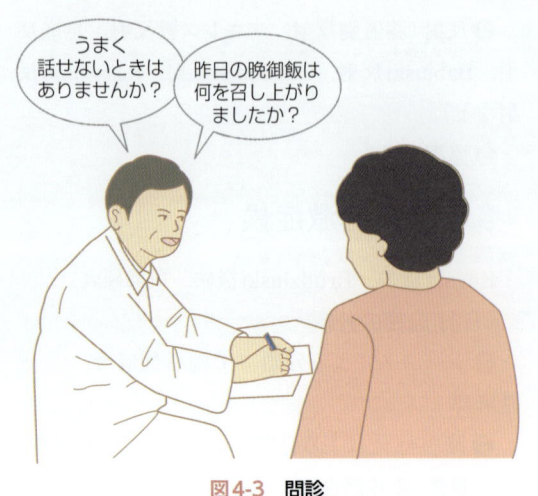

うまく話せないときはありませんか？

昨日の晩御飯は何を召し上がりましたか？

図4-3　問診
構音障害はないか，記憶力の低下はないかなどを確認する．

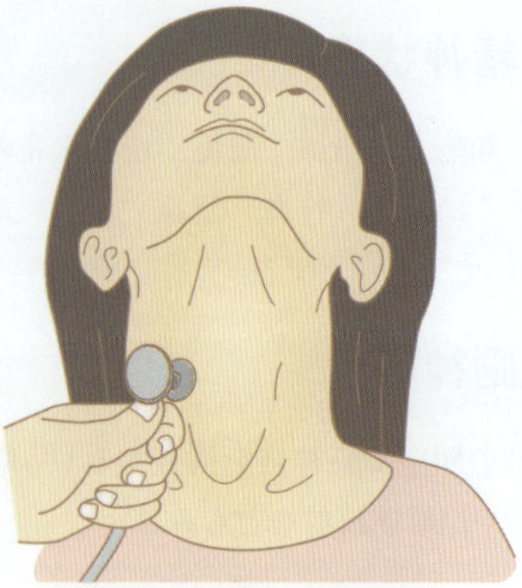

図4-4　頸部の血管雑音聴取
脳血管障害患者には必須である．

表17-1参照）．

❷**知能**　長谷川式簡易知能評価スケールで評価する．

❸**見当識**　時間，場所，人物に関して質問する．たとえば，今日は何月何日ですか？　ここはどこですか？　などである．

❹**計算**　簡単な引き算をする．100から順に7を引いて，暗算させる．

❺**記憶**　3桁，4桁の数字の逆唱をさせる．

❻**情動**　躁・うつ状態の有無をみる．

❼**失語，失行，失認についてチェックする．構音障害と失語は違う．構音障害とは言葉を理解していて，伝えたい言葉ははっきりしているが，音をつくる器官やその動きに問題があって，発音がうまくできない状態のことをいう．

2　内科的診察

視診で全身状態（体格，栄養，皮膚，脊柱異常など）を観察する．不整脈や高血圧の有無，聴診では心雑音以外に頸部の血管雑音をチェックする（**図4-4**）．

E ▶ 脳神経のみかた

各脳神経をⅠ→Ⅻの順序で診察する（❸章参照）．レベル診断に重要で，対光反射（p.20**図3-5**参照），角膜反射（p.23**図3-13**参照），咽頭反射（p.25**図3-19**参照）も忘れずに行う．

F ▶ 頸部のみかた

簡単な検査法で，有用な情報を得ることができる．

1　筋トーヌス

患者をリラックスさせて，首を前後左右に動かす．項部筋固縮があると全方向で抵抗を感じる．パーキンソン病やその類縁疾患で観察される．

2　項部硬直

仰臥位で枕をはずし，患者の頭部を持ち上げて，そのときに受ける抵抗をみる．正常では下顎が胸に接触するまで屈曲させることができ，著しい抵抗もない．項部硬直では前屈のときにのみ抵抗がある．髄膜刺激症候の一つで，髄膜炎やクモ膜下出血でみられる．

3　運動制限と運動痛

❶**Spurling徴候**　患者の頭を傾け，患者の後方から頸椎を下方に圧迫する．頸椎症があると，頸

部〜上肢へかけての放散痛やしびれ感が生じる.

❷Lhermitte徴候　頸部を他動的に前屈させた

際に，電撃痛が項部から脊柱に沿って上から下へ放散する. 多発性硬化症でよくみられる.

G ▶ 運動機能のみかた

1 運動麻痺

定 義

随意運動の障害で，運動中枢〜筋線維までの経路の障害で起こる（p.15 図2-14参照）.

分 類

片麻痺や四肢麻痺など種々ある（図4-5）.

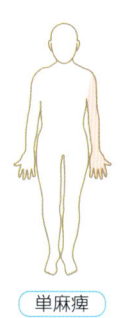

単麻痺

片麻痺
（顔面を含む）

交代性片麻痺

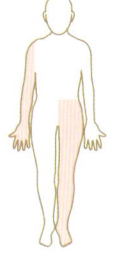
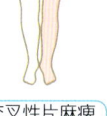

交叉性片麻痺

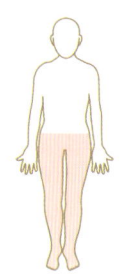

対麻痺

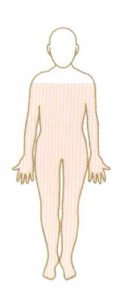

四肢麻痺

図4-5　**運動麻痺の表現法**
■は麻痺部.

評価法

通常，5（正常）から0（抵抗はおろか筋収縮すらみられない状態）の6段階で評価する（表4-1）.

脱力のみかた

❶握力計で左右差がないかどうかを調べる.

❷代表的な近位筋の筋力検査法で検査する（図4-6）.

❸上下肢のBarré徴候の有無をみる（図4-7）.

2 筋萎縮

定 義

主に脊髄前角細胞から運動神経，筋線維の障害でみられる.

分 類

神経原性萎縮と筋原性萎縮に分けられる.

表4-1 **徒手筋力テスト**（manual muscle test：MMT）

5	Normal	強い抵抗を加えても，運動域全体にわたって動かせる
4	Good	抵抗を加えても，運動域全体にわたって動かせる
3	Fair	抵抗を加えなければ重力に抗して，運動域全体にわたって動かせる
2	Poor	重力を除去すれば，運動域全体にわたって動かせる
1	Trace	筋の収縮がわずかに確認されるだけで，関節運動は起こらない
0	Zero	筋の収縮は全くみられない

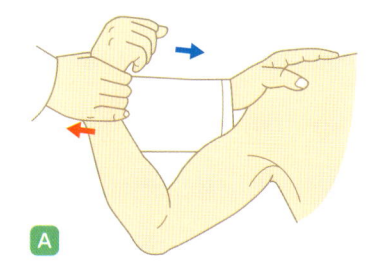

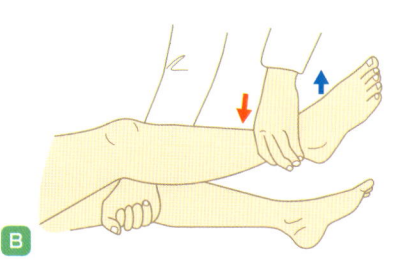

図4-6　**代表的な近位筋の筋力検査法**
青矢印は被検者が抵抗して力を入れる方向，赤矢印は検者が力を加える方向である. 上腕二頭筋（A）では，被検者は二頭筋を屈曲させる. 大腿四頭筋では被検者は足を伸ばし，検者はそれを屈曲させようとして，それに対する抵抗をみる（B）. 足の力は手より強いので，検者の手で抗しきれる場合は脱力がある.

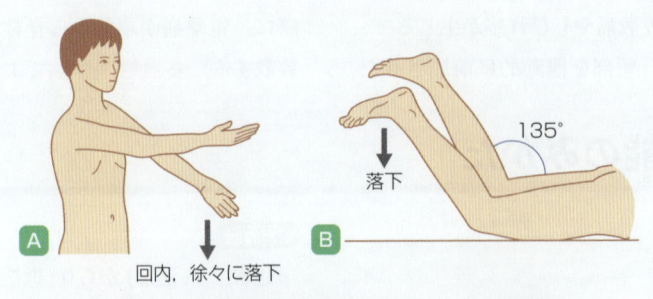

図4-7　軽い運動麻痺の見つけかた（バレー徴候）
左右の手のひらを上にして前方に水平に挙上させ，閉眼させてそのままの位置に上肢を保つように指示する．麻痺があると麻痺側の上肢は回内しつつ下行する（A）．軽い麻痺の場合は，小指が少し離れる（第5指徴候）．足の場合は，腹臥位にして両下肢を床面から持ち上げて，135°で維持すると，麻痺側の下肢はしだいに落下する（B）．

分布

　神経原性萎縮では遠位筋優位，筋原性萎縮では近位筋優位である．

筋萎縮のみかた

　相同筋（たとえば，左右の母指球筋）を観察する．母指球筋は正常では盛り上がっているが，萎縮すると平坦になる．触ると筋が脂肪に置き換わっているので柔らかくなっている．

3　筋トーヌスの異常

定義

　筋肉は絶えずある程度緊張した状態にあり，これを筋トーヌスと呼ぶ．安静時に筋を受動的に伸展させるとある程度の抵抗を感じることが正常である（図4-8）．

分類

❶ **トーヌスの亢進**　痙縮（錐体路性）と固縮（錐体外路性）に分けられる．後者は強剛，硬直とも呼ばれる（図4-9）．

❷ **トーヌスの低下**　小脳性障害でみられる．

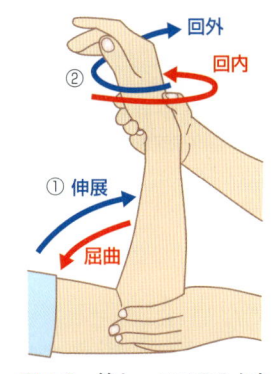

図4-8　筋トーヌスのみかた
頸部，肘，手首，膝，足関節などでみる．肘を中心としたトーヌスのみかたを示す．患者にできるだけ力を抜かせ，肘を屈曲，伸展（①）あるいは回内・回外（②）させてそれに対する抵抗をみる．

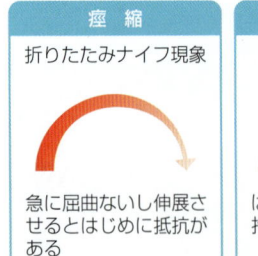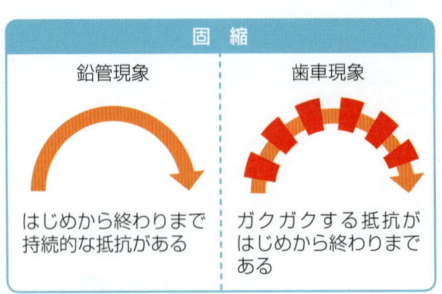

痙縮	固縮	
折りたたみナイフ現象	鉛管現象	歯車現象
急に屈曲ないし伸展させるとはじめに抵抗がある	はじめから終わりまで持続的な抵抗がある	ガクガクする抵抗がはじめから終わりまである

図4-9　痙縮と固縮の見分けかた
痙縮では，急速な他動的関節運動で，はじめは抵抗があるが，急に抵抗がなくなる．折りたたみナイフに力を加えると急激に閉じる様子に似ていることから，折りたたみナイフ現象という名がついた．固縮では，比較的ゆっくりとした他動的な関節の運動で，持続的な抵抗を示す鉛管現象やガクガクと断続的な抵抗を示す歯車現象がみられる．

検査・評価法

❶ **不随意運動の性状**　部位，規則性，速さ，大きさ，肢位を観察する.

❷ **筋トーヌス，姿勢，歩行の観察も重要である.**

❸ **無動，寡動（かどう）・動作緩慢もよくみられる.**

4　協調運動の障害（運動失調）

定　義

随意運動が円滑に行えない状態である.

種　類

脊髄後索性，小脳性などがある.

検査・評価法（7章参照）

❶ **体幹失調**　起立，つぎ足歩行（図4-26参照）.

❷ **四肢失調**

ⓐ**反復拮抗運動試験**

ⓑ**指鼻試験（閉眼）**（ゆびはな）

ⓒ**鼻指鼻試験（開眼）**

ⓓ**踵膝試験**（かかとひざ）

❸ **失調性構音障害**　爆発性，断綴性（だんてつ）とも形容される.

❹ **Romberg徴候**（ロンベルク）　脊髄後索性と小脳性の鑑別に有用である（図4-10）.

5　不随意運動

定　義

自分の意思に関係なく，無目的な運動が四肢，体幹・頸部，顔面などに起こる状態である. 主として大脳基底核の障害で起こる.

種　類

振戦や舞踏病など多くの種類がある.

検査・評価法（6章参照）

誘発因子の有無，異常運動の性質（部位，大き

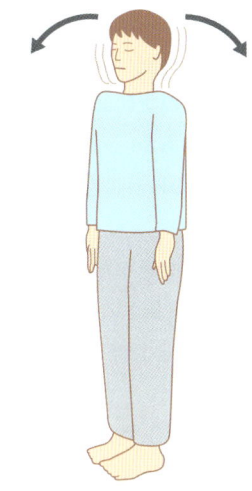

図4-10　ロンベルク徴候

開眼して両足のつま先をそろえて起立させ，安定している（フラフラして倒れない）ことを確認してから，閉眼させる. 開眼時よりも身体の動揺が大きくなり最後には転倒に至る現象を指す. これをロンベルク徴候陽性という. これは，脊髄後索の障害による位置覚の障害で起こる. 小脳性では，開眼時から動揺して，立てないことが多いので，陰性となる.

さ，頻度など）をみる.

6　運動機能検査の順序

視　察

❶ **姿勢の異常**

❷ **四肢の観察**　上下肢において，左右差，変形，関節異常，皮膚病変などをみる.

❸ **筋萎縮の有無**

❹ **不随意運動の有無**

診　察

❶ **筋トーヌス**

❷ **筋力テスト**

❸ **協調運動**

H ▶ 反射のみかた

1　定　義

反射とは，皮膚・粘膜・筋肉などが刺激を受けて興奮し，筋肉が不随意に反応する現象である.

2　種　類

表在反射（ひょうざい），**腱反射**（けん），**病的反射**の3つに分類される.

3 意義

反射の診察は病変の空間的広がりを特定するうえできわめて重要である。反射弓（図4-11）の意味とその部位を覚えなければならない。

1）表在反射

皮膚や粘膜に軽く擦過刺激を与えて，それに反応する筋収縮を観察評価する。

❶角膜反射（p.23図3-13参照）　三叉神経→顔面神経

❷咽頭反射（p.25図3-19参照）　三叉神経→舌咽・迷走神経

❸腹壁反射　腹壁を打腱器の柄などで臍に向かってこすると，腹壁筋が収縮して臍が刺激された側に動く（胸髄6～12）。

❹挙睾筋反射　大腿内側を下に向かってこすると，精巣挙筋が収縮し睾丸が挙上する（腰髄1～2）。

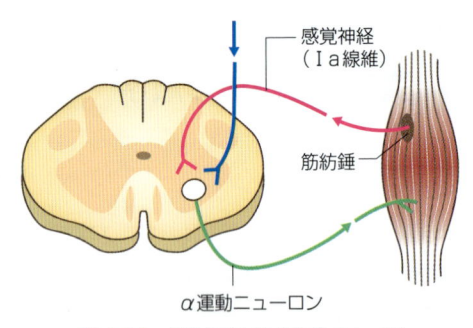

図4-11　伸張反射（反射弓）のしくみ
腱を叩打すると筋が伸長され，筋紡錘にあるⅠa線維が脊髄前角細胞にインパルスを伝えて，α運動ニューロンを興奮させ筋線維が収縮する。シナプスが1つしかないので，単シナプス反射ともいわれる。

❺足底反射　足底を触ると足底筋が収縮し，底屈する（腰髄5，仙髄1～2）。

❻肛門反射　直腸内に指を挿入すると，肛門括約筋が反射的に収縮する（仙髄3～5）。

2）腱反射

筋肉が骨に付着する直前の腱を叩打して，それに反応する筋収縮を観察評価する。

❶下顎反射（p.23図3-14参照）　三叉神経

❷口輪筋反射　顔面神経

❸上腕二頭筋反射　頸髄5～6（図4-12）

❹腕橈骨筋反射　頸髄5～6

❺上腕三頭筋反射　頸髄6～8

❻腹筋反射　胸髄6～12

❼膝蓋腱反射　腰髄2～4（図4-13）

❽アキレス腱反射　仙髄1～2

3）病的反射

健常成人では認めにくい反射を病的反射と呼ぶ。ここでは主なものを紹介する。

❶手指屈筋反射　これは正常な反射であるが，健常者では出にくいので，一般に病的反射として扱っている。したがって，両側陽性の場合は必ずしも病的とは限らない。刺激の加え方により，ワルテンベルク反射，ホフマン反射，トレムナー反射の3つがある（図4-14）。判定はすべて母指の内転屈曲である。

❷足指屈筋反射　刺激により，足指の底屈が起こる。

ⓐRossolimo反射：足指の足底面をハンマーで叩くと，足指が底屈する。

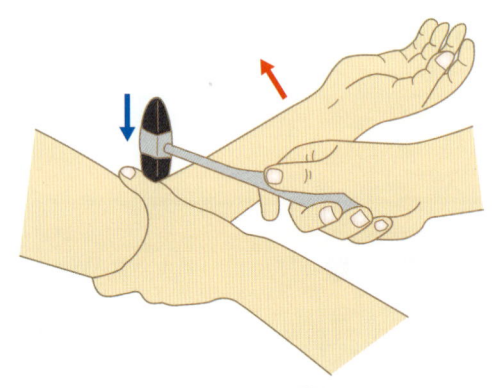

図4-12　上腕二頭筋反射
腱を押さえた検者の指を叩く。青矢印は叩打の方向，赤矢印はそのとき見られる前腕の屈曲を示す。

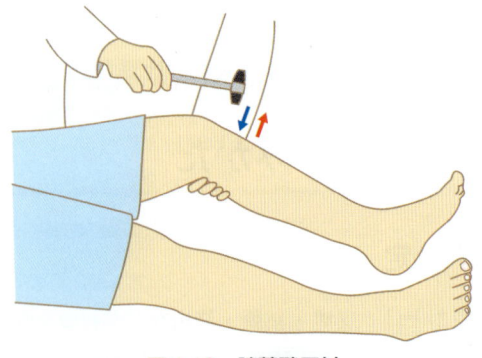

図4-13　膝蓋腱反射
青矢印は叩打の方向を表す。赤矢印は伸展の方向を表す。検者が被検者の膝の下に腕を入れ，軽く持ち上げて膝蓋骨の下で大腿四頭筋の腱を叩くと下腿が伸展する反射である。

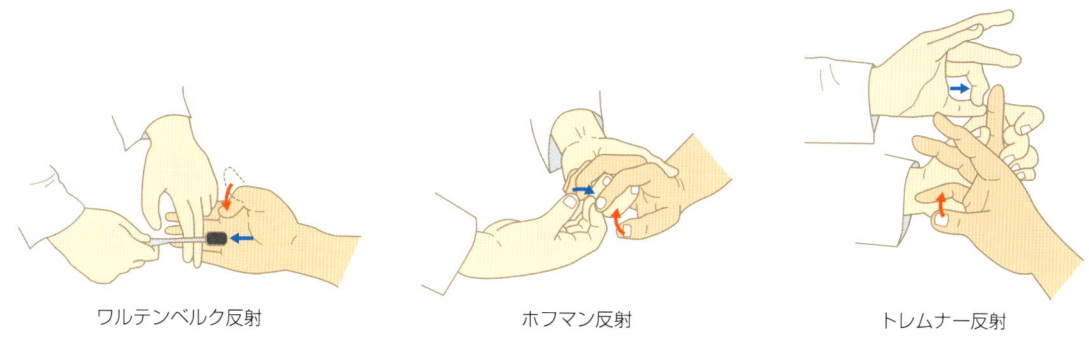

ワルテンベルク反射 　　　　　ホフマン反射 　　　　　トレムナー反射

図4-14　手指屈筋反射

ワルテンベルク反射は手指掌側をハンマーで叩く．ホフマン反射は中指または薬指の爪を上から下に軽くはじく．トレムナー反射は中指を下から上にはじく．いずれの反射も母指が内転屈曲すれば陽性である．

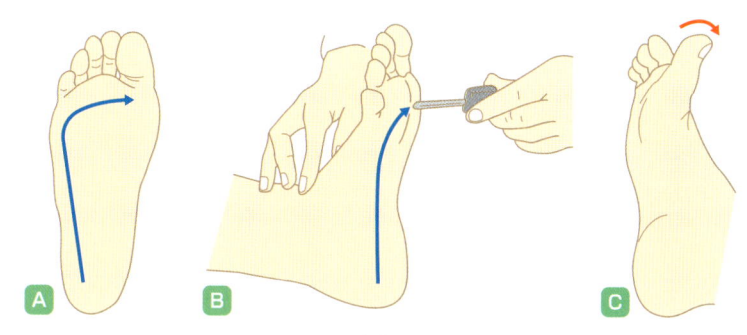

図4-15　バビンスキー反射

Aは刺激の方向，Bは刺激法を表す．陽性の場合の母指は，Cのように背屈現象を示す．

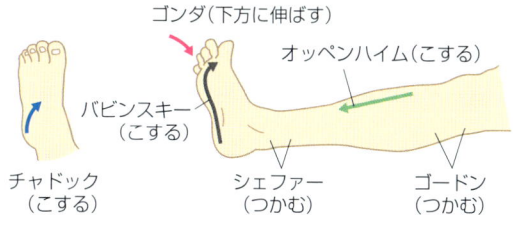

ゴンダ（下方に伸ばす）
オッペンハイム（こする）
バビンスキー（こする）
チャドック（こする）
シェファー（つかむ）
ゴードン（つかむ）

図4-16　バビンスキー反射とその他の病的反射

ⓑMendel-Bechterew 反射：足背の中部外側を叩くと足指が底屈する．

❸足指伸展筋反射（図4-15，16）　バビンスキー反射が最も有名な病的反射であり，しかも最も信頼できる錐体路徴候である．下記のⓐ～ⓔはバビンスキー反射と同じ意味をもっており，誘発部位が異なるというだけである．判定はすべて母指の背屈である．

ⓐChaddock 反射
ⓑOppenheim 反射
ⓒGordon 反射
ⓓSchäffer 反射
ⓔGonda 反射

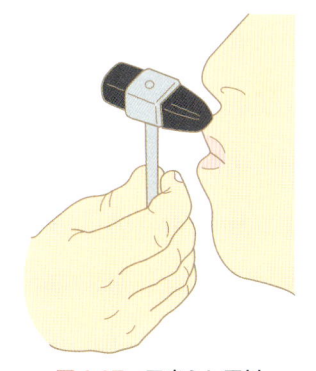

図4-17　口尖らし反射

❹その他の異常反射

ⓐ吸引反射：口を軽く開かせ，上唇から口角にかけてハンマーの柄でこすると，口を尖らせ，乳児が乳を飲むのに似た運動を起こす．陽性ならば前頭葉の障害，両側大脳半球の広汎な障害を考える．

ⓑ口尖らし反射：上唇の中央をハンマーで叩くと口を尖らせる現象である（図4-17）．両側錐体路障害を意味する．

ⓒ把握反射：手掌の皮膚刺激により手指の屈曲

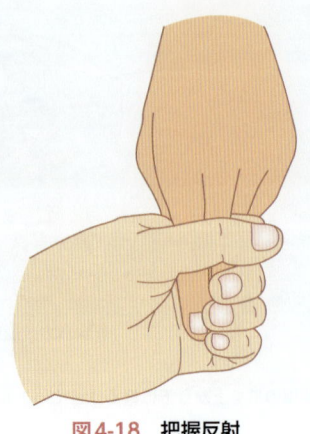

図4-18 把握反射

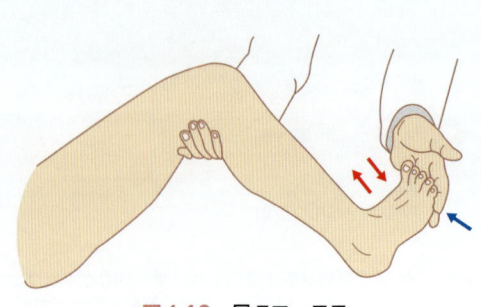

図4-19 足クローヌス

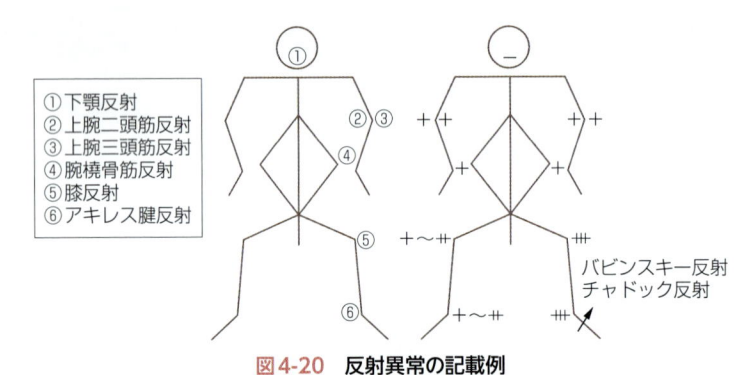

①下顎反射
②上腕二頭筋反射
③上腕三頭筋反射
④腕橈骨筋反射
⑤膝反射
⑥アキレス腱反射

バビンスキー反射
チャドック反射

図4-20 反射異常の記載例

反射が起こり，刺激した指などを患者が握って離さなくなる．前頭葉の障害でみられる（**図4-18**）．

❺**間代（クローヌス）** 下肢の腱反射亢進がみられるとき，仰臥位で膝を軽く屈曲させ，検者の手で足底を急に押し上げると，下腿三頭筋に間代性けいれんがみられ，足関節が上下に収縮する状態である（**図4-19**）．

❻**下肢屈曲反射（脊髄自動反射）**

痛み刺激から手や足を引っ込める屈曲反射で，一種の逃避反射である．

4）記載法

消失は－，低下は±，正常は＋，やや亢進を╫，明らかな亢進は╫と記載する．クローヌスが出ているときは╫とする（**図4-20**）．

▶感覚機能のみかた

感覚障害は運動障害と並んで，神経疾患の重要な症状である．運動障害は客観的に評価できるが，感覚障害は常に患者の主観によって表現されるので，なかなかとらえにくい症状でもある．

1 感覚の種類

❶**表在感覚** 皮膚あるいは粘膜の感覚で，痛覚，温度覚，触覚などである．

❷**深部感覚** 骨膜，筋肉，関節などから伝えられる感覚である．音叉を足首や手首など骨に近い皮膚の上に当て，振動を感じるかどうかをみる振動覚，四肢がどんな位置をとっているかを判断する位置覚，指などがどちらの方向に動いたかを知る運動覚，筋や腱などに強い圧迫を加えたときに感じられる深部（圧）痛覚などである．

❸**複合感覚** 二点識別覚，立体覚，皮膚書字覚など，大脳感覚野の機能である．

2 感覚障害の種類

「しびれ」を訴えて来院することが多いが，以下

の種類を考えながら診察を進めていく.

❶感覚低下　知覚の低下, 消失を指す.

❷錯感覚　異なった感覚として認識される感覚で, 触覚を痛み・ぴりぴり感として感じることが多い.

❸異常感覚　しびれ・じんじん・ぴりぴりなどが自発的にみられる感覚をいう.

❹感覚過敏　刺激を加えると, 異常に強い不快な一種の痛みを感じる.

❺疼痛　放散痛, 視床痛, 有痛性強直性けいれんの3種類に分類される. 根性疼痛は放散痛に含まれ, 神経根圧迫により神経の走行に沿って疼痛が生じる.

3　感覚路 (p.15図2-15参照)

1) 皮膚の感覚神経分布〔皮膚分節 (デルマトーム)〕

脊髄による感覚神経の支配がある (**図4-21**). 障害部位との対応を付けるために, その目印を覚えておかなければならない. たとえば, 乳頭は胸髄4, 臍は胸髄10である.

2) 感覚検査

頭から始めて, 顎, 上肢, 体幹, 下肢と順序よく進めていく. 顔では, 口の周囲の感覚異常の有無を忘れないようにする (p.22図3-10参照).

❶一般検査 (**図4-22**)

ⓐ**触覚**：脱脂綿, 柔らかな毛筆やティッシュ

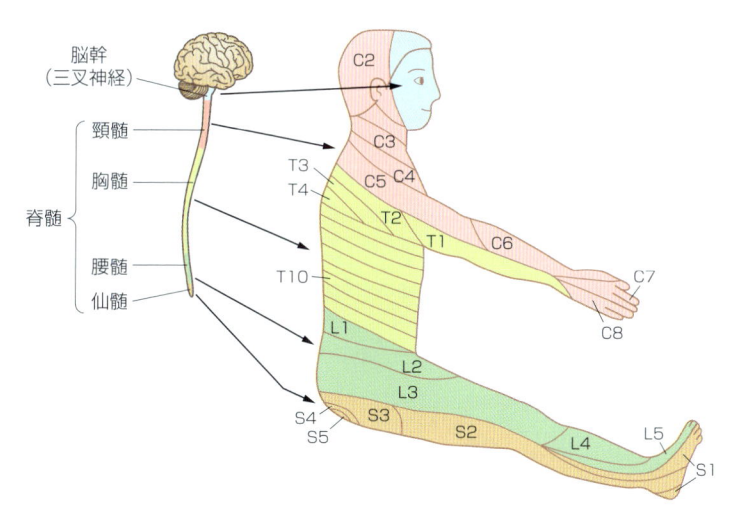

図4-21　皮膚の脊髄支配

顔は三叉神経支配であるが, 後頭部から下肢までは, 脊髄に支配されている. 乳頭は胸髄4で, 臍は胸髄10である. なお, 末梢神経支配とは明らかに異なることに注意する.
C：頸髄, T：胸髄, L：腰髄, S：仙髄.

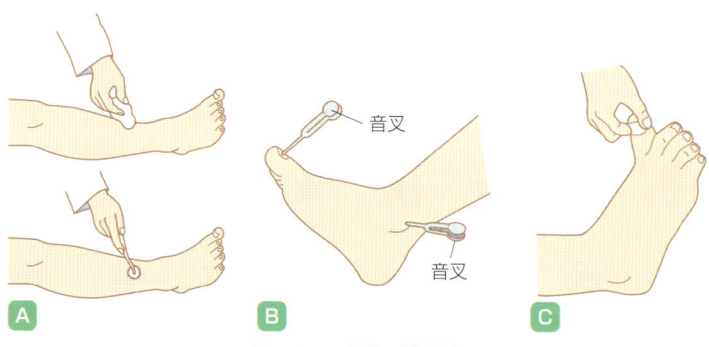

図4-22　感覚の検査法

表在感覚としては触覚, 痛覚がある (A). 深部感覚では, 振動覚 (B) や関節位置覚 (C) の検査を行う.

ペーパーなどを用いる．触れたらすぐ「はい」と言わせる．

ⓑ**痛覚**：安全ピン，針でもよいが，爪楊枝の先を使うと衛生面でも問題がない．

ⓒ**温度覚**：氷またはお湯を入れた試験管が理想であるが，音叉の二又に分かれた金属の部分を当てて冷覚をみる簡易的な方法もある．

ⓓ**振動覚**：音叉の振動が感じなくなる時間を言わせ，左右で比較するか，検者自身と比較する．高齢者では正常でも振動覚の低下がみられる．

ⓔ**関節位置覚**：閉眼状態で一方の手や足の指を曲げて，上か下かを当てさせる．

❷**特殊検査** 以下は頭頂葉の障害を疑うときに行う．

ⓐ**二点識別**：皮膚に同時に加えられた2つの刺激を識別できるかどうかをみる．

ⓑ**皮膚書字試験**：皮膚に0から9までの数字や○，△，×などを書き，これを当てさせる．

ⓒ**立体認知**：閉眼させて，日頃よく知っているもの，たとえば，鉛筆などを患者の手に握らせて，それを当てさせる．

ⓓ**二点同時刺激識別感覚**：左右の同じ部位を同時に同じように刺激する．正常では，これを正確に2つの刺激として感じることができる．しかし，明らかな表在感覚の障害がないのに，一側のみしかわからないとき(消去現象)，異常と判定する．

4 感覚障害

感覚解離の有無を調べる．すべての感覚が同じように障害されているのか，それとも表在覚と深部覚の障害の解離があるのか調べる．たとえば，脊髄の中心灰白質の病変では，温痛覚(温度覚と痛覚)が障害される．一方，脊髄後索病変では，触覚と深部感覚の障害が起こる(p.15 図2-15参照)．

5 障害部位と感覚障害 (図4-23)

❶**大脳障害** 半側感覚鈍麻となる．

❷**視床** 半側感覚鈍麻となる．

❸**延髄** 延髄外側症候群(Wallenberg症候群)ワレンベルクは，同側の顔面の温痛覚障害と対側の頸部以下の半身の温痛覚障害などが生じる．

❹**脊髄** 障害レベルをまず決めて，次に以下の障害があるかどうか考える．

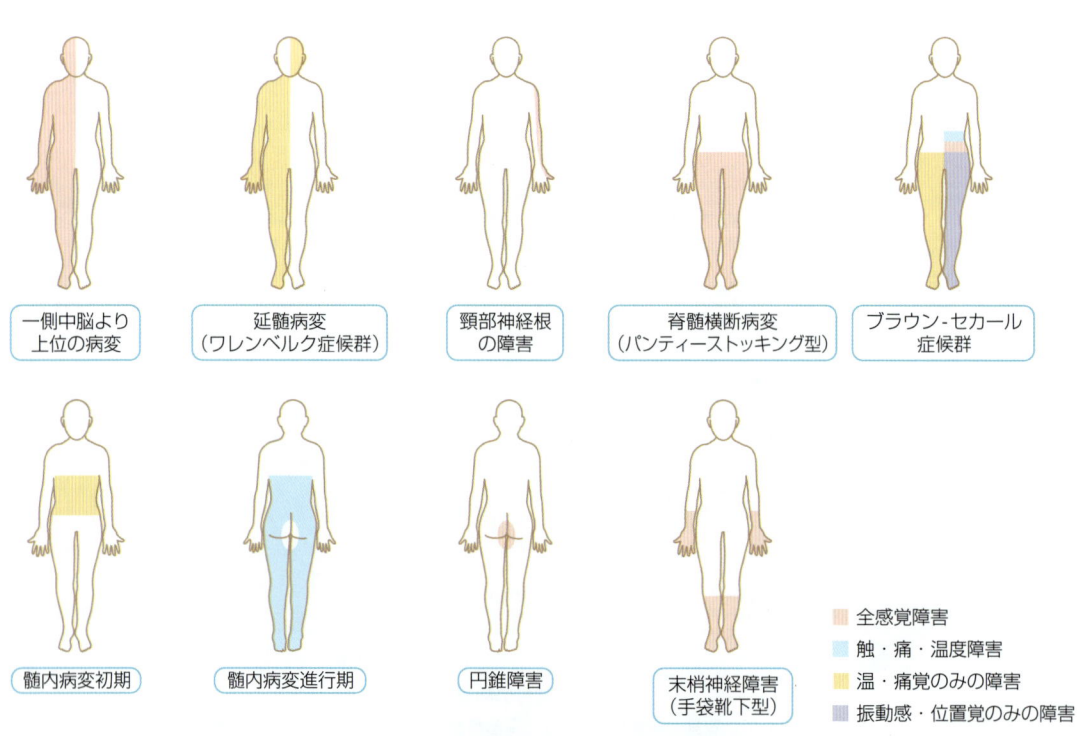

一側中脳より上位の病変

延髄病変(ワレンベルク症候群)

頸部神経根の障害

脊髄横断病変(パンティーストッキング型)

ブラウン-セカール症候群

髄内病変初期

髄内病変進行期

円錐障害

末梢神経障害(手袋靴下型)

全感覚障害
触・痛・温度障害
温・痛覚のみの障害
振動感・位置覚のみの障害

図4-23　感覚障害のパターンと病変部位

ⓐ**索性症候群**：後索と側索が侵される亜急性脊髄連合性変性症（ビタミンB₁₂欠乏）でみられる．

ⓑ**脊髄空洞症様感覚障害**：解離性感覚脱失がある．

ⓒ**脊髄半側障害（Brown–Séquard症候群）**：障害部位以下の運動麻痺，深部感覚障害，反対側の温痛覚障害などがみられる．

ⓓ**前脊髄動脈症候群**

❺**末梢神経** 皮膚分節と合わない場合に末梢神経障害を考える．

ⓐ**神経根障害**：神経根の支配領域の感覚障害．

ⓑ**多発神経炎**：手袋状，靴下状の遠位型感覚鈍麻．

ⓒ**単神経炎**：単一の末梢神経の支配領域に一致した感覚障害．

ⓓ**多発単神経炎**：いくつかの末梢神経領域の障害．

ⓔ**ヒステリー型感覚脱失**：不規則，島状感覚脱失，動揺性．

J ▶ 姿勢，起立，歩行

錐体路障害，錐体外路疾患，小脳失調，筋力低下などの見極めの参考になる．神経疾患は「目で見ること」が重要である．

1 異常姿勢

❶**Wernicke・Mann肢位** 脳卒中後の特徴的な姿勢である．上肢では屈筋が選択的に収縮し，下肢では伸筋が選択的に収縮する（図4-24）．

❷**パーキンソン姿勢** 首は前屈，手と上肢は中立位で半屈曲，背中は前屈，下肢は軽度屈曲している（図4-25）．

2 起立，歩行

複雑な中枢，末梢性機転が関与する．

1）検査法

❶**起立**

ⓐ**通常起立**：不安定か否かで，失調の有無がわかる．

ⓑ**閉眼起立**：ロンベルク徴候（図4-10参照）．

ⓒ**しゃがむ**：しゃがんだ状態から立たせる．筋ジストロフィーでは，腰の筋力低下のため，手で膝を押しながら大腿を徐々によじ登り立ち上がる**登はん性起立**となる（Gowers徴候，p.221 図28-1参照）．

ⓓ**片足起立**：片足の筋力低下ないし失調があると片足立ちはできない．

❷**歩行**

ⓐ**通常歩行**：安定かどうか，また，手振りがあるかどうかをみる．

ⓑ**つま先歩行**：腓腹筋筋力の検査である．

ⓒ**かかと歩き**：前脛骨筋筋力の検査である．

ⓓ**つぎ足歩行**：体幹失調の有無をみる（図4-26）．

ⓔ**まわれ右**：パーキンソン病では，すくみ現象のため，素早い方向転換ができない．

2）異常

❶**起立・歩行の不安定** 小脳失調を疑う．

❷**片麻痺型歩行** 麻痺側を外旋しながら歩く．

❸**痙性歩行** 膝を曲げないで足をすって歩く．

❹**失調性歩行** 両足を広げ，よろよろ歩く（図4-27）．

❺**動揺性歩行** 腰を振って歩く．

❻**パーキンソン歩行** 前屈みとなり，小刻み歩行で，手振りがない．

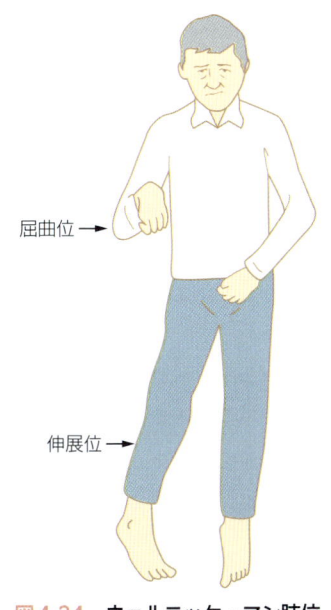

屈曲位

伸展位

図4-24 ウェルニッケ・マン肢位

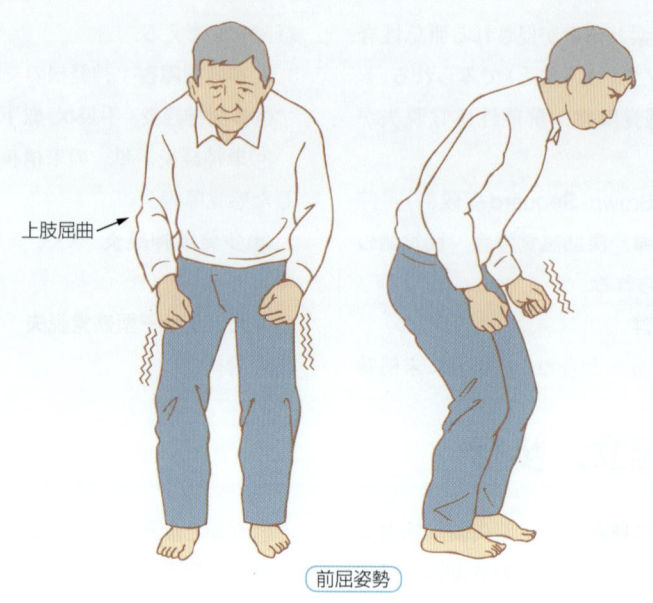

上肢屈曲

前屈姿勢

図4-25　パーキンソン姿勢

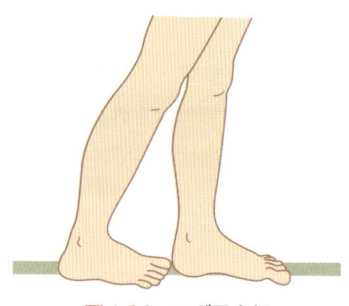

図4-26　つぎ足歩行
つま先をもう一方の足のかかとにつけ，直線上をつぎ足で歩く．

❼**小刻み歩行**　パーキンソン病やその類縁疾患でみられる．

❽**鶏歩**　足を高く上げ，つま先を垂らして歩く．

❾**ヒステリー性歩行**　倒れそうで倒れない奇怪な歩行である．

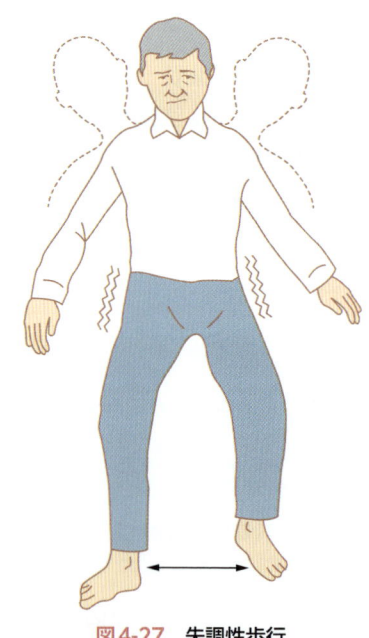

図4-27　失調性歩行

✦ セルフ・アセスメント ❹

問1 右眼にペンライトで光を与えたときの正常な対光反射はどれか．

1. ①
2. ②
3. ③
4. ④
5. ⑤

右眼　左眼
（光を当てる前）
①
②
③
④
⑤

問2 項部硬直と関係あるものはどれか．2つ選べ．

1. 髄膜炎
2. 脊髄炎
3. 髄膜脳炎
4. 頸椎症性根症
5. 多発性硬化症

問3 右図は何の徴候をみる検査か.

1. バレー徴候
2. ラゼーグ徴候
3. レルミット徴候
4. ロンベルク徴候
5. スパーリング徴候

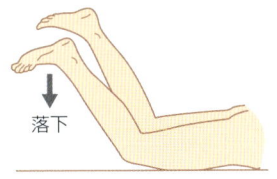

落下

問4 伸張反射に関与するものはどれか. 2つ選べ.

1. Ia求心線維
2. Ib求心線維
3. α運動ニューロン
4. γ運動ニューロン
5. 運動野ニューロン

問5 筋トーヌスと脳障害の組み合わせで誤りはどれか.

1. 錐体路障害―折りたたみナイフ現象
2. 錐体路障害―痙縮
3. 錐体外路障害―鉛管様固縮
4. 錐体外路障害―歯車様固縮
5. 小脳障害―筋トーヌス亢進

問6 腱反射のレベル診断との組み合わせで誤りはどれか.

1. C5,6―上腕二頭筋反射
2. C6-8―上腕三頭筋反射
3. C8,T1―橈骨反射
4. L2-4―膝蓋腱反射
5. S1,2―アキレス腱反射

問7 右図の手の病的反射は何と呼ばれるか.

1. トレムナー反射
2. ホフマン反射
3. ワルテンベルク反射
4. オッペンハイム反射
5. メンデル・ベヒテレフ反射

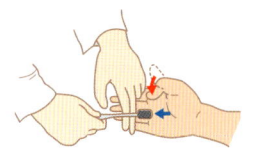

問8 病的反射の正しい組み合わせはどれか.

1. a：バビンスキー反射―b：チャドック反射
2. a：チャドック反射―b：バビンスキー反射
3. a：バビンスキー反射―b：ロッソリーモ反射
4. a：ロッソリーモ反射―b：チャドック反射
5. a：バビンスキー反射―b：ゴードン反射

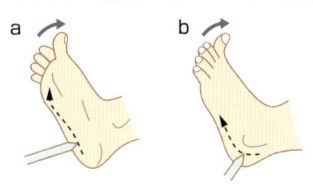

問9 皮膚分節と脊髄の関係で正しい組み合わせはどれか. 2つ選べ.

1. 後頭部―C1
2. 示指―C5
3. 乳頭―T4
4. 臍―T10
5. 大腿部―S1

正解と解説

問1 ▶ 3

右眼に光を当てると，右眼に直接対光反射，左眼に間接対光反射が起こり，両眼とも縮瞳する（p.20 **図3-5** 参照）.

問2 ▶ 1, 3

髄膜に炎症が起こると項部硬直が起こる. 頸椎症性根症ではスパーリング徴候，多発性硬化症ではレルミット徴候を認める.

問3 ▶ 1

足の軽い麻痺（錐体路徴候）を検査する（**図4-7** 参照）.

問4 ▶ 1, 3

Ⅰb求心線維は腱の受容器，γ運動ニューロンは筋紡錘の長さを調節する（**図4-11** 参照）. 脊髄反射なので，運動野ニューロンは関与しない.

問5 ▶ 5

小脳障害では筋トーヌスが低下する.

問6 ▶ 3

橈骨反射のレベルは，上腕二頭筋と同じである.

問7 ▶ 3

ほかの病的反射に関しては，**図4-14, 15** を参照のこと.

問8 ▶ 1

図4-15, 16 を参照のこと.

問9 ▶ 3, 4

図4-21 を参照のこと. 後頭部は C2，示指は C7，大腿部は L2 である.

5 運動麻痺・筋萎縮のみかた
examinations of motor paresis and muscle atrophy

A ▶ 運動麻痺とは

運動麻痺とは，運動中枢から筋線維までのどこかに障害があって，随意的な運動ができない状態をいう．このうち，脳の疾患の可能性が高いのは，「口がもつれる」，「言葉が出ない」などの症状を伴う．脊髄や末梢神経の疾患の可能性が高いのは，「首，腰，手足の痛み」，「手足の部分的なやせ」などの症状を伴う．

B ▶ 麻痺の分類

1 麻痺の程度による分類

❶ 完全麻痺　筋力低下が高度で，全く動かせない状態である．

❷ 不全麻痺　「少しは動かせる」状態から「細かい手足の動きができない」軽いものまである．

2 運動路の障害部位による分類（表5-1, 図5-1）

❶ 上位運動ニューロン障害　中枢性麻痺で，大脳皮質運動野Betz細胞から内包，延髄錐体，脊髄を経て脊髄前角細胞に至る経路のどこかに障害があるときにみられる．これを核上性麻痺という．痙縮を伴うが，筋萎縮はない．

❷ 下位運動ニューロン障害　脊髄前角細胞から末梢部で筋に至るまでの経路が障害されて起こり，核下性麻痺ともいう．弛緩性で筋萎縮が著明である．

3 麻痺の部位による分類（図5-1）

❶ 単麻痺　上下肢のうち1肢だけが麻痺している状態である．

ⓐ 筋萎縮のないもの：主に大脳皮質運動野領域の障害によるもので，原因としては血管障害もしくは腫瘍が多い．

ⓑ 筋萎縮のあるもの：脊髄前角，前根，末梢神経の障害によるもので，原因はさまざまである．

❷ 片麻痺　臨床的に最も多くみられる．身体一側の上下肢にみられる運動麻痺である．障害部位は内包付近が最も多く，大脳皮質，脳幹，脊髄の障害でも起こる．

ⓐ 内包付近の障害：反対側の顔，舌，上下肢に中枢性麻痺が起こる．片麻痺で失語，失行，失認，皮質性感覚障害があれば，大脳皮質にも障害が及んでいる．

ⓑ 脳幹の障害：一側の片麻痺と，他側の脳神経

表5-1　上位運動ニューロン障害と下位運動ニューロン障害の鑑別

	上位運動ニューロン障害	下位運動ニューロン障害
筋トーヌス	痙性	弛緩性
筋萎縮	なし（あっても廃用性萎縮）	あり
腱反射	亢進	減弱ないし消失
バビンスキー反射	陽性	陰性
線維束れん縮	なし	あり
分布	広汎（図5-1参照）	原因によって限局性〜広汎性
代表的疾患	脳血管障害，多発性硬化症など	末梢神経障害，脊髄性筋萎縮症など

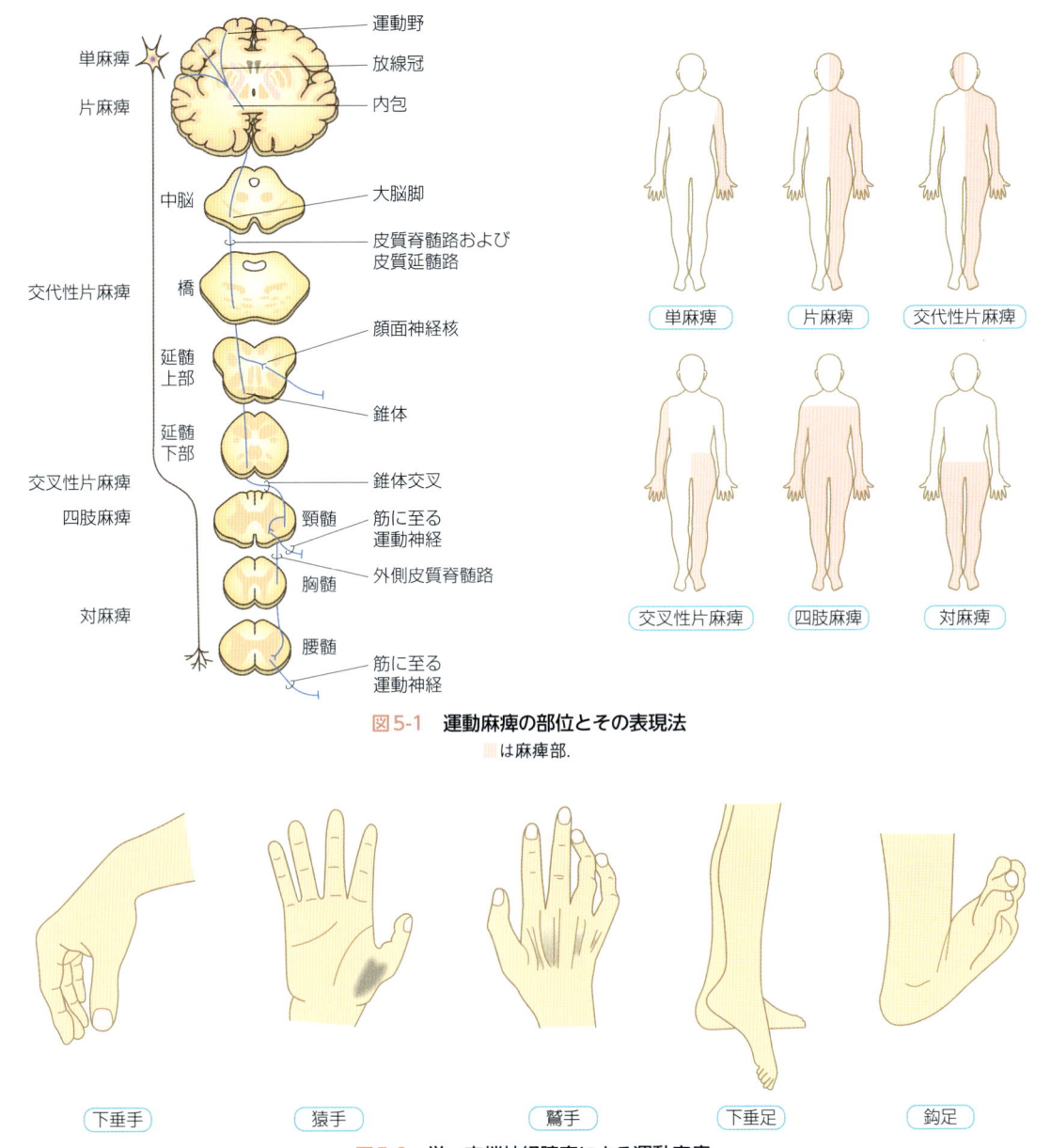

図5-1 運動麻痺の部位とその表現法

　　　■ は麻痺部.

下垂手　　　猿手　　　鷲手　　　下垂足　　　鈎足

図5-2 単一末梢神経障害による運動麻痺

麻痺を伴う．これを<u>交代性片麻痺</u>という．一側の上肢と他側の下肢が麻痺するものを<u>交叉性片麻痺</u>といい，延髄錐体交叉部の障害による．

　ⓒ**脊髄の障害**：まれに頸髄のBrown-Séquard症候群で起こる．解離性感覚障害を認める．

　❸**対麻痺**　両側下肢の麻痺で，脊髄障害によるものが多い．脊髄障害が突発したときには弛緩性対麻痺のこともあるが，多くは痙性対麻痺である．

　❹**四肢麻痺**　上下肢が両側性に運動麻痺を示す場合をいう．障害部位は，大脳（両側），脳幹，脊髄，末梢神経，筋肉，神経筋接合部などである．原因は頸髄損傷や多発神経炎が多い．

　❺**一部の筋の麻痺**（**図5-2**）　一部の筋の麻痺は，その筋を支配している神経の支配領域の感覚障害を伴う．原因は末梢神経障害で，外傷によることが多い．

　ⓐ**橈骨神経麻痺**：手の伸展ができず<u>下垂手</u>（垂れ手）になる．

　ⓑ**正中神経麻痺**：母指の屈曲と外転の障害で，母指球も萎縮して，手掌が平坦化した<u>猿手</u>になる．

　ⓒ**尺骨神経麻痺**：骨間筋と小指球が萎縮し，<u>鷲</u>

45

手になる.

ⓓ腓骨神経麻痺：足関節ならびに足指の背屈ができず，下垂足（垂れ足）になる.

ⓔ脛骨神経麻痺：足背に屈曲位をとり，鈎足あるいは踵足になる.

4 神経障害・筋萎縮の認められない運動麻痺

上位・下位運動ニューロン障害の徴候がなくても，脱力や麻痺を訴える患者がいる．心因性や失行も考えなければならないが，以下の2つを頭に入れておく.

❶重症筋無力症　神経筋接合部の疾患で，筋の易疲労性が特徴である．朝は具合がよいが，夕方から脱力，運動障害が悪くなる（日内変動）．眼筋が侵されやすく，眼瞼下垂や眼筋麻痺を起こして複視を訴える．全身性の筋無力や球麻痺を示すタイプもある.

❷周期性四肢麻痺　発作性に四肢の弛緩性麻痺が出現する．発作は数時間または数日間持続して自然に治癒する．甲状腺機能亢進症に伴う低カリウム血症性の麻痺が多い.

C ▶ 筋萎縮とは

筋萎縮とは，筋肉の量が減少した状態で，多くは筋力低下を伴う.

1 筋萎縮の分類と障害

❶病的萎縮　筋萎縮の分布や針筋電図所見が鑑別に有用である.

ⓐ神経原性萎縮：下位運動ニューロンの障害により起こる．遠位筋優位の筋力低下と筋萎縮がみられる．血清CK（クレアチンキナーゼ）は軽～中等度に増加する.

ⓑ筋原性萎縮：筋肉の疾患により，近位筋優位の筋力低下と筋萎縮が起こる．血清CKは高度に増加する.

❷廃用性筋萎縮　寝たきりや長期臥床などで，筋肉を長期間使わないことで生じる筋萎縮である．一般的に抗重力筋（大腿四頭筋や腓腹筋など）に萎縮が起こりやすいとされている．血清CKは正常で，筋電図も正常である.

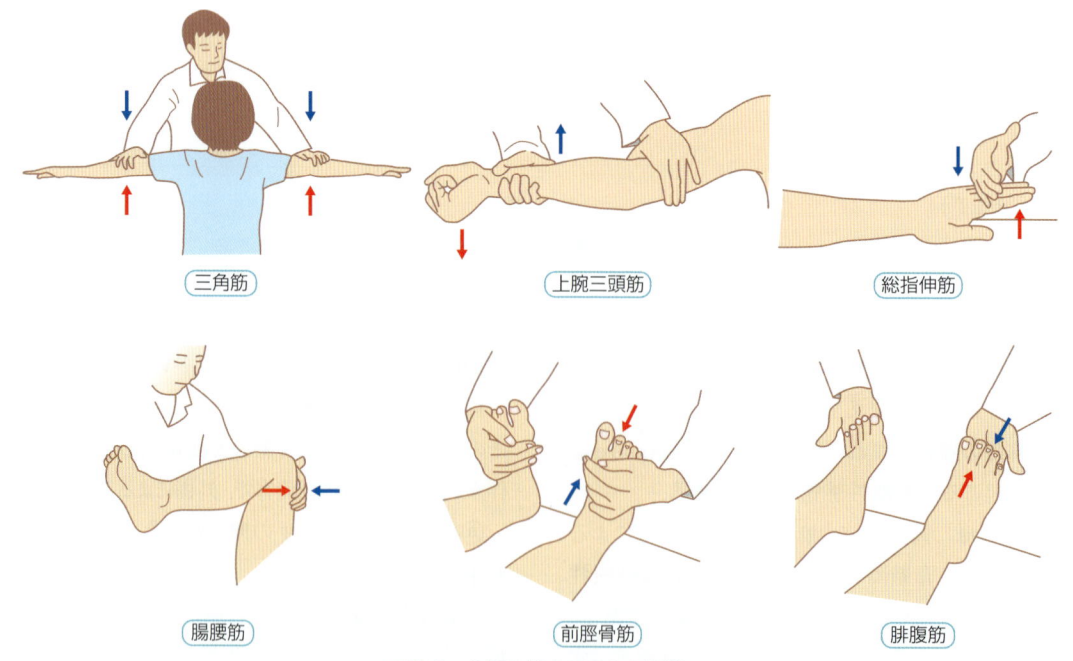

三角筋　　上腕三頭筋　　総指伸筋

腸腰筋　　前脛骨筋　　腓腹筋

図5-3　**主要な筋力テストの実際**
青矢印は検者が与える力の方向，赤矢印はそのときの被検者が抵抗して力を入れる方向を示す.

D ▶ 麻痺のみかた

❶ 筋力の評価　通常5（正常）から0（抵抗はおろか筋収縮すらみられない状態）の6段階で評価する（❹章 G を参照）．個別の詳細な筋力テストは省くが，図4-6（p.33）に記載していない筋力検査を図5-3に示す．

❷ 軽い片麻痺の見つけかた　上下肢の Barré 徴候（p.34 図4-7 参照）の有無をみる．

✦ セルフ・アセスメント ⑤

問1 錐体路について正しいものはどれか．
1. 視床を通る．
2. 脊髄後索を通る．
3. 中脳で交叉する．
4. 外側皮質脊髄路を通る．
5. 不随意運動に関与する．

問2 上位運動ニューロン障害について誤りはどれか．2つ選べ．
1. 痙性
2. 腱反射消失
3. 下顎反射亢進
4. 線維束れん縮
5. バビンスキー反射陽性

問3 下位運動ニューロン障害について誤りはどれか．2つ選べ．
1. 弛緩性
2. 球麻痺
3. 舌萎縮
4. 四肢近位筋萎縮
5. チャドック反射陽性

問4 神経原性萎縮と筋原性萎縮の鑑別に役立たないものはどれか．
1. 血清CK値
2. 病的反射
3. 腱反射消失
4. 筋萎縮の分布
5. 筋力低下の分布

問5 運動麻痺と脳の障害部位との組み合わせで正しいものはどれか．2つ選べ．
1. 単麻痺—大脳皮質運動野
2. 片麻痺—視床
3. 交代性片麻痺—内包
4. 交叉性片麻痺—延髄錐体交叉
5. 四肢麻痺—胸髄障害

問6 末梢神経障害と臨床症状の組み合わせで誤りはどれか．2つ選べ．
1. 橈骨神経麻痺—下垂手
2. 正中神経麻痺—鷲手
3. 尺骨神経麻痺—猿手
4. 腓骨神経麻痺—下垂足
5. 脛骨神経麻痺—踵足

問7 運動麻痺で筋萎縮のない疾患はどれか．2つ選べ．
1. 筋炎
2. 腕神経叢障害
3. 末梢神経障害
4. 重症筋無力症
5. 周期性四肢麻痺

問8 グレード3の徒手筋力テストの記載で正しいものはどれか．
1. 筋の収縮は全くみられない．
2. 抵抗を加えても，運動域全体にわたって動かせる．
3. 重力を除去すれば，運動域全体にわたって動かせる．
4. 強い抵抗を加えても，運動域全体にわたって動かせる．
5. 抵抗を加えなければ重力に抗して，運動域全体にわたって動かせる．

問9 右図は何の徴候をみる検査か．
1. バレー徴候
2. ラゼーグ徴候
3. レルミット徴候
4. ロンベルク徴候
5. スパーリング徴候

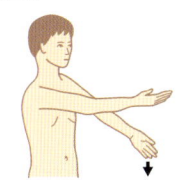

正解と解説

問1 ▶ 4

　錐体路（皮質脊髄路）は，運動野→内包→外側皮質脊髄路（延髄で交叉）→脊髄前角細胞に至る経路のこと（**図 5-1** 参照）．

問2 ▶ 2，4

　表 5-1 を参照のこと．腱反射消失，線維束れん縮は下位運動ニューロン障害である．

問3 ▶ 4，5

　表 5-1 を参照のこと．四肢近位筋萎縮は筋肉疾患，チャドック反射（p.37 **図 4-16** 参照）は病的反射なので，上位運動ニューロン障害である．

問4 ▶ 2，3

　血清 CK 値は筋肉疾患で上昇，神経原性萎縮では，四肢末端の筋萎縮と筋力低下があるが，筋原性萎縮では，近位筋の筋萎縮と筋力低下がある．

問5 ▶ 1，4

　図 5-1 を参照のこと．

問6 ▶ 2，3

　正中神経麻痺は猿手，尺骨神経麻痺は鷲手となる（**図 5-2** 参照）．

問7 ▶ 4，5

　重症筋無力症は神経筋接合部の障害なので，筋萎縮は起こらない．周期性四肢麻痺は血清カリウム値の異常により筋力低下と麻痺が突然生じるが，筋萎縮はない．

問8 ▶ 5

　表 4-1 を参照のこと．

問9 ▶ 1

　図 4-7 を参照のこと．

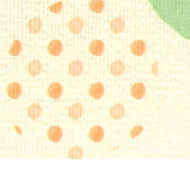

6 不随意運動のみかた
examination of involuntary movements

A ▶ 錐体外路症状

錐体外路の障害により出現する症状である．広義には，錐体外路は錐体路以外のすべての中枢神経系の経路を指すが，狭義の錐体外路は，**大脳基底核**を中心とする大脳皮質との神経回路（大脳皮質―大脳基底核ループ）のことである．大脳基底核の異常により**運動過多症**や**運動減少症**が起こる．

1 錐体外路の解剖

❶基底核の構成成分 **尾状核**，**被殻**，**淡蒼球**と解剖学的に線維結合のある**視床下核**と**黒質**から構成されている．尾状核と被殻を合わせて**線条体**，被殻と淡蒼球を合わせて**レンズ核**と呼ぶ（**図6-1**）．

❷基底核の入力系 大脳皮質のすべての領域（とくに一次運動野と一次体性感覚野）と黒質からの入力を受ける．つまり，大脳基底核は運動・感覚情報をモニターし，かつ認知的な面も担っている．

❸基底核の出力系 基底核内の情報は最終的に

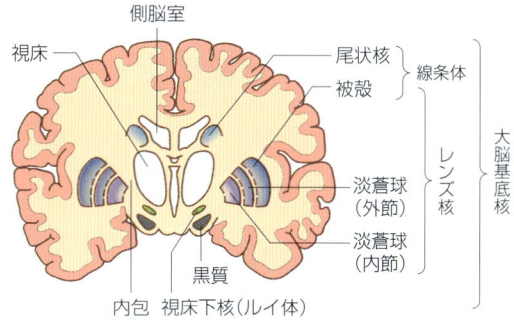

図6-1 **大脳基底核の構成**

淡蒼球内節に集約され視床に伝わり，**視床**を介して大脳皮質運動ニューロンに作用する．また，中脳の**脚橋被蓋核**（歩行や姿勢のコントロール）や**上丘**（眼球運動）に投射する．

❹ドパミンの調節的役割 黒質緻密部の神経伝達物質は**ドパミン**で，線条体へ投射する．その作用はD1受容体に対して**興奮性**に，D2受容体には**抑制性**に働く．

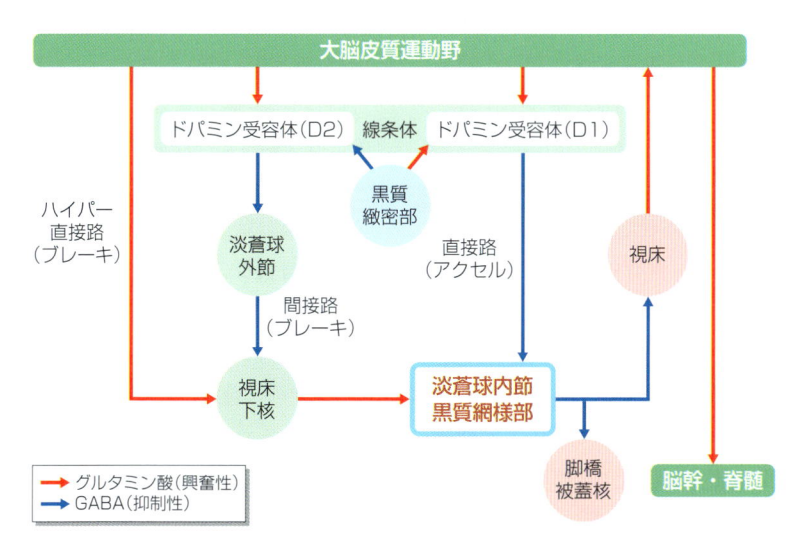

図6-2 **大脳基底核内の機能的結合とその入出力系（模式図）**
淡蒼球内節がカギの構造であることを示す．最終的にここには大脳皮質からの3つの経路の入力が集まる．

2　錐体外路の機能

❶大脳皮質─大脳基底核ループ　しくみが複雑で，その結合は，**興奮性（グルタミン酸作動性）**と**抑制性（GABA作動性）**の両方のニューロンで構成されている．このループは抑制作用と脱抑制（結果的に興奮性）により，大脳皮質と脳幹の時間的・空間的な活動を協調的に制御し，適切な運動機能を実現させる（**図6-2**）．

❷直接路　線条体（D1受容体）→淡蒼球内節→視床→大脳皮質の経路である．この経路には2つの抑制性結合を含むので，視床に対して興奮性に作用する．たとえるなら車のアクセルの働きである．

❸間接路　線条体（D2受容体）→淡蒼球外節→視床下核→淡蒼球内節→視床→大脳皮質の経路である．この経路は視床に対して抑制性に作用する．たとえるなら車のブレーキの働きである．

❹ハイパー直接路　大脳皮質から直接視床下核に入力する．間接路より短い時間で，抑制性の作用を生じる．

❺視床　正常では淡蒼球内節からの入力は視床に対して抑制的である．この状態で，視床の大脳皮質に対する役割は興奮性となる．

B ▶錐体外路障害

錐体外路障害では，麻痺は起こらないが，筋トーヌスの異常と不随意運動が起こる．

1　運動の異常

❶運動減少　Parkinson病（パーキンソン）では，寡動や無動となる．表情に乏しく（仮面様顔貌），歩行はすくみ足となり，一歩目が出にくく，小刻みに歩行し，加速歩行もみられる．**ドパミン減少**により，直接路と間接路のバランスがくずれ，淡蒼球内節の活性レベルが増加し，運動減少となる．

❷運動過多　Huntington病（ハンチントン）では，舞踏運動がみられる．これは，あたかも踊っているような奇妙な動きである．**GABA作動性ニューロンの障害**により，淡蒼球内節の活性レベルが減少し，運動過多となる．

2　不随意運動

自分の意思に関係なく，無目的な運動が，四肢，体幹，頸部，顔面などに起こる状態である（**図6-3**）．

種　類

不随意運動の性状（部位，規則的か不規則か），速さ（1秒間に何回くらい），大きさ（粗大か微細か），肢位，出現の仕方（持続性，間欠性，突発性）などを観察する．

❶振戦　手，足，首の震えるような反復性・規則性の運動である．

ⓐ**安静時振戦**：じっとしているときに震えが生じ，動作とともに消失する．パーキンソン病に特徴的である．

ⓑ**姿勢時振戦**：ある姿勢をとったときに出現する震えである．

ⓒ**企図振戦（動作時振戦）**：ある目標物へ向かう動きが引き金となって起こる（例：湯飲みを持とうとする）．

❷アテトーゼ　四肢末端のゆっくりとした，くねるような持続的な運動である．

❸バリスム　四肢を投げ出すような激しい粗大な運動（一側性）である．反対側の視床下核に病変（脳血管障害）がある．

❹コレア（舞踏運動）　不規則で速い顔面・四肢の奇妙な踊るような運動である．

❺ジストニア　筋肉の緊張の異常によって肢位，姿勢の異常が生じる状態である．

ⓐ**全身性ジストニア**：全身の筋肉が異常に動いてしまう状態である．

ⓑ**局所性ジストニア**：局所のみの筋緊張の異常である（例：書痙，痙性斜頸など）．

❻ミオクローヌス　ピクッとするような筋肉の速い動きである．

❼ジスキネジア　薬剤の副作用（抗精神病薬やパーキンソン病治療薬など）で，口や舌をモグモグさせたり，勝手に手足が動いたりするなどの症

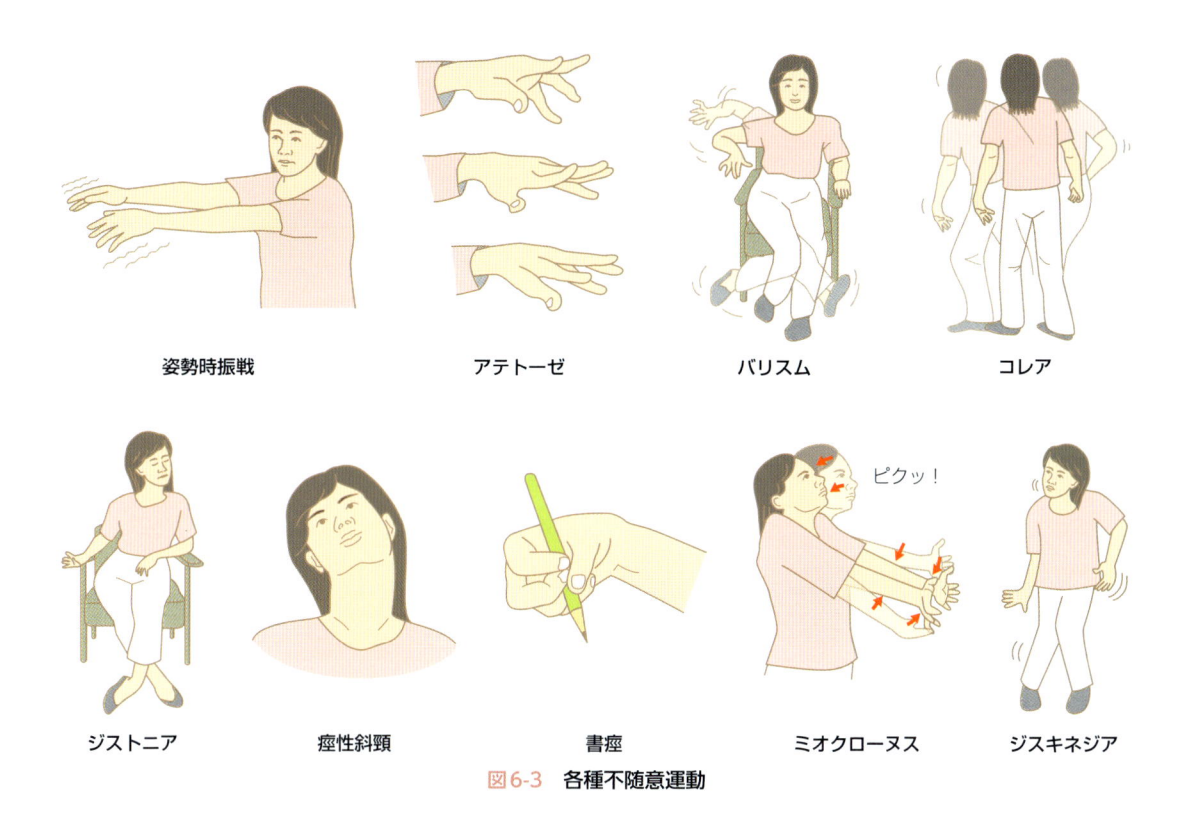

姿勢時振戦 アテトーゼ バリスム コレア

ジストニア 痙性斜頸 書痙 ミオクローヌス ピクッ！ ジスキネジア

図6-3 各種不随意運動

表6-1 不随意運動を起こす主な疾患

振　戦	コレア	ジストニア	ミオクローヌス
安静時振戦 ●パーキンソン病 姿勢時振戦 ●生理的振戦 ●本態性振戦 ●老人性振戦 ●肝障害 ●ウィルソン病 ●甲状腺機能亢進症 ●慢性アルコール中毒 企図振戦 ●小脳疾患 ●多発性硬化症 ●中脳（赤核性）	●ハンチントン病 ●コレア - 有棘赤血球症 ●小舞踏病 ●妊娠の一部 ●SLEの一部 ●薬剤性 　ドーパ製剤 　抗精神病薬 　経口避妊薬 ●歯状核赤核淡蒼球ルイ体萎縮症	●捻転ジストニア ●痙性斜頸 ●瀬川病 ●ウィルソン病 ●メイジュ症候群 ●脳性小児麻痺の一部 ●薬剤性 　ドーパ製剤 　抗精神病薬 ●ムコ多糖症の一部 ●尿毒症 ●ハラーフォルデン・シュバッツ病 ●一酸化炭素中毒後遺症	●てんかんの一部 ●亜急性硬化性全脳脳炎（SSPE） ●クロイツフェルト・ヤコブ病 ●脳　炎 ●ミトコンドリア脳筋症 ●ランス・アダムス症候群 ●変性型ミオクローヌスてんかん ●歯状核赤核淡蒼球ルイ体萎縮症 ●脂質代謝異常症の一部 ●ラフォラ病 ●尿毒症 ●透析脳症 ●脊髄性ミオクローヌス ●生理的ミオクローヌス

状がある.

評価法

❶病歴の聴取　家族歴，発症年齢，経過，どのような状況で起こりやすいか（誘発因子），逆に起こりにくいか，睡眠中にはどうなるかなどを尋ねる．表6-1に主な原因疾患を示した.

❷神経学的診察　錐体路徴候（深部反射亢進，病的反射の出現），錐体外路徴候（無動，筋固縮，振戦など），小脳失調などの有無をみる.

検　査

代謝異常（肝機能，甲状腺，銅代謝）や薬物の影響を調べる．脳の器質的障害を除外するために脳MRI検査をする.

✦ セルフ・アセスメント ⑥

問1 大脳基底核を構成しない構造はどれか.

1. 黒質
2. 被殻
3. 淡蒼球
4. 尾状核
5. 視床下部

問2 大脳基底核障害で起こらない症状はどれか.

1. 無動
2. 筋固縮
3. 安静時振戦
4. 仮面様顔貌
5. 深部腱反射亢進

問3 大脳基底核が障害されたときの歩行障害でないものはどれか. 2つ選べ.

1. すくみ足
2. 痙性歩行
3. 失調歩行
4. 加速歩行
5. 小刻み歩行

問4 大脳基底核障害で起こる病態はどれか. 2つ選べ.

1. 重症筋無力症

2. ハンチントン病
3. 筋萎縮性側索硬化症
4. パーキンソン病
5. アルツハイマー病

問5 錐体外路障害による不随意運動でないものはどれか.

1. チック
2. 舞踏運動
3. アテトーゼ
4. ジストニア
5. ミオクローヌス

問6 不随意運動について誤りはどれか.

1. ミオクローヌスは, ピクッとするような速い動きである.
2. 舞踏運動は, 不規則で速い顔面・四肢の無目的な運動である.
3. バリスムは, 四肢を投げ出すような粗大な運動で, 両側性に起こる.
4. ジストニアは, ある姿勢を緊張して持続・変化させるような運動である.
5. アテトーゼは, 四肢末端のゆっくりとした, くねるような運動である.

正解と解説

問1 5

図6-1を参照のこと. 視床下部ではなく視床下核が間接路では重要である.

問2 5

錐体外路症状では腱反射の亢進はない.

問3 2, 3

痙性歩行は錐体路障害, 失調歩行は小脳障害で起こる.

問4 2, 4

ハンチントン病, パーキンソン病は代表的な大脳基底核疾患である.

問5 1

チックは心因性と考えられている.

問6 3

バリスムは一側性であり, 視床下核の障害で起こる.

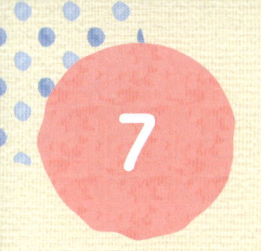
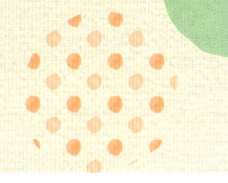

7 小脳失調のみかた

examination of cerebellar ataxia

A ▶ 小脳症状

小脳は，筋や腱，関節からの深部感覚や前庭神経からの平衡感覚，大脳皮質からの情報を受けて，運動の強さや力の入れ具合，バランスなどを計算して調節する運動調節機能を担当している．小脳症状の主体は運動失調である．

1 小脳の解剖

❶小脳のマクロ構造 表面をおおう灰白質（小脳皮質），内側の白質，深部小脳核からなる．

ⓐ**小脳皮質**：両側の小脳半球とそれを中央部で結合する虫部と，片葉小節葉からなり（図7-1），小脳半球は中間部と外側部に分かれている．

ⓑ**小脳核**：室頂核，中位核（栓状核と球状核を含む），歯状核がある（p.12図2-10参照）．

ⓒ**小脳脚**：3対の小脳脚により脳幹と結合している．上小脳脚は，主に小脳からの出力線維で，

中・下小脳脚は，主に入力線維である（図2-10参照）．

❷小脳のミクロ構造 小脳皮質は3層構造で，小脳皮質への主な入力は登上線維と苔状線維の2つで，ともに興奮性入力として働く．

ⓐ**登上線維**：下オリーブ核が唯一の起始部で，脊髄と大脳から入力を受ける．

ⓑ**苔状線維**：身体全体からの固有感覚（個々の筋または一群の筋の状態と位置情報）情報と，大脳皮質からの入力を橋核経由で小脳皮質へ送る．

ⓒ**プルキンエ細胞**：小脳皮質にはプルキンエ細胞以外に4種類の神経細胞が存在しているが，皮質からの出力はプルキンエ細胞のみで，小脳核を抑制する．小脳は大脳皮質運動野に抑制性に作用する．

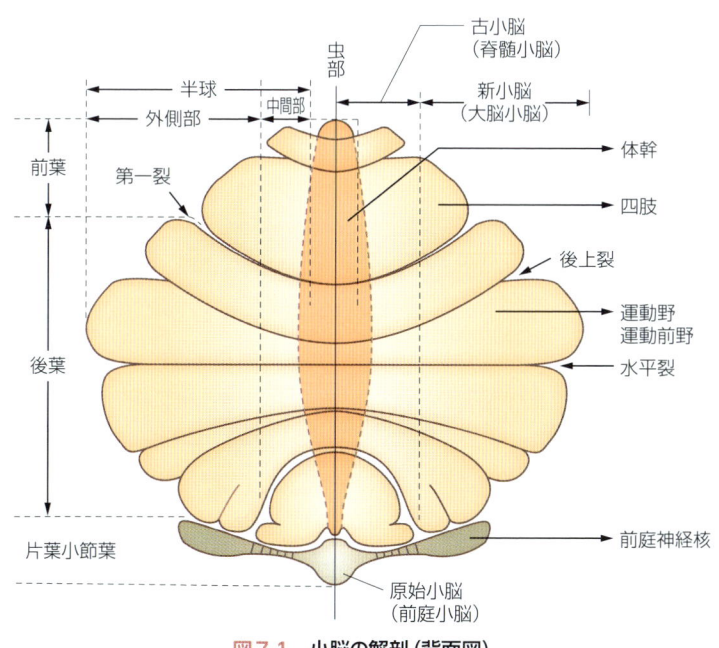

図7-1 小脳の解剖（背面図）

2 小脳の機能

機能的には以下の3つの領域に区分される(**図7-1**).

❶ **前庭小脳(原始小脳)** 発生学的に最も古い構造で,**片葉小節葉**からなる.前庭系と視覚の入力を受けて,前庭神経核に投射し,身体の平衡と眼球運動制御にかかわる.

❷ **脊髄小脳(古小脳)** **虫部**と**半球中間部**からなる.運動野からの運動プランのコピーを受け取り,体の各部からの固有知覚も入力する.運動プランと実際の運動の結果を比較し(**フィードフォワード制御**),より滑らかで洗練された運動動作に関与する.虫部は体幹と四肢近位筋を,半球中間部はより遠位の肢や指の筋を制御する(**体部位局在**).

❸ **大脳小脳(新小脳)** **半球外側部**からなり,入力元と出力先の多くは大脳皮質である.一次運動野や連合野からの入力を受け,歯状核から出力される.運動の計画と実行に関与する.

3 小脳のループ神経回路 (図7-2)

小脳は学習機械と考えられている.出力細胞であるプルキンエ細胞は,苔状線維—平行線維を介しての入力や下オリーブ核からの登上線維の入力などにより調節される.プルキンエ細胞の出力は,

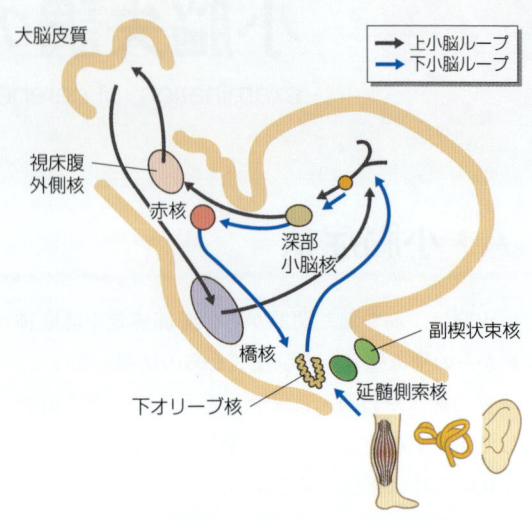

図7-2 上小脳ループと下小脳ループの概念
下小脳ループは赤核を介して,末梢からの多くの感覚性入力を受けている延髄の副楔状束核,側索核,下オリーブ核などの前小脳核に至り小脳皮質に戻る.これは身体の平衡・眼球運動・協調運動の調整に関与する.一方,上小脳ループは視床腹外側核を介して大脳皮質,橋核から小脳皮質に戻る.これらは企図した運動や姿勢に対する準備状態をつくる.情報は小脳皮質→同側歯状核→反対側赤核→同側視床→同側大脳皮質→同側橋核→反対側小脳皮質と2回交叉するので,脳血管障害による右の小脳障害では,右上下肢の運動失調が起こる.

小脳核に伝えられ,そこでさらに長期記憶として保持される.小脳はこのような学習の機構を用いて,運動が正確かつ円滑に行われるようにフィードフォワード制御を行う.

B ▶ 小脳障害

1 運動失調症

目的の運動に関係するさまざまな動きの協調性が悪くなり,運動を円滑にできなくなる状態である.

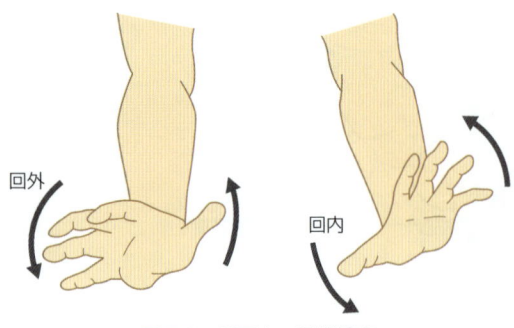

図7-3 手回内・回外検査

❶ **変換運動(反復)障害** 両手の回内・回外運動(**図7-3**)を素早く反復させると,遅く,不規則になる.運動麻痺や筋トーヌスの亢進などでもみられるので,解釈には注意が必要である.

❷ **測定異常**
ⓐ **鼻指鼻試験**:示指(人さし指)を検者の示指に触れさせ,次に患者自身の鼻先,検者の示指と交互に触れさせる.1回ごとに検者の指の位置を変える.障害があると,うまく鼻や指に触れられない(**図7-4**).
ⓑ **指鼻試験**:腕を伸ばしてそこから示指で自分の鼻先を触れるよう命じる.最初は眼を開けたままでやらせ,次に眼を閉じさせる.障害があると,

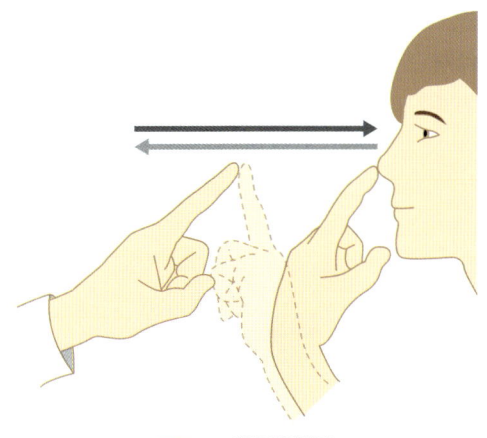

図7-4 鼻指鼻試験

閉眼時に運動障害がより明らかになる.

ⓒ **膝打ち試験**：坐位で自分の膝を両側の手掌で叩き，次に手背で叩く（膝上で回外・回内を行って叩く）．交互に素早く叩かせる（**図7-5**）．障害があると動作が緩慢で，不規則で叩く位置も一定しない.

ⓓ **向こう脛叩打試験**：一側のかかとで反対側の向こう脛の同じところを叩打させる（**図7-6**）．障害があると，一定のところがうまく叩けない.

ⓔ **踵膝試験**：一側のかかとを他側の膝に付け，向こう脛に沿って下降させ，またもとに戻す運動を繰り返させる（**図7-7**）．障害があると，うまく膝に乗らず，向こう脛に沿って真っすぐに，また，円滑に足を動かすことができない.

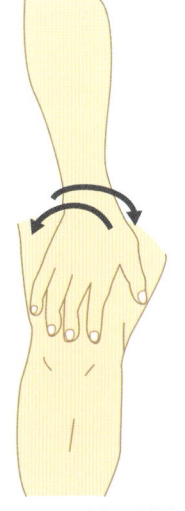

図7-5 膝打ち試験

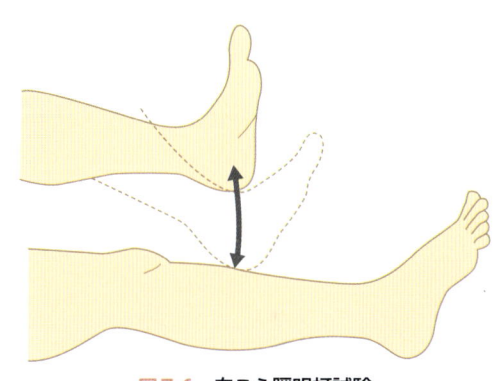

図7-6 向こう脛叩打試験
一定の場所が叩けないと異常である.

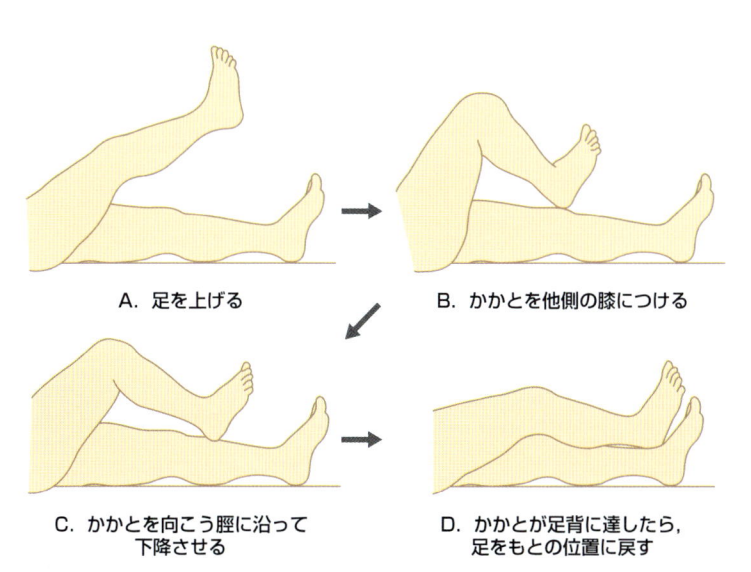

A．足を上げる

B．かかとを他側の膝につける

C．かかとを向こう脛に沿って下降させる

D．かかとが足背に達したら，足をもとの位置に戻す

図7-7 踵膝試験
患者にA〜Dを繰り返させる.

❸**企図振戦**　手で何かをしよう（コップを持とうとする，鼻指鼻試験など）として，目標物に手が近づくと手がいっそう激しく震える．小脳性振戦（p.51**表6-1**参照）の特徴とされている．

❹**筋トーヌス低下**　脊髄運動ニューロンへの興奮作用が減弱するためである．肩ゆすり試験で両上肢がぶらぶらといつまでも揺れると筋トーヌス低下と考える．

❺**構音障害**　音節の開始が唐突で声が大きい爆発的な爆発性発語や，一語一語が途切れ途切れの断綴性発語となり，酔っ払いの話し方のように調子が急に変わる．

❻**眼球運動異常**　前方を見させておいて，次に側方の一点を見つめさせると眼振が誘発される．視標追跡での滑動性の消失を認める．

2　運動失調の分類

❶**小脳性**　四肢・体幹に前述した症候を伴う．Romberg徴候は陰性である．

❷**前庭（迷路）性**　起立・歩行時の平衡障害（体幹のみ）で眼振を伴う．ロンベルク徴候は陰性で

ある．

❸**脊髄性**　深部感覚（後索）の障害で，下肢に著明である．ロンベルク徴候は陽性である．

❹**末梢神経性**　脊髄性と同様に深部感覚の障害が起こる病態では，失調が起こる．

❺**大脳（前頭葉）性**　主に病巣の対側上下肢に小脳性に似た失調が起こる．

3　検査・評価法

坐位，立位での姿勢や歩行の様子をよく観察する．

❶**坐位**　構音障害，変換運動障害，測定異常（鼻指鼻試験，指鼻試験，膝打ち試験）をみる．

❷**臥位**　指鼻試験，向こう脛叩打試験，踵膝試験を行う．

❸**立位**　両足を広げ，両腕を外転して平衡を保とうとするが，全身が不規則に動揺していることが多い（p.42　**図4-27**参照）．つぎ足歩行（p.42　**図4-26**参照）で体幹失調をみる．ロンベルク徴候は，脊髄後索性と小脳性の鑑別に有用である（p.35　**図4-10**参照）．

✦ セルフ・アセスメント 7

問1　小脳について誤りはどれか．
1. 小脳は運動学習モデルを作成する．
2. 小脳からの出力は赤核を経て大脳皮質に至る．
3. 小脳は大脳皮質運動野に対して興奮性である．
4. 小脳皮質の主な出力ニューロンはプルキンエ細胞である．
5. プルキンエ細胞への主な入力線維は苔状線維と登上線維である．

問2　小脳について誤りはどれか．
1. 小脳皮質にはプルキンエ細胞がある．
2. 小脳は主に左右半球と虫部とから構成される．
3. 小脳脚は上・中・下の3つからなる．
4. 小脳核の一つに下オリーブ核がある．
5. 歯状核は小脳皮質からの出力を担っている．

問3　左小脳半球に出血を起こした患者の数日後の症状で正しいものはどれか．
1. 左上肢の運動麻痺

2. 右上肢の運動麻痺
3. 左上肢の測定障害
4. 右上肢の測定障害
5. 右上肢の振戦

問4　脊髄性失調と小脳性失調の鑑別で有用な検査・評価法はどれか．2つ選べ．
1. バレー徴候
2. 腱反射亢進
3. 病的反射陽性
4. 深部知覚検査
5. ロンベルク検査

問5　小脳障害で起こらない症状はどれか．
1. 眼振
2. 運動失調
3. 測定障害
4. 腱反射消失
5. 眼球運動障害

問6 小脳症状と検査手技の組み合わせで誤りはどれか．

1. 四肢失調 — 鼻指鼻試験
2. 四肢失調 — かかと膝試験
3. 四肢失調 — 指鼻試験
4. 体幹失調 — つぎ足歩行
5. 体幹失調 — 手回内・回外検査

正解と解説

問1 3

小脳は大脳皮質運動野に対して抑制性である．

問2 4

下オリーブ核は延髄にあり，登上線維を出して小脳に投射する．

問3 3

小脳障害は錐体路障害とは異なり，同側に起こる（**図7-2**参照）．

問4 4．5

脊髄性失調では，後索障害による深部知覚（関節位置覚，振動覚）の異常が起こる．また，ロンベルク検査が陽性である（p.35 **図4-10** 参照）．

問5 4

筋トーヌスは低下するが，腱反射は消失しない．

問6 5

手回内・回外検査は四肢失調の検査である．

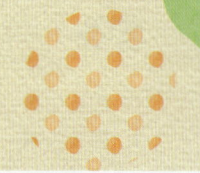

8 感覚障害のみかた

examination of sensory disturbance

感覚障害は常に患者の主観によって表現されるので, 運動麻痺とは異なり, なかなかとらえにくい症状である. 皮膚の表在感覚(痛覚, 温度覚, 触覚)と深部感覚(振動覚, 位置覚, 深部痛覚)の解離はないか, 感覚障害のパターンから末梢性, 脊髄性, 中枢性なのかを見極める.

A ▶ 感覚障害の症状

患者は「しびれ」を訴えて来院することが多いが, 筋力低下による麻痺を「しびれ」として表現することもあるので, その性状を把握する.

1) 感覚低下
知覚の低下, 消失を指す.

2) 錯感覚
痛みを引き起こさない感覚刺激によって生じる異常な感覚で一種の痛みである.

3) 異常感覚
ちくちく, あるいはじんじんする自発性の感覚である.

4) 感覚過敏
感覚刺激が正常以上に鋭敏に感じられる.

5) 疼痛
「電気が走るような」とか「焼けるような」と表現される.

神経根の圧迫(椎間板ヘルニア)により神経の走行に沿って生じる根性疼痛(放散痛)が代表である. ついで視床痛が多い.

B ▶ 末梢神経性の感覚障害(ニューロパチー)

1 特 徴

感覚神経は, 運動線維および自律神経線維と同一の神経束を走る. そのため, 支配領域のすべての感覚障害, 運動障害, 自律神経障害が出現する.

2 支配領域

各臨床例において, 痛みまたは感覚消失の分布状態を正確に知ることが重要である. 末梢神経支配領域は脊髄神経根とは異なる分布であることも重要である(図8-1).

3 重複支配

支配領域の境界付近は, 隣の末梢神経も支配している. そのため痛覚鈍麻は分布領域より縮小するが, 触覚の重複は少なく, 末梢神経障害の分布にほぼ一致する.

4 種 類(図8-2)

❶単神経障害 単一の末梢神経の支配領域に限局した障害がみられる.

❷多発神経障害 四肢の末端になるほど強い手袋靴下型の感覚障害がみられる. 上肢よりも下肢が先に侵され, その程度も強い. 感覚障害とともに運動麻痺や反射減弱などを伴う. 感覚障害は左右対称性である.

❸多発単神経障害 四肢の神経(まれに脳神経も含む)の単神経障害が2つ以上多発し, 通常非対称性に分布する.

5 原 因

末梢神経障害パターンにより, 原因疾患がある程度推測される.

❶単神経障害 外傷, 圧迫・絞扼, 甲状腺機能

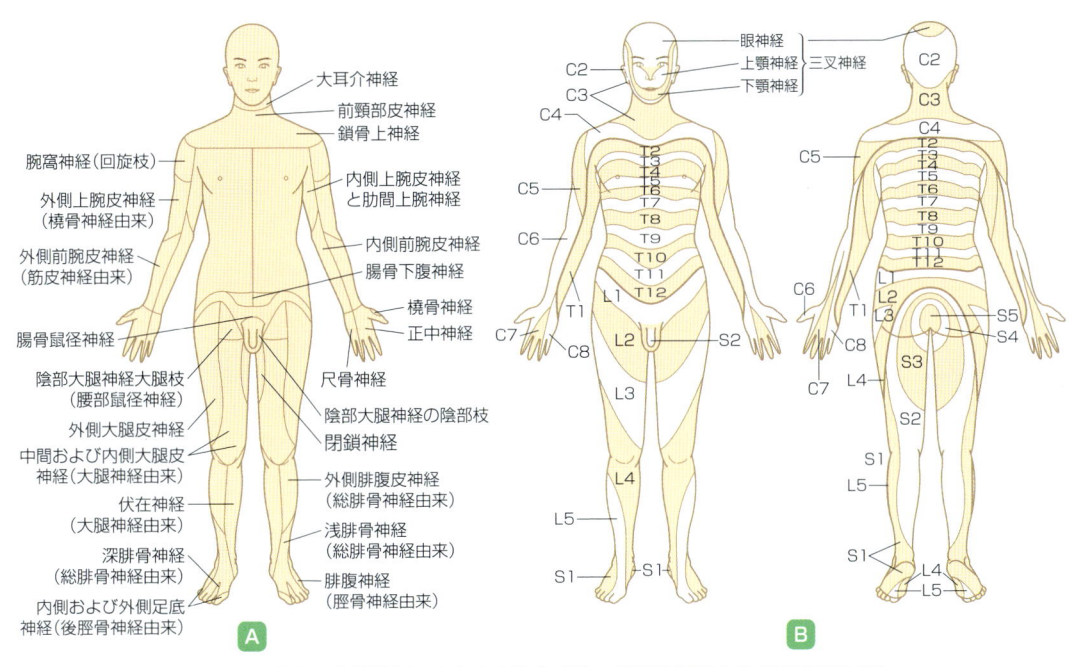

図8-1　主要な末梢神経の皮膚支配分布（A）と脊髄神経根の皮膚支配分布（B）
脊髄神経根の分布（B）は末梢神経の分布（A）と異なることに注意する．また，各分節の分布領域にはかなりの重複が存在する．
Bでは頸髄（C），胸髄（T），腰髄（L），仙髄（S）の各神経根を示す．

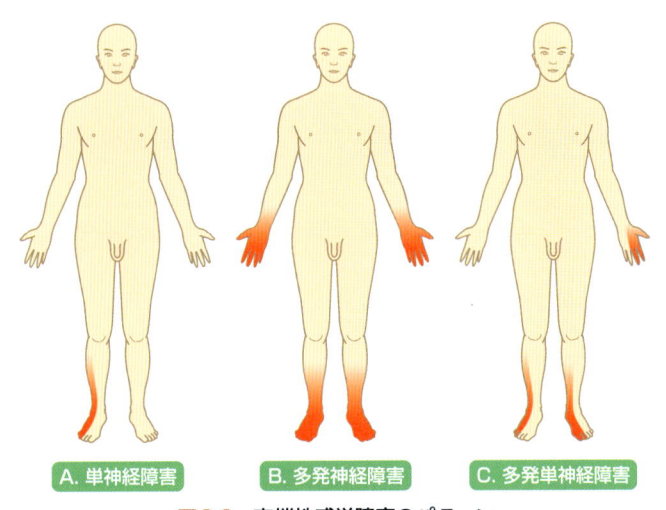

A. 単神経障害　　B. 多発神経障害　　C. 多発単神経障害

図8-2　末梢性感覚障害のパターン

低下症，関節リウマチなどでみられる．

❷**多発神経障害**　多種多様で，癌，栄養不良（ビタミン不足），薬物性，ウイルス感染後の自己免疫反応，代謝障害，膠原病，中毒（有毒物質）

などがあげられる．

❸**多発単神経障害**　血管炎をきたす疾患，糖尿病，慢性炎症性脱髄性ニューロパチーなどを考える．

C ▶ 脊髄神経後根損傷による感覚障害

後根または脊髄神経に機械的な圧迫や局所的炎　　　症が生じると，皮膚分節に一致した障害が起こる

（図8-3）．その部分に特有な痛みがあり，他覚的には感覚鈍麻を認める．

❶根性痛 せき，くしゃみ，りきみ，起立など で悪化する．

❷神経根障害 末梢神経や脊髄障害を伴うこともあり，根末梢神経障害とか根脊髄障害の形をとる．

D ▶ 脊髄障害

脊髄の障害部位により，感覚障害のパターンが変わる（p.40**図4-23**参照）．脊髄内で運動路と感覚路の関係をみながら，病変と感覚・運動障害の対応を理解してほしい（**図8-4**）．また，感覚路も運動路も体部位局在があり，上肢・下肢の配列が層構造になっている．

1 完全な横断性障害

障害部以下に対称性の感覚脱失と，運動麻痺，膀胱直腸障害を伴う（**図8-5A**）．

2 脊髄半側障害（Brown-Séquard症候群）

障害部以下の深部感覚（後索）の障害があり，その上部には狭い全感覚脱失帯がある．反対側では温痛覚の脱失を認める（**図8-5B**）．

3 中心部灰白質障害

温痛覚（脊髄視床路）が交叉する部分で中断され，両側性の温痛覚障害が起こるが，深部感覚は保たれる（感覚解離）（**図8-5C**）．代表例は，脊髄空洞症や脊髄内腫瘍である．病変が進行すると全感覚障害となるが，仙骨神経部分は感覚障害を免れる．この現象を仙髄回避と呼ぶ（**図8-5D**）．

4 脊髄視床路障害

髄外腫瘍や椎間板ヘルニアなどで圧迫されると，まず下肢の温痛覚障害が現れ，しだいに体幹，上肢に広がる．

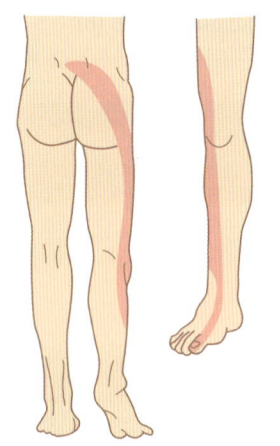

図8-3 腰椎椎間板ヘルニアによる坐骨神経痛
坐骨神経（L4-S3）圧迫により放散痛やしびれが起こる．

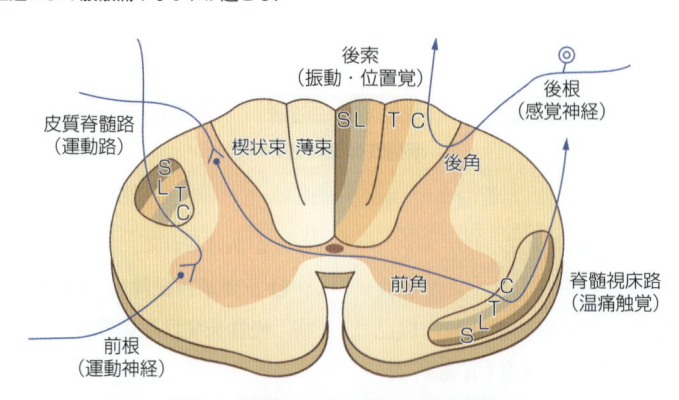

図8-4 頸髄レベルの解剖と生理の概要
後角は後根からすべての感覚入力を受ける．その後，温痛覚は交叉し，深部覚は同側を上行する．前角は側索の錐体路からの入力を受け，前根（運動神経）を経て筋肉を支配する．体部位局在は錐体路では中心よりに上肢，外側に体幹・下肢を支配する線維が走っている．同様に，温痛覚は外側から内側へ，振動覚は内側から外側への配列がある．頸髄（C），胸髄（T），腰髄（L），仙髄（S）．

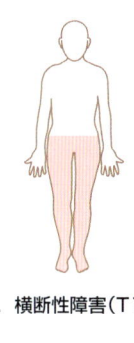
A. 横断性障害(T10)

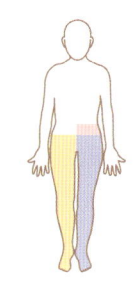
B. 左胸髄(T10)半側障害
ブラウン-セカール症候群

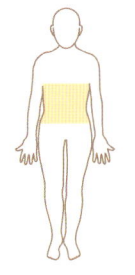
C. 胸髄(T4-T9)の
髄内腫瘍初期

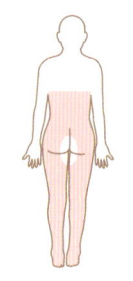
D. 胸髄(T4-T9)の
髄内腫瘍進行期

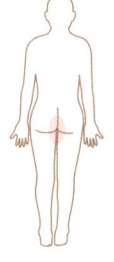
E. 円錐障害

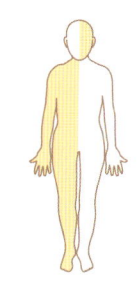
F. ワレンベルク症候群

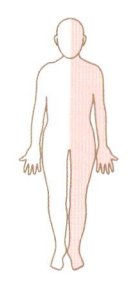
G. 視床症候群

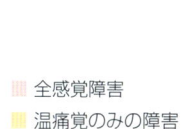
■ 全感覚障害
■ 温痛覚のみの障害
■ 振動感, 位置覚のみの障害

図8-5 脊髄および上位の感覚路障害による感覚障害の分布

5 後索障害

深部感覚, 触覚などが障害される. 圧迫のされ方により, 下肢の障害が先行することがある.

6 円錐障害
えんすい

S3〜5と尾髄の障害である. 膀胱直腸障害と肛門・性器周辺の感覚消失(サドル状感覚消失)がみられる(図8-5E).

7 馬尾障害

L2以下の神経根の障害である. 下部の障害では, サドル状感覚消失が起こる.

E ▶ 脳幹部障害

感覚線維のほかに, 脳神経核や運動神経線維が密集しているので, 感覚障害に加えていろいろな脳神経症状, 運動障害などを伴う. 延髄や橋下部の限局性病変では感覚解離を示す. 後下小脳動脈閉塞によるWallenberg症候群では, 延髄の外側が侵され, 病側の顔面と反対側半身に感覚解離(温痛覚障害)がみられる(図8-5F).

F ▶ 視床障害

反対側のすべての感覚が侵される. 反対側の半身に疼痛刺激を与えると, 不快感を伴う激痛を訴えることがある. また, 自発的な激しい疼痛(視床痛)を生じることがある(図8-5G).

G ▶ 大脳皮質感覚野障害

　頭頂葉を主とする感覚領野が障害されると，反対側の触・温痛覚や関節の運動・位置覚などの認識が障害される．最も重要なのは複合感覚の障害で，二点識別，皮膚書字覚，立体認知，二点同時刺激識別感覚が障害される．

H ▶ ヒステリー

　皮膚感覚の異和感，痛みに対する感覚欠如などの症状が現れる．特徴は感覚障害の範囲が解剖学的な神経分布に一致せず変動することである．

✦ セルフ・アセスメント ⑧

問1 ▶ 末梢神経障害による多発性神経障害のパターンはどれか．

1. 多発単神経障害型
2. 仙髄回避感覚障害
3. サドル型感覚障害
4. 手袋靴下型感覚障害
5. ストッキング型感覚障害

問2 ▶ 右脊髄神経後根圧迫（C5, 6）による障害について誤りはどれか．2つ選べ．

1. 右上腕二頭筋反射が低下する．
2. 右手関節の背屈がしにくくなる．
3. 右手の小指側に放散痛が起こる．
4. 右手の手首以下の感覚鈍麻が起こる．
5. せきやくしゃみなどで痛みが増悪する．

問3 ▶ 胸髄10レベルでの脊髄半側障害（左）について正しいものはどれか．2つ選べ．

1. 左側の臍以下の温痛覚障害
2. 右側の臍以下の温痛覚障害
3. 左側の臍以下の深部感覚障害
4. 左側の乳頭以下の温痛覚障害
5. 左側の乳頭以下の深部感覚障害

問4 ▶ 左延髄外側症候群（ワレンベルク症候群）による感覚障害について正しいものはどれか．2つ選べ．

1. 左舌の味覚障害
2. 左顔面の触覚障害
3. 左顔面の温痛覚障害
4. 右側の頸部以下の半身の触覚障害
5. 右側の頸部以下の半身の温痛覚障害

問5 ▶ 大脳皮質感覚野による感覚障害について正しいものはどれか．2つ選べ．

1. 反対側の手の触圧覚低下
2. 反対側の半身の感覚解離
3. 反対側の手の激しい自発痛
4. 反対側の手の複合感覚障害
5. 反対側の半身の全感覚低下

正解と解説

問1 ▶ 4

図8-2を参照のこと．

問2 ▶ 3, 4

小指側の放散痛は，C8, T1である．手首以下ではなく，前腕橈側や親指側の感覚が低下する（図8-1参照）．

問3 ▶ 2, 3

ブラウン−セカール症候群のことが問われている（図8-5B参照）．

問4 ▶ 3, 5

交代性感覚障害が起こるが，麻痺はない（図8-5F参照）．主に温痛覚が障害される．

問5 ▶ 1, 4

大脳皮質感覚野の障害では，反対側の手の感覚障害や複合感覚障害が起こる．

 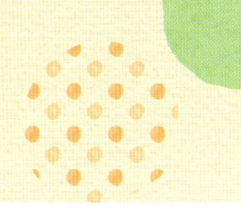

9 自律神経系

autonomic nervous system

A ▶ 自律神経とは

運動・感覚に関する末梢神経系は体性神経とも呼ばれ，体性感覚や特殊感覚に基づく骨格筋の反射による運動機能の調節，大脳皮質の働きに基づく意思による運動機能に関与する．一方，末梢神経系の自律神経は各内臓器の活動（心拍数，腸管運動など）を制御し，内部環境（体温，血圧，体液のpH，水分量など）を一定に保つために無意識

的に自律的に機能する（図9-1）．自律神経は胸・腰髄から出る交感神経と脳と仙髄から出る副交感神経に分けられ，両者は互いに拮抗する働きをする．自律神経系は支配臓器に至るまでの間に1回ニューロンを変える．ニューロン交代の場を神経節と呼び，神経節より中枢側を節前線維，末梢側を節後線維と呼ぶ．

B ▶ 交感神経系

ストレス状態で賦活される．骨格筋の血流増加，心拍数，血圧，血糖値の増加，さらに瞳孔散

大を引き起こす（闘争・恐怖反応）．

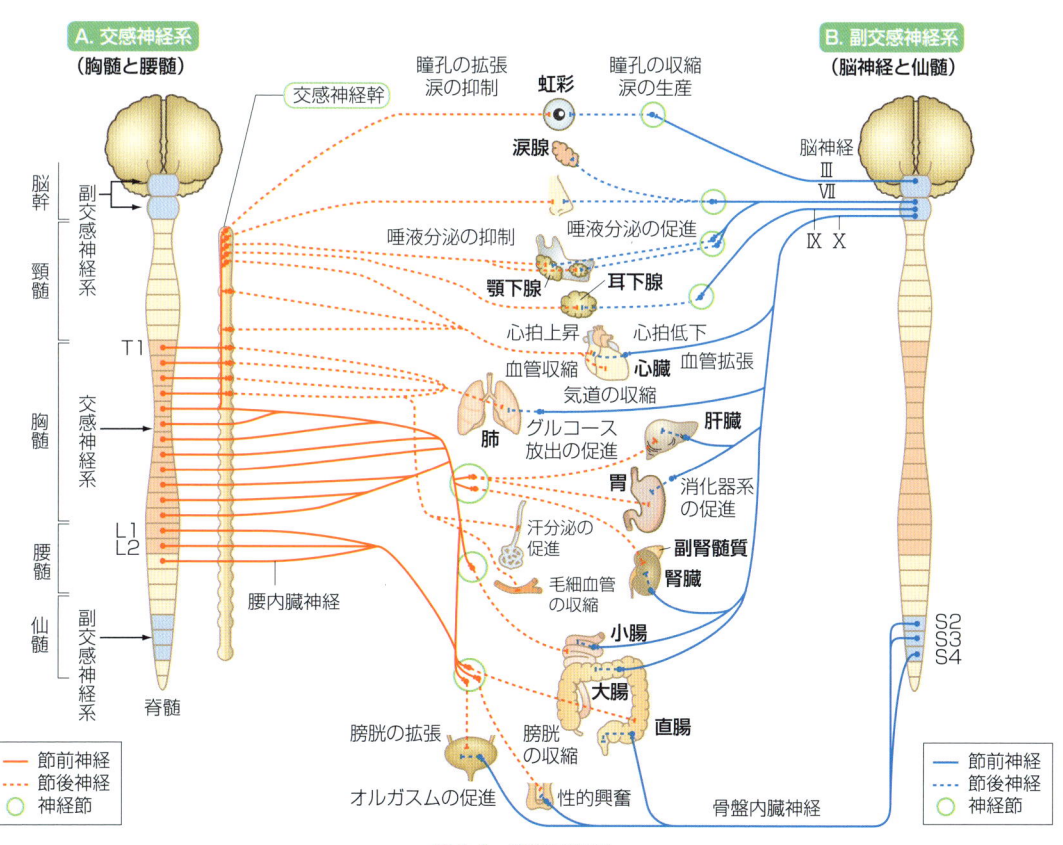

図9-1 自律神経系

1 節前ニューロン

出力ニューロンは，第1胸髄から第2腰髄の脊髄中間外側核にあり，ここからの線維は前根を通って交感神経幹の神経節に入る（胸腰系）．頸髄から交感神経は出ていないため，頸髄損傷では自律神経反射などの障害が起こる．

2 交感神経幹

脊柱の両側に2本ある．節前ニューロンは，脊髄前根を経て神経節（交感神経幹）を形成する．ここには節後線維が存在し，節後ニューロンは，標的器官に長い軸索を送る．なお，一部の節前ニュー

ロンは，交感神経幹ではなく脊椎前神経節を形成する．

3 内臓部位局在

節前ニューロンが支配する臓器は，最も頭側に眼，心臓や肺はそれより尾側，膀胱・生殖器は最も尾側という部位局在を示す（図9-1）．

4 神経伝達物質

節前線維終末部では，アセチルコリン（ACh），節後線維末端では，ノルアドレナリン（NA）による伝達が行われる．ただし，汗腺の節後線維ではアセチルコリンが放出される．

C ▶ 副交感神経系

身体エネルギーの保存と回復に関与する．唾液の分泌，胃や腸の消化運動，消化酵素の分泌，消化器への血流の増加などの作用を促進する．心拍数の低下は，エネルギー需要を低下させ，胃腸系の活性化は，身体エネルギーの回復を促進させる．

1 節前ニューロン

出力の最初のニューロンは，脳神経核（動眼・顔面・舌咽・迷走神経）と仙髄S2～S4の中間外側核にある．頭仙系とも呼ばれる．

2 節後ニューロン

節前から支配される節後神経節は，支配される器官近くか器官内部にあるので，節後線維は比較的短いのが特徴である．

3 神経伝達物質

節前および節後線維末端では，アセチルコリンによる伝達が行われる．

D ▶ 自律神経障害

自律神経系は，体の自律的な機能である心拍数，血圧，呼吸，瞳孔の大きさ，消化，体温，性機能などを制御している．頻度の高いものから順に自律神経障害を簡潔にまとめておく．

1 起立性低血圧

立位をとった際に生じる過度の血圧低下である．定義は20mmHgを上回る収縮期血圧の低下，10mmHgを上回る拡張期血圧の低下，またはその両方である．急な血圧低下による「立ちくらみ」を引き起こし，転倒や失神の危険がある．

2 排尿障害

過活動膀胱（尿意切迫・頻尿・尿失禁）は，生活の質を悪化させ，残尿・尿閉は，尿路感染症，腎後性腎不全をきたし，予後を悪化させる．

3 消化管機能異常

症状としては，嚥下障害，逆流症状，消化不良，下痢，便秘などであるが，腹痛，食欲不振なども消化管の機能的異常に由来する場合が多い．

4 体温調節障害

体温の調節がうまくいかず，多汗や寝汗などの発汗障害が起こることがある．

5 性機能障害

多くは勃起機能障害（陰萎）であり，生活の質の問題から最近注目されている．

6 病　態

病因としては末梢性と中枢性があり，代表的なものを以下にあげる．

❶ **末梢性**　自律神経性ニューロパチーでは，糖尿病，アミロイドーシス，Guillain-Barré症候群，癌，薬物などがある．

❷ **中枢性**　多系統萎縮症，Parkinson病，Lewy小体病などがある．

E ▶ 自律神経の検査

図9-1に示すとおり，自律神経は多臓器を支配しているので，種々の検査がある．ここでは，臨床的によく使われる検査を紹介する．詳細は成書を参考にしてほしい．

1 心電図R-R間隔変動測定

心拍は，健常者でもゆらぎがあることがわかっている．安静仰臥位にて連続100心拍のR波の頂点の間隔を計測し，変動係数（SD/M×100：MはR-R間隔の平均値，SDはその標準偏差）を求める（**図9-2**）．この心拍数変動は，副交感神経（迷走神経）の機能を表し，変動係数が低い（糖尿病が代表例）のは，副交感神経障害を意味する．

2 ヘッドアップティルト試験，起立試験

起立性低血圧や神経調節性失神の評価に使われる．前者は能動的に臥位から立位にさせ，後者は受動的に体位変換（70度の傾斜角度まで）させる（**図9-3**）．血圧，脈拍の変化および血中ノルアドレナリンを測定する．

3 MIBG心筋シンチグラフィ

メタヨードベンジルグアニジン（MIBG）は，ノルアドレナリンの類似化合物で，ノルアドレナリ

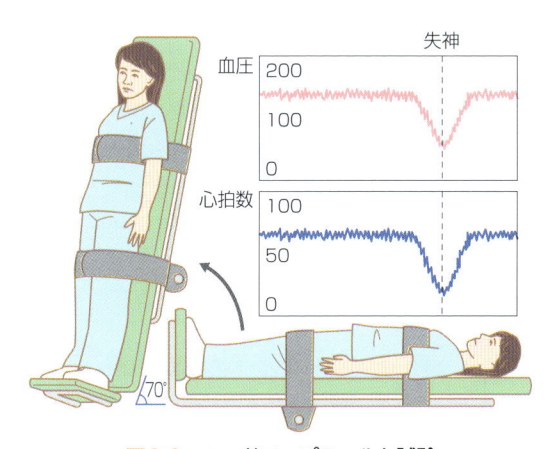

失神

血圧
心拍数

図9-3　ヘッドアップティルト試験

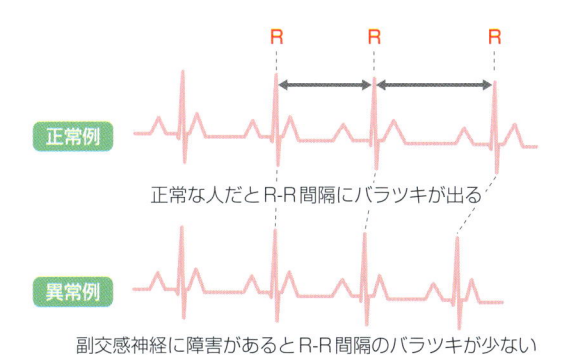

正常例

異常例

正常な人だとR-R間隔にバラツキが出る

副交感神経に障害があるとR-R間隔のバラツキが少ない

図9-2　心電図R-R間隔変動検査

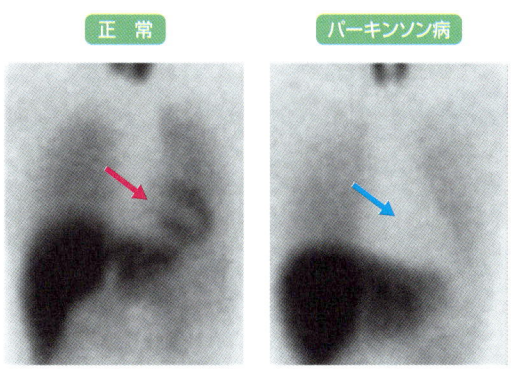

正　常　　　パーキンソン病

図9-4　MIBG心筋シンチグラフィ

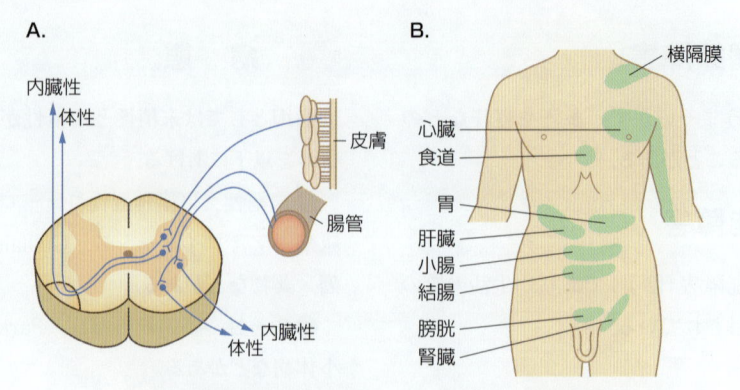

図9-5 脊髄内臓性求心線維 (A) と関連痛の出現部位 (B)
内臓性求心線維は脊髄内で多数の線維結合がある．そのため，局所反射は内臓性および体性運動ニューロンを介して行われる．第二次ニューロンは，脊髄視床路と近接した上行路を形成し，脳の第二次ニューロンに終止するために関連痛が発生する (A)．各内臓器官に病変がある場合に，緑色で示したそれぞれの皮膚領域に痛み (関連痛) が感じられる (B)．

ンと競合して心臓の交感神経終末に取り込まれる．心臓交感神経機能を表し，パーキンソン病では取

り込みが落ちる (**図9-4**)．

MEMO ⑦　関連痛

　関連痛とは，内臓の障害であっても特定の部位の皮膚節に感じる痛みのことである (**図9-5**)．内臓受容器の興奮が同じレベルの脊髄デルマトームに入る皮膚からの線維のシナプスを興奮させる．この興奮が中枢に伝えられるため，あたかも体表面が痛いように感じられる．たとえば，心筋梗塞のときに，胸が痛むだけでなく，左肩が痛むことは有名である．内臓性活動はごく一部しか意識に上らないので，内臓感覚障害が起こることはない (**図9-5**)．

 ✦セルフ・アセスメント ❾

問1　交感神経の機能について誤りはどれか．
1. ストレス状態で賦活される．
2. 骨格筋の血流を増加させる．
3. 心拍数を増加させる．
4. 瞳孔を縮瞳させる．
5. 発汗を増加させる．

問2　副交感神経の機能について誤りはどれか．
1. 身体エネルギーを保存する．
2. 消化器の運動が亢進する．
3. 唾液の分泌が亢進する．
4. 膀胱筋を収縮させる．
5. 血管を収縮させる．

問3　自律神経とその神経伝達物質の組み合わせで誤りはどれか．
1. 交感神経節後線維 (汗腺以外) ―ノルアドレナリン
2. 交感神経節後線維 (汗腺) ―ドパミン
3. 交感神経節前線維―アセチルコリン
4. 副交感神経節前線維―アセチルコリン
5. 副交感神経節後線維―アセチルコリン

問4　自律神経障害が起こらない病態はどれか．
1. 糖尿病
2. 多系統萎縮症
3. パーキンソン病
4. アミロイドーシス
5. アルツハイマー病

問5 自律神経症状として最も頻度の高いものはどれか.

1. 起立性低血圧
2. 体温調節障害
3. 唾液分泌低下
4. 性機能障害
5. 排尿障害

正解と解説

問1 4

瞳孔は散大する.

問2 5

血管は拡張する(図9-1参照).

問3 2

汗腺の交感神経節後線維は,アセチルコリンである.

問4 5

アルツハイマー病では自律神経障害は起こらない.

問5 1

p.64を参照のこと.

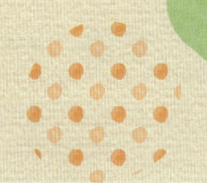

10 大脳連合野
association cortex

A ▶ 脳の役割分担とネットワーク

1 脳の機能地図

大脳皮質は網の目のように相互連絡しており，異なる役割をもった脳の領域が相互に連携しながら種々の機能を実現している（p.14**図2-13**参照）．つまり，脳が領域ごとに違った役割をもっていること（脳の機能局在）と，脳が全体として働いていることを理解する必要がある．

1) 一次感覚野

ヒトは外界の情報を，感覚器官を介して受容する．感覚情報を最初に受け取る大脳皮質の領域は一次感覚野と呼ばれる．物理的情報を受け取る視覚・聴覚・体性感覚では，対側支配の原則があり，右側（左側）の情報は左（右）の大脳皮質に送られる．なお，化学的な情報を扱う味覚・嗅覚は本章では取り扱わない．

❶一次体性感覚野　頭頂葉最前部に位置し，中心溝に沿って内外側に帯状に広がる大脳皮質の脳領域（中心後回，p.8**図2-3**参照）で，Brodmann脳地図の3，1，2野から構成される（**図2-13**参照）．一次体性感覚野では，手や顔，口が実際の体部位よりも大きく，広い面積を占めている一方で，体幹などは小さくなっている（体部位局在，p.15**図2-15**参照）．二次体性感覚野，頭頂連合野，運動野などに対象物の触識別や運動制御に必要な体性感覚情報を出力する．

❷一次聴覚野　ブロードマンの脳地図における41，42野とおおよそ同一である（**図2-13**参照）．この領域は側頭葉の上側頭回の後半分と（**図2-3**参照），外側溝の奥にある横側頭回と呼ばれる領域である．神経細胞（ニューロン）がその特徴周波数の高低順に空間的に規則正しく配置されており，周波数局在と呼ばれる（**図10-1**）．一次聴覚野は，聴覚的な対象の同定や分離，空間における音源の位置の同定などにかかわっている．

❸一次視覚野　後頭葉の後頭極（ブロードマンの17野）に位置している（**図2-4**，**図2-13**参照）．網膜上の1点から出た線維は視覚野のある特定の部位に対応する（網膜部位局在，**図10-2**）．一次視覚野は，最も単純で最も初期に活動する視覚野で，静止または運動する対象に関する情報の処理に特化し，また，パターン認識に力を発揮する．

2) 一次運動野

中心溝の前方，中心前回（ブロードマンの4野）

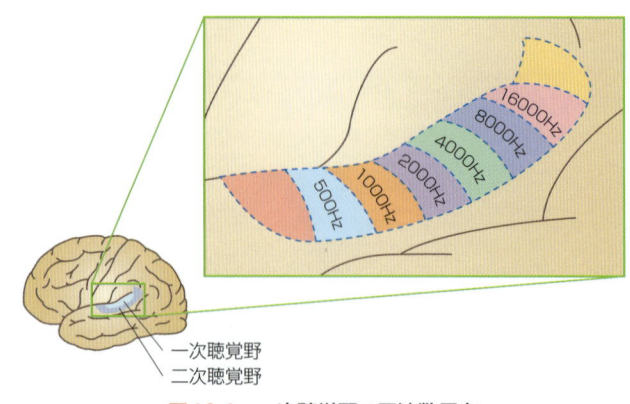

図10-1　一次聴覚野の周波数局在
低音域から高音域に，空間的に順序よく配列されている．

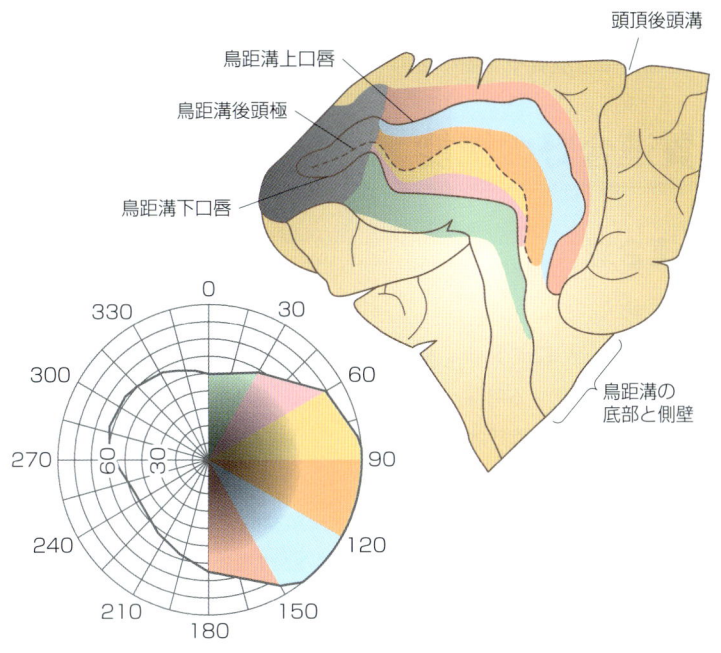

図10-2　一次視覚野の網膜部位局在

下（上）半視野が鳥距皮質の上（下）部に投射する．同様に右（左）半視野が鳥距皮質の左（右）領域に投射する．また，中心視野が後頭極により大きく表現され，網膜偏心度に依存して鳥距溝に沿って前方に表現される．

MEMO ⑧　一次感覚野の機能局在

感覚野は，外界の情報を受容器から検出して，適切な行動ができるように働いている．そのため，感覚の受容器特殊性から，領域特有の機能局在が存在する．

体部位局在　MEMO ⑨ を参照されたい．

周波数局在　聴神経の蝸牛では，蝸牛底が低音，蝸牛頂が高音という一次元的な音の配列がある．一次聴覚野の場合，大脳皮質表面における配列は蝸牛のそれと空間的に対応している．

したがって，聴覚系における大脳皮質の配列は外の音の位置関係ではなく感覚器官の配列に対応している（**図10-1**）．

網膜部位局在　一次視覚野では，視野の上半分は視覚野の下半分に投射し，視野の下半分は鳥距皮質の上半分に投射する．また，黄斑視（中心視）は鳥距溝の最後部に投射し，中心視野5度が大きく表現されており，網膜周辺部は視覚野の前部に投射する（**図10-2**）．

MEMO ⑨　脳の小人（ホムンクルス）と体部位局在

ホムンクルスとはラテン語で小さな人を意味する．カナダの脳外科医 Penfield（ノーベル賞受賞）は，てんかん患者の手術部位の決定に際し，ヒトの大脳皮質を電気刺激し，運動野や体性感覚野と体部位との対応関係をまとめた（p.15 **図2-14，15**参照）．ホムンクルスの特徴の一つは，体の表面積と脳の対応部分の面積が1対1に対応していないという点である．つまり，体の各部位の大きさは，大脳皮質運動・感覚野の

相当領域の面積に対応するように表現されている．その結果，親指は大きく長く，顔や舌も異常に大きい．もう一つは，体の隣接する部分が，大脳皮質表面でも隣接するように規則的に配列している点である．中心溝をはさんで両側にある一次運動野と一次体性感覚野は，溝をはさんで対称に配列しており，体の下の部分は内側に，体の上の部分は外側になるように配列している．このような体の各部位の大脳皮質表面での規則的配列を体部位局在と呼んでいる．

に位置し，随意運動の発現にかかわる大脳皮質運動野の一つであり，運動指令を脳幹や脊髄へ出力する主要な拠点である．一次感覚野と同様に体部位局在がある（**図2-14**参照）．

B ▶ 大脳皮質連合野の機能

1 大脳皮質連合野

1) 一次運動野・感覚野

　系統発生的に比較的新しい大脳皮質は，発生の途中必ず一度，6層全層が存在する時期がある（p.13**図2-12**参照）．その後，一次運動野は4層（顆粒細胞層）が薄くなりほとんど消失し，5層の錐体細胞が発達する．一方，一次感覚野では，4層がよく発達し，この層に感覚情報が入る．このように運動野と感覚野では，発達に伴って皮質各層の形成に違いが生じる．

2) 大脳皮質連合野

　大脳皮質一次運動野と一次体性感覚野の間に介在し，高次の精神機能を営む大脳皮質の領域である（**図10-3**）．感覚野，運動野とは異なり，1〜6層までほぼ平等に存在する．連合野の大脳皮質では，神経線維周囲の髄鞘化が，感覚野や運動野よりもゆっくりと起こる．また，動物が高等になるにつれて広くなる特徴をもっている．このように，感覚野と運動野の間にある大脳皮質は，個体発生的にも系統発生的にも新しく，動物が進化するに従って拡大していることから，高次の脳機能を担っていると考えられている．

3) 連合野の区分

　中心溝を境として前連合野と後連合野に分けられる．前連合野には，前頭連合野がある．後連合野には，後頭連合野，頭頂連合野，側頭連合野がある（**図10-3**）．それぞれの連合野の機能は以下のようになる．

❶ 後頭連合野（視覚前野）　一次視覚野を除く後頭葉の領域で，視覚情報処理を扱う．

❷ 頭頂連合野　後頭葉の前方，背側で体性感覚野の後方の領域で，空間情報（「どこに」や，「どこへ」）を扱う．また，外界への運動の発現や注意の制御に関与する．

❸ 側頭連合野　後頭葉の前方，腹側の領域で，上は聴覚認知，下は視覚認知，形態視覚（「なにが」）を扱う．

❹ 前頭連合野　運動皮質の前方の領域で，大脳皮質の最も前方にある．行動計画の立案，実行，行動抑制，視覚的に与えられた目標への眼球運動の制御などを行う．

❺ 運動連合野（運動前野，補足運動野）　一次運動野を除く運動皮質の領域で，運動情報処理を行う．運動前野は感覚情報をもとに適切な運動を行う．補足運動野は記憶に基づいて運動を特定の順序に従って行う．

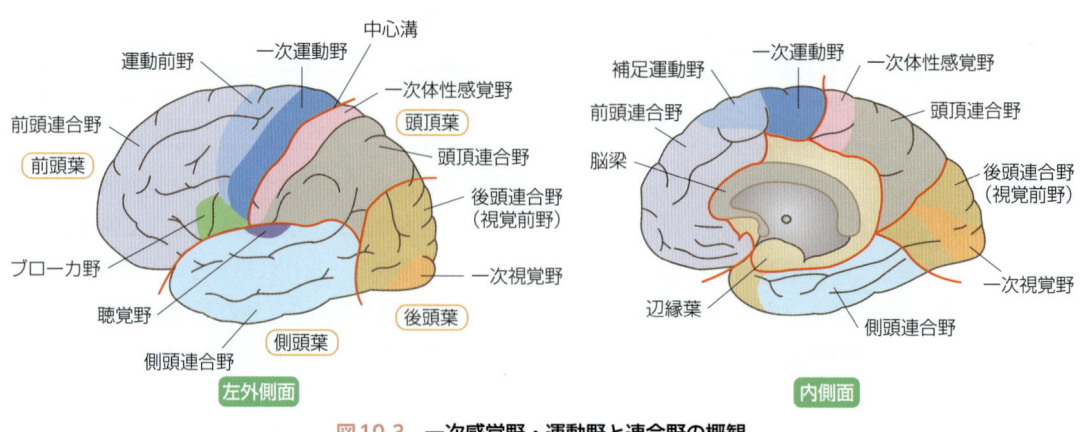

図10-3　一次感覚野・運動野と連合野の概観

C ▶ 分離脳

　ノーベル生理学・医学賞を受賞したSperryらのグループは，1960年以降，難治性てんかんの治療として脳梁を切断する手術を受けた分離脳患者の詳細な実験から左右の大脳半球の機能（側性化）を明らかにした（**図10-4**）．左（右）の視野からの入力は脳の右（左）半球で情報処理される．そこで，単眼視（一側の眼を遮蔽）の分離脳の患者に対して，0.1秒程度のごく短時間，左ないし右視野に視覚刺激を呈示して，患者の行動を観察した．たとえば，患者にスクリーンの中心にある固視点を凝視させている間に一瞬1つの言葉を右の視野に呈示する．患者は何が見えたかを答える課題である．大脳の左半球は言語を優位に情報処理するため，患者の答えは呈示した言葉と一致する．ところが，左視野に1つの言葉が呈示されると，右半球は左半球と情報を共有できないため，その患者は何を見たかは言えないが，それを書くことはできた．キメラ画像を左右別々のものとして知覚することもできた．種々の実験を行い，**図10-4**にあるような左右半球の機能の違いを解明した．

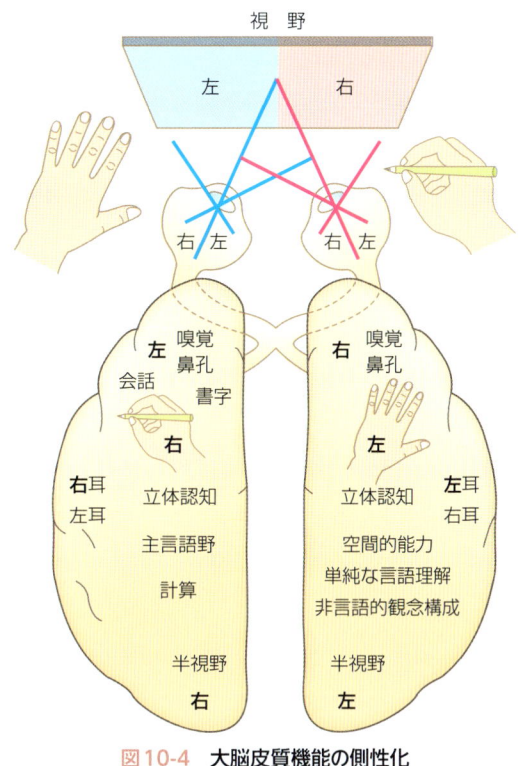

図10-4　大脳皮質機能の側性化
異なった機能が各半球のどの部位にあるかを模式的に示している．

✦ セルフ・アセスメント ❿

問1 連合野とその機能の組み合わせで誤りはどれか．2つ選べ．
1. 側頭連合野—対象の位置・動きを知る
2. 頭頂連合野—対象が何であるかを知る
3. 前頭連合野—状況を判断し予測する
4. 運動前野—選択された運動の方法をセットする
5. 補足運動野—運動の順序の記憶を読み出す

問2 連合野について誤りはどれか．
1. 言語の優位半球が存在する．
2. 空間認知の優位半球が存在する．
3. 連合野の灰白質は6層構造である．
4. 脳梁は左右大脳皮質の対応する領域を結ぶ．
5. 連合野には特殊感覚に対応する機能局在がある．

問3 分離脳について正しいものはどれか．2つ選べ．
1. 脳幹切除で起こる．
2. 小脳切除で起こる．
3. 脳梁切断で起こる．
4. キメラ画像を左右別々のものとして知覚する．
5. 右視野に呈示された物の名前を右手で書けない．

問4 脳の小人（ホムンクルス）で誤りはどれか．
1. 足は手よりも大きく表現されている
2. 手の部位は脳の外側に表現されている
3. 足の部位は脳の正中部に表現されている
4. 親指は小指よりも大きく表現されている
5. 手の感覚野の占める割合は手の運動野のそれよりも小さい

正解と解説

問1 ▶ 1，2

側頭連合野は対象が何であるかを知る機能，頭頂連合野は対象の位置・動きを知る機能がある．

問2 ▶ 5

連合野には特殊感覚に対応する機能局在はない（②章参照）．

問3 ▶ 3，4

右視野に呈示された物の名前は，左の視覚野に入力される．この情報は左の運動野に伝えられるので，右手で書くことができるが，左手では書けない．

問4 ▶ 1

　p.15 **図 2-14**，**15** を参照のこと．よく使う身体部位が大きく表現されている．

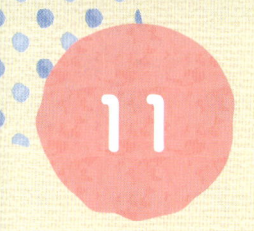
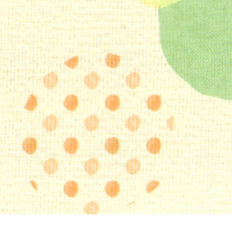

11 失語症
aphasia

A ▶ 失語症とは

いったん獲得された言語能力が大脳にある言語中枢の障害によって低下ないし消失した状態である．言葉を正常にはっきり発音することができない構音障害は含まない．聞く，話す，読む，書く，計算の機能に障害があり，その障害の程度は，どの言語中枢が障害されたかによって異なる．

B ▶ 失語症でよく使う用語

1) 流暢性・非流暢性

発語開始時の努力の有無，構音の明瞭さ，発語量などから分類される．

❶ 流暢性　発語は途切れず，発語に努力を要さず，構音は明瞭で，発語量は多い．

❷ 非流暢性　発語は途切れ，発語に努力を要し，構音は不明瞭で，発語量も少ない．喚語困難や訂正のために，発語が途切れても，発語に努力を要さず，構音も明瞭な場合は流暢性とする．

2) 復唱障害

聞いた言葉を機械的にそのままの形で話すことができない．音の受容→受容した音の把持→表出への転送→表出のいずれの過程が障害されても復唱は困難になる．

例：検者「今日はよい天気です」→患者「きょう…」

3) 喚語障害（語想起障害）

語健忘ともいう．目標の言葉（呈示された物品名，言いたい言葉）を思い出せない．

4) アナルトリー（失構音）

個々の語音が正しく発音されず歪んでいる．構音障害とは異なり，構音の誤りに一貫性がない．

例：「おんがく」→「お，んーがっ，く」

5) 発語失行

構音器官の麻痺はないのに，意図した音声をつくれない．

6) プロソディ障害

言葉のメロディであるプロソディ（正しい強勢，正しい速度，正しい高低の流れ）が失われたものをいう．

7) 錯語

音韻の選択に異常があり，目的音の代わりに別の音が産生される．

❶ 字性錯語，音韻性錯語　目的音の代わりに別の音が産生されたもの．

例：「トケイ」→「タケイ」

❷ 語性錯語　目的の語の代わりに別の語が産生されたもの．

例：「鉛筆」→「箸」

8) 新造語

単語の形跡が失われた発語．

例：「時計」→「らばかぱや」

9) ジャルゴン

発語は多いが，錯語が多く意味のとれないものを指す．

10) 保続

一度発語されたものが，場面が変わったときにも繰り返される．

例：検者「これ（時計）は？」→患者「時計」→検者「ではこれ（眼鏡）は？」→患者「時計」

11) 常同言語

重度失語例で，残っているいくつかの言葉が繰り返し発せられること．この残った数少ない言葉を残語という．

例：検者「おはようございます」→患者「あいた」→検者「お名前は？」→患者「あいた」

12) 反響言語

聞いた言葉を意味理解を伴わずにそのまましゃべってしまう.

例：検者「調子はよいですか？」→患者「調子はよいですか」

13) 迂言

目指す語の代わりに，その用途を言ったりする.

例：「箸」→「ごはんを食べるときに使うあれ」

C ▶ 文法の障害

名詞，動詞，助詞などを用いて文法に従った文章をつくることができないことを統語障害と呼び，失文法，錯文法が代表的である.

1) 失文法

名詞（主語，目的語），形容詞，動詞の誤りはなく，助詞（てにをは）や助動詞の誤りや脱落，動詞の活用の誤りが多い．Broca失語でみられる.

例：「今日私学校行きます」

2) 錯文法

文法的な形式は整っているが，中核的語彙との関係で文法的な誤りがある．名詞的な語の選択障害が目立つ．Wernicke失語でみられる.

例：「マッチが火遊びで子どもです」（子どもがマッチで火遊びをしている絵の説明）

D ▶ 失語症のタイプ分類

1) ウェルニッケ・リヒトハイムの失語図式

失語症の「タイプ分類」を行う（次節Eの失語症の種類も参照のこと）．失語のすべての病変を脳の病巣と関連付けて完全に説明できる分類はないので，概念としてウェルニッケ・リヒトハイムの失語図式が広く用いられている（図11-1）.

2) 言語中枢

ウェルニッケ感覚言語中枢（A），ブローカ運動言語中枢（M），言語概念中枢（B）を想定する（図11-1）．聴覚中枢aを通して聞いた言語はA→Bと伝わり，言語概念中枢で理解して，B→M

を経て発語中枢mから言葉として表出する．また，言語の復唱は弓状束を介して，a→A→M→mの経路でなされると想定する（図11-1，図11-2A）.

3) 障害の考え方（図11-1）

Aが障害されると言語の理解と復唱ができなくなり，一方，Mが障害されると言語の表出と復唱ができなくなる．前者をウェルニッケ失語，後者をブローカ失語という．ともに障害されると，全失語になる．AとBの連絡が絶たれると，復唱は可能であるが，聞いた言語が概念中枢に伝わらず，言語理解ができなくなる（超皮質性感覚失語）．BとMの間の連絡が絶たれると，復唱は可能であるが，自発語が障害される（超皮質性運動失語）．AとMとの連絡が絶たれると，復唱が強く障害される（伝導性失語）．Mとmとの連絡が絶たれると，皮質下性運動失語となる．この責任病巣は皮質下ではなく前頭葉皮質の中心前回下部にあることがわかり，最近は純粋語唖（純粋アナルトリー）と呼ばれることが多い．書字では誤りはなく，発語は努力性で歪むものの，その誤りには一貫性がない.

図11-1　ウェルニッケ・リヒトハイムの失語図式
矢印は情報の流れ，×は障害を示す.
①皮質性感覚失語，②超皮質性感覚性失語，③伝導性失語，④超皮質性運動性失語，⑤皮質性運動失語

E ▶ 失語症の種類

病型の鑑別は，まず話し言葉について，自発語（流暢か非流暢か）がみられるか，復唱ができるか，言語理解ができるかをみる（**図11-3**）．次に書字について，自発書字が可能か，書かれた単語や文の理解が可能かを調べることが重要である．

1）運動性失語（ブローカ失語）

❶ **特徴**　自発語は少なく，失文法で非流暢であり，復唱，呼称，音読，書字も障害される．高度になると無言となる．言語理解，読字能力も若干低下することが少なくない．

❷ **病巣部位**　ブローカの言語中枢とその周辺の皮質，皮質下白質を含むより広い領域で，中大脳動脈の閉塞ないし脳出血，脳腫瘍によることが多い．右片麻痺を伴うことが多い．最近ではブローカ領域にのみ限局した病巣では運動性失語にはならず，呼称など喚語困難を主体とする流暢な失語（健忘性失語に近い）になる程度といわれている（**図11-2B**）．

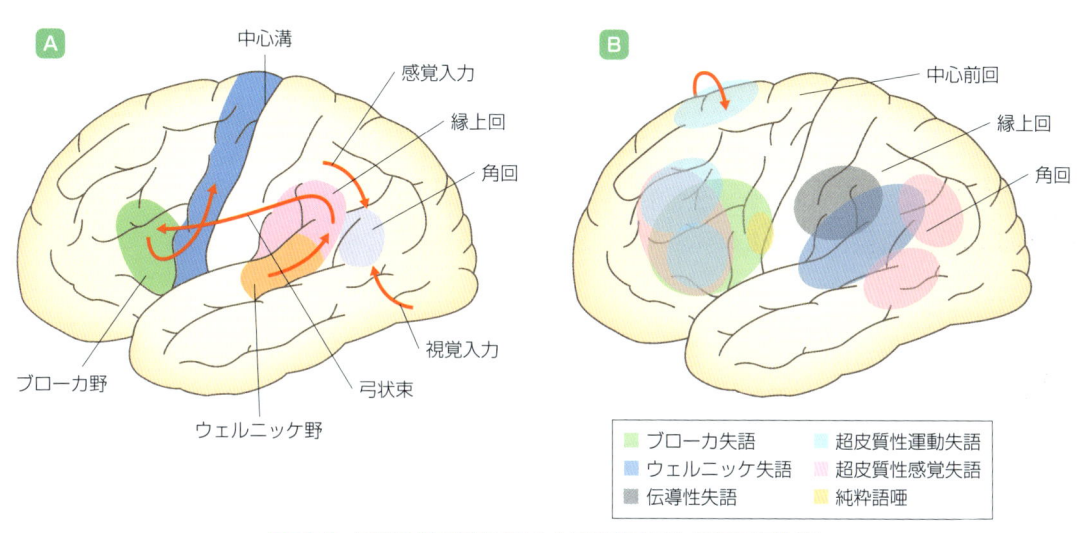

図11-2　**言語中枢の局在（A）と失語の推定される責任病巣（B）**

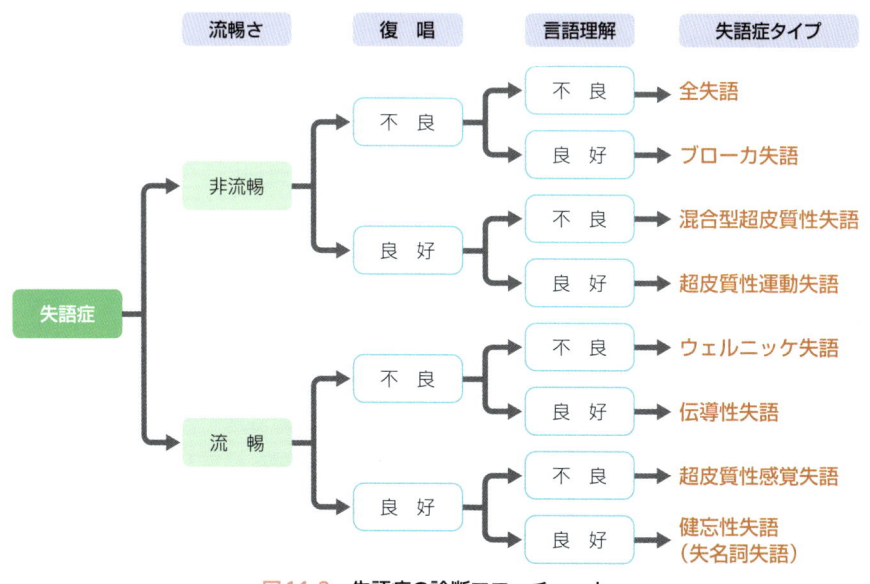

図11-3　**失語症の診断フローチャート**

2) 感覚性失語（ウェルニッケ失語）

❶特徴 言語理解が悪く，単純な口頭命令にも応じられず，復唱もできず読字も障害される．自発語は流暢で多弁であり，プロソディも抑揚も保たれているが，錯語が著明でジャルゴン（意味不明の言葉）となることが少なくない．自発書字も錯書が多く，書き取りはできない．

❷病巣部位 ウェルニッケ言語中枢と中側頭回後半部を中心とした領域で，中大脳動脈皮質枝の梗塞によることが多い（**図11-2B**）．

3) 全失語

❶特徴 自発語も言語理解も障害され，読字，書字もすべて侵され言語機能は喪失する．しかし，"おはよう，こんにちは"など2，3の残語のみ発語し得るようになることは少なくない．

❷病巣部位 中大脳動脈起始部の梗塞による左半球の広汎な病変で生じ，右片麻痺と半身感覚鈍麻，右同名性半盲も合併することが多い．

4) 伝導性失語

❶特徴 言語理解や読字は良好であるが，復唱が障害される．音韻性錯誤（めがね→めまめ，など）が目立つ．

❷病巣部位 古典的図式でのブローカとウェルニッケの2つの言語中枢を結ぶ弓状束の病変による離断症候である（**図11-2B**）．

5) 健忘性失語（失名詞失語）

❶特徴 語健忘を主体とする失語で，物品はどういうものかわかっていても名前が言えないので，しばしば迂言を呈する．復唱，言語理解，音読，書字には異常はない．

❷病巣部位 左角回，左中側頭回後端を中心とする病巣が重視されてきたが，局在性はなく，びまん性の病変ともいわれている．

6) 交叉性失語

❶特徴 右利きの者に右の大脳半球の病巣によって生じた失語でまれなものである．

❷病巣部位 頸動脈内に麻酔薬を注入したところ，右半球に言語野があることが示された例がある．

7) 純粋語聾

❶特徴 純粋感覚性失語症とも呼ばれ，言語の理解だけが障害される．そのために復唱や書き取りはできないが，自発語には異常はない．

❷病巣部位 両側大脳半球の上側頭回で，ウェルニッケ失語の初期または回復期にみられる．

8) 純粋語唖

❶特徴 純粋運動性失語症ともいわれ，言語理解，文字言語の理解および表現は正常で，発語面にのみ限定した障害を認めるものをいう．

❷病巣部位 中心前回の下方後部である（**図11-2B**）．

9) 超皮質性感覚失語

❶特徴 言語理解と読字は障害されているが，復唱は良好である．しかし，しばしば反響言語がみられる．自発語に語性錯語があるが，多弁ではない．錯読，錯書を伴いやすい．

❷病巣部位 ウェルニッケ中枢の後方部で，ウェルニッケ失語からの回復期にみられることが多い（**図11-2B**）．

10) 超皮質性運動失語

❶特徴 自発語は少なく，保続や反響言語をみることはあるが，比較的復唱は保たれ，言語理解，読字は良好である．

❷病巣部位 ブローカ領域より上方で，ブローカ失語の回復期にこの種の失語をみることが多い（**図11-2B**）．

F▶ 失読と失書

失語症ではほとんどの場合に，読字，書字の障害も伴っているが，この失語がなくて読字のみの障害を呈するものを**純粋失読**，書字のみの障害を呈するものを**純粋失書**と呼んでいる．失読と失書の両方を伴っている失読失書は優位半球の角回に責任病巣がある．

1) 純粋失読

仮名も漢字も読めず，書字はできるが，自分で書いた字も読めない．病巣は優位半球の視覚野から角回への視覚入力を遮断する部位である．

2) 純粋失書

純粋失書は自発語も読字も可能で，写字はできるが，書き取りと自発書字が障害され，錯書や文字の拙劣化がみられる．本症の場合は優位半球の角回は保たれるので読字はできるが，ここから頭頂葉の体性感覚連合野への出力路に病変を生じ，書字の運動表象が障害されて引き起こされる．

G ▶ 失語症の評価

失語症の重症度判定に深く関連する．重症度の判定は，失語症の予後予測やリハビリテーション介入の効果判定，診断書の作成などに寄与する．一般的には，標準化された定型的客観的失語症検査〔標準失語症検査(standard language test of aphasia：SLTA)(**図11-4**)，WAB失語症検査など〕により，重症度が判定される．現在，世界的に活用されている重症度尺度の一つに，ボストン失語症診断検

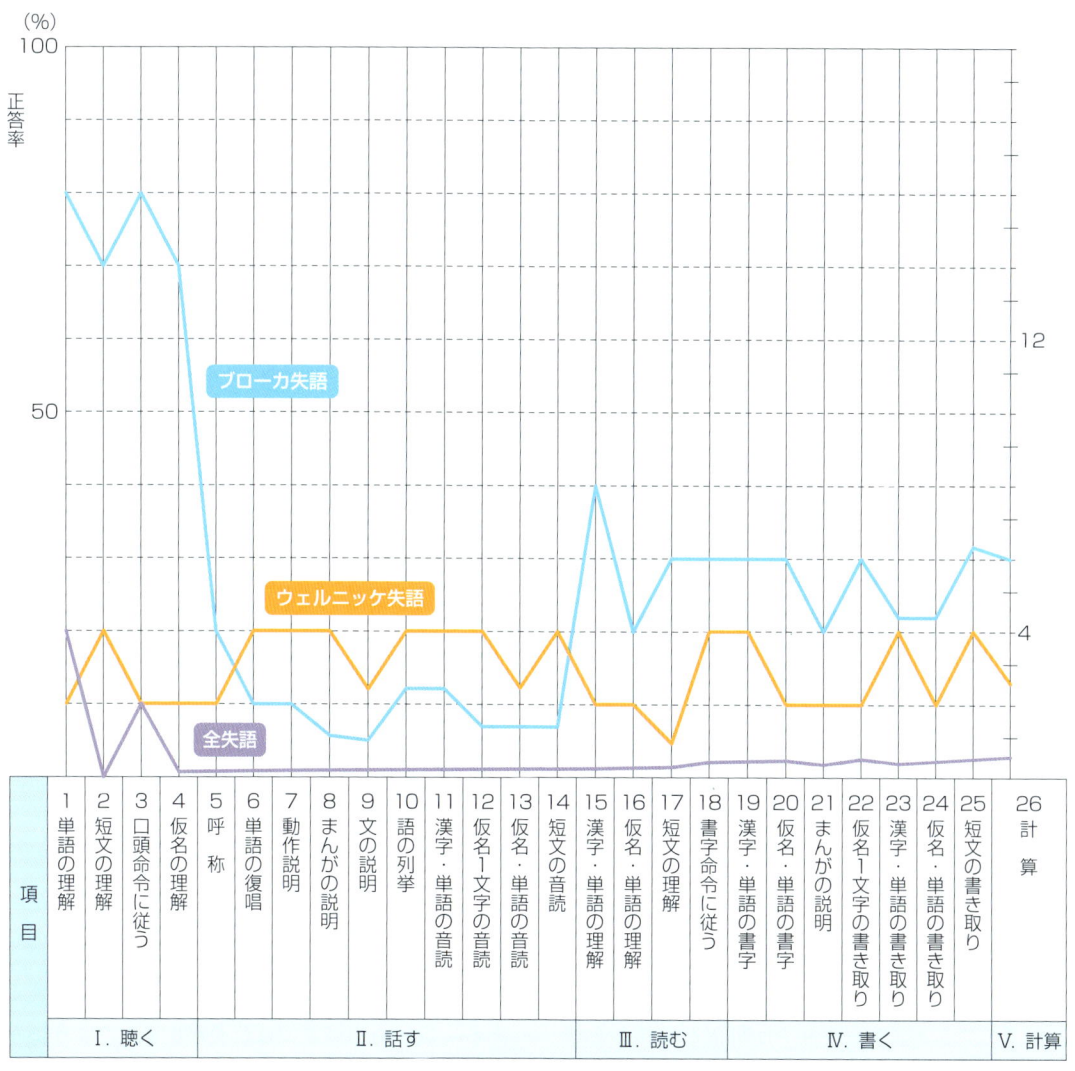

図11-4　標準失語症検査の項目と一例

全失語，ウェルニッケ失語はすべての項目で成績が悪く，プロフィールは類似しているが，ウェルニッケ失語は発語が流暢である．ブローカ失語は聴覚理解の項目が比較的よいことが特徴である．軽度あるいは中等度の障害では項目ごとに差が大きく，ギザギザしたプロフィールになる．

表11-1　ボストン失語症診断検査の重症度評価尺度

区　分	評価尺度
0	実用的な話し言葉も，理解できる言葉もない
1	すべてのコミュニケーションは断片的な発語によって行われ，聞き手が推断したり，尋ねたり，憶測したりする必要がある．交換できる情報には限りがあり，コミュニケーションは聞き手側が責任をもつことによって成立する
2	身近な事柄に関しては，聞き手が援助すれば会話が成り立つ．患者は意思を伝えることにしばしば失敗するが，コミュニケーションには聞き手と責任を分かち合う
3	患者は，日常的な問題の大部分について，ほとんど，または全く援助なしに話すことができる．しかし，話し言葉と理解のどちらか一方，または両方に制限があり，ある種の事柄についての会話には困難を伴うか，または不能である
4	話し言葉のなめらかさ，または理解力に多少の障害が明らかにあるが，表出された考えや表現のしかたには著しい制限はない
5	ごく軽微な発音の障害がある．患者は主観的には困難を感じているが，聞き手には，はっきりした障害は感じられない

査の重症度評価尺度（Boston diagnostic aphasia examination：BDAE）がある（**表11-1**）．2015年6月に改訂された失語症の障害年金の認定基準の診断書で，BDAEを参考にその重症度判定表が作成されている．

H ▶ 失語症の治療

失語は症候群のため，その治療技法は個々の患者の症状に応じて多岐にわたる．ここでは，代表的な体系化された治療技法を紹介する．

1) 刺激・促通法

すでに獲得され脳内に蓄えられている言葉を思い出すため，残っている能力を最大限に用い，脳に適切な言語刺激を強力に繰り返し与え，活性化させて言葉を思い出させる方法である．

2) 遮断除去法

良好に保たれている言語能力を用いて，あらかじめ正しい反応を引き出した後に，遮断されている言語能力の障害を取り除こうとする方法である．

3) 機能再編成法

比較的障害の少ない書字や音読などの能力を強化し，障害された言語機能の再編成を促し，言葉を表出させる訓練を行う．

4) プログラム学習法

言語中枢の損傷によって言語能力が失われたと考え，刺激と強化からなる学習をプログラムに沿って段階的に行うことで，言語を再学習させ，言語行動の変容を行う方法である．

5) 認知神経心理学的アプローチ

言語機能検査や症状分析の結果から，認知神経心理学的モデルを仮定して障害メカニズムを推測し，障害された言語能力を改善させる方法である．

I ▶ 失語症の予後

失語症の予後は脳損傷の部位や大きさ，年齢，訓練開始までの期間など多くの要因に影響される．言語でのコミュニケーションが可能なレベルまで回復する例は，健忘性失語，伝導性失語，超皮質性失語では多いが，運動性失語では約60%，感覚性失語では約30%，全失語では非常にまれである．

仕事のなかでの事務処理や接客に問題がないレベルまでの回復は少ないので，職場の対応が必要である．数ヵ月の観察では改善が止まったようにみえても，数年という長期の観察では徐々に言語機能が改善する例が多いので，ホームワークなど工夫して，訓練を継続することが大切である．

MEMO⑩　ブローカの運動性言語野

　1861年4月，ブローカ（1824～1880）が勤めていたフランスのビセートル病院にルボルニュという51歳の男性が入院してきた．ブローカが何を尋ねても，彼は左手のジェスチャーを加えながら「タン，タン」と2度繰り返すだけであった．ルボルニュは31歳のときビセートル病院に入院した病歴をもっており，その1回目の入院の2，3ヵ月前から言葉をしゃべることができなくなっていた．しかし，そのほかの知能は全く正常で，病院では「タンさん」と呼ばれていた．彼は，他人の言うことは何でもわかり，いろいろなジェスチャーでおおまかな意思の伝達ができた．37歳で右下肢の運動麻痺が始まり，44歳からは寝たきりの状態になっていた彼は，入院6日後に死亡した．ブローカはその24時間後に剖検を行い，左の下前頭回に脳梗塞を見いだした．こうして，運動性言語野は発見された．この領域はブローカの名前をとってブローカの運動性言語野と呼ばれるようになった．

MEMO⑪　ウェルニッケの感覚性失語

　ウェルニッケ（1848～1905）が1874年に報告した失語症例では，ブローカの症例とは対照的に流暢な発話は行われるものの，言語理解に障害があった．脳損傷は左の上側頭回から中側頭回，角回，縁上回にかけての領域を中心としており，上側頭回をウェルニッケは言語理解をつかさどる感覚性言語中枢とした．現在，左上側頭回の後部がウェルニッケ野と呼ばれており，ブロードマンの22野の後部付近に相当する．ウェルニッケ野に関しても，その領域の範囲も含めて多くの議論がなされてきたが，近年では左の横側頭回から上側頭回後部にかけての領域が音韻処理に重要な役割をもつと考えられている．

✦ セルフ・アセスメント ⑪

問1 図は大脳皮質の側面図（左）である．記号とその名称の組み合わせで正しいのはどれか．2つ選べ．

1. ①—弓状束
2. ②—縁上回
3. ③—角回
4. ④—ウェルニッケ野
5. ⑤—ブローカ野

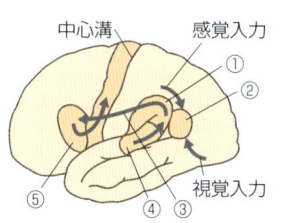

問2 失語症の鑑別で重要でないものはどれか．2つ選べ．

1. 復唱
2. 音読
3. 書字
4. 自発語
5. 言語理解

問3 感覚性失語について正しいものはどれか．

1. 言語理解はよい．
2. 復唱ができない．
3. 努力性発語障害である．
4. 多くは健忘性失語を伴う．
5. ブローカ失語ともいわれる．

問4 運動性失語について誤りはどれか．2つ選べ．

1. 言語理解は悪い．
2. 復唱ができない．
3. 非流暢性発語障害である．
4. 多くは右片麻痺を伴う．
5. ウェルニッケ失語ともいわれる．

問5 伝導性失語について誤りはどれか．2つ選べ．

1. 読字は良好
2. 復唱は良好
3. 発語は流暢
4. 言語理解は良好
5. 前頭前野の障害

問6 ▶ 失語症分類と症状との組み合わせで誤りはどれか.

1. 超皮質性感覚失語─復唱障害
2. 健忘性失語─語想起困難
3. ブローカ失語─自発語困難
4. ウェルニッケ失語─ジャルゴン
5. 伝導性失語─音韻性錯語

問7 ▶ 全失語について誤りはどれか.

1. 残語もない
2. 読字は不良
3. 書字は不良
4. 自発語もほとんどない
5. 言語理解は不良

正解と解説

問1 ▶ 4, 5

①は縁上回, ②は角回, ③は弓状束である.

問2 ▶ 2, 3

音読, 書字はほかの3点に比べて, 臨床的価値が低い.

問3 ▶ 2

言語理解は悪く, 流暢に発語する. ウェルニッケ失語といわれる.

問4 ▶ 1, 5

言語理解はよく, ブローカ失語といわれる.

問5 ▶ 2, 5

弓状束の障害で, 発話は基本的に流暢で構音も良好であるが, 多量の音韻性錯語が目立つ. 最大の特徴は復唱障害である.

問6 ▶ 1

復唱障害は, 超皮質性感覚失語や超皮質性運動失語では起こらない.

問7 ▶ 1

本文参照のこと.

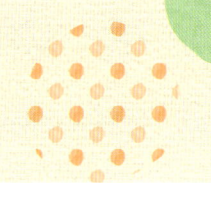

12 失 行
apraxia

A ▶ 失行とは

　運動麻痺や運動失調はなく，指示された内容もよく理解しているのに，指示された行為・動作ができない状態を失行と呼ぶ．ただし，行為・動作とは，生後に経験や教育によってすでに学習した内容を指す．

B ▶ 随意運動のしくみ

　大脳皮質は，認知的な随意運動の発現を担う（**図12-1**）．簡単に述べると，大脳皮質運動関連領域と基底核（被殻）・小脳内側部とを結ぶ運動ループと，前頭前野と基底核（尾状核）・小脳外側部とを結ぶ認知ループとの働きにより，"姿勢と精緻運動に関する"運動のプログラムが生成される．失行はこれらのループの障害により起こる．

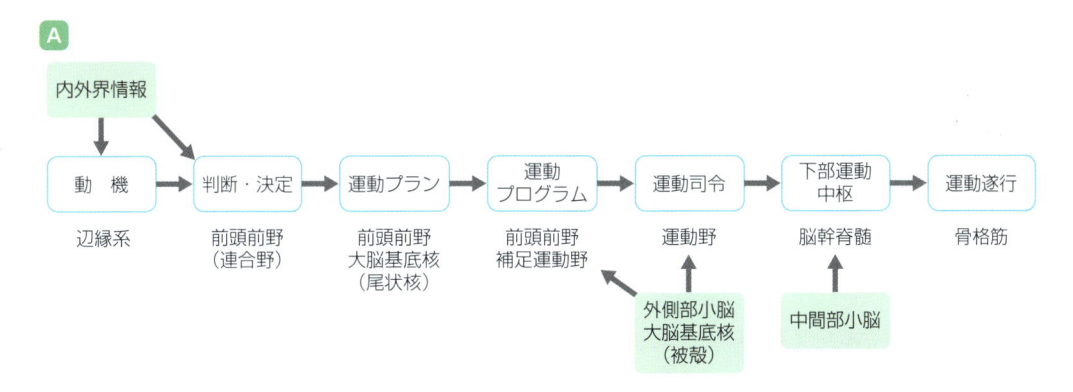

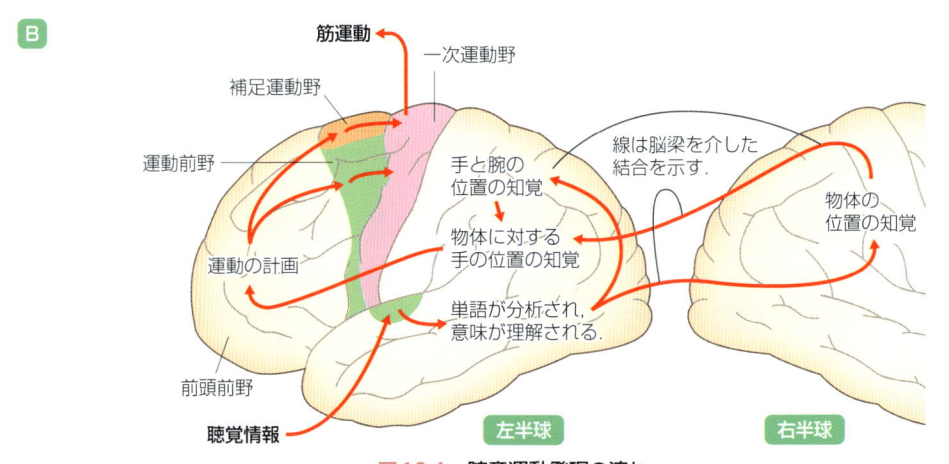

図12-1　随意運動発現の流れ
A：内外界の情報を取捨選択して行動を選択する．B：外界の情報は聴覚・体性感覚・視覚野から運動関連領域に伝えられる．

C ▶ 失行の種類

1) 肢節運動失行

ボタンかけ，手袋着用などの単純な手指の自発動作，命令動作，模倣動作のいずれもが拙劣な手指失行，歩行のとくに踏み出しが拙劣な歩行失行などで，運動拙劣症ともいわれる．大脳皮質の中心前回と後回を結ぶ線維の障害で，体性感覚と運動の連絡が悪く，運動記憶心像が障害されるためで，左右どちらの半球病巣でも反対側に起こり得る．

2) 観念運動失行

別れの手振り，手招き，合掌，敬礼，万歳，歯みがきなどの単純な動作は，自然の状況下では自発的に行えるが，言語で命令されたり視覚的な模倣動作としては間違えたり，できない症候である．習熟した動作の記憶は左（優位半球）の頭頂葉にあり，ここが障害されると，正しい動作の記憶が喚起されないため両手に失行が起こる．

3) 観念失行

単純な動作はできるが，いくつかの物品や道具を使用する一連の系列動作（茶筒から茶を取り出して急須に入れ，ポットの湯を注ぎ，湯のみについで飲むなど）ができず，使い方の誤り，順序の取り違えなどがみられる．責任病巣は左頭頂葉後方の角回を中心とする領域とされている．

4) 着衣失行

正しく着衣することができないもので，着物の左右，上下，裏表を間違えたり，一方の袖だけ通してやめてしまうこともある．左側にのみみられるものは半側身体失認を伴っているが，両側性の場合も右半球の頭頂・後頭葉病変と関連づけられている．

5) 構成失行

図形の模写，マッチ棒や積木でさまざまな形のものの組み立てを言語命令あるいは手本を見て行わせると，形が単純化したり，歪んだり，散らばったり，重なったり，異なった形になったりする．WAIS知能検査中の積木問題では得点を数値化できる．左頭頂葉病変でも右頭頂葉病変でも起こり得るといわれ，優位半球病変ではGerstmann症候（手指失認，左右失認，失書，失算）を伴うことが多い．劣位半球病変の場合は，半側空間無視によることがあるので注意を要する．

6) 拮抗性失行

右手である動作をするときに，左手がそれと拮抗する異常な動作により右手の動作を妨害する症候である．右手で引き出しを開けようとすると，左手は押して閉めてしまう．右手で服を着ようとすると，左手は同時に服を脱がすなどである．この特異な失行は，脳梁体部の両半球上頭頂小葉の連絡路が遮断され，左半球の上頭頂小葉が随意的意図で活動するときに右半球の同部は機能が不安定となり，意図と異なる動作が左手に出現すると推測されている．

7) 他人の手徴候

大脳皮質基底核変性症などでみられるこの徴候は，一側上肢のさまざまな奇妙な動作で，このうち左手に認められる場合は，拮抗性失行によることが少なくない．

8) 脳梁性失行

左手の動作には右脳の運動中枢への連絡が必要であり，脳梁に病変があってこの連絡が遮断されると，左手にのみ観念運動失行が生じ，脳梁性失行と呼ばれる．

✦ セルフ・アセスメント ⑫

問1 58歳の男性. 明らかな麻痺はないが, 運動がうまくできないことに気づいた妻が心配して, 脳神経内科の外来に患者を連れてきた. 医師が兵隊の敬礼をやってみせて, 患者に真似をするよう求めたが, 下図のように手をあげた. この状態を何と呼ぶか.

1. 観念失行
2. 拮抗性失行
3. 構成失行
4. 他人の手徴候
5. 観念運動失行

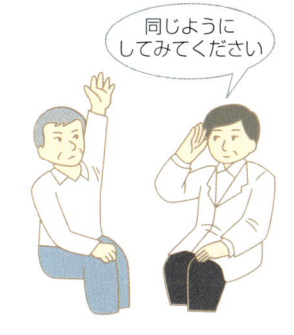

同じようにしてみてください

問2 右半球損傷でのみ起こる失行はどれか.

1. 観念失行
2. 着衣失行
3. 構成失行
4. 観念運動失行
5. 肢節運動失行

問3 右利きの脳梁障害患者で, 右手で書き取りが正しくできるのに, 左手で書き取りが拙劣になる理由はどれか. 2つ選べ.

1. 左手に麻痺が起こるため.
2. 左手に失行が起こるため.
3. 左脳に言語優位性があるため.
4. 右脳に空間優位性があるため.
5. 左脳に書き取りの対象となる文章が正しく入力されないため.

正解と解説

問1 5

ほかの失行に関する説明は, 本文を参照のこと.

問2 2

ほかの失行に関する説明は, 本文を参照のこと.

問3 2, 3

脳梁損傷に関する説明は, 本文と⑩章を参照のこと.

13 失 認
agnosia

A ▶ 失認とは

　視覚，聴覚，触覚などのうちどれか1つの感覚情報に限って**正しく認知されない症候**を失認と呼ぶ．正しく判断できないほどの認知症はない．視覚・聴覚・触覚などの障害はないし，失語症もない．たとえるなら，「視れども見えず，聴こえども聞こえず」の状態である．

B ▶ 認知のしくみ

1) 視 覚

　❶並列情報処理　視覚に関連する脳領域は脳全体の25％以上を占め，視覚情報は並列的に処理されている（**図13-1**）．つまり，対象物の色，形，運動，奥行きなどのカテゴリーに対応する視覚系の機能分化はすでに網膜レベルからみられ，大細胞系と小細胞系により並列的に処理されている．

　❷Where（どこ）経路　大細胞系は一次視覚野の4Cα層に投射し，頭頂連合野の五次視覚野に至る背側視覚路を構成する．この系は粗い形態視，運動視，立体視に重要である．

　❸What（なに）経路　小細胞系は一次視覚野の4Cβ層に投射し，下側頭連合野の四次視覚野に至る腹側視覚路を構成する．この系は細かい形態視，顔，色認知をつかさどる．

2) 聴 覚

　❶並列情報処理　視覚と類似した情報処理があると考えられている．聴覚皮質から側頭葉および前頭前野へ向かう経路は，音源識別にかかわる聴覚"What（なに）"経路，聴覚皮質から後部頭頂葉へ向かう経路は，音源定位にかかわる聴覚の"Where（どこ）"経路であるとされている．

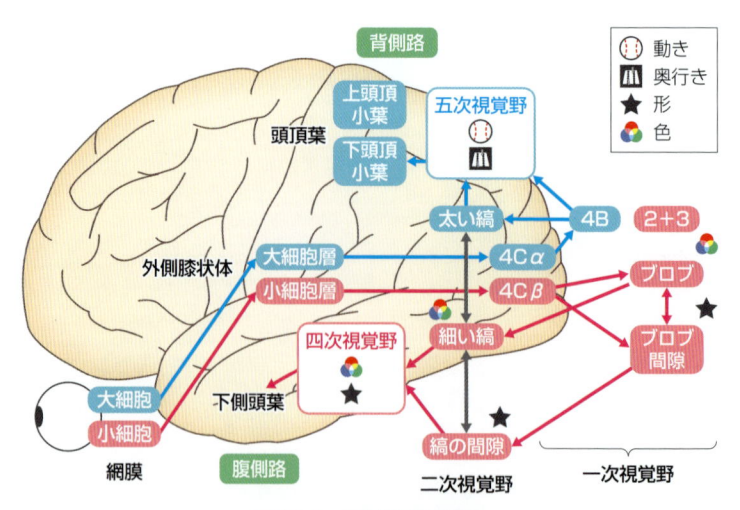

図13-1　視覚情報の流れ
網膜（大細胞・小細胞）からの視覚情報は，腹側路と背側路により情報が並列的に処理される．背側路は運動視，立体視に重要で，腹側路は色，形，顔認知に関係する．両系は，網膜から入力される視覚の要素的情報に対して感度が異なる．4Cα，4Cβ，4B，2＋3は一次視覚野内の層構造を示す．

❷ **音声処理**　この"What"経路と"Where"経路で，聴こえた音をどのように識別しているのかについてはわかっていない．ヒトにとって音声などのコミュニケーション音は，生物学的に意味がある特別な音信号である．その処理は一般音に対する音源識別とは別機能と考えられている．

3) 体性感覚

❶ **機能**　体性感覚は，自己の姿勢，運動の認識

と制御に始まり，接触する物体の認識，自己を取り巻く三次元空間の認識にかかわるなど多彩な機能をもつ．

❷ **能動的触知覚**　能動的に手で外界を探索するときには，皮膚表在性の受容器（触圧覚・温痛覚）だけでなく，手の動きにより深部にある筋肉，腱，関節などの深部受容器も興奮する．能動的に触れることにより，外界を知覚することになる．

C ▶ 失認の種類

1) 視覚性失認

視力は正常で触覚，聴覚による認知はできるのに視覚による認知ができない．

❶ **物体失認**　物体を見て何であるかわからない．
❷ **相貌失認**　身近な人や有名な人の顔や写真を見ても誰だかわからない．両側後頭・側頭葉（紡錘状回）の病巣で生じる．
❸ **同時失認**　個々の対象は認知できても1枚の絵のように全体としての状況の認知ができない．
❹ **色彩失認**　色の名前や知識が特異的に障害されるもので，両側後頭・側頭葉の病巣により生じる．
❺ **運動視喪失**　両側頭頂葉の広汎な障害で，動きがわからなくなる．

2) 聴覚性失認

❶ **感覚性失音楽**　音楽のハーモニー，メロディなどの認知の障害である．
❷ **環境音失認**　犬の鳴き声，車の音などの音の違いがわからない．通常は両側半球病変で起きるとされている．

3) 触覚性失認

❶ **素材失認**　物に触れてもすべすべした物とざらざらした物の判別ができない．
❷ **形態失認**　物に触れても四角や丸，あるいは円柱や角柱の形がわからない．
❸ **視空間定位障害**　体に触られてもその部位が正確にわからない．頭頂葉（中心後回の手の領域，縁上回）の損傷で起こる．

4) 身体失認

身体図式障害で身体各部の名称，位置がわからないので，その部位を指示することもできない．

このなかの代表的なものが，**手指失認**で指の区別がつかなくなる．**Gerstmann症候群**では，手指失認，左右失認（自分および他人の左右を誤る），失書，失算（簡単な計算ができない）を伴う．この両側身体失認の責任病巣は優位半球頭頂葉の角回である．

5) 地誌的見当能力の障害

熟知した地域や建物に関する景観や位置関係がわからない，あるいは地図上の知識の障害である．地誌的失見当，地誌的障害とも呼ばれる．

❶ **街並失認**　熟知した街並や家屋の形態的記憶障害によって，熟知した地域の景観を見てもどこかわからない．右頭頂葉後部と海馬の損傷で起こる．
❷ **道順障害**　熟知した地域（自宅周辺，自宅内）で，目的の場所の方向を同定したり，道順をたどることができない．よく知っている地域や自宅の間取りを口述あるいは図示ができない．脳梁に接する右後頭葉の損傷（右頭頂葉と海馬との連絡路の損傷）で起こる．
❸ **地誌的記憶障害**　よく知っている都市を地図上で示せない．右側頭葉後部と右の海馬の損傷で起こる．

6) 半側空間無視

劣位半球である右大脳半球病変の代表的なもので，責任病巣は右側頭頂葉後部にあり中大脳動脈梗塞によることが多い．

❶ **症状**　ほとんどが左側の空間の対象物を無視し，左へ注意が向かない．歩行中に左側の障害物にぶつかったり，左へ回ることができない．食事中も左方にある食物に気づかず，眼前の皿の左半

見本　　　　患者の模写

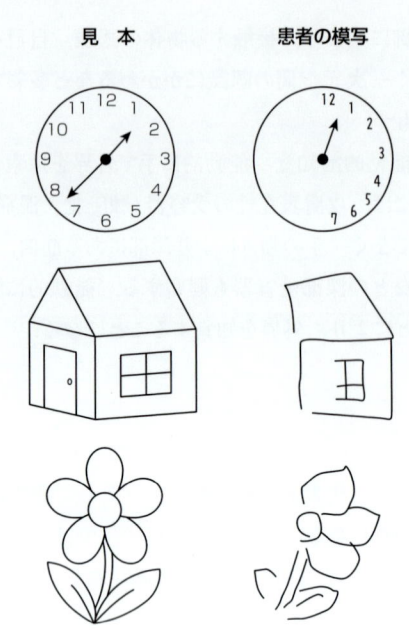

図13-2　半側空間無視患者の図形模写
見本の左半分を描かない.

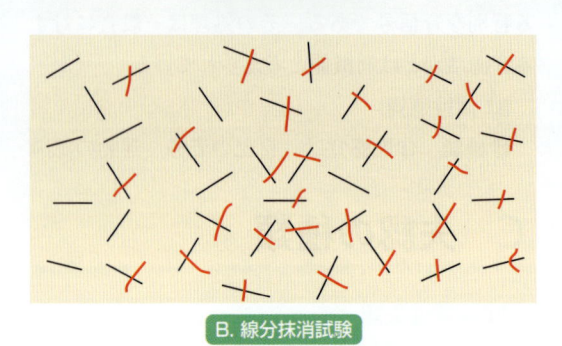

A. 線分二等分試験

B. 線分抹消試験

図13-3　半側空間無視患者の検査
線分二等分試験（A）や線分抹消試験（B）が行われる. Aでは, 目測で2等分させると障害側である右側に偏る. Bでは, 線を抹消させるが, 左側により多く抹消されない線が残る.

分の食物を残す.

❷検査　図形や時計の文字盤の模写では左半分は書かない（**図13-2**）. 横に並んだ文字も右半分のみ読む. また, 線分二等分試験や線分抹消試験が行われる（**図13-3**）. これらの検査は, 行動性無視検査（behavioral inattention test：BIT）に含まれる.

7）Bálint症候群
以下の3つの徴候を有する.

❶精神性注視麻痺　眼球運動は正常だが, 随意的に次々に対象を見ることができない.

❷視空間性注意障害　注視した対象以外に気づかない.

❸視覚性運動失調　対象に手を伸ばすと, 手の位置が対象からずれる. 両側の頭頂−後頭葉接合部の広範な損傷で起こる.

✦ セルフ・アセスメント ⓭

問1 ▶ 左角回の損傷で起こる症状はどれか. 2つ選べ.
1. 失書
2. 失読
3. 相貌失認
4. 視覚性失認
5. 運動視喪失

問2 ▶ 右大脳半球損傷で一般的に起こらない症状はどれか. 2つ選べ.
1. 失語
2. 失算
3. 着衣失行
4. 構成失行
5. 左半側空間無視

問3 ▶ ゲルストマン症候群で認められる症状はどれか. 2つ選べ.
1. 手指失認
2. 左右失認
3. 色彩失認
4. 相貌失認
5. 触知覚失認

問4 地誌的見当能力障害で認められない症状はどれか. 2つ選べ.

1. 街並失認
2. 同時失認
3. 道順障害
4. 地誌的記憶障害
5. 自己運動感覚障害

問5 右半球損傷の症状について誤りはどれか.

1. 左側に置かれた食べ物を残す.
2. 左手の位置に無関心である.
3. 直線の2等分点が左側に偏る.
4. 訓練室の場所を間違える.
5. 浴衣がうまく着られない.

問6 半側空間無視の検査で最も定量的なものはどれか.

1. 模写試験
2. 構成試験
3. 線分抹消試験
4. 線分二等分試験
5. 行動性無視検査（BIT）

問7 バーリント症候群の症候でないものはどれか. 2つ選べ.

1. 身体失認
2. 半側空間無視
3. 精神性注視麻痺
4. 視覚性運動失調
5. 視空間性注意障害

問8 相貌失認を起こす脳領域はどこか.

1. 海馬
2. 乳頭体
3. 紡錘状回
4. 一次視覚野
5. 帯状回

正解と解説

問1 1, 2
ほかの失認に関する説明は，本文と p.76 を参照のこと.

問2 1, 2
ほかの失認に関する説明は，本文を参照のこと.

問3 1, 2
ほかの徴候としては，失書，失算がある.

問4 2, 5
本文を参照のこと.

問5 3
左半側を無視するので，二等分点は右側に偏る.

問6 5
BIT はすべての項目を含む.

問7 1, 2
本文を参照のこと.

問8 3
図13-1 や本文を参照のこと.

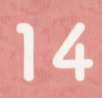

14 高次脳機能障害
higher brain dysfunction

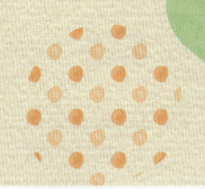

A ▶ 高次脳機能障害とは

1) 脳神経内科の立場から

脳損傷に起因する認知障害全般を指し，いわゆる局所症状としての失語（p.73）・失行（p.81）・失認（p.84）のほか，記憶障害，遂行機能障害，注意障害，社会的行動障害などが含まれる．

2) 行政的観点から

厚生労働省により，2001（平成13）年度から高次脳機能障害支援モデル事業が行われ，集積された脳損傷者のデータが分析された．その結果，記憶障害，遂行機能障害，注意障害，社会的行動障害などの認知障害により，日常生活および社会生活への適応に困難を有する患者が存在することが明らかとなった．具体的には，「会話が成り立たない」，「計画的な行動が困難」，「これらに関して本人に病識がない」などの症状が残存する．そこで，これらの人々への支援対策を推進する観点から，行政的に，この患者群が示す認知障害を「高次脳機能障害」と呼ぶことになった．高次脳機能障害の有無は，口頭などによる指示に対する被検者の反応から評価する．

B ▶ 記憶障害

1 分類

1) 保持時間による分類

❶ **即時記憶** 情報の刺激（記銘_{きめい}）直後に再生する記憶で，保持時間は秒単位である．多くは数字や物品名の復唱で評価される．数の順唱や逆唱では，順唱5桁，逆唱4桁が可能であれば正常と考えてよい．

❷ **短期記憶** 数分〜数時間後に再生する記憶で，保持時間は分単位で，多くは復唱で評価される．刺激から再生までの期間について厳密な規定はない．近時記憶とも呼ばれる．

❸ **長期記憶** 数日〜数年後に再生する記憶で，保持時間は数日〜数年である．数日前の出来事や子ども時代の出来事の再生で評価される遠隔記憶である．

2) 記憶の内容による分類

❶ **陳述記憶** 言葉やイメージとして表現できる内容をもつ記憶である．

ⓐ **エピソード記憶**：日々の出来事や体験した事柄に関した内容である．

ⓑ **意味記憶**：言葉の意味や知識として知っていることである．

❷ **非陳述記憶** 言葉で説明できないが，行動や反応に現れる記憶である．

ⓐ **手続き記憶**：運転技能や仕事の手順など体で覚えたことを指す．大脳基底核や小脳が中心的役割を果たす．

ⓑ **プライミング効果**：前に与えた刺激が，刺激に関連したものの想起を促進する現象である．

❸ **作業記憶** 情報処理中に，情報を一時的に貯蔵しておく形の記憶で，情報処理が終われば消去される．情報の分散処理で，複数の課題の同時遂行に不可欠である．言い換えると，理解，学習，推論など認知的課題の遂行中に情報を一時的に保持し操作するためのシステム，つまり，物事を考えるときに使う記憶である．会話などで，直前の話の内容を記憶し，それに基づいて自分の話を組み立てることも当てはまる．

2 記憶の情報処理過程

1) 記銘（符号化）

情報を取り込んで記憶情報として保持されるまでの「憶える」過程のことを指す．エピソード記憶

の記銘には，側頭葉内側面，前頭前野，頭頂葉などの領域が関与していることが知られている．

2）保持（貯蔵）

記銘によって変換された意味情報を保持することである．

3）想起（検索）

保持されている記憶が呼び起こされることが想起で，想起のされ方には再生，再認，再構成の3つがある．

❶再生 保持されている記憶がそのままの形で再現される．

❷再認 以前経験したことを「経験した」と認識できる．

❸再構成 保持されている記憶のいくつかを組み合わせて再現される．

3 記憶の回路

陳述記憶については，Papez の回路と Yakovlev の回路，海馬が重視されている（**図14-1**）．

1）パペッツの回路

海馬を中心とした神経ネットワークである．情報の流れは，海馬→脳弓→乳頭体→視床前核→帯状回→海馬傍回→海馬である．健忘を起こす脳の部位のほとんどが，パペッツの回路に含まれる．

2）ヤコブレフの回路

扁桃体を中心とした回路で，情報の流れは，扁桃体→視床背内側核→眼窩前頭回（前頭葉腹内側部）→側頭葉前方→扁桃体である．この回路は，情動や感情に関係する神経ネットワークとして知られている．

3）海馬を中心とした側頭葉内側面

新しく入力されたものを一時的に貯蔵し，それを徐々に長期記憶としてほかの大脳皮質へ貯蔵する．

4 記憶の評価

日常生活上の問題の聞き取りや次のような記憶検査を通じて，記憶障害の特徴を明らかにする．

1）Wechsler 記憶検査（WMS-R）

これは，「言語性記憶」，「視覚性記憶」，「注意/集中力」，「遅延再生」といった記憶の各側面を算出できる評価法である．

2）三宅式記銘力検査

聴覚性言語の記憶検査である．

3）Benton 視覚記銘力検査

主に脳損傷者を対象にした視覚性注意，視覚性記憶，視覚認知，視覚構成能力の評価を目的とした検査である．

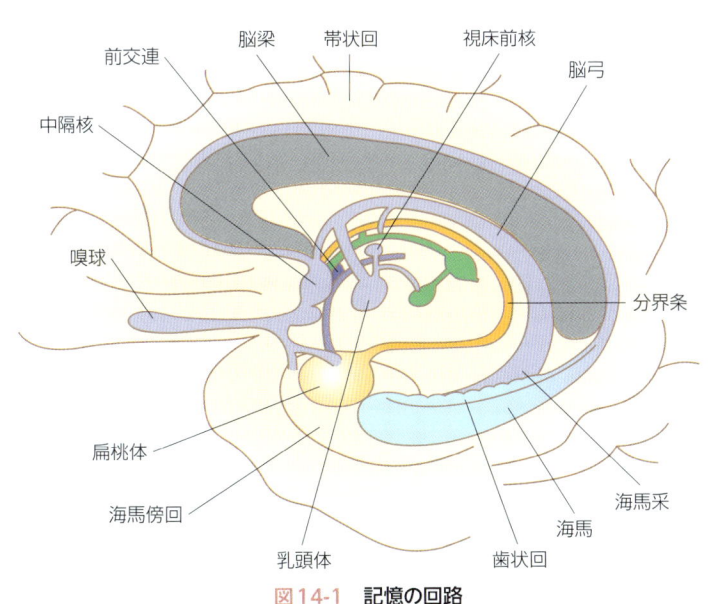

前交連　脳梁　帯状回　視床前核　脳弓　中隔核　嗅球　分界条　扁桃体　海馬采　海馬傍回　乳頭体　歯状回　海馬

図14-1　記憶の回路
パペッツの回路は，海馬から脳弓−乳頭体−視床前核−帯状回−海馬傍回を経て海馬に戻る．
ヤコブレフの回路は，扁桃体から視床背内側核−眼窩前頭回（前頭葉腹内側部）−側頭葉前方を経て扁桃体に戻る．

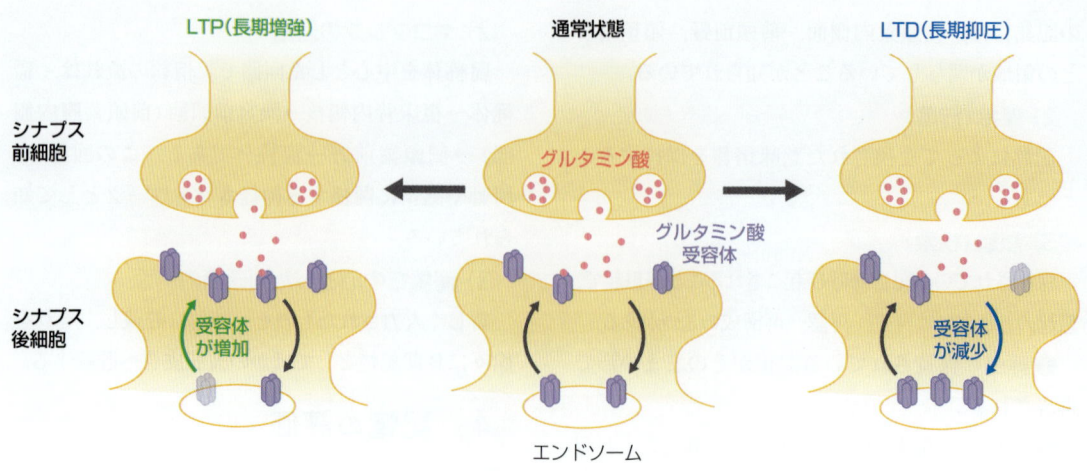

図14-2 記憶のメカニズムの模式図

5 健忘の評価

　健忘は，記憶障害の原因疾患（頭部外傷や脳血管障害）の発症を起点にして，前向性健忘と逆向性健忘とに分けられる．

1）前向性健忘
発病以降の新しいことを記憶できない．
2）逆向性健忘
発病以前の記憶が想起できない．記憶障害の程度は発病時により近い過去ほど著しく，より離れた過去ほど軽い．

MEMO⑫　記憶のメカニズム

　神経細胞間の情報伝達を担うシナプスでは，シナプス前細胞（情報を送る側の細胞）から神経伝達物質であるグルタミン酸が放出されると，シナプス後細胞（情報を受け取る側の細胞）表面に発現するグルタミン酸受容体に結合し，興奮情報が細胞から細胞へと伝えられる（**図14-2**）．記憶・学習の過程において，このシナプスを詳しく観察すると，あるシナプスではシナプス後細胞に発現するグルタミン酸受容体の数が増え

ることにより情報伝達が増強する，いわゆる長期増強（long-term potentiation：LTP）と呼ばれる現象が起きる（**図14-2**左）．また，あるシナプスでは受容体の数が減ることにより伝達効率が低下する，いわゆる長期抑圧（long-term depression：LTD）と呼ばれる現象が起きる（**図14-2**右）．このようなLTPおよびLTDに代表される，神経活動に伴ったシナプス伝達効率の可逆的変化は，シナプス可塑性と呼ばれ，記憶・学習の実験的モデルとして注目されている．

C ▶ 遂行機能障害

1 遂行機能とは

　目標を設定し，具体的な手順を計画し，周囲にいろいろと注意を配りながら，要領よく効率的に行う能力を指す．

2 遂行機能障害

　前頭葉，とくに前頭前野が障害されると，行動に的確性や柔軟性，完結性を欠き，問題行動が多発し，日常生活をうまく送れず，自立した家庭生活や社会復帰が困難となる．

1）目標の設定障害

自分で目標や計画を立てて，物事を実行することができない．動作そのものは可能なので，指示されれば行動できる．

2）計画立案の障害

行動を途中で中断し，行動の維持や継続が困難になる．

3）計画の実行障害

行動を正しいやり方で続けられない．また，必要に応じた行動の転換がうまくできない．

4）効果的・効率的な行動の障害

誤った行動の修正や訂正，タイミングの調整がうまくできず，効率的な実行が困難となる．

3 検査法

代表的な検査方法についてまとめる．

1）遂行機能障害症候群の行動評価

（behavioural assessment of the dysexecutive syndrome：BADS）

目標の設定，プランニング，計画の実行，効果的な行動という遂行機能の4つの要素を，カードや道具を使った6種類の下位検査と1つの質問紙で検査する．規則変換カード，鍵探し，時間判断検査など，さまざまな状況での問題解決能力を総合的に評価できる特徴がある．

2）ウィスコンシン・カード・ソーティング分類課題 （Wisconsin card sorting test：WCST）

赤，緑，黄，青の1〜4個の三角形，星型，十

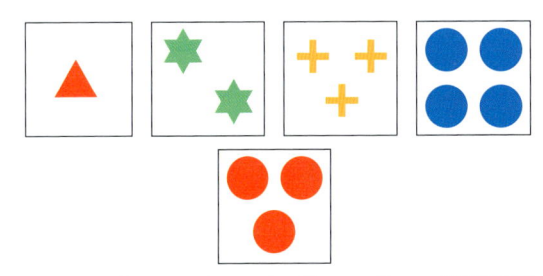

図14-3　ウィスコンシン・カード・ソーティング分類課題
三角・星・十字・丸の4種類の図形が，赤・青・黄・緑の4色と1〜4の数で印刷されたカードを用いる検査．4枚の刺激カードの下に被検者は反応カードを1枚ずつ置いていく．被検者は形，色，数の3つのカテゴリーのいずれかに従って，検者の「正しいです」，「違います」の反応で実施結果を判断・予測し遂行する課題で，達成カテゴリー数や保続の回数を評価する．作業記憶課題で前頭前野の機能をみる．

字型，丸からなる48枚の図形のカードを示し，分類カテゴリー分けを行い，被検者の反応をみて検査する（**図14-3**）．一般的に前頭葉機能の検査で用いられることが多く，問題点を明確に判断することができる特徴がある．

3）Stroop課題

この検査は2つの項目からなる．

❶パート1　黒文字で書かれた色の名前を読む．

❷パート2　文字がカラーのインクで書かれている色の名前を読む（**図14-4**）．

4）ハノイの塔

試行錯誤的には解決困難であり，一定の計画に基づいてリングを移動させることが要求される（**図14-5**）．

赤	緑	黄	赤	青	緑
黄	緑	黄	青	青	黄
青	緑	黄	赤	緑	赤
青	赤	緑	青	赤	黄

図14-4　ストループ課題
赤・緑・黄・青の4色と文字4種を使う．色名を表す漢字（色名と漢字が一致していないものがある）を用い，被検者には塗られた色名をできるだけ早く言うように求める検査である．青色で書かれた赤という文字は，赤色で書かれた赤という文字と比較したときに時間を要する．この現象は，文字の意味と文字色の2つを同時に目にすると，その2つの情報が干渉し合うことによる（認知的葛藤）．

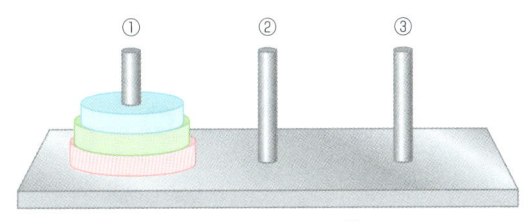

図14-5　ハノイの塔
3本の棒があり，①の棒に大，中，小の3つのリングが下から大きい順にはめられている．課題はリングを③の棒に最短の移動回数で，下から大きい順に重ねることである．このとき，②の棒を利用することは許されるが，1回に動かせるリングは1つ，小さいリングの上に大きいリングは重ねられない条件で行う（最短で7手）．

D ▶ 注意障害

1　注意障害とは

　物事に集中できない，周りに注意を向けることができない状態である．

2　注意障害の種類

　頭部外傷などの脳損傷により，注意障害が出現しやすい．注意には4つの成分がある．選択・転換の障害は頭頂葉や視床などの損傷で，持続の障害は辺縁系や網様体の損傷で，配分の障害は前頭葉の損傷で出現しやすい．半側視空間無視は左または右の視空間にある対象についてのみ注意が低下するので，方向性注意障害である．

　❶持続性の障害　ある時間の間その対象に集中できず，ぼんやりしている．

　❷選択性の障害　それぞれの対象を選ぶことができず，2つのことを同時に行えない．

　❸転換性の障害　対象を切り替えられず，てきぱきと処理できない．周囲の状況に応じて，修正や転換ができない．

　❹配分性の障害　複数の対象に適切に注意を配分できず，周囲の声や雑音，他者の動きに注意がそれやすい．

3　検査法

　代表的な検査方法について述べる．

1）トレイルメイキングテスト

（trail making test：TMT）

　注意の選択性を主に検査できる（**図14-6**）．パートAは，紙にランダムに書かれた1〜25の数字を1から順番に線で結び，作業完了までの所要時間を測る．パートBは紙に書かれた1〜13の数字と「あ」から「し」までのひらがなを，1→あ→2→い…といったように数字とひらがなを交互に結び，作業完了までの所要時間を測る．

2）抹消課題

　注意の持続障害を検査できる（**図14-7**）．干渉刺激のなかにある標的刺激を見つける視覚性の課題である．

5 7 2 4 9 5 0 3 2 7 5 9
3 1 4 7 6 0 3 4 5 6 3 7
2 9 4 6 8 3 9 5 7 4 3 4
4 9 7 5 . . .

図14-7　抹消課題
ここでは，数字の「7」をできるだけ速く消していく課題である．

パートA

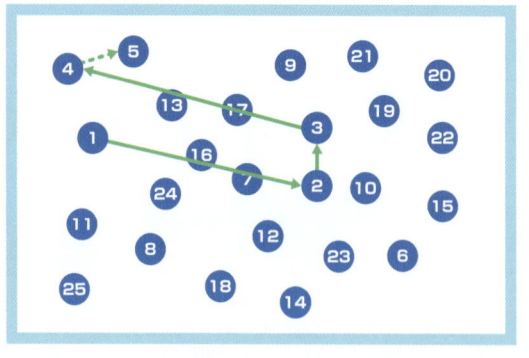

パートB

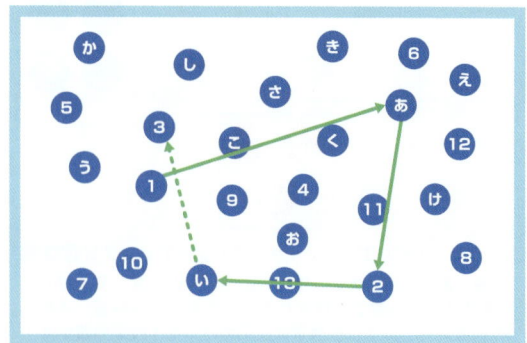

図14-6　トレイルメイキングテスト

3）漢字ひらがな課題

注意の転換障害を検査できる（**図14-8**）．書かれた文字をそのまま読ませたり，文字の書体（漢字かひらがなか）を言わせる．

4）標準注意検査法

（clinical assessment for attention：CAT）

日本高次脳機能障害学会が開発した7つの下位検査からなる検査法で（短期記憶，抹消課題，ストループ課題など），注意障害を標準化された方式で評価できる．

平仮名　かんじ　漢字　ひらがな　平仮名　かんじ
漢字　ひらがな　かんじ　漢字　かんじ　平仮名
ひらがな　漢字　平仮名　かんじ　漢字 ...

図14-8　漢字ひらがな課題

左上からできるだけ速く，①「ひらがな，かんじ，…」と読み方をそのまま言う，②「かんじ，ひらがな，…」と文字の書体がどちらか言う，という2条件下で，読み上げる課題である．

E ▶ 社会的行動障害

社会的行動障害とは，情動・意欲や他者への思いやり，配慮などをコントロールしている中枢の障害で，社会的行動の異常が出現する．

意欲が低下する，感情を爆発させる，依存的になる，固執しやすい，金銭を浪費する，賭博にふけるなど多彩な症状がみられ，対人関係が築けなくなり社会のなかで孤立してしまう．辺縁系，とくに側頭葉にある扁桃体がこれらの機能に深くかかわっていることが明らかになっている．

交通事故による頭部外傷に起因した大脳前部の損傷でよくみられ，歩行が可能となり，職場などに復帰したものの以前のように適合できずに問題となることが多い．これは，これまでのリハビリテーションが，まずは歩けること，基本的日常生活活動を自立して行えることを主要な目標としてきたことによるが，現代社会においては，再び社会に適合させるという観点からの支援が重要となる．

MEMO⑬　もはやゲージではない

フィニアス・ゲージ（1823〜1860）は，アメリカの鉄道建築技術者の職長である．大きな鉄の棒が頭を完全に突き抜ける事故によって左前頭葉の眼窩面（前頭眼窩回）と前頭葉の先端部（前頭極）を中心とする損傷があったとされている．事故後の彼は「どうしようもなく頑固になるくせに，気分が変わりやすく，いざとなると二の足を踏む．将来の計画を立てはするが，すぐに変更して，結局お流れにしてしまう．知的能力や感情面は子どもだが，動物的な性欲という意味では成人男性だった」といわれている．前頭葉は，何かを計画し，考え，注意を払うという機能だけではなく，他人に共感し，社会的に適切な行動をとることや自発性に関係している場所ということを認識させた症例である．

✦ セルフ・アセスメント ⑭

問1 行政的用語である高次脳機能障害でない症候はどれか．

1. 失語
2. 記憶障害
3. 注意障害
4. 遂行機能障害
5. 社会的行動障害

問2 記憶について誤りはどれか．

1. 作業記憶は陳述記憶である．
2. 意味記憶は陳述記憶である．
3. エピソード記憶は陳述記憶である．
4. 手続き記憶は非陳述記憶である．
5. 作業記憶は非陳述記憶である．

問3 記憶回路を構成しない脳構造はどれか.
1. 海馬
2. 小脳
3. 視床
4. 扁桃体
5. 帯状回

問4 遂行機能でないものはどれか.
1. 実際に行う.
2. 行動を計画する.
3. 行動の目標を設定する.
4. 滑舌よく饒舌に話をする.
5. 結果の確認や修正を行う.

問5 遂行機能の検査でないものはどれか.
1. ハノイの塔
2. 線分二等分試験
3. ストループ課題
4. ウィスコンシン・カード・ソーティング分類課題
5. BADS（behavioural assessment of the dysexecutive syndrome）

問6 注意の構成成分でないものはどれか.
1. 対象を切り替える.
2. それぞれの対象を選ぶ.
3. 一連の作業を記憶して実行する.
4. ある時間の間その対象に集中する.
5. 複数の対象に適切に注意を配分する.

問7 注意の検査でないものはどれか.
1. 抹消課題
2. 漢字ひらがな課題
3. 標準注意検査法（CAT）
4. ウェクスラー成人知能検査
5. トレイルメイキングテスト（TMT）

問8 前頭前野の機能ではないものはどれか.
1. 手続き記憶
2. 人間性
3. 社会性
4. 知的機能
5. 意思決定

正解と解説

問1 ▶ 1
失語以外はすべて該当する.

問2 ▶ 1
本文を参照のこと.

問3 ▶ 2
小脳以外はすべて関与する.

問4 ▶ 4
本文を参照のこと.

問5 ▶ 2
本文を参照のこと.

問6 ▶ 3
3 は作業記憶の説明である.

問7 ▶ 4
ウェクスラー成人知能検査は知的機能の評価法である.

問8 ▶ 1
MEMO⑬を参照のこと.

15 構音障害
dysarthria

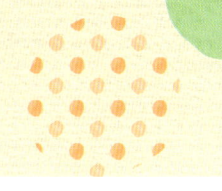

A ▶ 構音とは

声帯でつくられた音声は，口唇，歯，舌，鼻腔，咽頭，喉頭などの口腔と鼻腔により共鳴，調音さ れて語音に形成される（図15-1）．この過程が構音または構語である．

B ▶ 構音障害とは

発語に必要な筋群の運動障害による発話能力の異常で，言語理解も話そうとする言葉の内容にも 異常はないが，思うように円滑な発語ができない状態である．高度の場合には構音不能となる．

C ▶ 発音の機能解剖

発音の過程は，発声と構音からなる．

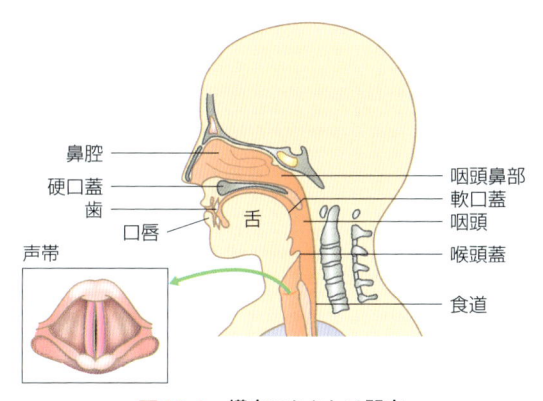

図15-1　構音にかかわる器官

鼻腔
硬口蓋
歯
口唇
声帯
舌
咽頭鼻部
軟口蓋
咽頭
喉頭蓋
食道

1　発　声

呼気が声帯の間隙（声門）を通過する際に，声帯が振動して音声となる．

2　構　音

言葉を具体的な語音につくりかえる過程である．声道を構成する口唇，下顎，舌，口蓋帆の働きが重要である（図15-2）．

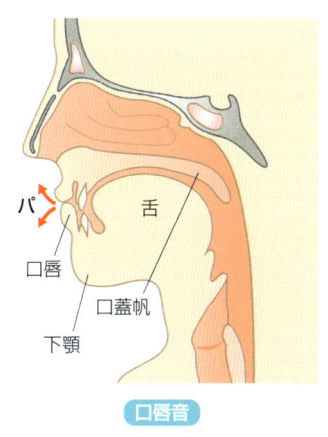
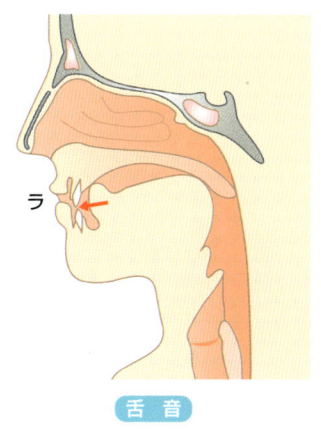
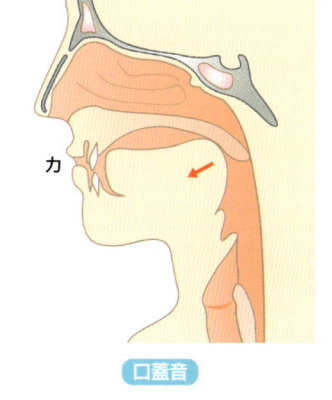

パ
舌
口唇
口蓋帆
下顎
口唇音

ラ
舌音

カ
口蓋音

図15-2　構音における各器官の働きの違い
赤矢印はそれぞれ口唇，舌先，口蓋帆の動きを示す．

D ▶ 構音障害

1 構音障害の観察すべき点

スピードはどうか，声量(声の大きさ)は大きいか/小さいか，聞き取りやすいか/聞き取りにくいか，語音明瞭度はどうか，言葉につまるか/流暢か，多弁であるか，嗄声はないか，などである．プロソディ(言葉の速さ・リズム・抑揚)は十人十色であり，異常かどうかは総合的に判定する必要がある．

2 核上性構音障害

成因

皮質延髄路の両側性病変に基づく仮性球麻痺によるもので，通常片側病変では構音障害はみられない．痙性対麻痺，下顎反射亢進など，ほかの神経症候を伴っていることが多い．

症状

構音筋群の痙性麻痺のため発語が円滑でなくなり，発語は遅く，耳障りで，精一杯の努力を要し，短く区切ってそれぞれの語は引きのばされ，しだいに聞き取れなくなる．とくにガ行の発音が悪い．

特徴

声量は小さく，語音明瞭度や抑揚は低下するが，鼻声になることはない．ゆっくりとした話し方，努力性の発声となる．

3 球麻痺性(核性)構音障害

成因

延髄の病変で，Ⅸ，Ⅹ，Ⅻ脳神経核が障害され，構音，嚥下・咀嚼障害をきたしたものである．障害される脳神経により特徴ある構音障害を示す．

症状

口蓋音の障害がとくに高度だが，舌音，口唇音も障害される．

特徴

息が鼻へ漏れる鼻声で，語音明瞭度や抑揚は低下し，ゆっくりとした話し方になる．低い声で単調な話し方となり，高音を出すのが困難となる．

1) 咀嚼筋麻痺

三叉神経運動枝の病変で生じ，両側性麻痺では下顎は下垂し閉口できず，語音は不明瞭となる．

2) 舌咽・迷走神経麻痺

軟口蓋が麻痺し，頬をふくらませると鼻に抜ける．音声は鼻に抜け開放性鼻声となる．迷走神経の枝である反回神経が侵されると片側障害では嗄声，両側障害では失声となる．

3) 舌下神経麻痺

舌音(サ，タ，ナ，ラ，ダの各行)が障害され，とくにラ行の障害が目立つ．高度の両側性麻痺では構音不能となる．

4) 広汎性球麻痺

脳神経のⅤ運動枝，Ⅶ，Ⅸ，Ⅹ，Ⅻの両側性病変による典型的な球麻痺を生じ，顔面下部，舌，咽頭，喉頭の諸筋が広汎に侵され構音不能となる．しかし，比較的最後までア音のみ発音が可能である．

5) 筋萎縮性側索硬化症

広汎性球麻痺による麻痺性構音障害に痙性構音障害が加わった複合型構音障害で，しだいに構音不能の状態となる．

4 錐体外路・小脳性の構音障害の特徴

1) Parkinson型構音障害

音量が減少し小声で単調となる．話し始めにどもったり，話し中にしだいに早口となり(加速言語)，ついには聞き取れなくなるすくみ言語や，同じ言葉を繰り返す同語反復の傾向もみられる．

2) 不随意運動性構音障害

意思に反して反復する不随意運動が口唇，舌，頬，咽喉頭，呼吸筋などに起こると，構音が乱れ，ときどき急に音声が高くなったり強くなったり，子音や母音が歪んだりして会話はぎくしゃくしてくる．とくにジストニーでは語音をしぼり出すような努力性の発語で音声が大きくなったり小さくなったりし，発語が途絶しやすい．

3) 運動失調性構音障害

軽症のものでは子音が不明瞭で音声の強さの動

揺がみられ，進行すると，一語ずつとぎれた発音（**断綴性発語**）となり，さらに進行すると音の強さの変化が急激で，突然大きな声になる**爆発性発語**となる．

5　発語失行

失行性の構音障害，すなわち大脳皮質性構音障害で，構音のプログラミングの障害である．話すときに調音がうまくできず的外れの調音が起きる．指示による舌や口唇の運動，口笛を吹くなどの動作ができない口部失行を伴いやすい．

6　筋性構音障害

1）重症筋無力症

話を続けるとしだいに音声が弱く鼻声で不明瞭

となり，休息すると再び明瞭となる．進行すると鼻咽腔閉鎖機能が失われて音声は鼻腔に流れ（開放性鼻声），構音に必要な口腔内圧を高めることができなくなる．障害が高度の場合は構音不能状態に陥るが，エドロホニウム塩化物（コリンエステラーゼ阻害薬）静注で一過性に発語は正常となる．

2）多発筋炎

約60％に構音障害があり，鼻声で不明瞭となりやすい．

3）筋ジストロフィー症

顔面肩甲上腕型筋ジストロフィー，先天性筋ジストロフィー，筋強直性ジストロフィーでは，顔面筋，咬筋が萎縮し，軟口蓋や咽頭筋も弱くなり，発語は軽度に鼻声で不明瞭となる．

✦ セルフ・アセスメント ⑮

問1 構音に関与する脳神経でないものはどれか.
1. 三叉神経
2. 顔面神経
3. 舌咽神経
4. 迷走神経
5. 副神経

問2 神経疾患とその構音障害の組み合わせで誤りはどれか.
1. パーキンソン病—小声で単調
2. 小脳失調—爆発性発語
3. 重症筋無力症—鼻声
4. 反回神経麻痺—嗄声
5. 仮性球麻痺—吃音

問3 球麻痺の症状について誤りはどれか.
1. 延髄の障害で起こる
2. 下顎反射の亢進
3. 咀嚼障害
4. 構音障害
5. 嚥下障害

正解と解説

問1 ▶ 5
副神経は僧帽筋や胸鎖乳突筋を支配する（p.26 参照）.

問2 ▶ 5
仮性球麻痺は吃音にはならない.

問3 ▶ 2
下顎反射の亢進は仮性球麻痺で起こる.

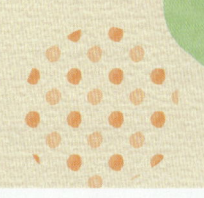

16 嚥下障害
dysphagia

A ▶ 嚥下とは

食物を認識して，口腔に入れた食物や液体は咽頭から食道を経て胃に送られる．この過程が嚥下であり，三叉神経・舌咽神経・迷走神経の求心性線維によって駆動される．

B ▶ 嚥下障害とは

物をうまく飲み込めない状態を嚥下障害という．脳卒中やそのほかの神経疾患の患者では，嚥下障害は臨床現場の大きな問題となっている．とくに，誤嚥性肺炎と栄養障害から生命の危機を招くことが多いので，嚥下のメカニズムを知り，評価・治療を行う．

C ▶ 嚥下の解剖・生理 (図16-1，2)

1) 先行期（認知期）

食物を食物と認識し，口へ運ぶまでの時期である．意識障害があると食物の認知ができず，誤嚥しやすい．

2) 準備期

食物を口に取り込み，咀嚼を終えるまでの時期である．口唇の閉鎖が弱いと，食べた物がこぼれる．咀嚼動作を繰り返して，食物は唾液と混合されて食塊になる．

3) 口腔期

咀嚼した食物を咽頭に送り込む時期である．通常口唇は閉鎖され，舌は前方から口蓋に押しつけられる．

4) 咽頭期

食塊を嚥下反射により咽頭から食道に送るまでの時期である．健常者では0.5秒以内で終了する．軟口蓋が後上方へ動いて鼻咽腔を閉鎖し，鼻腔へ食物が逆流することを防ぐ．また喉頭が挙上し，声門も閉鎖して気管への誤嚥を防ぐ．同時に食道

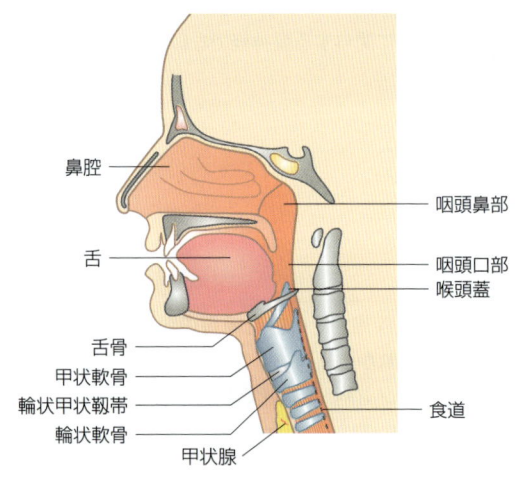

図16-1 嚥下にかかわる各器官

鼻腔
咽頭鼻部
舌
咽頭口部
喉頭蓋
舌骨
甲状軟骨
輪状甲状靱帯
輪状軟骨
甲状腺
食道

入口部の輪状咽頭筋が弛緩して，食塊が食道へ送り込まれる．

5) 食道期

食塊が咽頭を通過し，食道の蠕動運動により胃へ運ばれる時期である．上部食道括約筋が収縮し，食物が逆流するのを防ぐ．

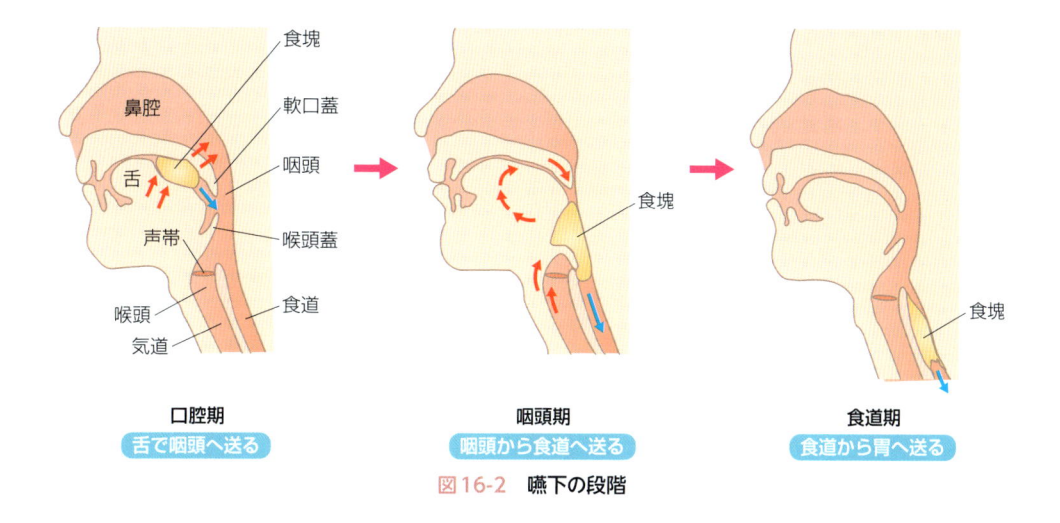

図16-2　嚥下の段階

口腔期
舌で咽頭へ送る

咽頭期
咽頭から食道へ送る

食道期
食道から胃へ送る

（図中ラベル：食塊／鼻腔／軟口蓋／咽頭／舌／喉頭蓋／声帯／食道／喉頭／気道／食塊／食塊）

D ▶ 嚥下反射

　第四脳室底の延髄網様体に嚥下中枢がある．咽頭や口蓋からの入力（三叉神経・舌咽神経・迷走神経）によって興奮し，咽頭・食道などの自律性効果器と呼吸筋を連動させて，嚥下反射を起こす（三叉神経・顔面神経・舌下神経）．

E ▶ 嚥下障害の評価

1）問　診
　むせ，咳，痰の量と性状，嗄声に注意する．
❶むせ，咳，痰　誤嚥の重要なサインであり，食後にこのような症状があれば誤嚥を疑う．
❷湿性嗄声　痰がからんだようなごろごろした声で，咽頭，喉頭内への食物の流入を意味する．
❸合併症　構音障害を伴っていることが多い．

2）診　察
❶舌を前へ突き出す動きや口輪筋，咬む筋の強さ，下顎の動きを観察する．
❷軟口蓋の挙上の状態，構音障害の有無をチェックする．
❸空嚥下をしてもらい，指で喉頭の挙上を触知する．
❹実際の食事の状態を観察し，誤嚥の有無を確認する．ただし，誤嚥してもむせない例（不顕性誤嚥）もある．

3）発症様式
❶急性発症　Guillain-Barré症候群，多発筋炎，重症筋無力症，Wallenberg症候群などがある．
❷緩徐発症　両側性軟口蓋麻痺で舌萎縮を伴う場合には，筋萎縮性側索硬化症，球脊髄性筋萎縮症などがあり，舌萎縮のない場合は，両側性ないし多発性脳梗塞，進行性核上性麻痺などによる仮性球麻痺であることが多い．また，頭蓋底に浸潤する悪性腫瘍でも起こる．

F ▶ 疾患と嚥下障害

1）急性期に意識障害を伴うような大きな病巣
　延髄の嚥下中枢は，意識を保つ網様体と密接に神経連絡があるので，大脳半球の大きな病巣（脳血管障害）により網様体が圧迫されると，嚥下障害が出現する．

2）両側性病変による仮性球麻痺
　嚥下筋は両側支配のため，一側性脳卒中発作では仮性球麻痺は起こらない．仮性球麻痺では，固

形物より液状物が飲み込みにくい傾向がある．主として嚥下の口腔期が障害され，食物を咽頭腔へ進めることができず，流涎（よだれを流すこと）もみられるが，咽頭期の嚥下反射は比較的保たれる．

3）延髄の障害による球麻痺

延髄から出ている脳神経の障害による嚥下筋の運動麻痺がある．嚥下筋の萎縮が著明で，重症例では嚥下反射がみられない．代表的な球麻痺はワレンベルク症候群（延髄外側症候群）である．

4）Parkinson病

とくに舌を動かし，物を飲み込むといった随意運動が障害されるため，食物の口腔内通過時間が延長し，嚥下障害を引き起こす．

G ▶ 嚥下障害の検査

1）反復唾液嚥下テスト
repetitive saliva swallowing test（RSST）

患者の喉頭隆起，舌骨に指を当てて，できるだけ何回も唾液を嚥下するように指示する．嚥下時の喉頭挙上を確認しながら，30秒間に何回できたかを数える．2回以下は異常である．

2）改訂水飲みテスト
modified water swallowing test（MWST）

冷水3mLを口腔底に注ぎ，嚥下してもらう．表16-1の5段階で評価する．

表16-1　改訂水飲みテスト

❶嚥下なし，むせる and/or 呼吸切迫
❷嚥下あり，呼吸切迫（不顕性誤嚥の疑い）
❸嚥下あり，呼吸良好，むせる and/or 湿性嗄声
❹嚥下あり，呼吸良好，むせない
❺❹に加え，反復嚥下が30秒以内に2回可能

評価が❹以上ならば，最大でさらに2回繰り返し，最も悪い状態を評価する．❸以下のとき，誤嚥が疑われる．

3）食物テスト

茶さじ1杯のプリンを舌前部に置き，食べさせる．嚥下後，反復嚥下を2回行わせる．評価は改訂水飲みテストに準じて行う．

4）嚥下造影検査

造影剤や造影剤を含んだ模擬食品（ゼリー，クッキーなど）を嚥下させ，その通過状態をX線透視で見ながらビデオに記録し解析する．食塊の咽頭への送り込み，咽頭通過，誤嚥の有無などを評価する．

5）嚥下内視鏡検査

鼻腔内視鏡を用いて，咽頭，喉頭，唾液や食物の残留，嚥下の状態を観察する．

6）その他

頸部聴診による嚥下音や嚥下前後の呼吸音の聴取，経皮的動脈血酸素モニター（パルスオキシメータ）による酸素飽和度の測定は，嚥下の状態を観察する補助手段として有用である．

H ▶ 嚥下障害の治療

十分な訓練を行っても誤嚥性肺炎の危険がある場合は，口腔から胃までチューブを挿入する経管栄養を行う．

1）経鼻的経管栄養

鼻から胃へ管を入れる方法で手軽なために頻用されている．しかし，口腔や喉頭の分泌物が増加したり，嚥下運動の妨げとなるため，誤嚥が増加しやすい．また，時に下痢が問題となる．

2）胃瘻増設
percutaneous endoscopic gastrostomy（PEG）

嚥下障害が高度で恒久的に経管栄養が必要な人に胃瘻造設が行われる．近年，内視鏡下でのPEGがよく行われている．経鼻的な方法と違い，上気道の分泌物が増加しないので，嚥下障害で誤嚥のある患者に利点がある．

✦ セルフ・アセスメント ⑯

問1 嚥下のステージについて誤りはどれか.

1. 先行期：食物を認知し，食べられるかどうか見極める時期
2. 準備期：食物を口に取り込み，咀嚼を終えるまでの時期
3. 口腔期：咀嚼した食物を咽頭に送り込む時期
4. 咽頭期：食塊が咽頭に入り，食道に到達するまでの時期
5. 食道期：食塊が咽頭を通過し，食道の蠕動運動により胃へ運ばれる時期

問2 嚥下障害を疑う所見として誤りはどれか.

1. よだれが出ない.
2. 食後にむせる.
3. 飲み込んだ後に声質が変わる.
4. 肺炎を繰り返す.
5. 脳梗塞を繰り返し，左右両側に病巣がある.

問3 嚥下の検査でないものはどれか.

1. 鼻咽腔閉鎖機能検査
2. 改訂水飲みテスト
3. 嚥下内視鏡検査
4. 嚥下造影検査
5. 食物テスト

正解と解説

問1 1
認知だけでなく，実際に食物を口に入れるまでの時期.

問2 1
本文参照のこと.

問3 1
本文参照のこと.

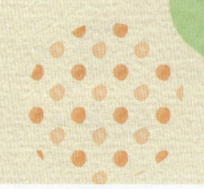

17 意識障害
cousciousness disturbance

A ▶ 意識を保つしくみ

　第一次世界大戦の頃，ヨーロッパや北米で嗜眠性脳炎が大流行した．ほとんどの患者は過剰に眠るが，何人かの患者は不眠となった．オーストリアの神経科医 von Economo は剖検所見から，視床下部後部から中脳にかけて覚醒中枢が存在し，そこの病変で嗜眠が生じ，視床下部前部（視索前野）に睡眠中枢が存在し，そこの病変で不眠が生じると考えた．その後，ネコの脳の破壊実験などから覚醒を保つための神経系として，上行性脳幹網様体賦活系の概念が1949年に Moruzzi と Magoun によって提唱された（図17-1）．脳幹から始まり，視床，視床下部，大脳皮質などに広範囲に投射する広汎性投射系が明らかにされている．現在で

は，この場所を通る神経伝達物質を出すニューロン群が重要だと考えられている．

1）脳幹網様体
　脳幹の背側，延髄から中脳後部に至る領域で，網目のように錯綜する神経線維とその間に散在する多数の神経細胞の集団（核）からなり，白質にも灰白質にも分類されない構造である．

2）神経伝達物質
　青斑核から始まるノルアドレナリン作動性の線維，背側縫線核から始まるセロトニン系の線維，外背側被蓋核から始まるアセチルコリン作動性の線維，中脳黒質から始まるドーパミン系の線維が主要なものである．

3）睡眠と覚醒のリズム
　視床下部の視交叉上核に体内時計があり，一日24時間（覚醒16時間，睡眠8時間）の生体リズムを形成している．視床下部外側野ではオレキシンが産生され，脳幹の神経伝達物質に働いて覚醒を維持している．視索前野の神経細胞が活動すると徐波（ノンレム）睡眠へ移行する．橋にはレム睡眠中枢があり，レム睡眠とノンレム睡眠が約90分周期で繰り返している．ノンレム睡眠では脳活動が休まり，レム睡眠では脳はある程度活動しているが，筋肉の活動は低下している．

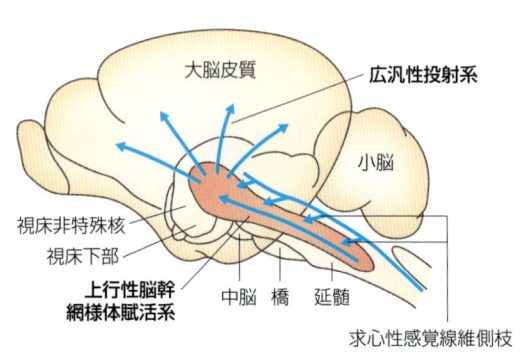

大脳皮質
広汎性投射系
小脳
視床非特殊核
視床下部
上行性脳幹網様体賦活系
中脳　橋　延髄
求心性感覚線維側枝

図17-1 **上行性脳幹網様体賦活系**

B ▶ 意識レベル

1）意識障害
❶定義　外界からの刺激に対する反応性が低下した状態や意識の内容が変化した状態をいう．メディカルスタッフはケアやリハビリテーションを始める前に，患者の意識レベル（水準）を評価しなければならない．

❷意識レベル（水準）　「患者がどの程度に自分自身と外界を認識しているか」という尺度である．実際には，患者が「視覚，聴覚，触覚，痛覚刺激などに対してどのように反応するか」で判断される．

　ⓐ覚醒反応：どの強さの刺激で意識障害から覚醒するか．たとえば，痛み刺激でも覚醒しない，

大声で呼ぶと覚醒するなど.

　ⓑ**認知反応**：与えられた刺激をどの程度認識し反応するか.たとえば,見たものに視線を動かす,握手などの口頭命令に応じるなど.

2）意識レベルの量的変化

❶**一般的評価法**　臨床の場では,おおまかに意識レベルを把握する.

　ⓐ**清明**：覚醒している.
　ⓑ**傾眠**：刺激を与えないと眠り込む.
　ⓒ**昏迷**：強い刺激で覚醒し,単純な動作はできる.
　ⓓ**半昏睡**：痛み刺激や体を揺することで逃避反応や体動がみられる.
　ⓔ**昏睡**：どんな刺激を与えても反応がない.

❷**定量的評価法**　意識障害では,その程度,および経時的変化を客観的に評価することが重要で

あり,病状を誰でも把握できる指標が必要である.

　ⓐ**ジャパン・コーマ・スケール（Japan coma scale：JCS）**：分類の仕方から3-3-9度方式とも呼ばれる.日本で使われているJCSは,覚醒の程度によって分類したもので,数値が大きくなるほど意識障害が重いことを示す（**表17-1**）.数字の1桁は覚醒している状態,2桁は開眼できるかどうか,3桁は覚醒するかどうかの段階を評価している.

　ⓑ**グラスゴー・コーマ・スケール（Glasgow coma scale：GCS）**：欧米で一般に使われている評価法で,開眼,言語反応,運動反応の3つについて,点数化を行う.点数が低いものほど意識障害が重いことを示す.15点満点（正常）で,最低点は3点で深昏睡という.一般に8点以下を重症として取り扱う（**表17-2**）.

表17-1　ジャパン・コーマ・スケール

Ⅰ. 刺激しなくても覚醒している状態（1桁で表現）
1. だいたい意識清明だが,今ひとつはっきりしない. 2. 見当識障害がある. 3. 自分の名前,生年月日が言えない.
Ⅱ. 刺激すると覚醒する状態―刺激をやめると眠り込む―（2桁で表現）
10. 普通の呼びかけで容易に開眼する. 　合目的な運動（たとえば,右手を握れ,離せ）をするし,言葉も出るが,間違いが多い. 20. 大きな声または体を揺さぶることにより開眼する. 　簡単な命令に応ずる（たとえば,手を握ったり離したり）. 30. 痛み刺激を加えつつ呼びかけを繰り返すと辛うじて開眼する.
Ⅲ. 刺激しても覚醒しない状態（3桁で表現）
100. 痛み刺激に対し,はらいのけるような動作をする. 200. 痛み刺激で少し手足を動かしたり,顔をしかめる. 300. 痛み刺激に反応しない.

意識レベルの数値に加えて,落ち着きがなく不穏状態のものはR（restlessness）,尿便失禁のあるものはI（incontinence）,無動性無言（akinetic mutism）ないし失外套症候群（apallic state）に該当するものはAを付加し,100-I,20-RIなどと表現する.

表17-2　グラスゴー・コーマ・スケール

		スコア
開眼 (eye opening：E)	自発的に 言葉により 痛み刺激により 開眼しない	E4 3 2 1
言葉による最良の応答 (best verbal response：V)	見当識あり 錯乱した応答 不適当な言葉 理解できない言葉 発声がみられない	V5 4 3 2 1
運動による最良の応答 (best motor response：M)	命令に従う 痛み刺激部位に手足をもってくる 屈曲・逃避 異常屈曲 四肢伸展 反応なし	M6 5 4 3 2 1

3) 意識内容の変化

精神疾患などでは，意識レベルの障害というよりは，「意識内容の変化」が起こる．

❶もうろう状態 軽い意識の混濁があり，外界を認知できるが，意識する範囲が狭くなっていて全体の把握ができない状態である．

❷錯乱 意識レベルは低下し，錯覚，幻覚，妄想を呈し，徘徊など異常行動を呈する．

❸せん妄 軽度の意識障害に，精神的な興奮と

して活発な幻覚，錯覚，不穏・興奮などを伴う状態である．

ⓐ高齢者：脱水や発熱，術後，便秘などのわずかな体調変化や身体拘束，疼痛などで出現する．

ⓑ夜間せん妄：意識レベルの低下する夜間に出現しやすく，認知症にしばしば伴う．

ⓒ慢性アルコール中毒の禁断症状：「天井に虫が這っている」などと幻視を訴え，精神的・身体的興奮を示す．

C ▶ 特殊な意識障害

1) 無動性無言

開眼し，眼球運動はあるが，無言で自発運動や意思の疎通，喜怒哀楽の表出がない状態である．傾眠状態ではあるが，睡眠と覚醒のリズムは保たれている．食物を口に入れてやると嚥下はできる．脳幹網様体賦活系と前頭葉皮質間を遮断する病変でみられる意識障害の一型である．

2) 失外套症候群

一酸化炭素中毒，低酸素脳症，頭部外傷，脳炎などによる大脳半球の広汎な病変により刺激に反応せず，無動・無言の状態で，視線は固定したままか無意味に動くが注視することはない．食物を口に入れてやるとある程度の嚥下は可能なことも少なくない．睡眠と覚醒のリズムは障害される．

3) 植物状態

呼吸や体温調節，血液循環などの生命維持に必要な脳幹は機能しているが，頭部の外傷や脳への血流の停止などが原因で，大脳の働きが失われて意識が戻らない状態のことをいう．遷延性意識障害ともいわれる．

4) 閉じ込め症候群

意識が保たれ開眼していて外界を認識できるが，完全四肢麻痺と球麻痺のため，手足の動きや発話での意思表出能が失われた状態である．患者は寝たきりで四肢は全く動かせず，無言状態を呈する．

5) 最小意識状態

植物状態とは異なり，患者が自己および／または外界を認識している証拠がみられることを特徴とし，状態が改善する傾向がある．診断は臨床的に行う．

D ▶ 異常肢位

重篤な意識障害時には異常肢位を示し，予後不良な徴候である（**図17-2**）．

1) 除皮質硬直

上肢は肘，手首で屈曲，下肢は伸展し，足首は底屈した体位となる（**図17-2A**）．大脳皮質，中脳，脳幹の障害による．

2) 除脳硬直

頭部は後ろ向きに反り，上肢は両脇に沿って伸展し下肢も伸展する．除皮質硬直よりも重症とされ，延髄よりも中枢側に病変があり，中脳や橋の損傷によるものが多い（**図17-2B**）．

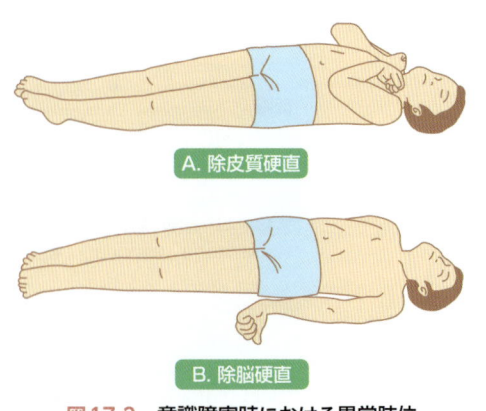

A. 除皮質硬直

B. 除脳硬直

図17-2 意識障害時における異常肢位

表17-3 法的脳死判定基準

脳死判定の前提条件
- 器質的脳障害により深昏睡および無呼吸をきたしている症例
- 原疾患が確実に診断されている症例（CTなどの画像診断は必須）
- 現在行い得るすべての適切な治療をもってしても回復の可能性が全くないと判断される症例

除外例
- 脳死と類似した状態になりうる症例
  ① 急性薬物中毒
  ② 低体温：直腸温，食道温等の深部温が32℃以下
  ③ 代謝・内分泌障害
- 生後12週未満の者
- 知的障害者等，本人の意思表示が有効でないと思われる症例
  （当面，法的脳死判定は見合わせる）

判定基準
① 深昏睡：JCSで300，GCSで3
② 瞳孔の固定・瞳孔径が左右とも4mm以上
③ 脳幹反射の消失
　・対光反射　・角膜反射　・毛様脊髄反射　・眼球頭反射　・前庭反射
　・咽頭反射　・咳反射
④ 脳波平坦（少なくとも4導出で30分間以上）
⑤ 自発呼吸の消失（無呼吸テスト）：①～④がすべて終了した後に行う

観察期間
　2回目の検査は，1回目の検査終了時から6時間以上経過した時点において行う

＊判定者
　脳死判定に関して豊富な経験を有し，かつ臓器移植にかかわらない医師2名以上

E ▶ 脳死の診断

1）個体死

医学的な死とは，心肺・脳機能の不可逆的停止であり，心停止，自発呼吸停止，瞳孔散大がそろった状態である．

2）脳 死

ヒトの脳幹を含めた脳すべての機能が廃絶した状態のことである．一般的に，脳死後に意識を回復する見込みはないとされる．

3）法的脳死判定

現代医学の発展とともに，臓器移植が重篤な疾患をもつ患者の救命手段となってきた．臓器移植を行うには，個体死の条件では臓器のダメージが大きく，心肺停止前（脳死）に臓器を取り出す必要がある．そのため，法的脳死判定基準が整備された（表17-3）．

F ▶ 失 神

1）定 義

急性・可逆性の全般的な脳血流低下に起因する一過性の意識消失と脱力である．

2）原 因

一過性の脳血流低下による．典型例としては，朝礼などで長時間立位を保つうちに脳血流が低下し，目の前が暗くなって気を失うことであるが，臥位になって脳血流が戻るとすぐに意識を回復する．失神の原因は，①起立性低血圧，②反射性（神経調節性）失神，③心原性（心血管性）失神に大別される（表17-4）．起立性低血圧は，自律神経系の障害を示す徴候として重要である．

3）鑑別診断

てんかんとの鑑別が必要で，四肢のけいれん，咬舌，尿失禁，眼球偏位などてんかん症候があれば失神ではないが，これらを伴わないてんかんもある．

表17-4　失神の原因

1. 起立性低血圧による失神	①原発性自律神経障害	純型自律神経失調症，多系統萎縮，自律神経障害を伴うパーキンソン病，レビー小体型認知症
	②続発性自律神経障害	糖尿病，アミロイドーシス，尿毒症，脊髄損傷
	③薬剤性	アルコール，血管拡張薬，利尿薬，フェノチアジン，抗うつ薬
	④循環血液量減少	出血，下痢，嘔吐など
2. 反射性（神経調節性）失神	①血管迷走神経性失神	(1) 感情ストレス（恐怖，疼痛，侵襲的器具の使用，採血など） (2) 起立負荷
	②状況失神	(1) 咳，くしゃみ (2) 消化器系（嚥下，排便，内臓痛） (3) 排尿（排尿後） (4) 運動後 (5) 食後 (6) その他（笑う，金管楽器吹奏，重量挙げ）
	③頸動脈洞症候群	
	④非定型（明瞭な誘因がない/発症が非定型）	
3. 心原性（心血管性）失神	①不整脈（一次的要因として）	(1) 徐脈性：洞機能不全（徐脈頻脈症候群を含む），房室伝導系障害，ペースメーカー機能不全 (2) 頻脈性：上室性，心室性（特発性，器質的心疾患やチャネル病に続発） (3) 薬剤誘発性の徐脈，頻脈
	②器質的疾患	(1) 心疾患：弁膜症，急性心筋梗塞/虚血，肥大型心筋症，心臓腫瘍（心房粘液腫，腫瘍など），心膜疾患（タンポナーデ），先天的冠動脈異常，人工弁機能不全 (2) その他：肺塞栓症，急性大動脈解離，肺高血圧

✦ セルフ・アセスメント ⑰

問1 どこが障害されると意識はなくなるか．
1. 前頭葉
2. 小脳皮質
3. 延髄網様体
4. 大脳基底核
5. 中脳・橋網様体

問2 ジャパン・コーマ・スケールで「開眼しているが，名前や生年月日が言えない」はどのレベルに当てはまるか．
1. I-1
2. I-3
3. II-10
4. II-30
5. III-100

問3 せん妄状態をきたさない病態はどれか．
1. 認知症
2. 高齢者の脱水
3. 高齢者の発熱
4. 高齢者の術後

5. 急性アルコール中毒

問4 法的脳死判定基準について誤りはどれか．
1. 深昏睡
2. 平坦脳波
3. 瞳孔の固定
4. 脳幹反射の消失
5. 脊髄反射の消失

問5 特殊な意識障害とその説明の組み合わせで誤りはどれか．
1. 無動性無言―無言で，眼球運動を除いて体の動きが全くない状態
2. 失外套症候群―大脳・脳幹の広汎な損傷により刺激に反応せず，無動無言の状態
3. 植物状態―大脳機能は失われているが，脳幹は機能し続けている状態で意思疎通はできない
4. 閉じ込め症候群―意識が保たれ，眼の動きによって意思疎通が可能
5. 最小意識状態―植物状態とは異なり，患者が自己および外界を認識している状態

問6 失神の原因でない病態はどれか.

1. 排尿
2. てんかん
3. 心筋梗塞
4. 起立性低血圧
5. 血管迷走神経反射

正解と解説

問1 5

本文参照のこと.

問2 2

表 17-1 を参照のこと.

問3 5

急性アルコール中毒ではなく,慢性アルコール中毒ではせん妄状態をきたす.

問4 5

脳死でも脊髄反射は残る.

問5 2

失外套症候群は大脳半球の広汎な損傷により生じる(本文参照).

問6 2

てんかん以外は失神の原因となる.

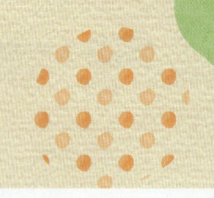

18 頭痛と痛み
headache and pain

A ▶ 頭痛とは

頭部に感じるさまざまな痛みである．国際頭痛分類第3版（ICHD-3）では実に300種類を超えるタイプがある．頭痛は一次性頭痛と二次性頭痛の大きく2つに分類される．**一次性頭痛**とは，ほかの疾患と関係しない「頭痛そのものが病態」の頭痛である．代表的なものとして，片頭痛，群発頭痛，緊張型頭痛などがある．一方，**二次性頭痛**とは，ほかの疾患や外傷が原因となって起こる頭痛で，クモ膜下出血や脳腫瘍，髄膜炎など生命にかかわる頭痛もある．

B ▶ 頭痛の診断

患者から聞きとる頭痛に関する情報が役に立つ．

1）病　歴
発病の時期，既往症（外傷や手術の有無，生活環境の変化，嗜好品，常用薬など），家族歴，頭痛を訴える部位，痛みの性質，痛みの増悪および寛解因子，経過（突発性，急性，亜急性，慢性，単発性，反復性，意識障害など）に注意する．

2）内科的および神経学的診察
発熱，髄膜刺激症候，神経学的巣症状の有無などをチェックする．

3）特殊検査
頭部CT，MRI，脳脊髄液検査などを行う．

C ▶ 頭痛の種類

日常臨床でよく遭遇する頭痛を概説する．

1　片頭痛

特　徴

若年の女性に多い．

症　状

❶思春期から更年期まで反復して発作性に出現し，悪心・嘔吐，羞明，音恐怖を伴いやすい．

❷頭の前半部の片側性または両側性の拍動性頭痛で2〜数時間（時に2，3日）頭痛が続く．

❸閃輝暗点，視野欠損，異常感覚などの前兆についで頭痛が起こるものと，前兆がなく頭痛発作のみのもの，眼筋麻痺や片麻痺を伴うものがある．

❹頭痛発作は生活条件の変化やストレスと関連して起こる．

成　因

前兆は頭蓋内の血管収縮，頭痛は頭蓋内外の血管拡張によるものとされている．血管を取り巻く三叉神経が何らかの原因で刺激され，そこから神経伝達物質が放出されることで，血管の拡張と血管周囲の炎症が起こり，その刺激が脳に伝わって頭痛が起こると考えられている．

治　療

各論（㉙章「B▶頭痛」）を参照されたい．急性期にはトリプタン系薬（セロトニン系に作用），一般的な痛み止めの非ステロイド系抗炎症薬（NSAIDs）が用いられる．

2　群発頭痛

特　徴

20〜30代の男性に多く，過度の飲酒者や喫煙者が多い．

症　状

❶一側の眼の奥や周辺を中心とする突発する激

痛発作で，5分～2時間の発作が2～6週にわたり連日1～数回おき，6～12ヵ月の間欠期を経て再び発作を繰り返す．

❷夕方から夜中に多く，各個人で一定の時刻に起きやすく，頭痛と同側に結膜充血，流涙，眼瞼下垂，縮瞳，鼻閉，顔面の発汗などを随伴しやすい．アルコールが誘発因子である．

成因

一側の内頸動脈系（とくに眼動脈）と外頸動脈分岐の発作性拡張による機序が推測されている．

治療

各論（㉙章「B▶頭痛」）を参照されたい．発作時には100％の酸素吸入が有効である．

3 緊張型頭痛

特徴

以前に緊張性頭痛，筋収縮性頭痛，心因性頭痛，抑うつ性頭痛などと呼ばれていたものを総括した頭痛である．

症状

緊張しやすい性格の者が心理的緊張，仕事量の増加，長時間の同一姿勢保持などによって筋緊張が高まり，持続的に引き締まった圧迫性（頭が押さえつけられた感じ）の頭痛を自覚する．午後から夕方にかけて頭痛が増強する．

治療

各論（㉙章「B▶頭痛」）を参照されたい．患者には鎮痛薬の乱用を避け，日常生活のなかに弛緩と休息を取り入れ，体操やゆっくりした入浴など，筋弛緩を図るような生活指導が必要である．

D▶特殊な痛み

1 中枢性疼痛

特徴

中枢神経内の痛覚伝導路ないし中継核の器質的病変により起こる，不快な灼熱性の引き裂かれたり放散するような激痛である．

誘因

接触，風，雑音，寒冷，運動，情動刺激などが誘因となり，疼痛を誘発ないし増悪させる．

視床痛

代表的なもので，脳卒中による視床後腹側核の障害で発現することが多い．

発現機序

諸説あるが，正確な病態は不明である．

2 幻肢痛

特徴

四肢近位部の切断，とくに事故による切断後に起きやすく，多くは切断直後より灼熱性，ねじれるような，引きつるような，あるいは電撃性の疼痛が切断されて存在しない幻肢に起こる．

誘因

疼痛は持続性のことも発作性のこともあり，幻肢を動かそうとしたり，発熱，排泄，咳，情動刺激などで疼痛が誘発されたり増悪する．

機序

不明であるが，ミラーセラピー（MEMO⑭）が有効なことから，求心路遮断により身体図式が変化することが考えられている（図18-1）．

3 複合性局所疼痛症候群
complex regional pain syndrome（CRPS）

焼けるような痛み，またはうずくような痛みの持続に加え，痛みと同じ部位での発汗異常，浮腫，皮膚色調の変化などが起こる．

❶Ⅰ型：反射性交感神経性異栄養症　事故で骨や軟部組織（靱帯や腱など）が破壊された場合に起こる．

❷Ⅱ型：カウザルギア　神経組織の損傷により，四肢の持続性，灼熱性で局在の不明確な激痛が生じる．物理的，心理的な各種の刺激，運動などで痛みが誘発（アロディニア）される．

MEMO⑭　ミラーセラピー

ミラーセラピーとは，鏡を使用して運動の視覚フィードバックを与える治療法である（**図18-1**）．切断や麻痺などの患側肢の遠位部に健側肢の映った鏡像がつながって見えることで，患側肢が健常な実像であるかのように感じさせながら運動を行わせる．1995年にアメリカの神経科医であるRamachandran（ラマチャンドラン）が，上肢切断者の幻肢痛の軽減に有効であると初めて報告した．その後，脳卒中患者の麻痺改善や下肢幻肢痛，複合性局所疼痛症候群，腕神経叢引き抜き損傷患者の疼痛軽減効果などが報告されている．

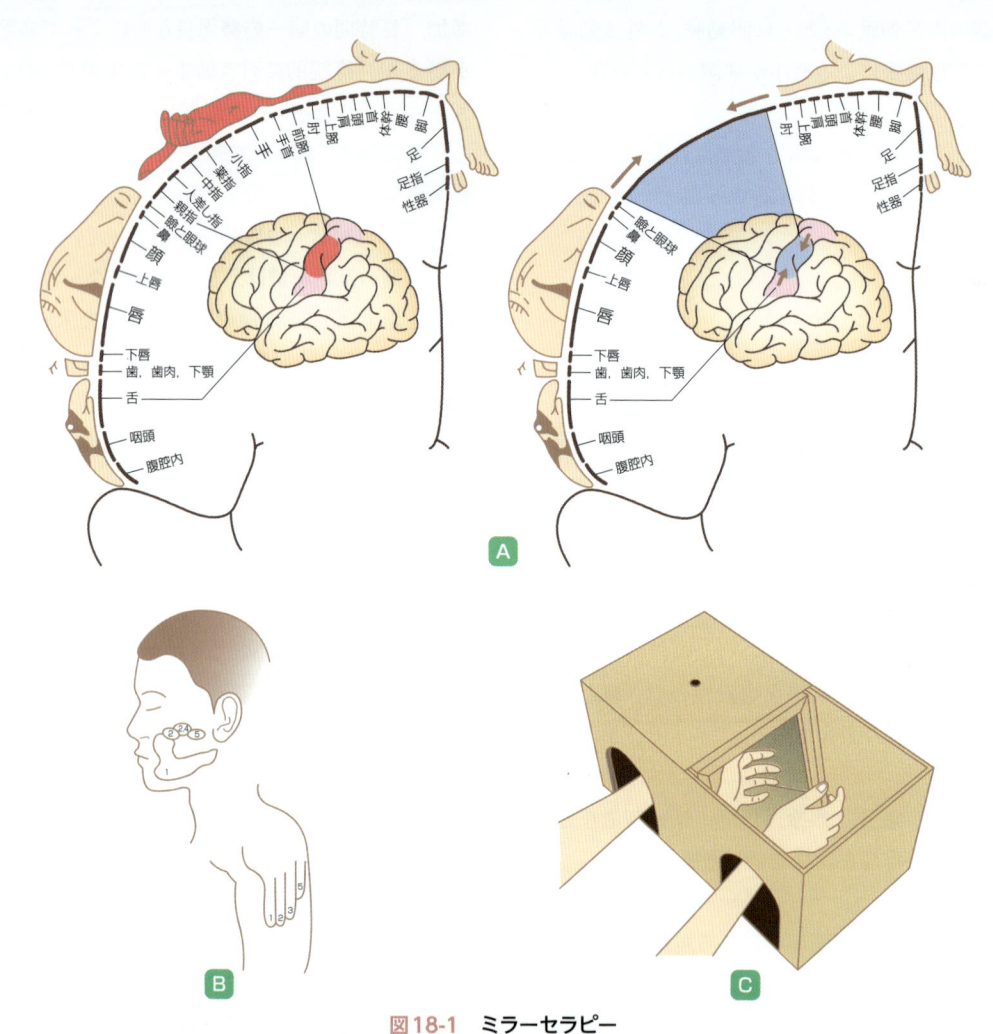

図18-1　ミラーセラピー
A：手の切断により脳への手からの求心性入力が減弱し（左），脳に存在する身体地図が変化する（右）．
B：その結果，各指（1〜5）の脳に存在する身体地図が隣接する顔や腕に書き換わる．つまり，切断肢を自らの意思で動かすことができないことが幻肢痛を引き起こす．
C：ミラーセラピーにより，鏡からあたかも手が存在し動いているかのような視覚入力が得られ，切断された手への運動指令と錯覚する．

4 肩手症候群

　肩と手の疼痛と運動制限，手の腫脹と皮膚温上昇を起こしてくるもので，脳卒中片麻痺の麻痺側に発作後3ヵ月以内に起きやすい．

5 慢性疼痛症候群

特　徴

　器質的病変は明らかでないのに，6ヵ月以上にわたり治療に抵抗する慢性の痛みを訴える．

病　因

　線維筋痛症以外にヒステリー性の疼痛嗜好患者，長期にわたる抑うつ状態，鎮痛薬依存患者など心理面で問題をもった者が多い．

✦ セルフ・アセスメント ⑱

問1 片頭痛について誤りはどれか．2つ選べ．
1. 男性に多い．
2. 入眠中に多い．
3. 拍動性の痛みが多い．
4. セロトニンが関与する．
5. 前兆として閃輝暗点が起こることが多い．

問2 群発頭痛について誤りはどれか．2つ選べ．
1. 男性に多い．
2. 朝方に多い．
3. 飲酒が誘因となる．
4. 結膜充血や流涙などを伴う．
5. 両側の眼の奥や周辺を中心とする突発する激痛発作である．

問3 緊張型頭痛について誤りはどれか．
1. 肩こりが強い．
2. 運動療法が有効．
3. 朝方に頭痛が強い．
4. ストレスで増強する．
5. 頸椎異常をチェックする．

問4 幻肢痛について誤りはどれか．
1. 切断断端面に生じる．
2. ミラー療法が有効である．
3. 切断されて存在しない幻肢に起こる．
4. 事故による四肢切断後に起きやすい．
5. 脳の身体図式が変わることが原因である．

正解と解説

問1 1．2
若年女性に多く，覚醒時に起こる．

問2 2．5
夕方から夜中に多く，一側性の激痛発作である．

問3 3
午後から夕方にかけて頭痛が強くなる．

問4 1
本文を参照のこと．

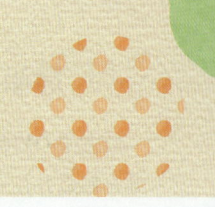

19 めまい
vertigo/dizziness

A ▶ めまいとは

　自分または周囲のものが実際には動いていないのに動いているように感じる錯覚（運動幻覚）で，空間における位置感覚の破綻した状態である.

B ▶ 分　類

　めまいの訴えには，回転性めまい（vertigo），浮動性めまい（dizziness），眼前暗黒感などがある.

1　回転性めまい

　自己ないし周囲が回転する感覚で真性めまいとも呼ばれる.　天井がグルグル回る感じと表現されることが多い.

2　浮動性（動揺性）めまい

　非回転性でふわふわする浮動感，あるいはふらふらする動揺感，くらくら感などのめまい様感覚で偽性めまいと呼ばれる.

3　眼前暗黒感（がんぜんあんこくかん）

　一瞬ふわっと気が遠くなりかける立ちくらみ感または前失神（presyncope）として，めまいと失神との中間的な症候で，失神型めまいと呼ばれることもある.

C ▶ めまいの検査

1　自発および注視眼振検査

　正面視で自発眼振の有無，ついで上下左右を注視させて現れる眼振をみる.　一側迷路（三半規管，耳石器（じせき））の急性病変では定方向性の水平・回旋混合性眼振が生じ，通常眼振の緩徐相側に病変がある.

2　誘発眼振検査

❶頭位変換眼振　頭位を前後左右に急速に変換して現れる眼振をみる.

❷温度眼振　一側の外耳道に温水または冷水を注入すると，健常者では眼振が誘発されるが，迷路障害がある側への注入では，低反応または無反応となる.

❸書字検査　机の前に座らせて，机上の紙に閉眼でアイウエオなどの文字を数行縦書きさせる.著しく斜めに傾く場合は偏側に迷路障害がある.

❹足踏み検査　立位で両足をそろえ，両腕を前方に上げたまま閉眼で同じ位置で足踏みを50回行う.　45度以上体が回旋するとその側の迷路障害が疑われる.

D ▶ めまいの原因

　図19-1にめまいの診断の進め方を示す.
　ここでは臨床で遭遇する主な内耳性（三半規管障害）疾患について述べる.

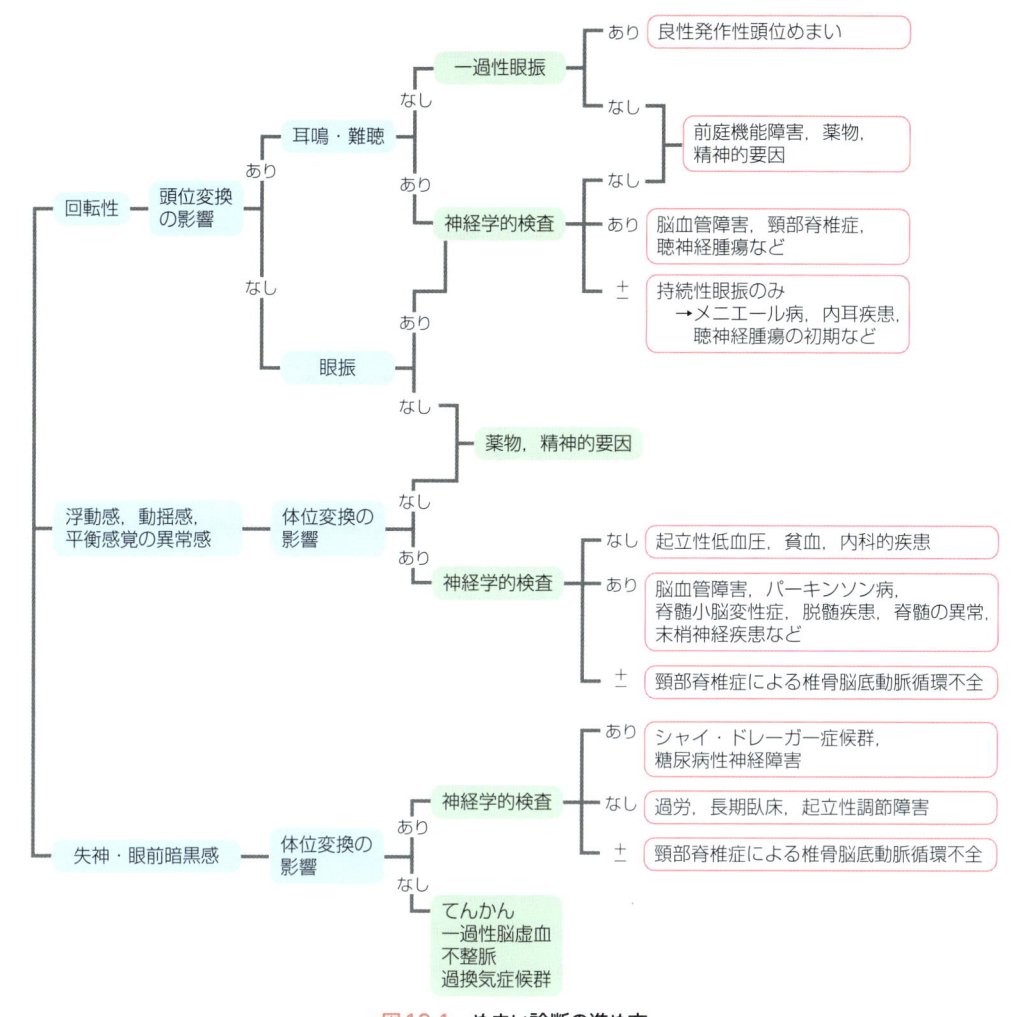

図19-1　めまい診断の進め方

1　Ménière病
メニエール

真性めまいが発作性反復性に出現し，悪心・嘔吐を伴い，同時に耳鳴，難聴，耳閉塞感，音過敏などの蝸牛症候がめまい発作に伴って反復・消長する．めまいは数時間持続することが多く，難聴は初期には少なく，発作を反復するにつれて出現し増強する．30〜50代に起こりやすく，原因不明の内耳の特発性内リンパ水腫によるものとされている．内耳性めまいの20%程度を占める．

2　前庭神経炎
ぜんてい

上気道炎罹患後7〜10日して突然真性めまいを起こし悪心・嘔吐を伴うことが多い．数日間は体動によりめまいが増強するが，蝸牛症候（耳鳴，難聴）は伴わず，2〜4週で軽快し，その後，浮動感，頭重感が残りやすい．温度眼振検査で片側の温度刺激に対する反応の高度低下または無反応がみられる．

3　良性発作性頭位めまい

特定の頭位に変化させたときに誘発される真性めまいで，1〜2分以内に消失する．頭位変換後数秒間の潜時後に回旋性眼振とともにめまいを訴える．頭位を反復してとらせると，眼振は誘発できなくなる．中年に多く，蝸牛症候は伴わない．原因として耳石障害が推定されている．内耳性めまいの60%程度を占める．

4 突発性難聴

特別の原因なく突然に一側の難聴が発生し，時に同時または前後して耳鳴や真性めまいを生じ，悪心・嘔吐を伴うこともある．この場合，めまいは一過性である．

5 薬剤性めまい

内耳毒性のある抗菌薬（ストレプトマイシン硫酸塩，カナマイシン硫酸塩，ゲンタマイシン硫酸塩など）の反復注射でめまいを生じる．緩徐な発症のため真性めまいは少なく，ほとんどが浮動感で，難聴，耳鳴を伴うことが多い．

6 脳血管障害

❶ 椎骨脳底動脈循環不全 椎骨動脈系の動脈硬化のある高齢者に多い．椎骨動脈系の一過性脳虚血発作によるもので，真性めまいであることが多いが，浮動感のこともある．蝸牛症候は伴わない．意識を保ったまま急に倒れる脱力発作や構音・嚥下障害，複視，手足の脱力，しびれ，運動失調などの局所神経症候のいずれかを随伴することもある．

❷ 延髄・橋外側症候群 Wallenberg症候群は延髄外側の梗塞性病変で，前庭神経核も含まれるので病初期には真性めまいは必発する．そのほか，橋外側の梗塞である上小脳動脈症候群や前下小脳動脈症候群でもめまいが発現する．

✦ セルフ・アセスメント ⑲

問1 真性めまい（vertigo）を呈しない疾患はどれか．
1. 前庭神経炎
2. 聴神経腫瘍
3. メニエール病
4. ワレンベルク症候群
5. 良性発作性頭位めまい

問2 内耳性めまいで最も頻度の高い疾患はどれか．
1. 前庭神経炎
2. 突発性難聴
3. メニエール病
4. ワレンベルク症候群
5. 良性発作性頭位めまい

正解と解説

問1 ▶ 2
前庭神経や前庭小脳路が障害されると真性めまいが起こる．

問2 ▶ 5
内耳性めまいの60％を占める．

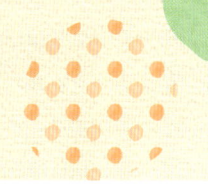

神経疾患の診断は，病歴，症状，神経学的所見に基づくが，類似疾患の鑑別や病因の確定のために種々の検査が行われる．ここでは，画像診断法，電気生理学的検査法，髄液所見に限って解説する．

A ▶ 画像診断法

1 X線検査法

1) 頭蓋・脊椎単純撮影

頭部CTやMRI検査の普及により，その診断的役割は限定的になりつつある．しかし，骨の変形，骨折，骨破壊，肥厚などの所見は，CT・MRIを補完する重要な所見となる．それ以外のポイントは以下のとおりである．

❶ 頭蓋単純撮影

ⓐ異常石灰化像：腫瘍，結節性硬化症，Sturge-Weber症候群，肉芽腫，寄生虫症，動脈瘤，副甲状腺機能低下症，内頸動脈石灰化などを考える．

ⓑ頭蓋内圧亢進の所見：成人ではトルコ鞍脱灰，小児では縫合離開，指圧痕がみられる．

ⓒ先天性異常：頭蓋底陥入症，扁平頭蓋底，骨

癒合症などがある．

❷ 脊椎単純撮影

ⓐ脊椎症：脊柱管の広さ，椎間腔狭小化，骨棘形成，椎間孔狭小化の有無をみる（図20-1）．

ⓑ後縦靱帯骨化症：椎体の後面に付着している後縦靱帯が骨化する疾患である．骨化して肥大した靱帯が脊髄や神経根を圧迫すると，手や足，体幹の痛み，しびれや運動障害などを起こす（p.204 図26-8参照）．

ⓒ先天性異常：二分脊椎，Klippel-Feil症候群などがある．

2) コンピュータ断層撮影（CTスキャン）

❶ 原理　X線の吸収度の差をグレースケール（白黒の階調を段階的に並べたもの）で表示する．X線をよく吸収する組織ほど白く描出される．骨が最も白

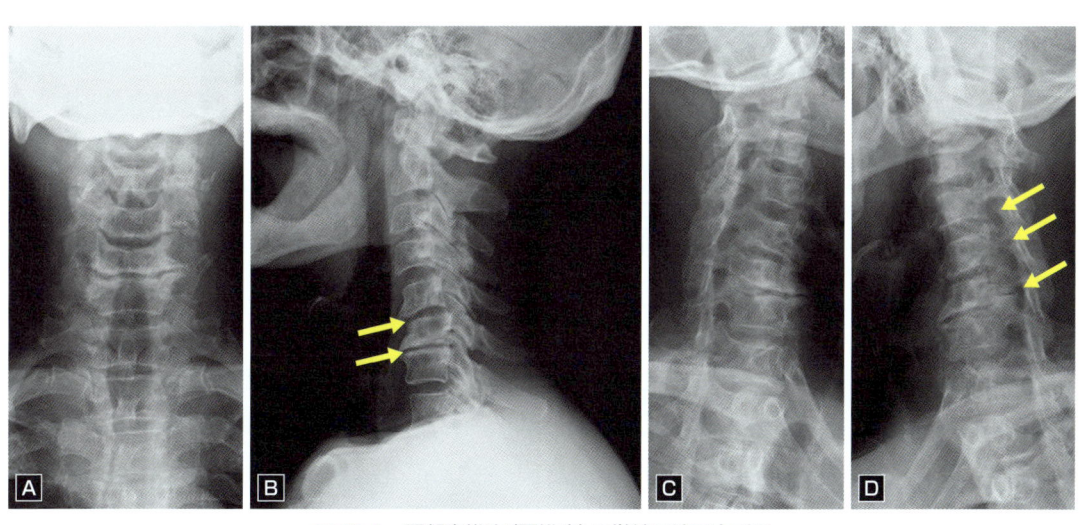

図 20-1　頸部脊椎症（頸椎症）の単純X線写真所見

A：正面像，B：側面像，C：右斜位像，D：左斜位像
椎間腔（C5/6，C6/7）の狭小化，骨棘の形成（C5，6，7）があるが，脊柱管の狭小化はない．C5/6，C6/7の椎間板の狭小化がある（B：側面像）．C4/5，C6/7の椎間孔の狭小化がある（D：斜位像）．

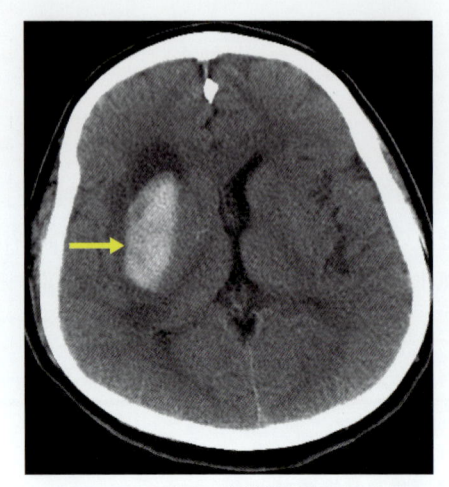

図20-2　右被殻出血

く，ついで，軟部組織，脂肪，空気の順に黒く写る．

②長所　脳血管障害の急性期においては，血腫が高吸収域を示すので，発症直後から診断可能である（**図20-2**）．また，比較的短時間で検査できる．

③短所　脳梗塞巣は発症後約1日経過しないと描出されない．また，骨に囲まれている部位は画像の乱れが出やすいことや任意の断面（矢状断，冠状断など）が得られにくいことがあげられる．

2　MRI画像（核磁気共鳴画像）

　組織の形態をグレースケールで表示するというやり方はCTと同じであるが，MRIは生体内に多量に含まれる水素原子核（プロトン）の動きを信号に変える．

❶原理　バラバラな方向に向いている体内のプロトンに強力な磁場を与えると一方向に向く．そこにラジオ波（パルス波）を与えると，プロトンは特定の方向を向くが（磁気共鳴現象），ラジオ波を切ると水素原子核はもとの状態に戻る．このときの戻り方の緩急（緩和時間）によって，体内や疾患の状態を調べる．

❷画像化　体内からの電波信号は，コンピュータによってデジタル画像に再構成される．

　ⓐT1強調画像：脂肪および亜急性期の血腫は，高信号（白），水分をより含む脳脊髄液や浮腫は低信号（黒）になる（**図20-3A**）．解剖学的構造がとらえやすく，形態異常を発見しやすい特徴がある．

　ⓑT2強調画像：脳脊髄液や浮腫は高信号（白）になり，灰白質は白質に比べて水分が10〜15%多

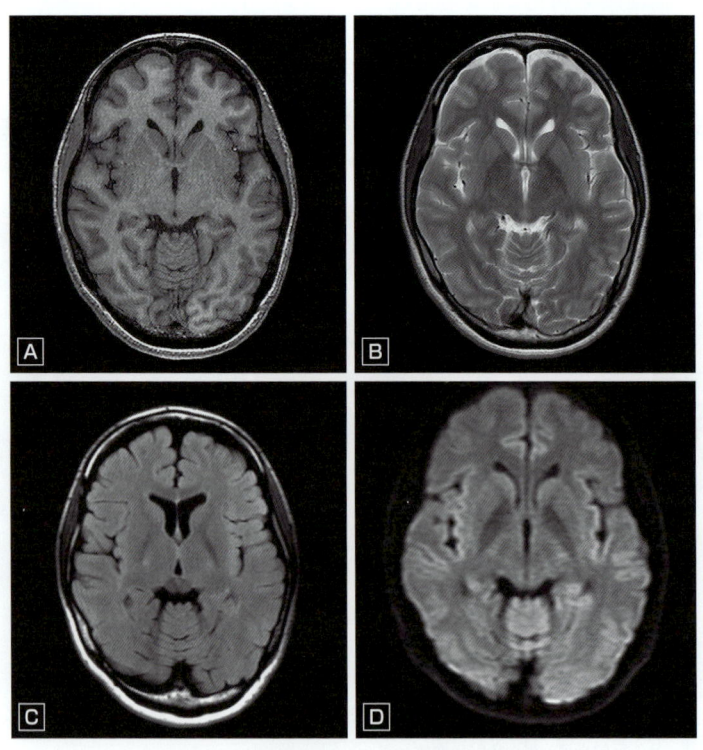

図20-3　撮像法の違いによる脳MRI画像
A：T1強調画像，B：T2強調画像，C：FLAIR画像，D：拡散強調画像

く，よりコントラストがつく（**図20-3B**）．多くの病変が白く写るので，<u>病変の拾い出し</u>に有効である．

ⓒ**フレア画像**（fluid-attenuated inversion-recovery：FLAIR）：脳脊髄液が低信号（黒）になるように条件を工夫して撮ったT2強調画像である（**図20-3C**）．<u>脳溝</u>や<u>脳室</u>に接する病変の診断に有効である．

ⓓ**拡散強調画像**：組織内の水分子の動きを画像化したもので，運動の大きなものが低信号となる（**図20-3D**）．<u>脳梗塞</u>では，細胞浮腫のため水分子の動きが制限され，周囲の脳実質と比べて高信号になる．7日以内の虚血性病変の検出に最も鋭敏である（**図20-4**）．

ⓔ**T2*強調画像**：T2スター強調画像と呼ぶ．局所磁場の不均一に敏感で，出血性病変は磁性体の還元ヘモグロビン（Hb）やヘモジデリンにより無信号で黒く表示され，<u>出血性病変</u>の検出能が高くなる．

❸**長所**　患者の体位を変えることなく，冠状断，矢状断などの断面を得られ，複雑な解剖を有する脳の画像診断に適している（**図20-5**）．骨の影響が少ないので，トルコ鞍部，後頭蓋窩，脊髄病変の診断に有用である．脳卒中，脳腫瘍の診断以外に多発性硬化症などの脱髄性疾患の評価に有用である．

❹**短所**　MRIは安全な装置だが，心臓ペースメーカー装着者や何らかの理由で体内に金属物を入れている者〔人工骨頭，古い人工弁，刺青（入れ墨）など〕は禁忌である．

❺**MRIの造影剤**　常磁性体であるガドリニウムのキレート製剤を造影剤として使い，病変部位の血流状態や特徴を検出する．

❻**磁気共鳴血管撮影**（magnetic resonance angiography：MRA）　血流の信号のみを処理す

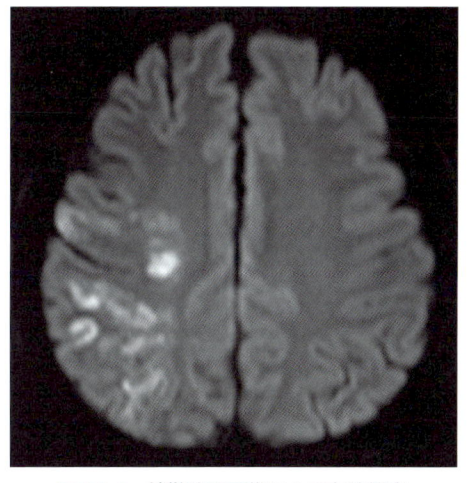

図20-4　拡散強調画像による右脳梗塞

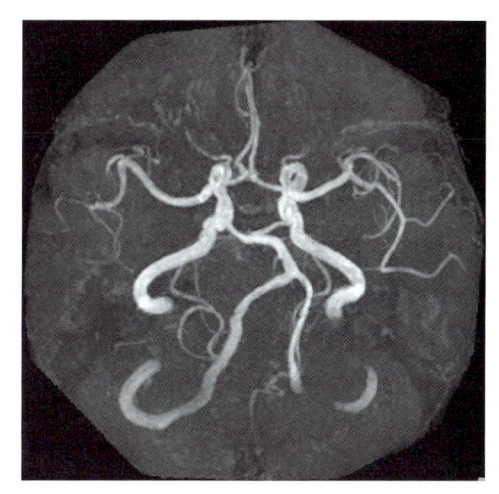

図20-6　MRA（ウィリス動脈輪）

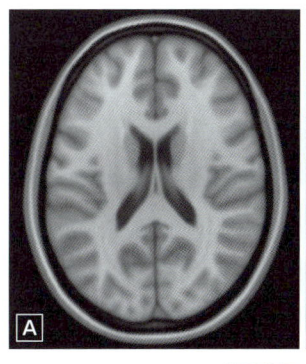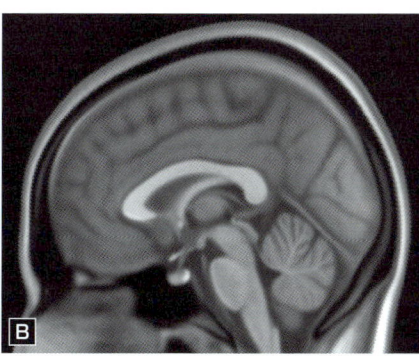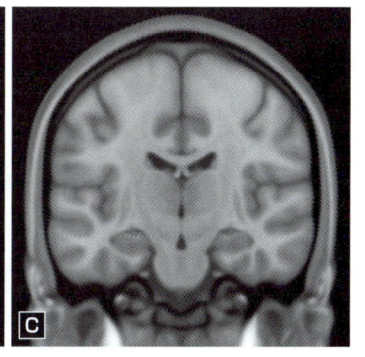

図20-5　T1強調画像による脳の水平断（A），矢状断（B），冠状断（C）

ることで，造影剤を用いることなく脳血管，とくに脳動脈の形態を立体画像化する（図20-6）．

3 機能的脳画像診断法

1) スペクト検査（単一光子放射断層撮影）

single photon emission computed tomography（SPECT）

❶原理 放射性同位元素（RI）で標識された薬剤を体内に投与後，放出されるγ線をシンチレーションカメラで画像化することによって薬剤の分布を調べる検査である．

❷画像化 脳血流測定には，^{99m}Tc-HMPAO，^{99m}Tc-ECD，^{123}I-IMP が使われる．前2者は高解像度の画像が得られ，緊急時の検査やスクリーニングに向いている．後者は脳への取り込み率が高く，定量値の測定に適しており，精密検査に向いている．

❸長所 単純X線やCTなどは，主に体の構造を調べる検査（形態診断）であるが，体の機能や疾患の活動性などを調べることができる（質的診断）．脳虚血（図20-7），てんかん，変性疾患（Alzheimer病など）の診断に応用されている．

❹短所 RIを使うので，被曝の問題がある．

2) ポジトロンCT検査

positron emission tomography（PET）

❶原理 ポジトロン（陽電子）を放射するRIを使用する．

❷画像化 代表は^{18}F-FDG（フルオロデオキシグルコース）であり，糖代謝を知るために用いられる．

❸長所 SPECT検査に比べると，画像イメージの定量性に優れている．アルツハイマー病では側頭葉や頭頂葉の糖代謝が低下し，同部位の集積が低下する（図20-8）．焦点てんかんでは非発作時に集積低下があり，SPECT検査よりも特異性が高い．

❹短所 RIを使うので，被曝の問題がある．

3) 機能的MRI検査

❶原理 血液酸素化度依存効果（blood oxygenation level dependent：BOLD）により，血中ヘモグロビン（Hb）の酸化・還元の度合いを検出することで，脳機能マッピングができる．

❷画像化 酸化Hbは反磁性体だが，還元Hbは常磁性体でわずかながら磁場の歪みをつくる．脳が活動を始めると，動脈血中の酸化Hbの割合は約30%増加する．しかし，実際に脳が必要とする酸素は7%程度である．その結果，静脈血中の相対的な還元Hb量が減少し，磁場の歪みが減少するので，BOLD信号が増大する．

❸解析法 条件1（何らかの課題遂行）と条件2（安静）を数回ずつ交互に繰り返し，関心領域の信号変化を統計処理して，脳のMRI画像に重ね合わせる．脳深部構造の働きも描出できる（図20-9）．

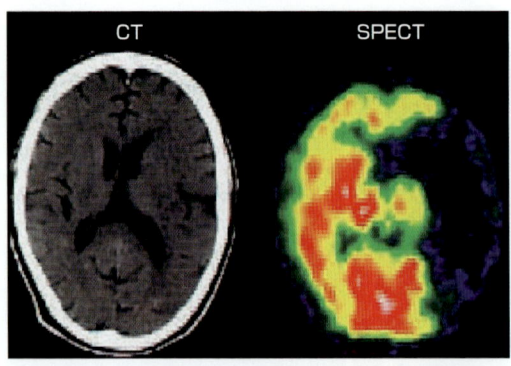

図20-7 脳虚血におけるCTとSPECTとの比較
CTでは明らかな病変を認めないが，SPECTでは左の中大脳動脈領域の血流が低下している．

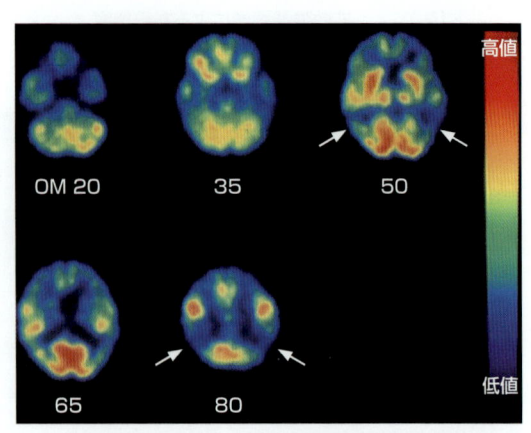

図20-8 アルツハイマー病における糖代謝
両側の側頭葉，頭頂葉の糖代謝が低下している．

大脳基底核回路と小脳−大脳運動回路のネットワーク解析

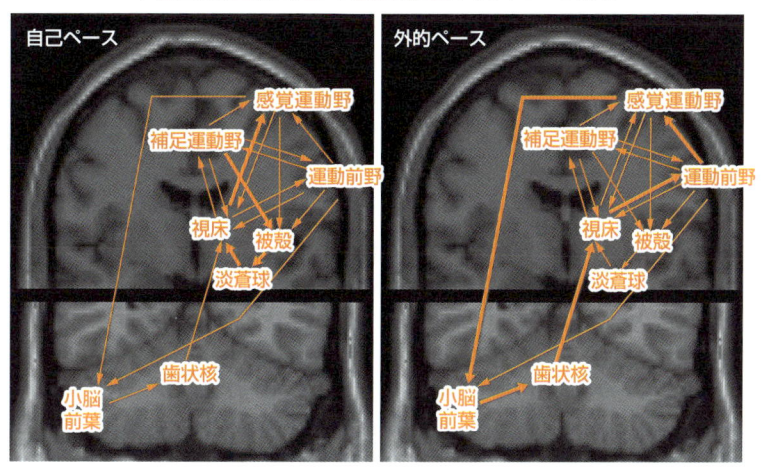

図20-9　健常人における運動回路の可視化
自己ペース運動では大脳基底核回路，外的ペース運動では小脳−大脳運動回路の機能連関が示唆された．矢印の太さは径路係数（機能連関の程度）を示す．

B ▶ 電気生理学的検査法

 脳波 electroencephalography (EEG)

1) 脳波の発見
Hans Berger（ドイツの精神科医）が1929年に世界で初めて報告した．

2) 脳波の生理学的基礎
上行性脳幹網様体賦活系，視床非特殊核，大脳皮質の3つが重要である（p.102 **図17-1**参照）．そのため，意識障害，てんかんの診断には不可欠な検査である．

3) 脳波の記録法
国際的な取り決め（国際10-20法）に従って，電極を配置する（**図20-10**）．

❶導出法（モンタージュ）　耳朶を基準にして頭皮上の電極の電位を測る基準電極導出と，隣り合う電極の電位差を測る双極導出がある．前者は左右差や広汎性の障害を検出する．後者は位相逆転で異常波の局在を決定する．

❷賦活法　脳波は安静・閉眼状態で記録する．安静時には異常がなくても光刺激，過呼吸，睡眠で異常脳波が記録される．

4) 脳波の判読
視察的に波の周波数（Hz）とその形態の特徴（徐波，棘波）をとらえる．

❶波の種類　δ波とθ波は徐波，β波は速波に分類される（**図20-11**）．

ⓐデルタ（δ）波（0.5〜3 Hz）：深睡眠時に記録され，覚醒時に出現する場合は異常である．

ⓑシータ（θ）波（4〜7 Hz）：軽睡眠時に記録され，覚醒時に出現する場合は異常である．

ⓒアルファ（α）波（8〜13 Hz）：覚醒時に後頭部優位に出現する波で，脳機能の統合度を表す．覚醒度が低下すると周波数が遅くなり，振幅が低下する．

ⓓベータ（β）波（14〜30 Hz）：覚醒度が高いときに前頭部に出現する．

❷正常覚醒脳波　発達や加齢の影響を受け，年齢により正常範囲が変わる．健常成人（25歳以上）の脳波は，約50μV，10 Hz前後のα波が後頭部優位に左右対称性に出現する．開眼により抑制される（αブロッキング）．

❸正常睡眠脳波　眠くなるとα波が減少し，徐波が出現する．また，睡眠特有の波が出現する（**図20-12**）．

ⓐ入眠期：α波が減少し，その周波数も遅くなり，θ波が混入してくる．

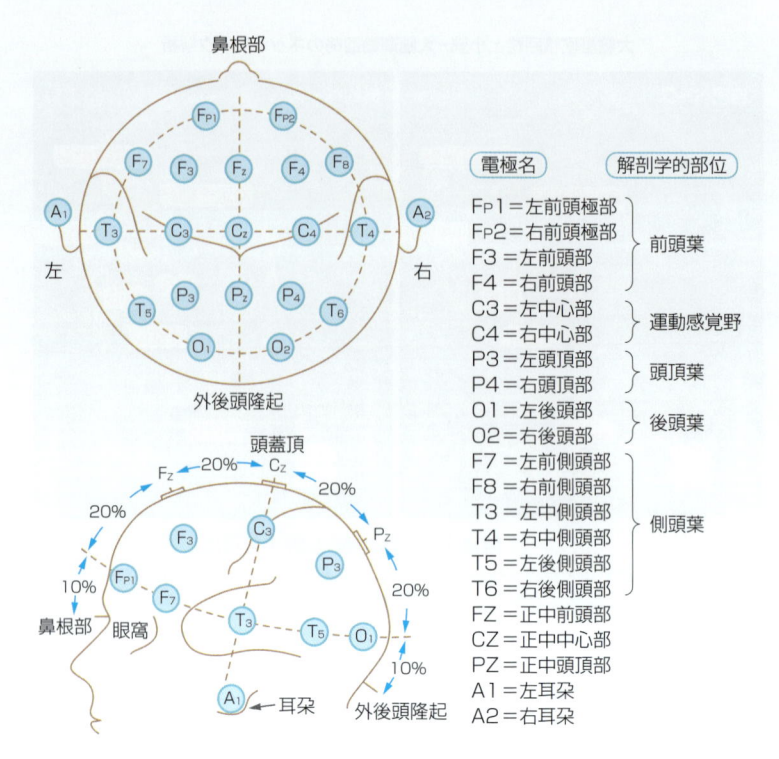

図20-10　脳波の電極配置法

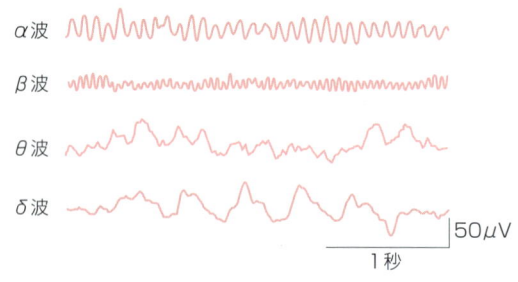

図20-11　周波数により分類される4種類の脳波

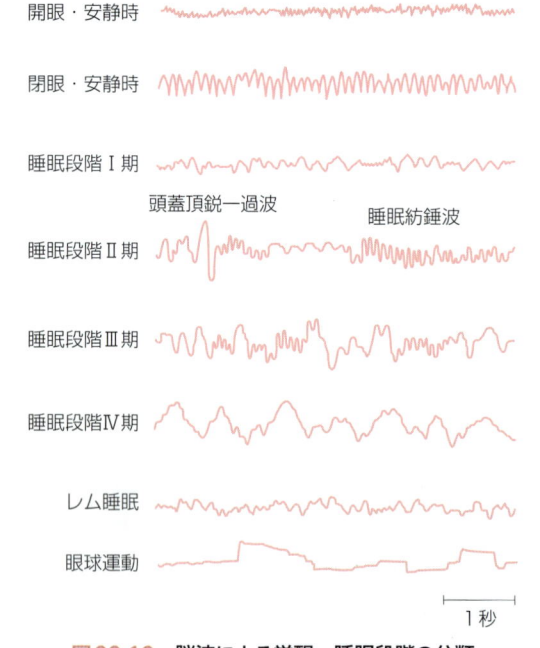

図20-12　脳波による覚醒・睡眠段階の分類

　ⓑ**軽睡眠期（Ⅰ～Ⅱ期）**：頭蓋頂鋭一過波がⅠ～Ⅱ期，睡眠紡錘波，K複合がⅡ期に出現する．

　ⓒ**深睡眠期（Ⅲ～Ⅳ期）**：2 Hz以下，振幅75μV以上の徐波が25～50%をⅢ期，50%以上をⅣ期と呼ぶ．最近は，Ⅲ期とⅣ期を区別しなくなっている．

　ⓓ**レム睡眠**：急速眼球運動，筋緊張低下，夢をみるのが特徴である．脳波は入眠期に近いパターンである．

❹ **異常脳波**

　ⓐ**突発性異常**：てんかんを疑わせる所見で，棘波，鋭波，各種棘徐波複合などがある（**図20-13A**）．

　ⓑ**徐波（非突発性異常）**：両側に広汎性に出現す

るのか，半球性か局所性なのか分布をよく観察する（**図20-13B**）．

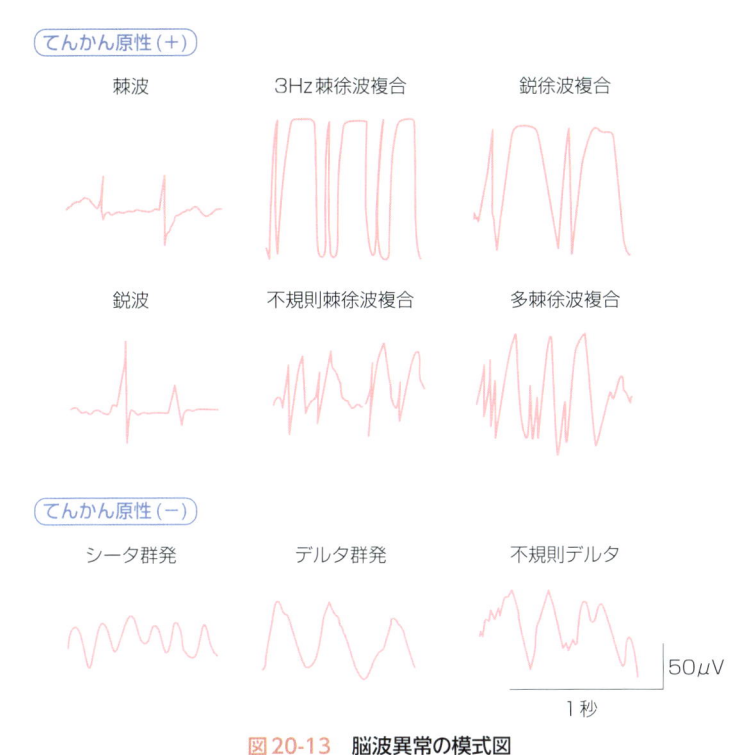

図20-13 脳波異常の模式図

上段はてんかんを疑う突発性異常で，下段はてんかんではない非突発性異常である．

2 誘発電位 evoked potential

❶定義・原理 感覚刺激によって誘発される上行性経路の電気的反応で，脳波の1/10以下の微小な電位である．脳波とは異なり，刺激に対して時間的に同期しているので，加算平均法を使って記録する（**図20-14**）．潜時から伝導時間が測定され，中枢神経の異常を検出する．

❷種類 以下の3種類の誘発電位が臨床によく使われている（**図20-15**）．

ⓐ**体性感覚誘発電位（somatosensory evoked potential：SEP）**：正中神経（上肢）を手根部または後脛骨神経（下肢）を足首部で電気刺激して，後索の機能を評価する．

ⓑ**図形反転視覚誘発電位（pattern-reversal visual evoked potential：VEP）**：格子縞を反転させて視神経を刺激して，一次視覚野に至るまでの視覚路の機能を評価できる．

ⓒ**聴性脳幹反応（auditory brainstem response：ABR）**：クリック音で聴神経を刺激して脳幹の聴覚路の反応を記録する．

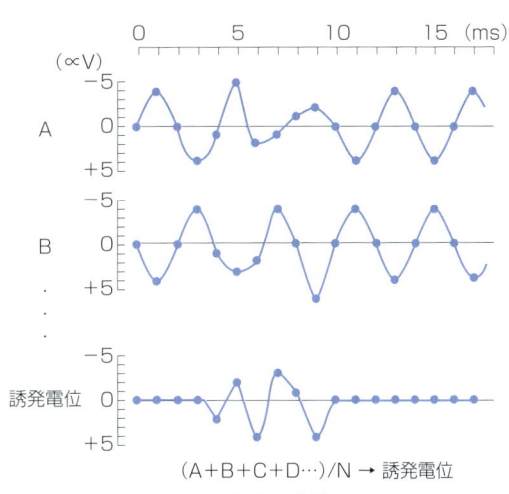

図20-14 加算平均法の原理

1回の刺激で得られたアナログ脳波信号をデジタル化し，そのデジタルデータを加算平均することで誘発反応が得られる．N：加算回数．

❸記録法 背景にある脳波（誘発電位にとっては雑音）を加算平均法で相殺して記録する．SEPは500回程度，VEPは100回程度，ABRは1,000回程度の反応を加算平均する．

❹判定法 波形の消失，潜時の遅延，振幅低下

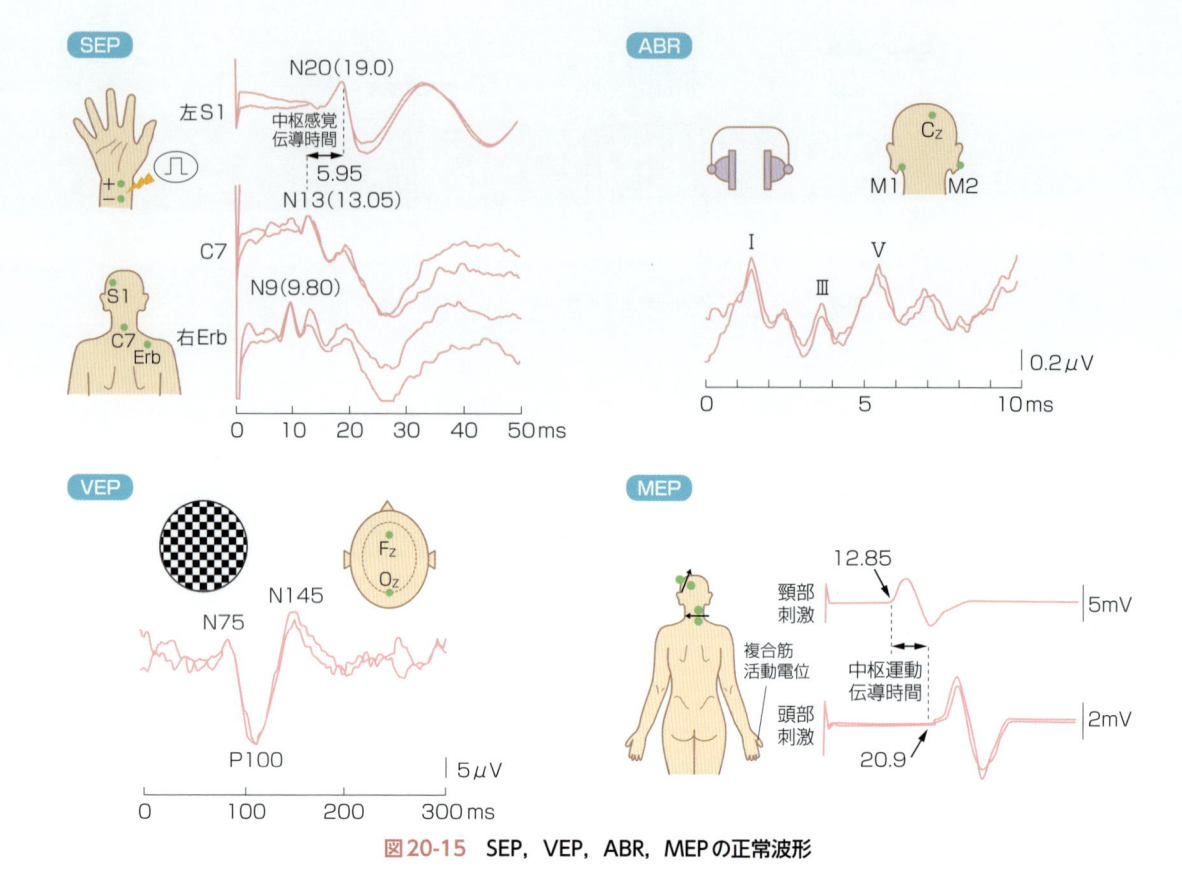

図20-15 SEP, VEP, ABR, MEP の正常波形

がパラメータである.

　ⓐ**上肢SEP**：N9（エルブ点），N13（第7頸椎），N20（頭皮上体性感覚野）

　ⓑ**下肢SEP**：N20（胸椎12），P37（頭皮上体性感覚野）

　ⓒ**VEP**：P100（一次視覚野）

　ⓓ**ABR**：Ⅰ波（聴神経），Ⅲ波〔橋（上オリーブ核）〕，Ⅴ波〔中脳（下丘）〕

　❺ **生理学的意義**

　誘発電位の発生源がわかっていることがポイントである．客観的な感覚路の機能検査となる．

　❻ **臨床応用**　各感覚上行経路の機能検査，脊髄・脳幹部機能検査，意識障害の生理学的評価，神経機能の術中モニタリングに使われる．

3　運動誘発電位
motor evoked potential (MEP)

　❶ **定義・原理**　磁気刺激（magnetic stimulation）によって誘発される錐体路の電気的反応で，大脳運動野を刺激すると小手筋や足底筋が収縮する（**図20-15**）.

　❷ **原理**　刺激コイルに高電圧の電流を流すと変動パルス磁場が生じ，誘起電流が発生して神経が刺激される．痛みがなく非侵襲的かつ客観的な**運動神経**の検査である.

　❸ **記録法**　運動野と神経根を刺激して，標的筋からMEPを記録し，錐体路の伝導時間を測定する．筋肉の反応なので，1回の刺激で記録できる.

　❹ **臨床応用**　客観的な**錐体路**の機能検査となる.

4　事象関連電位
event-related potential (ERP)

　ERPは刺激（事象）に対する被検者の認知処理を反映する誘発脳波で，認知過程の測定に広く用いられている．刺激呈示後300msに出現する大きな陽性波（P300）がマーカーであり，臨床では**認知症**の検査に使われている.

5 脳磁図
magnetoencephalography (MEG)

　中枢神経の活動に伴って発生する微弱な磁場を，超伝導量子干渉素子という高感度な磁気センサによって頭皮上から計測して，その電流源を推定する．脳MRI上に感覚中枢の位置，**てんかん**などの異常神経活動の位置を重ね合わせることができる．

6 筋電図検査
electromyography (EMG)

　EMGのなかで，針筋電図は侵襲的なので医師しか施行できないが，脊髄前角細胞（α運動ニューロン）と筋線維の関係は，**運動麻痺**や**筋萎縮**を理解するうえで重要な概念である．

1) 運動単位

　α運動細胞—α運動線維—筋線維は1つの機能単位と考えられ，**運動単位**（motor unit）と呼ばれる（**図20-16左**）．また針電極から記録される筋線維の電位を**運動単位電位**（motor unit potential：**MUP**）という（**図20-16右**）．

2) 神経筋支配比

　1本のα線維が支配する筋線維の数を**神経支配比**という．1個のα運動細胞は，数個（外眼筋）〜1,000個以上（腓腹筋）の筋線維を支配している．細かい運動制御が要求される筋ほど筋線維の数が少なくなる．

3) 針筋電図

　❶正常筋電図　針電極を刺すと筋線維が傷つくので，針入電位が発生する．その後は電気的に無活動である．随意収縮させるとMUPの数が評価できる．

　❷異常筋電図　安静時，随意収縮時のMUPの変化をみる．

　ⓐ安静時：神経支配が絶たれると（脱神経），筋肉の興奮性が高まり，線維自発電位，陽性鋭波，線維束電位が記録される．

- ✓ 線維自発電位：持続の短い初期陽性相を伴う二，三相性の波形である．
- ✓ 陽性鋭波：鋸歯状で陽性の電位に続いて緩徐で持続の長い陰性電位がみられる．
- ✓ 線維束電位：筋肉がピクピクするれん縮で，1個のMUPの自発放電である．
- ✓ ミオトニー放電：筋強直性ジストロフィー症のときにみられる反復性の自発放電である．放電頻度，振幅が漸増・漸減するため，スピーカーからは特徴的な急降下爆撃音が聞こえる．

　ⓑ随意収縮時：MUPの数と振幅を観察する．

- ✓ 正常パターン：随意収縮の程度をあげると，複数のMUPが重なり合う干渉波形を示す（**図20-16C**）．
- ✓ 神経原性パターン：脱神経ではMUPの数が減少し，干渉波形がなくなる．また，神経の再支配が起こると振幅が高く持続が長い巨大電位が記録される（**図20-17左**）．

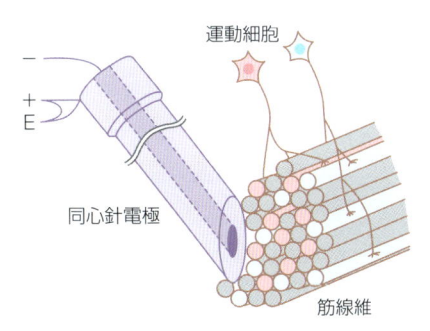
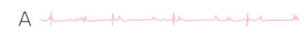
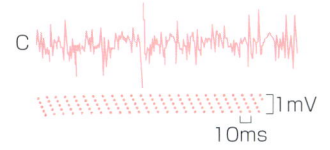

図20-16　**同心針電極と筋線維，運動単位の関係（左）と実際に記録された筋電図（右）**
A：弱収縮で個々のMUPが確認できる．B：やや強い収縮．各運動単位が重なりあって記録される．C：強い収縮．干渉波形を示す．

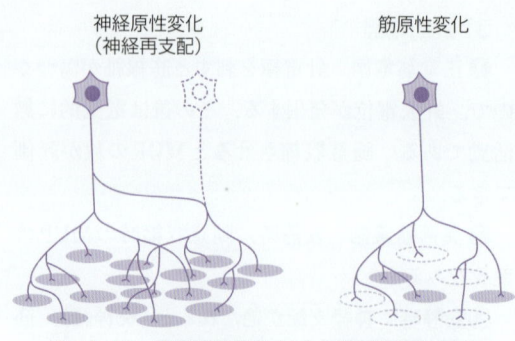

図20-17　神経原性変化（左）と筋原性変化（右）
脱神経時には，隣接する健全な神経線維による再支配が起こることがある．MUPの数は減少するが，振幅は大きくなる（巨大電位）．一方，筋肉の疾患では，MUPの数は保たれるが，支配する筋線維の数が減り，低振幅となる．

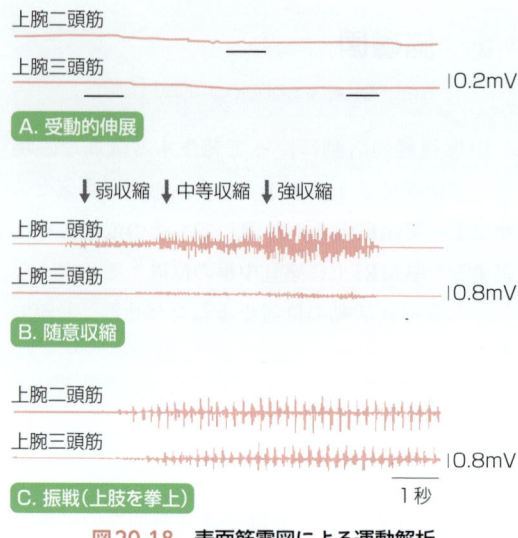

図20-18　表面筋電図による運動解析
A：受動的伸展では筋の収縮は起こらない．
B：随意収縮をさせると収縮の程度に応じて筋放電が増強する．
C：振戦では主動筋と拮抗筋の収縮が交互に起こる．

✓ 筋原性パターン：筋病変では筋線維の数が減少し，低振幅となる（図20-17右）．

7　表面筋電図

　皮膚に表面皿電極2個を被検筋に貼り付けて検査する．多数のMUPの複合的活動が記録される．運動解析，不随意運動の分析，誘発筋電図などに応用されている（図20-18）．

8　末梢神経伝導速度検査

1）末梢神経の生理
　末梢神経線維には，髄鞘（絶縁体）が軸索周囲を取りまく有髄線維とそれがない無髄線維がある．大径有髄神経であるα運動線維とAβ感覚線維が伝導速度の検査対象である（図20-19）．

2）跳躍伝導
　Ranvier絞輪（絶縁のない部分）から次の絞輪へ跳ねるように伝導する．

3）伝導速度の規定因子
　軸索径と髄鞘厚により決定される．組織温低下は1℃につき5%速度を低下させる．有髄線維の場合，伝導速度は約6×直径（µ）m/sとなる．

4）神経伝導の特徴
　末梢神経を電気刺激すると，神経線維の細胞膜は脱分極して活動電位が生じ，神経線維に沿って伝導する．ただし，一方向性ではなく両方向性である．

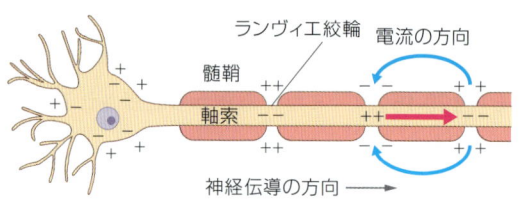

図20-19　末梢神経（有髄線維）の構造と跳躍伝導

5）検査法
　運動神経と感覚神経の検査がある（図20-20）．

❶運動神経伝導速度検査
　ⓐ**複合筋活動電位（compound muscle action potential：CMAP）**：近位部と遠位部の2点の運動神経を経皮的に電気刺激し，CMAP（M波）を記録する．

　ⓑ**運動神経伝導速度（motor nerve conduction velocity：MCV）**：M波の立ち上がり潜時差で2点間の距離を割り，速度（m/s）を求める（図20-20）．

　ⓒ**最大上刺激**：最も弱い刺激で，M波が誘発される刺激点を探し，最大M波が得られる刺激強度より少し強めて行う．

❷感覚神経伝導速度検査
　ⓐ**順行性測定法**：遠位部電気刺激で，近位部から感覚神経電位（sensory nerve action potential：SNAP）を導出する場合と逆行性測定法がある．

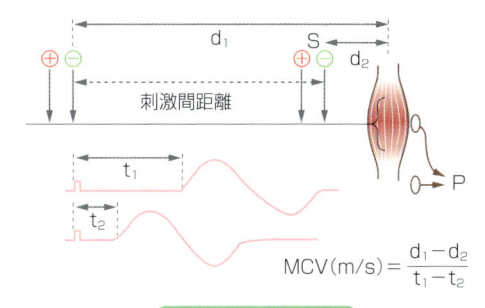

$$MCV(m/s) = \frac{d_1 - d_2}{t_1 - t_2}$$

運動神経伝導速度検査

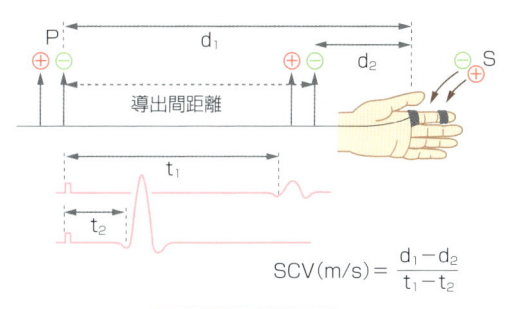

$$SCV(m/s) = \frac{d_1 - d_2}{t_1 - t_2}$$

感覚神経伝導速度検査

図20-20　神経伝導速度検査の実際
運動神経伝導速度は必ず2点間で刺激をしてM波を記録しなければならない。感覚神経の場合は、神経筋接合部の伝導時間を無視できるので、1点刺激でも計測可能である。なお、これは順行性での模式図である。
P：導出電極，S：刺激電極．

ⓑ**感覚神経伝導速度**（sensory nerve conduction velocity：SCV）：刺激部位から記録部位までの距離を潜時差で割って求める（**図20-20**）．

ⓒ**刺激電極**：指ではリング電極，腓腹神経などに対しては神経走行に沿って貼付した円盤電極やフェルト電極が用いられる．

ⓓ**感覚神経は運動神経より閾値が低く，M波誘発強度より弱い電気刺激でSNAPが出現し始める．

❸**CMAPとSNAPの違い**

ⓐ**波形**：CMAPは陽－陰の二相波で持続時間が10ms以上になる．一方，SNAPは基本的に陽－陰－陽の三相波であり，持続は5ms程度である（**図20-20**）．

ⓑ**時間的分散**：SNAPは刺激電極と記録電極の距離が離れていくと，刺激された感覚神経線維ごとの伝導のずれ（時間的分散）によって，三相波の陽陰が打ち消し合って（位相の相殺）振幅が低下する．

6）臨床応用

末梢神経の障害には**脱髄**と**軸索変性**がある．前者は髄鞘が障害され，跳躍伝導をしにくくなり，伝導速度が低下する．一方，後者では神経伝導を行う軸索が減少するため，M波やSNAPの振幅が低下する．

9　その他の誘発筋電図検査

1）H波

Hoffmann（H）反射は，ヒトにおける**腱反射**の基盤で単シナプス反射である．

❶**機序**　筋紡錘由来の感覚神経Ia線維が刺激されると，興奮が脊髄に達し，α運動ニューロンを興奮させる．この興奮性インパルスが筋を収縮させる（**図20-21**）．

❷**記録法**　脛骨神経を膝下部で電気刺激し，ヒラメ筋から記録する．Ia線維はα線維より閾値が低いので，H反射はM波より弱い刺激強度で出現する．

❸**刺激強度**　刺激をしだいに上げるとM波が出現し始め，H波も最大振幅に達する．さらに強くすると，α線維の逆行性インパルスがH波のインパルスと衝突するため，H波は小さくなり始め，M波の最大刺激では消失する．

❹**生理学的意義**　H反射の大きさは，刺激の強さと反射弓の興奮性によって変化する．**脊髄前角細胞の興奮性（痙性）**を調べることができる．

2）F波

最初に足（foot）の小さい筋より記録されたため，F波と名付けられた．下肢だけでなく上肢でも記録される．

❶**機序**　刺激を上げると，運動神経の逆行性伝導により脊髄のα運動ニューロンが興奮して，そのインパルスが運動神経を再下降して生じる波である（**図20-22**）．

❷**記録法**　M波に対する最大上刺激がF波を観察する条件である．1回の刺激に反応するのは一部の運動ニューロン（1～5％）だけなので，正常では刺激ごとに波形と潜時が変化する．

❸**生理学的意義**　F波最小潜時を決定する．F波は脊髄から末梢に至る全運動経路を通過するので，そのどこに病変があっても潜時に反映される．一般的には，**末梢神経近位部病変**の評価に有用と

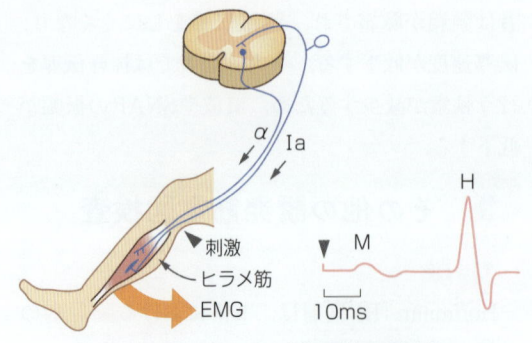

図20-21　ホフマン（H）反射の記録法
感覚神経への刺激の選択性を高めるため，刺激の持続時間は1msがよく用いられる．ヒラメ筋の場合，H反射は30ms前後である．
M：M波，H：H反射，Ia：Ia線維，α：α線維

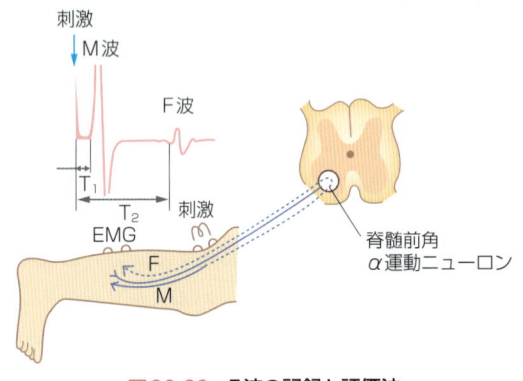

図20-22　F波の記録と評価法
全体的反応性をみるには10回以上（16回など）の刺激に対する記録が必要である．その出現頻度とF波最小潜時を求める．

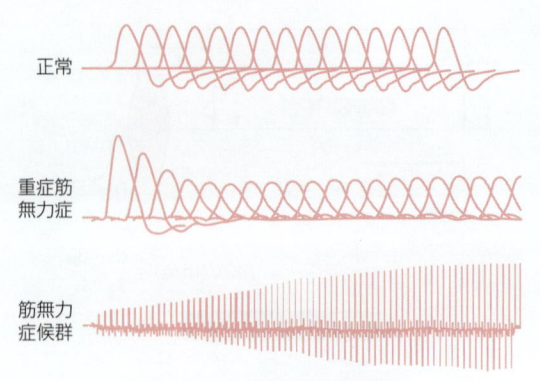

図20-23　反復神経刺激試験
刺激頻度を変えて，振幅の漸減・漸増現象を検査する．

されている．

3）反復神経刺激試験

神経筋接合部の検査で，神経の反復刺激によるM波振幅の変動（筋肉の疲労）をみる．

❶記録法　低頻度刺激（2〜5 Hz）と高頻度刺激（30〜50 Hz）でCMAPの変化をみる（**図20-23**）.

❷異常反応

ⓐ**重症筋無力症**：低頻度刺激では，振幅の漸減（waning）現象が起こる．重症筋無力症は筋のアセチルコリン（ACh）受容体の障害で，刺激でAChが増えても興奮しにくいためである．

ⓑ**筋無力症候群**：高頻度刺激では，振幅の漸増（waxing）現象が起こる．筋無力症候群では神経の興奮によりAChの遊離が増すことによるためである．

C ▶ 髄液検査

1）検査法
第4腰椎と第5腰椎の間（Jacoby線）から針を刺し，脊髄液を採取する．

2）正常所見
水様透明で，圧は100〜150 mmHgである．

3）異常所見
❶脳出血・クモ膜下出血　脳脊髄液は血性になる．

❷髄膜炎　タンパクや細胞数の増加がみられる．
❸Guillain-Barré症候群　タンパク細胞解離（タンパクは増えるが，細胞数は増えない）がある．

4）禁　忌
うっ血乳頭のある脳腫瘍（とくに後頭蓋窩腫瘍）では大後頭孔へのヘルニアの危険があるため禁忌である．

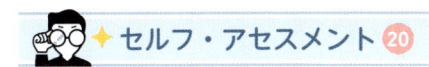
セルフ・アセスメント ㉒

問1 脳CT検査が脳MRI検査より優れているのはどれか．2つ選べ．

1. 脳梗塞の検出
2. 脳腫瘍の検出
3. 脳内出血の検出
4. 脳幹梗塞の検出
5. クモ膜下出血の検出

問2 脳の画像検査とその得意とする神経疾患の組み合わせで誤りはどれか．

1. 頭蓋骨単純X線検査—骨折
2. 脳MRI—脱髄性疾患の診断
3. PET—てんかんの診断
4. SPECT—脳血流の測定
5. 機能的MRI—領域間の線維連絡

問3 健常者の覚醒時脳波で出現する波はどれか．2つ選べ．

1. α波
2. β波
3. θ波
4. δ波
5. γ波

問4 脳波検査の臨床的意義について誤りはどれか．2つ選べ．

1. 頭痛の評価
2. 脳死の判定
3. てんかんの診断
4. 精神障害の評価
5. 意識障害の評価

問5 表面筋電図検査について誤りはどれか．2つ選べ．

1. 通常，主動筋と拮抗筋から記録する．
2. 1個の運動単位電位が記録される．
3. 不随意運動の解析に有用である．
4. 筋の受動的伸展でも筋収縮が起こる．
5. 筋の収縮程度に応じて振幅が大きくなる．

問6 神経伝導速度検査について誤りはどれか．

1. 運動神経伝導速度検査では末梢神経を2ヵ所刺激する．
2. 感覚神経伝導速度検査では末梢神経を2ヵ所刺激する．
3. 軸索が障害されると筋電図(M波)振幅は低下する．
4. 髄鞘が障害されると伝導速度は低下する．
5. 皮膚温が低下すると伝導速度は低下する．

問7 針筋電図検査について誤りはどれか．

1. 運動単位の機能が評価できる．
2. 陽性鋭波は脱神経の所見である．
3. 巨大電位は神経再支配の所見である．
4. 線維自発電位は脱神経の所見である．
5. 急降下爆撃音は脱神経の所見である．

問8 誘発電位検査について誤りはどれか．2つ選べ．

1. 視覚誘発電位は，フラッシュ刺激を用いて視神経障害を検出する．
2. 聴性脳幹誘発電位は，クリック音を使って聴覚障害を検出する．
3. 体性感覚誘発電位は，振動覚刺激を与えて後索障害を検出する．
4. 運動誘発電位は，運動野を磁気刺激して錐体路機能を評価する．
5. 事象関連電位は，認知障害を検出できる．

問9 H波について誤りはどれか．

1. H波は単シナプス反射である．
2. 求心線維はIa線維である．
3. 遠心線維はγ運動ニューロンである．
4. M波が最大になるとH波は消失する．
5. 脊髄前角細胞の興奮性を評価できる．

問10 F波について誤りはどれか．

1. F波は手では記録されない．
2. F波は最大上刺激で記録する．
3. F波の振幅はM波の振幅より小さい．
4. α運動ニューロンの興奮性を評価できる．
5. F波最小潜時は末梢神経近位部の評価ができる．

正解と解説

問1 ▶ 3, 5

CTは出血の検出に鋭敏である.

問2 ▶ 5

機能的MRIは脳のBOLD信号を検出するもので, 線維連絡の画像化はできない.

問3 ▶ 1, 2

θ, δは, 健常者では睡眠時に出現する. γ波(30〜70 Hz)は, ルーチンの脳波検査で検出するのは困難である.

問4 ▶ 1, 4

脳波はてんかん, 意識障害(脳死, p.105 **表17-3** 参照)の評価に最も有用である.

問5 ▶ 2, 4

運動単位電位は, 針筋電図で記録される. 受動的伸展では, 筋収縮は起こらない.

問6 ▶ 2

感覚神経は神経筋接合部を介さない反応なので, 1ヵ所刺激で測定できる.

問7 ▶ 5

急降下爆撃音は, 筋強直性ジストロフィーでよく観察される.

問8 ▶ 1, 3

視覚誘発電位はパターン反転刺激, 体性感覚誘発電位は矩形波電気刺激を使う.

問9 ▶ 3

遠心線維はα運動ニューロンである.

問10 ▶ 1

F波は足の筋肉で見つかったが, その後, 手でも記録されることがわかった. F波はM波よりかなり小さい(**図20-22** 参照).

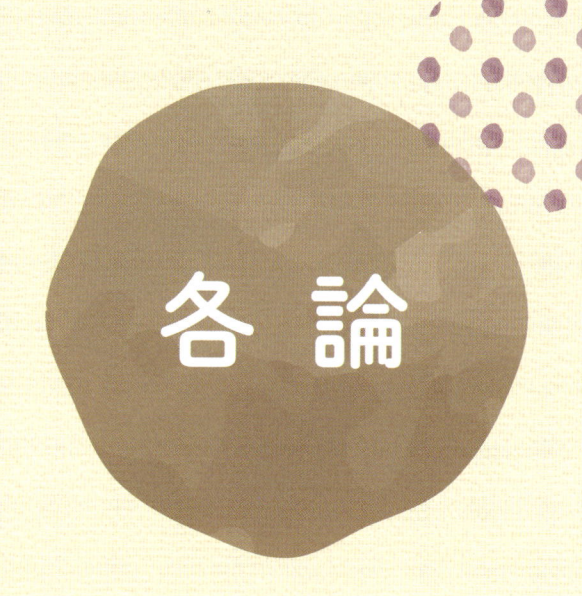

各 論

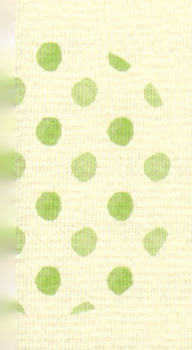

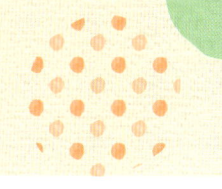

21 脳血管障害
cerebrovascular diseases

A ▶ 脳血管障害（脳卒中）とは

脳の循環障害（虚血）または出血により，脳の一部分が永続的もしくは一過性に障害された状態である．その結果，意識障害，片麻痺などの神経系の脱落症状を起こす．脳血管障害の大部分は突然発症する（卒中）ため，古くから脳卒中と呼ばれている．

B ▶ 脳血管の解剖

1 脳への血管支配

脳への血流は，左右の内頸動脈と椎骨動脈の計4本の血管により送られている（図21-1）．内頸動脈は通常は左右で同程度の太さであることが多いが，椎骨動脈は左右で径が異なることが多い．

2 Willis動脈輪 circle of Willis

左右の前大脳動脈は前交通動脈で結ばれ，内頸動脈と後大脳動脈は後交通動脈で連絡している．これらの連絡により脳底部の動脈は環状に連結されており，これをウィリス動脈輪と呼ぶ（図21-2）．ウィリス動脈輪は，血液循環の調節機能をもっている．仮に動脈が1本閉塞したとしても，ほかの血管から脳内に血液が流れるように側副血行路とし

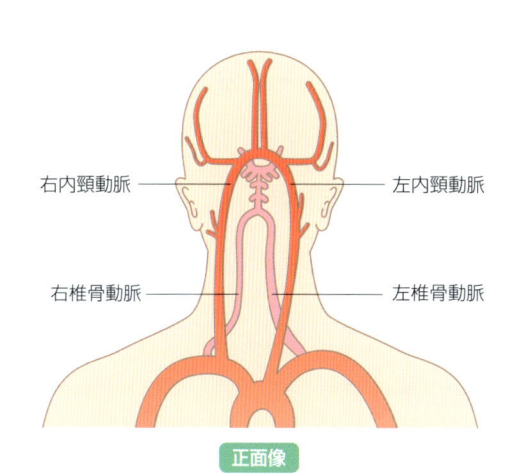

右内頸動脈　左内頸動脈
右椎骨動脈　左椎骨動脈

正面像

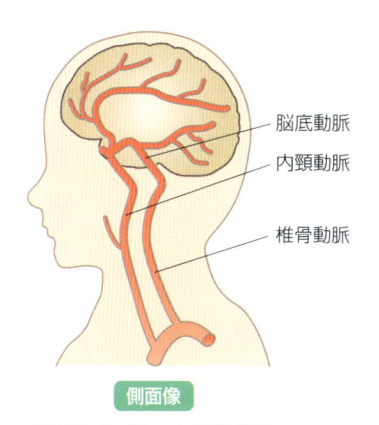

脳底動脈
内頸動脈
椎骨動脈

側面像

図21-1　脳への血管支配
左右の内頸動脈と椎骨動脈の計4本の血管により脳へ血液が送られている．

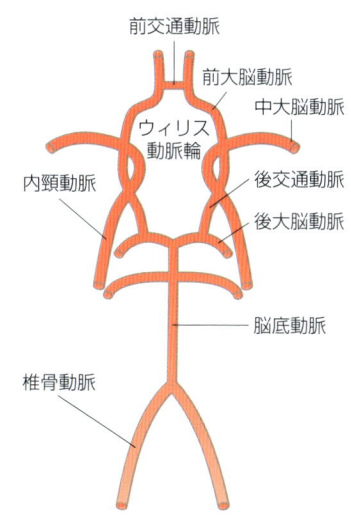

前交通動脈
前大脳動脈
中大脳動脈
ウィリス動脈輪
内頸動脈
後交通動脈
後大脳動脈
脳底動脈
椎骨動脈

図21-2　ウィリス動脈輪
内頸動脈系と椎骨動脈系は，後交通動脈によって脳底部でつながっており，左右の前大脳動脈は前交通動脈によって連絡している．

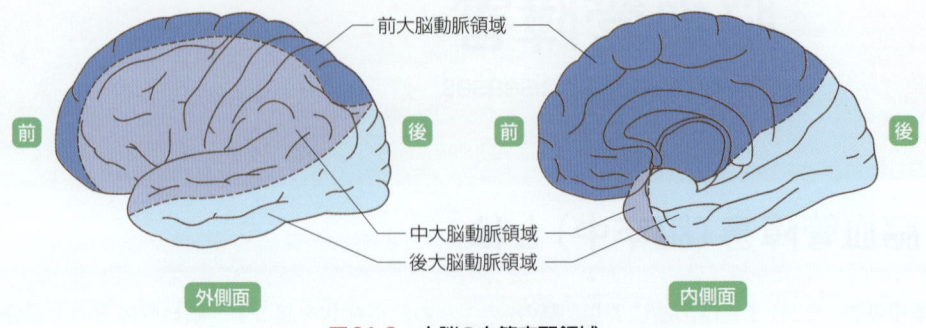

図21-3　大脳の血管支配領域

て機能する.

3 脳内血管支配

　内頸動脈の先は，中大脳動脈と前大脳動脈に分かれて主に大脳の前方2/3を支配している（図21-3）．左右の椎骨動脈は，いったん合流して脳底動脈を形成し脳幹と小脳に分枝を出した後，左右の後大脳動脈に分かれて大脳後部を支配する（図21-4）．

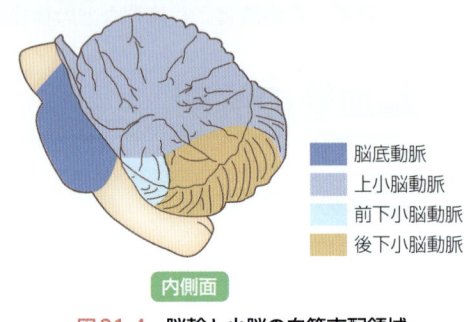

図21-4　脳幹と小脳の血管支配領域

C ▶ 脳血管の生理

1 虚血に弱い脳

　脳はきわめて豊富な血流を必要とする臓器である（表21-1）．脳の重量は体重の2%程度にすぎないにもかかわらず，脳血流量は心拍出量の約15%に達し，全身で消費される酸素の約20%とグルコース（ブドウ糖）の約65%を脳が消費している．このように脳は酸素とグルコースに対する依存度が高いので虚血に弱い．

2 自動調節能 autoregulation

　虚血に弱いため全身の血圧が低下しても，脳血流量を一定に保とうとする脳血流の自動調節能が働く．これにより平均血圧（拡張期血圧＋脈圧/3）が60〜150mmHgの範囲ならば，脳血流はほぼ一定に保たれるしくみになっている（図21-5）．す

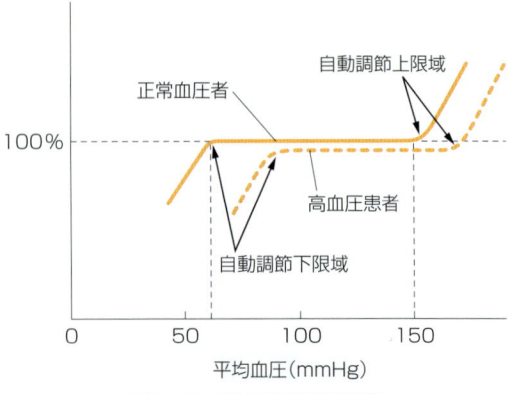

図21-5　脳血流自動調節能
平均血圧＝拡張期血圧＋脈圧/3
脈圧＝収縮期血圧－拡張期血圧

表21-1　脳循環代謝量の一例

	脳	全 身	脳/全身
重 量	1,400g	60kg	2.3%
血流量	57mL/分/100g brain ＝798mL/分	5,000mL/分	16%
酸素 消費量	3.5mL/分/100g brain ＝49mL/分	250mL/分	20%
グルコース 代謝量	5.5mg/分/100g brain ＝77mg/分	120mg/分	64%

なわち，脳灌流圧が低下すると抵抗血管が拡張して血流低下を防ぎ，逆に灌流圧が上昇すると抵抗血管は収縮して血流増加を抑える．この自動調節能は，主として脳血管に分布する自律神経系が関与しているとされている．未治療の高血圧者では正常血圧者に比べ，血圧の低下に対してより高い血圧値で脳血流量の低下をきたしやすい．さらに脳血管障害を合併した場合には，容易に血圧の低下により脳血流量が低下する．

D ▶ 神経細胞壊死

1 細胞死

血流の遮断ないし著しい低下が起きると，その中心部に組織の壊死が生じる（神経細胞死）．神経細胞の壊死は虚血の程度と持続時間で決まり，完全虚血の場合4分以内で壊死に陥る．限界の血流量は20mL/100g/分とされ，この場合は6時間以内に血流が改善しないと壊死が生じる．

2 ペナンブラ（半影帯）

虚血性ペナンブラは，血流量が低下している領域においてまだ細胞死が生じていない部分を指し，速やかな血管再開通により梗塞をまぬがれると期待される部位である（図21-6）．

3 脳浮腫

脳血管障害に伴って壊死巣周辺の血管の透過性が亢進して，血漿成分が漏出し脳浮腫が生じる．脳浮腫の結果，頭蓋内圧が亢進し脳ヘルニアの危険性が増加する．

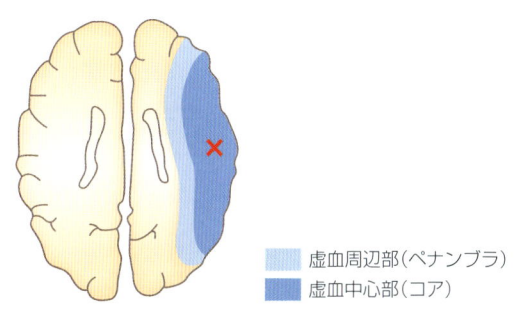

虚血周辺部（ペナンブラ）
虚血中心部（コア）

図21-6　虚血性ペナンブラ（半影帯）の概念図
血栓により血管が閉塞した脳梗塞巣（コア）の周囲には，回復可能なペナンブラが存在する．

E ▶ 疫　学

1 頻　度

脳血管障害は1980年まで，わが国の死亡原因の第1位を占めていた．現在もなお，悪性腫瘍，心疾患，老衰についで第4位で，年間に人口10万人あたり約90人が死亡している（図21-7）．近年の傾向としては，脳出血の減少と脳梗塞の増加，死亡に至らない軽症例の増加，再発例の増加，高齢者における心原性塞栓性梗塞の増加がある．

2 介護問題

脳血管障害による要介護者や認知症患者が増加しており，その予防が重要な課題となっている．2022年国民生活基礎調査の概況によると，介護が必要になる原因は，認知症についで第2位である．

3 危険因子

最も重要なものは高血圧で，そのほかとしては，糖尿病，脂質異常症，心房細動，喫煙，過度の飲酒，加齢などがある．ただし，特殊な原因による脳血管障害では，これらの危険因子を有さない場合もある．

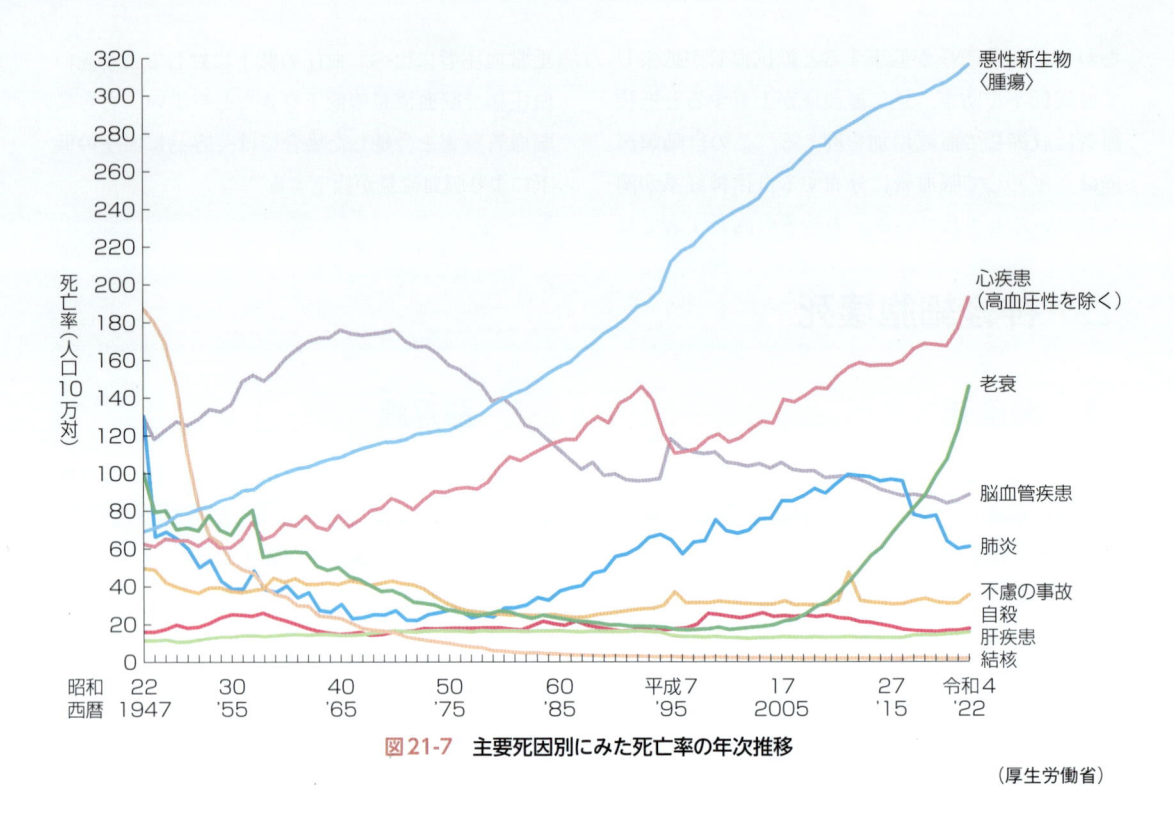

図21-7　主要死因別にみた死亡率の年次推移

（厚生労働省）

F ▶ 診　断

1　病　歴

　脳血管障害の診断は，問診と臨床症状でほぼつけられる（**図21-8**）．病型診断には，発症様式が重要である.

　❶発症様式　脳卒中の神経学的症状は，突発的に完成するものから，緩徐に進行するものまで多彩である（p.4**図1-1**参照）．したがって，どのような神経学的症状がいつから出現したかや，現在までの症状の増強・減弱に関して聴取する必要がある．さらに脳梗塞発症前には，一過性脳虚血発作（transient ischemic attack：TIA）が先行していることがあり，TIA の把握も重要である.

　❷発症時刻　発見時刻ではないことに注意する．脳卒中では発症していないことが確認されている時刻（未発症最終確認時刻）をもって発症時刻とする．起床時発症の場合，正確な発症時刻は不明であり，就寝時刻を発症時刻とする.

　❸発症時の状況　発症時に何をしていたかは脳卒中を鑑別するうえで重要である．たとえば，ス

トレスのかかる条件下での発症は，脳出血や一過性心房細動からの脳塞栓などを疑うきっかけとなる．同様に発症前数日間の状況も脳卒中の鑑別に有用である．たとえば，脱水をきたすような状況があったか？　長時間同じ体位でいるような状況があったか？　頸部をねじるような動作がなかったか？　頸部痛はなかったか？　などである.

　❹既往歴，家族歴，生活歴，危険因子の有無をチェックする.

2　一般理学所見

　血圧，脈拍，体温，呼吸状態の観察，頸動脈雑音（bruit）の聴取（p.32**図4-4**参照）を行う.

3　神経学的所見

　NIHSS（National Institutes of Health Stroke Scale）スコアによる重症度評価（**表21-2**），責任血管，責任病巣の推定を行う．点数が高いほど重症である．NIHSS スコアは神経学的診察の簡易版とも考えられ，メディカルスタッフによるスコア

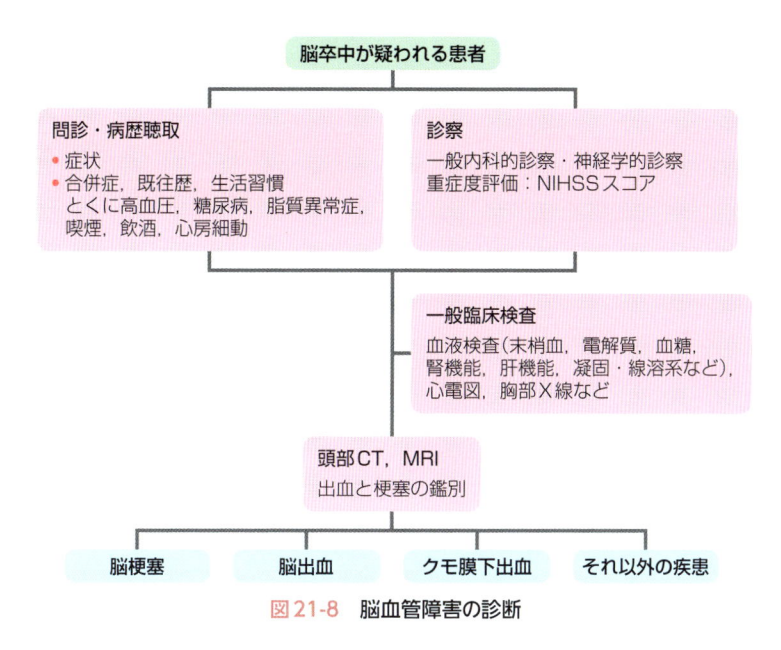

図21-8　脳血管障害の診断

表21-2　NIHSSスコアによる重症度評価

1A	意識レベル	0＝覚醒，1＝簡単な刺激で覚醒，2＝反復刺激や強い刺激で覚醒，3＝無反応
1B	意識レベル−質問（今月の月名，年齢）	0＝2問とも正解，1＝1問に正解，2＝2問とも誤答
1C	意識レベル−従命（開閉眼，「手を握る・開く」）	0＝両方の指示動作が正確に行える，1＝片方の指示動作のみ正確に行える，2＝いずれの指示動作も行えない
2	注視	0＝正常，1＝部分的注視麻痺，2＝完全注視麻痺
3	視野	0＝視野欠損なし，1＝部分的半盲（四分盲を含む），2＝完全半盲（同名性半盲を含む），3＝両側性半盲（皮質盲を含む全盲）
4	顔面麻痺	0＝正常，1＝軽度の麻痺，2＝部分的麻痺，3＝完全麻痺
5a	左腕	0＝下垂なし（10秒間保持可能），1＝10秒以内に下垂，2＝重力に抗するが10秒以内に落下，3＝重力に抗する動きがみられない，4＝全く動きがみられない
5b	右腕	同上
6a	左脚	0＝下垂なし（5秒間保持可能），1＝5秒以内に下垂，2＝重力に抗するが5秒以内に落下，3＝重力に抗する動きがみられない，4＝全く動きがみられない
6b	右脚	同上
7	運動失調	0＝なし，1＝1肢にあり，2＝2肢にあり
8	感覚	0＝正常，1＝軽度〜中等度の障害，2＝高度の障害
9	言語	0＝正常，1＝軽度の失語，2＝高度の失語，3＝無言または全失語
10	構音障害	0＝正常，1＝軽度〜中等度の障害，2＝高度の障害
11	消去／無視	0＝正常，1＝軽度〜中等度の障害，2＝高度の障害

点数が高いほど重症である．

も専門医によるものと強い相関が得られることが示されている．したがって，非専門医にはぜひとも その内容を習得してほしい．

G ▶ 脳血管障害とリハビリテーション

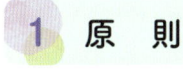 原 則

❶リハビリテーションは，可能な限り早期から開始する．

❷個々の機能障害に対してのみではなく，個人としての生活能力や自立度の向上を目標に実施さ

れるべきである.

❸脳卒中は健常者に突然発症し, しかも麻痺肢が切断されたわけではないので, 障害の受容は容易ではない. 場合によっては, 神経症候が残ることを納得させ, 障害者として**再出発**ができるよう多角的なサポートをする.

❹麻痺の回復に過度の期待をもたせるような励ましはかえって逆効果である. 早期から家族指導を実施し, 障害者を受け入れるための心構えを含めた準備をさせる必要もある.

❺回復期には, さまざまな合併症に対する対策も必要である. 回復期に多くみられる合併症としては, うつ状態, 肩手症候群, 肩関節亜脱臼, 関節拘縮, 廃用性筋萎縮, 褥瘡, 便秘, 尿路感染症, 誤嚥性肺炎などがある.

2 脳卒中リハビリテーションの阻害要因

機能や予後はリハビリテーションの成否に大いに関係するが, さまざまな阻害因子があることに注意する. たとえば, 高度の認知機能障害, 高度の弛緩性片麻痺, 失認(身体失認, 病態失認, 半側空間無視), 感覚性失語, 重篤な全身疾患の合併(とくに心疾患), 抑うつ状態, 家族・社会の支援の欠如である. 経過中繰り返し評価を行って, その対策に努める.

H ▶ 臨床病型

1 脳梗塞 cerebral infarction

概　念

脳梗塞とは, 脳の血流の遮断または低下によって脳組織に不可逆的変化(**壊死**)が生じる障害をいう. 脳組織の病理学的所見(神経細胞死による脳の空洞化)から**脳軟化症**と呼ぶこともある.

成　因

発症機序により血栓性, 塞栓性, 血行力学性に分けられ, 臨床病型は以下のとおりである(**図21-9**).

1) アテローム血栓性脳梗塞(脳血栓症)
atherothrombotic infarction

皮質梗塞または皮質下の直径15mm以上の梗塞である. 脳梗塞の20〜30%を占める. 主幹動脈の**粥状硬化**(動脈内壁に脂肪や脂肪酸, コレステロールなどが沈着した状態)により血管の内腔が狭くなり, それに血栓形成が加わって動脈が閉塞されて梗塞が生じる(**図21-10**). 動脈に閉塞や狭窄があっても**側副血行路**により血流が保たれている場合がある. しかし, 一過性の血圧低下などに伴い隣りの動脈との境界領域に梗塞をきたすことがある(**分水嶺梗塞**). 階段状の進行や繰り返す**一過性脳虚血発作(TIA)**が特徴である.

2) (心原性)脳塞栓症
(cardiogenic) cerebral embolism

心房細動, 心房粗動, 心筋梗塞, 弁膜症, 人工弁, 心筋症, 心内膜炎などの心腔内に血栓を形成し得る疾患を基盤に発症する. 原因の半数以上は**非弁膜症性心房細動**で, とくに**高齢者**に多い. 弁膜症では, 弁膜上に形成された血栓や疣贅(感染性心内膜炎による細菌の塊)が遊離して塞栓子となる. 脳塞栓症では, 健常な動脈が突然閉塞され

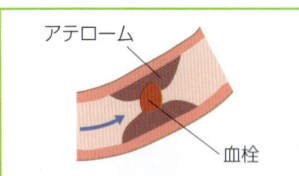

アテローム血栓性脳梗塞
アテロームが付着し狭くなった脳内の太い動脈において, 血栓が加わることで血流が遮断される

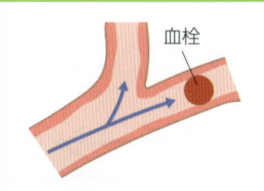

心原性脳塞栓
心臓で形成された栓子により, 脳の動脈の血流が遮断される

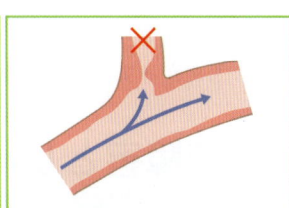

ラクナ梗塞
脳内の細い動脈が狭くなり, 詰まることで血流が遮断される

図21-9　脳梗塞の病型と病態

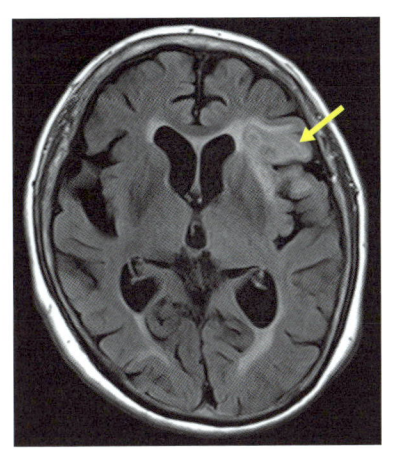

図21-10　アテローム血栓性脳梗塞
（MRI：FLAIR画像）

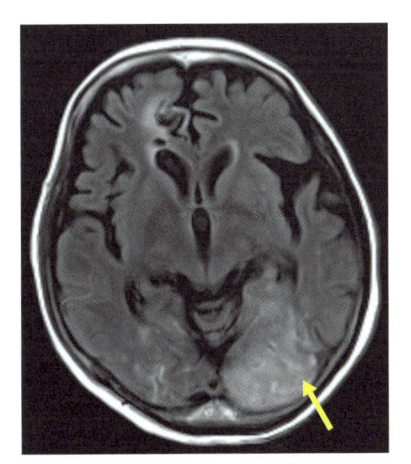

図21-11　心原性脳塞栓症
（MRI：FLAIR画像）

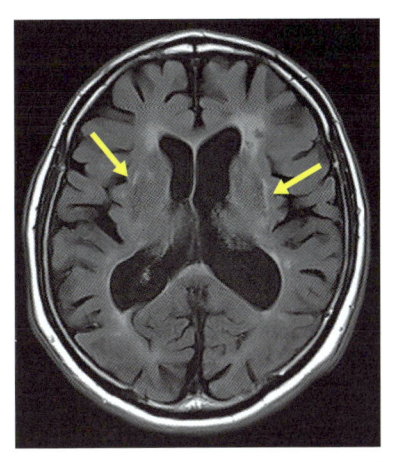

図21-12　ラクナ梗塞（MRI：FLAIR画像）
両側皮質下白質に散在性の小病変を認める．

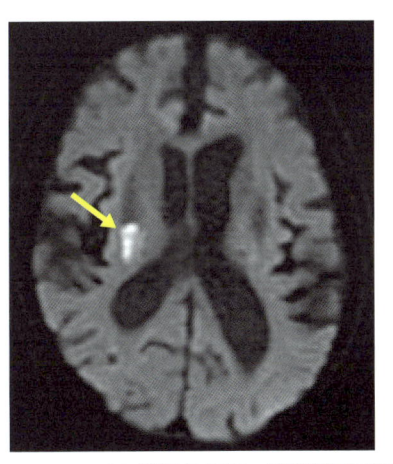

図21-13　BAD脳梗塞（MRI：拡散強調画像）

るために閉塞動脈の灌流域に一致した皮質を含む境界明瞭な大梗塞をきたすことが多い（**図21-11**）．また，複数の塞栓子によって一度に多発性の病巣を形成したり，栓子の溶解による血管再開通に伴って**出血性梗塞**に移行したりする．心原性塞栓性の梗塞はかつて考えられていたよりも頻度が高く，全脳梗塞の20〜30%を占めると考えられている．とくに85歳以上の高齢者では40%以上に達する．

3）ラクナ梗塞 lacunar infarction

責任血管病変や心塞栓源のない脳深部の穿通枝領域に起こる15mm未満の**小梗塞**である（**図21-12**）．脳梗塞の40〜50%を占める．**比較的軽症**であることが多い．通常，穿通枝動脈の高血圧性変化を基盤に発症するが，主幹動脈のアテローム硬化の結果として生じることもある．

4）BAD branch atheromatous disease

BAD（適訳はないが分枝粥腫病ともいわれる）は，脳血管造影上，病変部の主幹動脈に50%以上の狭窄がなく，主幹動脈に対して垂直方向に長い（1.5cm以上）穿通枝梗塞である（**図21-13**）．穿通枝起始部の小さなアテロームが原因の狭窄・閉塞によるとされている．治療抵抗性で，症状が進行することが多い．

5）その他の原因

血管炎，血液凝固異常，動脈解離などは，とくに若年性脳梗塞の原因として重要である．

症　候

1）全般的な症候

❶一般症候　急性期の血圧は発症前よりも高いが，脳出血でみられるような著しい高血圧を呈す

ることは少ない.

❷意識障害　急性期の意識障害の程度は,病巣の部位と大きさによって決まる.脳幹や視床など網様体にかかわる病巣,両側性の病巣,大型の病巣で意識障害をきたしやすい.

❸神経症候　主体は片麻痺であるが,たとえば,脳神経麻痺との組み合わせにより脳障害の部位を推定することができる.閉塞動脈別の症候と障害部位による症候について分けて述べる.

2) 閉塞動脈別の症候

❶内頸動脈閉塞　側副血行路の発達の程度に依存する.全く無症候の場合から同側の中大脳動脈・前大脳動脈領域に及ぶ広範な梗塞によって脳死に至る場合まである.通常は中大脳動脈閉塞に似た症候を呈する.眼動脈閉塞による一過性の視力障害（一過性黒内障）は内頸動脈病変に特有である.

❷中大脳動脈閉塞　主幹部の閉塞では,前頭葉,頭頂葉,側頭葉にまたがる梗塞をきたす.その結果,反対側の片麻痺,感覚障害,同名性半盲,失行,失認のほか,優位半球病変では失語をきたす.中大脳動脈閉塞による片麻痺では,下肢よりも上肢に麻痺が強い.右半球病変でしばしば半側空間無視が認められる.中大脳動脈の分枝であるレンズ核線条体動脈の閉塞では,反対側の上肢に強い片麻痺と感覚障害をきたす.

❸前大脳動脈閉塞　反対側の片麻痺,感覚障害のほか,歩行失行,把握反射,吸引反射,記憶障害,尿失禁など前頭葉障害に特有の症候が認められる.片麻痺は,下肢のほうが上肢よりも強い.前大脳動脈起始部付近からの分枝である内側線条体動脈の閉塞では,反対側の顔面や上肢の麻痺をきたす.

❹後大脳動脈閉塞　反対側の同名性半盲や純粋失読,視覚失認などをきたす.両側病変では皮質盲となるが,病初期にはこれを否認することがある（Anton症候群）.両側または優位側の側頭葉内側に梗塞が及べば記銘力障害をきたす.

❺視床膝状体動脈　反対側の感覚鈍麻,異常感覚,視床痛,不全片麻痺,運動失調,不随意運動などからなる視床症候群をきたす.

❻視床穿通動脈および内側中脳穿通枝の閉塞　病

巣側の動眼神経麻痺とともに反対側の運動失調（Claude症候群）,片麻痺（Weber症候群）,振戦（Benedikt症候群）などをきたす.

❼椎骨動脈閉塞　最も多くみられるのは,後下小脳動脈領域の延髄外側の梗塞によるWallenberg症候群である.回転性めまいと悪心・嘔吐で発症し,病巣側にHorner症候群,小脳性運動失調,顔面の温痛覚低下,角膜反射減弱などを認め,反対側の体幹と上下肢に温痛覚低下をきたす.延髄内側の梗塞では,病巣側の舌下神経麻痺と反対側片麻痺（顔面を含まない）をきたす.椎骨動脈は一側が完全閉塞しても無症候のことがある.

❽脳底動脈

ⓐ主幹部閉塞：回転性めまいと悪心・嘔吐で発症して昏睡となり,弛緩性四肢麻痺,除脳硬直,縮瞳,血圧・体温の上昇,呼吸異常などをきたして早期に死亡する.不完全閉塞の場合は,症候はさまざまで,閉じ込め症候群を呈することもある.

ⓑ遠位端閉塞：中脳,視床,後頭葉,側頭葉などに梗塞をきたし,眼球運動障害,幻覚,傾眠,視野欠損,健忘,感覚障害,運動失調などの多彩な症候を示し,精神疾患と誤診されることがある.

ⓒ分枝閉塞：脳幹の構造の複雑さを反映して,交代性片麻痺,運動失調,感覚乖離,脳神経麻痺,核間性眼球運動障害などがさまざまな組み合わせで出現する.橋上部外側の上小脳動脈領域の梗塞では,病巣側に小脳性運動失調とホルネル症候群を,反対側半身に温痛覚低下をきたす.橋下部内側の傍正中枝領域の梗塞では,病巣側の顔面（および外転）神経麻痺と反対側の舌と上下肢の麻痺をきたすMillard-Gubler症候群（下交代性片麻痺）などがみられる.

3) 障害部位による症候（表21-3）

❶内包障害　内包を含む障害は,最も多くみられる.特徴的な症状は内包障害の反対側に出現する片麻痺で,一般に上肢の麻痺は下肢よりも強い.上肢では遠位筋が強く障害され,手指の巧緻運動が最も強く侵される.時間が経過すると,Wernicke-Mann肢位をとる.片麻痺と同じ側に,顔面,舌下神経の中枢性麻痺が認められる.また,しばしば顔面を含む半身の感覚鈍麻を伴う.発作直後に

表21-3 **大脳の障害部位による症候**

障害部位	梗塞部位	特徴的な症状	病巣側の症状	病巣反対側の症状
内 包	中大脳動脈・前大脳動脈領域	一過性黒内障	なし	片麻痺（ウェルニッケ・マン肢位）と同側に，顔面，舌下神経の中枢性麻痺．しばしば顔面を含む半身の感覚鈍麻を伴う．
視 床	視床外側核ことに後外側腹側核の障害			表面感覚鈍麻，深部感覚の消失・軽度の運動失調，立体覚障害・激しい自発痛（いわゆる視床痛）・軽度な一過性の不全片麻痺・舞踏様運動またはアテトーゼ様運動
脳 幹	反対側の片麻痺と同側の脳神経麻痺			交代性片麻痺
延 髄		嚥下困難，構音障害，咀嚼困難などの球麻痺症候群		片麻痺，感覚障害
多発性脳梗塞	両側性，ラクナ梗塞	仮性球麻痺，歩行障害，四肢腱反射亢進，強迫泣き，認知機能障害		顔面や上肢の麻痺 失外套症候群
間脳から脳幹に至る網様体や帯状回前部の両側性障害				無動性無言症

は弛緩性片麻痺を示し，後に痙性片麻痺に移行するものが多い．

❷視床障害 視床外側核，とくに後外側腹側核の障害では，いわゆる視床症候群が知られている．病巣の反対側に次のような症候を認める．

　✓ 片側の表面感覚鈍麻，深部感覚の消失

　✓ 片側の軽度の運動失調，立体覚障害

　✓ 片側の激しい自発痛（いわゆる視床痛）

　✓ 軽度な一過性の不全片麻痺

　✓ 片側の舞踏様運動またはアテトーゼ様運動

また，麻痺側にはしばしば運動失調とくに上肢の企図振戦を認めることが多い．**手掌・口症候群**（一側の手指および口周囲の異常感覚）は，視床障害に特異的な徴候である．まれに視床性失語や空間認知障害が起こる．

❸脳幹障害 反対側の片麻痺と同側の脳神経麻痺を起こす．これを**交代性片麻痺**と呼び，さまざまな症候名がつけられている．これは一括して**表21-4**に示している．脳幹障害では，その徴候を分析することによって，病変の高さや広がりをも診断することができる．しかし，逆に交代性片麻痺がないからといって，脳幹障害を否定することはできない．とくに脳幹外側の障害は，ワレンベルク症候群など，片麻痺を呈さず特異な症候群を示す．

❹延髄障害 嚥下困難，構音障害，咀嚼困難を**球麻痺症候群**という．脳血管障害で，延髄が直接障害されて球麻痺を呈することは少なく，多くは仮性球麻痺で，両側の脳神経Ⅸ（舌咽），Ⅹ（迷走），Ⅻ（舌下）の核上性障害によって起こる．脳幹に広範な病変を起こすときには，1回の発作でも仮性球麻痺を呈するが，内頸動脈系の障害ではあらかじめ一側に障害があり，さらに他側にも障害を生じた場合のみ仮性球麻痺を呈する．球麻痺症候を認めたら，食物摂取に注意し，誤嚥性肺炎の予防に努める．

❺多発性脳梗塞 脳梗塞はしばしば両側性に多発する．梗塞の総容積が大きくなるほど，**血管性認知症**をきたす可能性が高くなる．ラクナ梗塞が多発した状態になると，仮性球麻痺，歩行障害，四肢腱反射亢進，強迫泣き，認知機能障害などを呈する．

❻失外套症候群 大脳皮質の広範な梗塞では，失外套症候群をきたす（p.104参照）．睡眠覚醒リズムや嚥下反射は保たれているが，無言無動状態で除皮質姿勢をとる．

❼無動性無言 間脳から脳幹に至る網様体や帯状回前部の両側性障害では，無動性無言症を呈する（p.104参照）．睡眠覚醒リズムや嚥下反射は保たれ，注視や追視が認められることが特徴である．

表21-4 脳幹の障害部位による症候

部位	症候群	障害の部位	病巣側の症状	病巣反対側の症状
中脳	ウェーバー(Weber)症候群（脳脚症候群）	中脳上丘レベル	動眼神経麻痺	片麻痺（顔面・舌を含む）
	ベネディクト(Benedikt)症候群（赤核症候群）	中脳上丘レベル	動眼神経麻痺	上下肢不随意運動（赤核），時に不全片麻痺
	クロード(Claude)症候群（下部赤核症候群）	中脳下丘レベル	動眼神経麻痺	小脳失調
橋	ミルズ(Mills)症候群（橋上部外側症候群）	橋上部外側部	小脳失調（交叉前の上小脳脚），不随意運動（交叉前の上小脳脚），ホルネル症候群（橋網様体）	顔面を含む半身温痛覚障害（三叉神経，脊髄視床路），聴力障害（外側毛帯）
	レイモン・セスタン(Raymond-Cestan)症候群（橋上部被蓋部症候群）	橋上部被蓋部	小脳失調（交叉前の上小脳脚），MLF症候群，病巣側への側方注視麻痺	顔面を含む半身温痛覚障害（三叉神経，脊髄視床路），聴力障害（外側毛帯）
	グルネ(Grenet)症候群（橋中部被蓋症候群）	橋中部被蓋部	三叉神経麻痺（顔面半分の温痛覚・触覚障害，咬筋麻痺），小脳失調（中小脳脚）	頸部以下の半身の温痛覚障害（脊髄視床路）
	橋下部外側症候群	橋下部外側部	三叉神経麻痺（顔面半分の温痛覚障害），小脳失調（中小脳脚），ホルネル症候群（橋網様体），難聴（上オリーブ核近傍の聴覚路），顔面神経麻痺	頸部以下の半身の温痛覚障害（脊髄視床路）
	ミヤール・ギュブレール(Millard-Gubler)症候群	橋下部腹側部	外転神経麻痺，顔面神経麻痺	片麻痺（錐体路）
	フォヴィル(Foville)症候群	橋下部背側部	外転神経麻痺，顔面神経麻痺，病巣側への側方注視麻痺	片麻痺（錐体路）
延髄	ワレンベルク(Wallenberg)症候群（延髄外側症候群）	延髄外側部	三叉神経麻痺（顔面半分の温痛覚障害），小脳失調（下小脳脚），ホルネル症候群（延髄網様体），めまい，眼振（前庭神経核），軟口蓋，咽頭，喉頭の麻痺	頸部以下の半身の温痛覚障害（脊髄視床路）
	デジュリン(Dejerine)症候群（延髄内側症候群）	延髄内側部	舌下神経麻痺	顔面を除く片麻痺（交叉前錐体路），頸部以下の触覚と深部知覚障害（内側毛帯）
	バビンスキー・ナジョット(Babinski-Nageotte)症候群	ワレンベルクとデジュリン症候群の合併（単一の血管領域ではない）	ワレンベルクとデジュリン症候群の合併	ワレンベルクとデジュリン症候群の合併

検 査

　脳梗塞急性期の来院時には脳出血との鑑別目的で画像検査が行われる．

1) CT

　脳梗塞超急性期に明らかな低吸収域として病巣が検出されることは少なく，明らかな低吸収域が検出されるまでには12時間以上かかることも多い．また，脳梗塞の超急性期に認められる微細なCT上の変化（早期虚血性変化）として，皮髄境界の消失，レンズ核の不明瞭化，脳溝の消失などが知られている．しかし，早期虚血性変化の診断には熟達が必要である．

2) MRI

　梗塞巣は，T1強調画像で低信号域（黒）として，T2強調画像やFLAIR像で高信号域（白）として描出される．また，MRIは脳幹や小脳の小病変も検出することができるが，脳梗塞超急性期にはT1，T2強調画像などのMRIシーケンスでは病巣の検出が困難である．しかし，拡散強調画像（DWI）を用いれば発症後2時間以内の超急性期の梗塞巣も高信号域として描出できる（図21-14）．

3) MRA

　頭蓋内の狭窄・閉塞血管を把握することは，治療方針決定のためにも必要である．

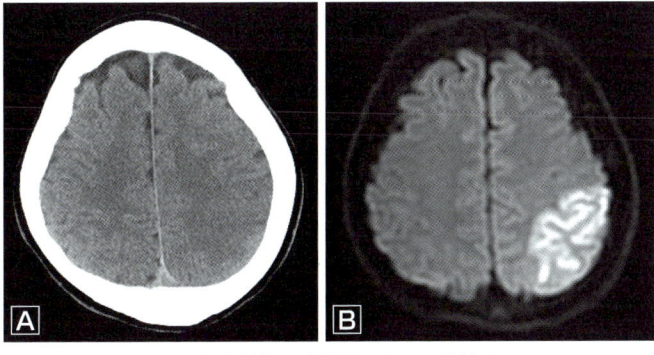

図21-14　超急性期の脳梗塞における単純CTとMRI
CTでは明らかではないが（A），MRI（拡散強調画像）では左頭頂部の高信号域を認める（B）.

4）その他の検査

心原性塞栓症を疑うときには，超音波検査（頸部血管，経頭蓋，経胸壁・経食道心臓）や24時間ホルター心電図検査を行う.

鑑別診断

脳血管障害か否かの鑑別が診断の第一歩である．脳腫瘍，外傷，てんかん，脳炎，髄膜炎，ミトコンドリア脳筋症などの中枢神経疾患のほか，肺性脳症，肝性脳症，血糖症，中毒，水電解質異常などの全身疾患も忘れてはならない.

治　療

臨床病型，発症からの時間，病変部位ならびに大きさ，脳循環状態を考慮して治療を選択する．発症時刻が不明な場合（独居で目撃者不在の場合，睡眠時発症など）には，最終未発症確認時刻を用いる.

1）超急性期

❶経静脈的血栓溶解療法　発症4.5時間以内の虚血性脳卒中に対する遺伝子組換え組織プラスミノゲンアクチベータ（アルテプラーゼ，rt-PA）の経静脈的投与による血栓溶解療法が可能であるが，出血性の副作用に十分注意する必要がある.

❷機械的血栓回収療法　発症8時間以内の主幹動脈閉塞を伴う虚血性脳卒中に対する，カテーテルを用いた脳血管内治療である．近年，ステント型血栓回収デバイスの上市によってrt-PA静注療法無効例でも良好な再開通率が得られるようになっている.

2）急性期

❶全身管理　脳卒中専門病棟での呼吸，循環を含めた全身管理が望ましい．脳卒中患者では一般に呼吸器感染，尿路感染，転倒，褥瘡などを合併する頻度が高いため，合併症予防も重要である．誤嚥性肺炎の予防のための嚥下評価・口腔ケア，麻痺側の深部静脈血栓症予防のために弾性ストッキング・間欠的空気圧迫法などを用いる.

❷血圧管理　収縮期血圧220mmHgを超えるような著しい高血圧が持続する場合や，大動脈解離，急性心筋梗塞，心不全，腎不全などを合併している場合を除いて，原則として積極的な降圧療法は行わない．ただし，rt-PAによる血栓溶解療法を行う場合には十分な血圧管理が必要である.

❸非心原性脳梗塞（アテローム血栓性脳梗塞，ラクナ梗塞）：抗血小板薬（アスピリンなど）を投与する.

❹心原性脳塞栓症　梗塞が広範な場合には，抗脳浮腫療法（グリセリン，マンニトール）を行う．主幹動脈の閉塞がある場合には，自然再開通による出血性梗塞の危険があり，抗凝固療法は数日後に開始する場合がある.

再発予防

危険因子を知り，基礎疾患の管理を行う.

1）病型に応じた予防薬

❶心原性脳塞栓症　非弁膜性心房細動では直接経口抗凝固薬（DOAC），弁膜性心房細動では抗凝固薬（ワルファリンカリウム）を使う.

❷非心原性脳塞栓症　抗血小板薬（アスピリンなど）を使う.

2）予防的外科手術

内頸動脈高度狭窄に対する内頸動脈内膜剥離術

またはステント留置術や内頸動脈閉塞に対する浅側頭動脈-中大脳動脈吻合術などがある.

リハビリテーション

意識障害の有無にかかわらず，できるだけ早期からリハビリテーションを開始する.　脳卒中地域連携パスなどを用いて，急性期病院から回復期病院で一貫したリハビリテーションを行い，早期に自宅に帰れるようにする.　機能的予後の評価には一般的には，ADLの評価に有用な日本版 modified Rankin Scale（表21-5）や介護の評価を行う Barthel指数（表21-6）を用いる.

1）急性期

早期にベッドサイドから開始する.　良肢位保持や関節機能の保持のために他動運動を行い，早期離床，廃用症候群の予防を心がける.

2）回復期

状態が安定に向かうにつれ，起坐訓練，移動訓練，リハビリテーション室での起立訓練，歩行訓練，ADL訓練など積極的なリハビリテーションにより能力の最大限の回復および社会復帰を目指す.

3）維持期

回復期リハビリテーションにより獲得した能力をできるだけ長期に維持する.　訪問リハビリテーション，通所リハビリテーション，職業訓練などを行う.　片麻痺の痙縮に対しては必要に応じ，筋弛緩薬の内服・髄注やボツリヌス毒素の筋注を使う.

2　一過性脳虚血発作
transient ischemic attack（TIA）

概念

虚血に起因する局所神経症状が24時間以内に消失するもので，脳梗塞の前触れ発作として重要である.　TIAが前駆する脳梗塞は，その多くがTIA発症後48時間以内に発症している.

成因

以下の2説が考えられている.

❶微小塞栓説　頸部動脈や心腔内にできた血栓がはがれて微小栓子となって末梢の脳動脈を閉塞するが，短時間のうちに栓子が溶解したり分解したりして血流が回復し神経症候が消失する.

❷血行力学説　主幹脳動脈の高度狭窄または閉塞がある場合に脳灌流圧が低下すると，局所的に高度の虚血が生じ神経症候が出現するが，灌流圧の回復とともに血流が回復し神経症候も消失する.

症候

症状の持続時間は5～10分程度が多く，ほとんどは1時間以内である.　内頸動脈系 TIA では，片側性の運動麻痺，感覚障害が多く，単眼の一過性の失明（一過性黒内障）や同名性半盲をきたすこともある.　椎骨脳底動脈系 TIA では，脳神経症候（複視，回転性めまい，嚥下障害，構音障害，視力障害など）を伴う四肢および顔面のさまざまな

表21-5　日本版 modified Rankin Scale

	modified Rankin Scale	参考にすべき点
0	全く症候がない	自覚症状および他覚徴候がともにない状態である
1	症候はあっても明らかな障害はない：日常の勤めや活動は行える	自覚症状および他覚徴候はあるが，発症以前から行っていた仕事や活動に制限はない状態である
2	軽度の障害：発症以前の活動をすべて行えるわけではないが，自分の身の回りのことは介助なしに行える	発症以前から行っていた仕事や活動に制限はあるが，日常生活は自立している状態である
3	中等度の障害：何らかの介助を必要とするが歩行や食事は自立している	買い物や公共交通機関を利用した外出などには介助を必要とするが，通常歩行，食事，身だしなみなどには介助を必要としない状態である
4	中等度から重度の障害：歩行や身体的要求には介助が必要である	通常歩行，食事，身だしなみの維持，トイレなどには介助を必要とするが，持続的な介護は必要としない状態である
5	重度の障害：寝たきり，失禁状態，常に介護と見守りを必要とする	常に誰かの介助が必要である
6	死亡	

表21-6　バーセル指数

項　目	点　数	判定基準（100点満点中，85点を自立，60点を部分自立，40点を大部分介助，0点を全介助と評価）
食　事	10点	自立，手の届くところに食べ物を置けば，トレイあるいはテーブルから1人で摂食可能，必要なら介助器具をつけることができ，適切な時間内食事が終わる
	5点	食べ物を切るなど，介助が必要
	0点	全介助
移　乗	15点	自立，車いすで安全にベッドに近づき，ブレーキをかけ，フットレストを上げてベッドに移り，臥位になる．再び起きて車いすを適切な位置に置いて，腰掛ける動作がすべて自立
	10点	どの段階かで，部分介助あるいは監視が必要
	5点	座ることはできるが，移動は全介助
	0点	全介助
整　容	5点	自立（洗面，歯磨き，整髪，ひげそり）
	0点	全介助
トイレ動作	10点	自立，衣服の操作，後始末を含む．ポータブル便器を用いているときは，その洗浄までできる
	5点	部分介助，体を支えたり，トイレットペーパーを用いることに介助
	0点	全介助
入　浴	5点	自立（浴槽につかる，シャワーを使う）
	0点	全介助
歩　行	15点	自立，45m以上平地歩行可，補装具の使用はかまわないが，車いす，歩行器は不可
	10点	介助や監視が必要であれば，45m平地歩行可
	5点	歩行不能の場合，車いすをうまく操作し，少なくとも45mは移動できる
	0点	全介助
階段昇降	10点	自立，手すり，杖などの使用はかまわない
	5点	介助または監視を要す
	0点	全介助
着替え	10点	自立，靴，ファスナー，装具の着脱を含む
	5点	部分介助を要するが，少なくとも半分以上の部分は自分でできる．適切な時間内にできる
	0点	全介助
排便コントロール	10点	失禁なし，浣腸，坐薬の取り扱いも可能
	5点	時に失禁あり，浣腸，坐薬の取り扱いに介助を要する
	0点	全介助
排尿コントロール	10点	失禁なし，浣腸，坐薬の取り扱いも可能
	5点	時に失禁あり，浣腸，坐薬の取り扱いに介助を要する
	0点	全介助

組み合わせの脱力や感覚障害をきたす．患者が来院した時点では，神経症候は完全に消失しているのが普通である．したがって，TIAの診断には何よりも正確な病歴の聴取が欠かせない．

検　査

1) 頭部CT・MRI

責任病巣に一致する器質的脳病変は原則として認められない．しかし，TIAの症候とは無関係な器質的脳病変が偶然発見されることは少なくない．

2) 脳血管撮影・MRA

内頸動脈系TIAでは，頸部動脈のアテローム硬化性変化（狭窄，潰瘍形成など）がみられることが多い．

3) 頸部超音波検査

頸部動脈に壁在血栓が確認されることがある．頸動脈上の血管雑音（bruit）は，動脈の狭窄を示唆している．

4) 心臓超音波検査・ホルター心電図検査

塞栓源の検索のために，これらの検査を行う．

鑑別診断

❶ **一過性に神経症候をきたし得る疾患**　古典型片頭痛，麻痺性片頭痛，けいれん発作，一過性全健忘，Ménière症候群，過換気症候群，血圧低下による失神，低血糖症，周期性四肢麻痺などがある．

❷ **TIAに特徴的ではない症候**　椎骨脳底動脈系

表21-7 ABCD²スコア

A：Age（年齢）	≧60歳	1点
B：Blood pressure（血圧）	収縮期140mmHg以上 また／もしくは拡張期90mmHg以上	1点
C：Clinical feature （臨床所見）	片麻痺	2点
	麻痺のない言語障害	1点
D：Duration（持続）	10〜59分	1点
	≧60分	2点
D²：Diabetes（糖尿病）	あり	1点
	最高点数	7点

の症候を伴わない意識消失発作，強直・間代発作，閃輝暗点などがある．

❸TIAとみなすべきでない症候 移動性の感覚障害，めまい（浮動性）のみ，嚥下障害のみ，構語障害のみ，複視のみ，便尿失禁，意識レベルの変化を伴う視力低下，片頭痛に伴う局所症候，意識不鮮明のみ，健忘のみ，転倒発作のみなどがある．

治療

ABCD²スコアで早期の脳梗塞の発症リスクを評価する（**表21-7**）．スコアが3点以上の場合には，入院して治療を開始する．抗血小板薬が用いられることが多い．心原性塞栓症が疑われるときには，抗凝固療法が選択される．

予後

TIAから1年以内に脳梗塞を発症する確率は，10〜15%とされる．内頸動脈系のTIAのほうが，椎骨脳底動脈系のTIAよりも脳梗塞に移行する可能性が高い．

3 脳出血 cerebral hemorrhage

概念

何らかの原因により脳の血管が破れ，脳実質内に出血を起こす疾患である．出血により血腫ができ，それが脳に直接ダメージを与える．また，血腫の増大や脳浮腫により頭蓋骨のなかの圧が高まり，正常な脳を圧迫することで脳の機能にさまざまな障害が生じる．圧迫は血腫の吸収や浮腫の消退によって自然に取り除かれる．

頻度

脳卒中における脳出血の占める割合は20%程度であるが，時には死に至ることもあり非常に重要な救急疾患である．

原因

高血圧性脳出血が多く，そのほかの原因として脳動静脈奇形，アミロイドアンギオパチー，腫瘍などがある．

症候

脳出血は，日中活動時に発症することが多い．しばしば頭痛があり，時に嘔吐を伴う．意識障害をきたすことが多く，急速に昏睡に陥ることもある．血腫の増大や脳浮腫の進行に伴い，数分から数時間の経過で神経症候が増悪する．通常は30分以内に止血するが，入院後も血腫が増大し続ける例がある．小出血では頭痛や意識障害がないため，脳梗塞との鑑別が困難な場合がある．発症直後にはほぼ例外なく著しい高血圧を認めるが，この血圧上昇は出血の直接の原因というよりは結果であるとされている．

神経症候は病巣の部位と大きさによって左右され，多彩である．眼球の位置と運動の観察が急性期の局在診断に役立つ（**表21-8**）．

1）被殻出血

全体の40〜50%を占める．隣接する内包を障害することにより，病巣の反対側に片麻痺と感覚障害をきたす．反対側の同名性半盲，失行，失認を認めることもある．優位側病変では，失語をきたすことがある．内包を破壊し脳室まで穿破した混合型血腫では，意識障害は高度となり予後不良である．

2）視床出血

全体の30%程度を占める．内包が障害されることにより病巣の反対側に片麻痺をきたすが，麻痺そのものは被殻出血よりも軽いことが多い．一方，視床の破壊によって生じる感覚障害は高度で，しびれ感で発症する場合や，慢性期に錯感覚や視床

表21-8　脳出血による症候

障害部位	被　殻	視　床	皮質下（頭頂葉，前頭葉）	橋	小　脳
頻　度	40～50%	30%	10～20%	10%	5～10%
眼球の位置	（右被殻出血）病巣側を向く共同偏視	内下方（鼻先凝視）あるいは病巣側を向く共同偏視		正中位	（右小脳出血）病巣と反対側への共同偏視
異常眼球運動				眼球浮き運動	
瞳　孔	正　常	両側の中等度縮瞳		両側の高度縮瞳（針先瞳孔）	
病巣側の症状				意識障害，四肢麻痺	上下肢の運動失調
反対側の症状	片麻痺，感覚障害同名性半盲，失行，失認	感覚障害視床症候群	けいれん，片麻痺，失語，半盲	片麻痺，感覚障害	顔面や上肢の麻痺

痛と呼ばれる異常感覚に悩まされることがある．優位側病変（左側）で失語を呈したり，劣位側病変（右側）で半側空間無視を呈したりすることがある．反対側の運動失調や不随意運動を伴うこともある．

3）皮質下出血

全体の10～20%を占める．大脳半球の表面をおおう皮質である大脳皮質の直下で出血する．頭頂葉，前頭葉などの皮質下でよく発生する．出血する部位によって症状は異なるが，けいれんや片麻痺，失語症，半盲などが起こる．

4）橋出血

全体の10%程度を占める．短時間のうちに意識障害と四肢麻痺をきたし，進行すれば除脳硬直から死に至る．眼球が急速に沈下した後ゆっくりともとに戻る，眼球浮き運動（ocular bobbing）を呈することがある．針先瞳孔（pin-point pupil）と呼ばれる著しい縮瞳（両側交感神経の障害）を示すが，対光反射は保たれる．軽症例では内側縦束（MLF）症候群などのさまざまな眼症候や，脳神経症候，運動麻痺，運動失調を示す．

5）小脳出血

全体の5～10%を占める．激しいめまい，嘔吐で発症する．病巣側の上下肢に運動失調を呈し，起立，歩行が不能になるが，運動麻痺や感覚障害はきたさない．血腫が増大し脳幹を圧迫するまでは意識障害は認められないが，いったん脳幹圧迫が始まると短時間で昏睡から死に至る．また，急性

水頭症をきたして意識状態が悪化する場合もある．

検査

脳出血を疑う場合は，ただちにCTを撮る．

1）CT

急性期診断に最も有用である．発症直後から，出血部位に一致して白色のX線高吸収域が出現する（図21-15）．CTでは，血腫の部位や大きさのほか，脳室穿破や圧排効果の有無，浮腫の広がりなどを確認できる．血腫のX線吸収値はしだいに低下し，4週間以上たつと周囲の脳実質と同等になって識別しにくくなる．さらに時間が経過するとスリット状で黒色のX線低吸収域となる．

2）MRI

急性期よりも，亜急性期から慢性期にCTで血腫が確認しにくくなった時期に，威力を発揮する．T2*（T2スター）画像では，出血巣は急性期，慢性期ともに黒色に描出される．

3）脳血管撮影

動静脈奇形や動脈瘤など特殊な原因の疑われる場合を除けば，実施する必要はない．

治療

1）急性期

❶全身管理　救急処置として，確定診断に至る前に気道，呼吸，循環を確保する．吐物の誤嚥に注意する．不穏状態や高血圧を呈するもののなかには尿閉をきたしている場合があるので，適宜導尿する．血腫の増大が続いている場合，著しい高血圧が続く場合，心不全，大動脈解離を伴う場合

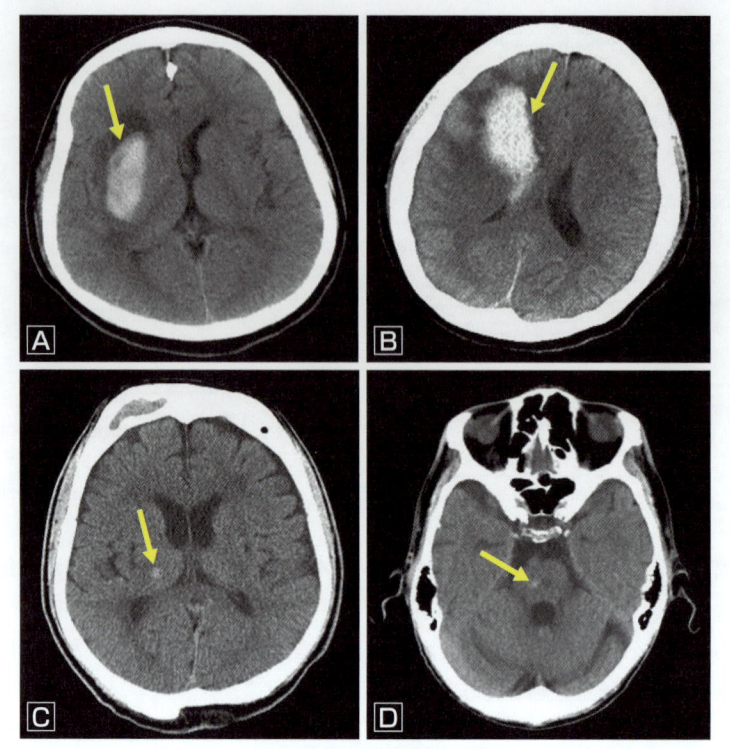

図21-15　部位別の脳出血所見（CT画像）
A：右被殻出血，B：右前頭葉皮質下出血，C：視床出血，D：橋出血．

などには降圧療法を実施する．

❷**手術適応**　その有無については慎重に検討する．血腫拡大の有無を経時的に評価し，被殻出血，皮質下出血，小脳出血では開頭血腫除去術または内視鏡下血腫吸引術の適応を判断する．直径3 cm以上の小脳出血で，脳幹の圧迫による神経症候や急性水頭症が認められる場合には手術を考慮する．被殻出血や皮質下出血でも外科的治療が行われる場合があるが，その適応と効果は確立されていない．頭蓋内圧亢進を伴う大きな脳出血では，抗脳浮腫薬として，浸透圧利尿薬である高張グリセオール溶液の点滴投与を考慮してもよい．脳室内穿破，脳室内出血に伴う閉塞性水頭症に対しては，脳室ドレナージを考慮する．

❸**合併症**　予後を左右することが少なくないため，その対策が重要である．誤嚥性肺炎，尿路感染症，上部消化管出血，深部静脈血栓症，肺塞栓症などに注意する．体位変換や全身清拭などのケアも合併症防止のために大切である．

予後

血腫の大きさに比例して，生命予後も機能予後も悪くなる．急性期死亡の直接原因としては，血腫と浮腫による圧排効果で生じる脳ヘルニアが重要である．

❶**被殻出血**　入院時に昏睡と完全片麻痺を認める場合，および画像検査で脳室穿破や正中偏位を認める場合には，生命予後，機能予後ともに不良である．

❷**視床出血**　予後は出血量しだいであるが，脳室穿破は必ずしも悪い徴候ではない．

❸**皮質下出血**　ほかの部位の出血に比べると生命予後，機能予後ともに良好である．ただし，高齢者にみられるアミロイド血管症による皮質下出血は再発しやすいので，予後良好とはいいがたい．

❹**小脳・橋出血**　生命予後は，脳幹圧迫による意識障害の有無にかかっている．部位別にみると橋出血の生命予後が最も悪い．

再発予防

脳出血の再発予防としては血圧の管理が最も重

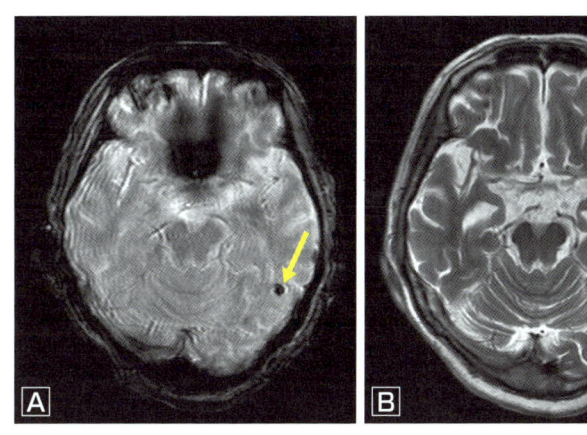

図21-16　微小脳出血のMRI T2*強調画像（A）とMRI T2強調画像（B）
脳出血の検出にはCTが優れているが，微小出血の検出にはT2*強調画像が鋭敏
に画像化できる．T2強調画像では出血部位は不明である．

要である．近年MRIのT2*画像で検出される微小脳出血（cerebral microbleeds：CMBs）が再発リスクとして重要であることが明らかになった（**図21-16**）．CMBsを認める場合にはより厳格な血圧コントロールを考慮する．

リハビリテーション

1）急性期

　脳ヘルニアの徴候がない限り，できるだけ早期に開始する．意識障害例でも，関節可動域を確保するための他動的関節運動を実施し，関節変形を防ぐために良肢位の保持を心がける．早期の離床が，二次的合併症を防ぎ，よりよい機能を回復するために重要である．また，急性期には嚥下障害を伴う場合が多く，栄養状態の低下を招きやすいので，必要に応じて嚥下機能の評価や嚥下訓練を行う．予後の予測や社会復帰へ向けての準備も早期に始める必要がある．

2）回復期

　回復期リハビリテーションによる，よりよい日常生活能力の再獲得が治療目標となる．

4　クモ膜下出血
subarachnoid hemorrhage（SAH）

概　念

　クモ膜下出血とは，広義にはクモ膜下腔への出血すべてを指す．外傷や脳出血の穿破による続発性出血と，脳動脈瘤や脳動静脈奇形からの原発性出血とに区別される．狭義には原発性出血のみを指す．

頻　度

　原発性クモ膜下出血のうちでは，脳動脈瘤破裂によるものが75〜90％，脳動静脈奇形からの出血が5〜10％を占める．脳動脈瘤によるクモ膜下出血は40〜60歳に多く，わが国では女性に多い傾向があり，家族性発症も示唆されている．脳動静脈奇形によるクモ膜下出血は若年層（20〜40歳）に多く，男性に多い傾向がある．クモ膜下出血の危険因子としては，喫煙習慣，高血圧，過度の飲酒があげられている．

成　因

　動脈瘤の約90％は囊状動脈瘤（のう）で，残りは紡錘状動脈瘤（ぼうすい）である．囊状動脈瘤は，内弾性板や中膜筋層の先天的な欠損などによる動脈壁の脆弱な部分が年を経て囊状に膨らんだもので，動脈分岐部に多い．大きいものほど，破綻する危険が高いとされている．囊状動脈瘤には，多発性囊胞腎や大動脈狭窄症を合併する場合がある．

発生部位

　❶ **囊状脳動脈瘤**　85〜90％はウィリス動脈輪の前部にあり，内頚動脈から後交通動脈が分岐する部位，前交通動脈，中大脳動脈の第一分岐部などが好発部位である．10〜20％の例では多発性である．

　❷ **脳動静脈奇形**　先天的に動脈と静脈の間に毛細血管を経ない異常な交通（シャント）があり，拡張・迂曲した血管により血管網が形成されている．大部分は大脳半球に認められる．

症候

1）頭痛

突発性で，とくに**後頭部の激痛**で発症する．時刻や活動の有無を問わない．患者は，今まで経験したなかで最も強い頭痛であると表現することが多い．悪心・嘔吐を伴うことが多い．クモ膜下出血は通常は何の前触れもなく発症するが，本格的な出血の数日前に少量の出血と頭痛をきたす場合があり，これを警告症状（**警告頭痛**）と呼ぶ．

2）意識障害

約半数に認めるが，多くは一過性で1時間以内に回復する．錯乱が数日持続することがある．最重症例は5分以内に急死する．

3）髄膜刺激症候（項部硬直）

クモ膜下出血の診断のうえで最も大切な徴候である．頸部を前屈したときに抵抗があり，顎（あご）が胸に触れない．

4）局所症候

脳神経麻痺以外の局所症候はないか，あっても一過性のことが多い．局所症候が持続する場合には，脳実質内への出血や脳梗塞の合併を疑う必要がある．

5）臨床症候

特定の部位の動脈瘤に特有な症状として，以下のものがある．

❶内頸動脈と後交通動脈の分岐部の動脈瘤に伴う動眼神経麻痺．

❷前交通動脈動脈瘤による一側または両側の下肢の一過性麻痺．

❸前交通動脈動脈瘤による精神症候，無動，無言，無為．

❹中大脳動脈動脈瘤による片麻痺，失語，けいれん．

❺内頸動脈の眼動脈分岐部動脈瘤による一眼の視力障害，眼痛．

❻動静脈奇形からのクモ膜下出血．特徴的な所見としては，てんかんの既往，片麻痺や精神症状，頭部や眼窩部での血管雑音の聴取などがある．

検査

10～20%では出血源が見つからないことがあるが，この場合，再出血は少ないとされている．

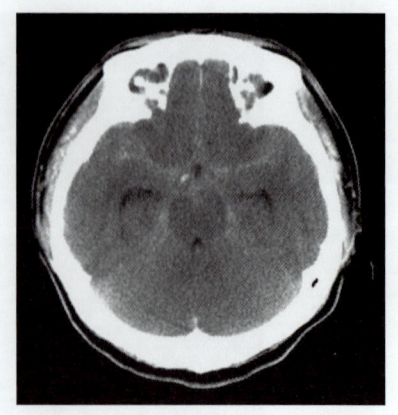

図21-17　クモ膜下出血（CT画像）

1）CT

クモ膜下腔への出血を確認する．脳脊髄液で満たされたクモ膜下腔は出血によりX線吸収値が上昇し，白くみえる（**図21-17**）．脳底部の脳槽・シルビウス裂に血液を認めるのは嚢状動脈瘤からの出血の場合に多く，脳表に血液を認めるのは動静脈奇形に多い．1週間以上たつとCTでは出血を確認できなくなる．

2）MRI

FLAIR像でクモ膜下腔が高信号となり，白色にみえる．

3）MRA

未破裂脳動脈瘤をスクリーニングする方法として，脳ドックなどでよく用いられている．

4）脳血管撮影

動脈瘤，動静脈奇形などの出血源を探す．動脈瘤は多発することがあるので，両側の内頸動脈と椎骨動脈の4動脈すべてを造影する必要がある．

5）髄液

鮮やかな**ピンク色の血性**を示し，これで診断が確定する．ただし，CTで出血が確認されたときには，あえて髄液を検査する必要はない．髄液は，時間経過とともに黄色調のキサントクロミーを呈するようになる．キサントクロミーは3～4週間続くので，CTで出血を確認できなくなった時期の診断に役立つ．

診断

CTと髄液の所見が診断根拠となる．高血圧性脳出血，髄膜炎，脳炎などとの鑑別を必要とする．

表21-9　ハントとヘスの重症度分類

Grade Ⅰ	無症状か，最小限の頭痛および軽度の項部硬直
Grade Ⅱ	中等度から強度の頭痛，項部硬直をみるが脳神経麻痺以外の神経学的失調なし
Grade Ⅲ	傾眠状態，錯乱状態，または軽度の巣症状を示すもの
Grade Ⅳ	混迷状態で中等度から重度の片麻痺があり，早期除脳硬直，自律神経障害を伴うこともある
Grade Ⅴ	深昏睡状態で除脳硬直を示し，瀕死の様相を示すもの

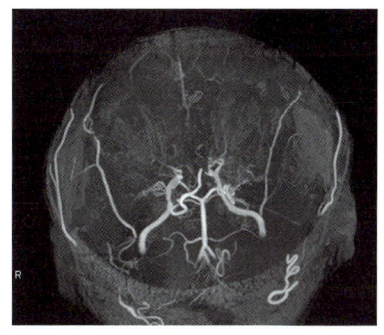

図21-18　もやもや病の脳血管撮影（MRA）
両側中大脳動脈が閉塞し，もやもや血管を認める．

治療

　血圧管理（降圧治療），鎮痛・鎮静薬投与による再出血の予防と破裂脳動脈瘤に対する開頭クリッピング術，経カテーテル的コイル塞栓術，脳槽ドレナージによる血腫の早期除去などがある．慢性期の続発性正常圧水頭症に注意しなければならない．

予後

　発症時の意識障害は予後と関連し，Huntと Hess^{ハント　　ヘス}の重症度分類などを用いる（**表21-9**）．4〜14日後に遅発性脳血管れん縮が起こる．これは，クモ膜下出血により血液にさらされた脳血管が一時的に細くなる現象で，クモ膜下出血の30〜70％に起こる．無症状のこともあれば，大きな脳梗塞を引き起こし（15〜20％），死亡と予後不良に大きく関与する．

5　その他の脳血管障害

1）頭蓋内・外動脈解離

　わが国では頭蓋内の椎骨動脈に多く，頭蓋内動脈解離では，虚血，出血（クモ膜下出血）いずれでも発症し得る．椎骨動脈解離では，ワレンベルク症候群を呈することがある．頸部の回旋や外傷などを契機とし，発症時に頭痛を伴うことが多い．

2）もやもや病

　わが国に多く，指定難病である．両側内頸動脈末端部の高度狭窄や閉塞と，周囲にもやもや血管がみられる（**図21-18**）．小児期は虚血発症，成人では出血発症が多い．頭蓋内血行再建術が行われる．

3）脳アミロイドアンギオパチー

　血管へのアミロイド沈着により，主に高齢者で脳皮質下出血の原因となる（**図21-15B**参照）．

4）高血圧性脳症

　脳血管の自動調節能を超える急激な血圧上昇により脳浮腫を生じる，高血圧緊急症の一つである．可逆性後頭葉白質脳症（posterior reversible encephalopathy syndrome：PRES^{プレス}）を呈することがある（**図21-19**）．頭痛，悪心・嘔吐，視力障害，けいれん，意識障害などを認め，緊急来院時に血圧高値（慢性高血圧患者では220/110mmHg以上）を認めることが多い．確定診断には頭部CTまたはMRI検査で，広範な脳浮腫所見を確認することが不可欠である．とくにMRIが有用である．

5）（脳）血管性認知症

　認知症のなかでAlzheimer病（アルツハイマー^{アルツハイマー}型認知症）についで頻度が高く，しばしば，アルツハイマー病と混在する（**図21-20**）．Hachinski^{ハチンスキー}の虚血スコア（**表21-10**）の合計点数が4点以下ならアルツハイマー病が，7点以上なら（脳）血管性認知症の可能性が高い．

6）大動脈解離

　上行大動脈から裂けるスタンフォードA型の急性大動脈解離に伴い，脳梗塞を生じることがある．この場合，rt-PA（アルテプラーゼ）静注療法（血栓溶解療法）は禁忌となるため，背部痛，上肢血圧の左右差の有無，頸部血管超音波検査，胸部造影CTでの除外が重要である．

7）奇異性脳塞栓症

　卵円孔開存^{らんえんこう}や肺動静脈瘻^{ろう}などの右-左短絡により，静脈系の血栓（主に下肢の深部静脈血栓）が動脈系に流入して脳梗塞を生じる．

8）脳静脈洞血栓症

　感染症や血液凝固異常（経口避妊薬，妊娠・産褥，先天性），外傷，腫瘍による圧排や浸潤で脳

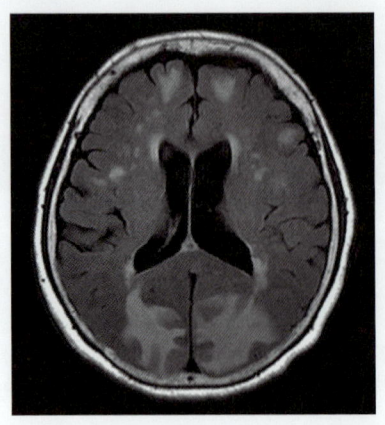

図21-19　高血圧性脳症（MRI：FLAIR画像）
後頭葉優位の皮質下白質の高信号域を認める.

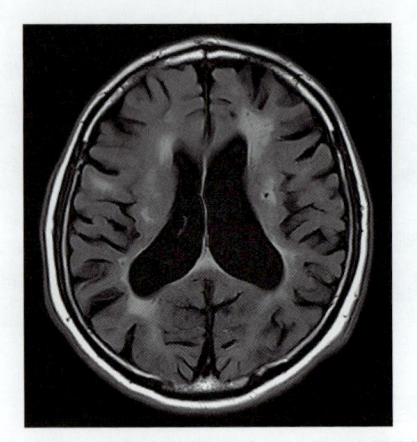

図21-20　脳血管性認知症（MRI：FLAIR画像）
脳室周囲高信号域と深部白質信号域を認める.

表21-10　ハチンスキーの虚血スコア

急激な発症	2	情動失禁	1
階段的増悪	1	高血圧の既往	1
動揺性の経過	2	脳卒中の既往	2
夜間の錯乱	1	アテローム動脈硬化の証拠	1
人格が比較的保たれる	1	局所的神経症状	2
うつ症状	1	局所的神経徴候	2
身体的訴え	1		

静脈が血栓閉塞し循環障害が生じる.

9）凝固亢進状態

抗リン脂質抗体症候群，高ホモシステイン血症，Trousseau症候群などがある．トルソー症候群は，悪性腫瘍によって血液凝固亢進が生じた結果，脳梗塞を起こす.

10）遺伝性脳血管障害

❶ 皮質下梗塞と白質脳症を伴う常染色体顕性脳動脈症（CADASIL）　CADASIL（cerebral autosomal dominant arteriopathy with subcortical infarcts and leukoencephalopathy）は，若年期から前兆を伴う片頭痛が先行し，CT・MRIで同定される大脳白質病変が徐々に進行，中年期から脳卒中危険因子がなくても皮質下白質にラクナ梗塞を繰り返し発症し，うつ症状，脳血管性認知症に至る指定難病である．NOTCH3遺伝子に変異がある.

❷ 禿頭と変形性脊椎症を伴う常染色体潜性白質脳症（CARASIL）　CARASIL（cerebral autosomal recessive arteriopathy with subcortical infarcts and leukoencephalopathy）は，青年期から若年成人期に，進行性の大脳白質病変，多発性ラクナ梗塞，禿頭，変形性脊椎症を発症する常染色体潜性遺伝形式の指定難病である.

✦ セルフ・アセスメント 21

問1 脳を養っている動脈はどれか．2つ選べ.
1. 鎖骨下動脈
2. 総頸動脈
3. 内頸動脈
4. 外頸動脈
5. 椎骨動脈

問2 ウィリス動脈輪の機能で誤りはどれか．2つ選べ.
1. 脳底部の動脈は環状に連結されている.
2. 脳内動脈の側副血行路として機能している.
3. 脳の血液循環の調節機能をもっている.
4. 左右の内頸動脈系は後交通動脈によって連絡している.

5. 内頸動脈系と椎骨動脈系は前交通動脈によって
つながっている.

問3 脳循環代謝で誤りはどれか.
1. 脳の重さは全身の約5%である.
2. 脳の血流量は全身の約15%である.
3. 脳の酸素消費量は全身の約20%である.
4. 脳のグルコース代謝量は全身の約65%である.
5. 平均血圧が60～150mmHgなら脳血流は一定に
保たれる.

問4 脳血管障害の疫学について誤りはどれか.
1. 1970年代は死因の第1位であった.
2. 現在は, 癌, 心疾患, 肺炎, 自殺についで第5
位の死因である.
3. 介護が必要になる原因では認知症についで第2位
である.
4. 脳出血が脳梗塞に比べて減少している.
5. 危険因子としてはライフスタイルが重要である.

問5 脳梗塞で誤りはどれか.
1. ペナンブラ領域は速やかな血管再開通により回
復可能である.
2. 一過性脳虚血発作(TIA)は来院時無症状のこと
が多い.
3. アテローム血栓性脳梗塞ではTIAが前触れのこ
とがある.
4. 心原性脳塞栓は, 高齢者では少ない.
5. ラクナ梗塞は15mm未満の小梗塞である.

問6 脳血管障害の発症様式で誤りはどれか. 2つ
選べ.
1. 脳出血は突発的に症状が完成する.
2. 脳梗塞は急性・階段状に発症する.
3. 一過性脳虚血発作(TIA)はクモ膜下出血の前触
れである.
4. 発症時刻は発見時刻である.
5. 起床時発症の場合は, 就寝時刻を発症時刻とする.

問7 急性脳梗塞の画像診断で正しいものはどれか.
1. CT検査をまず行う.
2. MRIのT1強調画像が有用である.
3. MRIのT2強調画像が有用である.
4. MRIのFLAIR画像が有用である.

5. MRIの拡散強調画像が有用である.

問8 左大脳半球の病変で生じにくい高次脳機能障
害はどれか.
1. 失語
2. 失算
3. 純粋失読
4. 観念運動失行
5. 半側空間無視

問9 67歳の右利きの男性. 脳梗塞. 入院時のCT
を図に示す. みられやすい症状はどれか. 2つ
選べ.
1. 観念失行
2. 着衣失行
3. ブローカ失語
4. 半側空間無視
5. ゲルストマン症候群

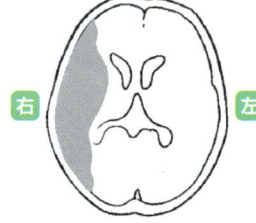

問10 54歳の右利きの男性. 脳梗塞. 図のような頭
部画像病変であった. みられやすい症状はど
れか.
1. 観念失行
2. ブローカ失語
3. 他人の手徴候
4. ウェルニッケ失語
5. ゲルストマン症候群

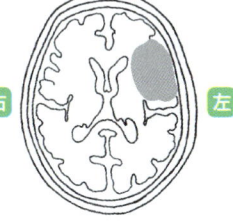

問11 TIAについて誤りはどれか. 2つ選べ.
1. 持続時間は5～10分程度である.
2. 一過性黒内障を起こすことがある.
3. CTやMRIでは責任病巣は認められない.
4. 意識消失発作をよく認める.
5. 浮動性めまいをよく認める.

問12 脳出血に関して誤りはどれか.
1. CTの検出力が高い.
2. 原因は高血圧が多い.
3. 日中活動時に起こることが多い.
4. 最も多いのは視床出血である.
5. 微小出血はT2*強調画像で黒く見える.

問13 以下のCT画像を示す脳出血に関して正しいものはどれか.

1. 前頭葉出血
2. 視床出血
3. 小脳出血
4. 被殻出血
5. 脳幹出血

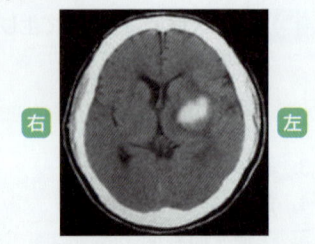

右 左

問14 以下の1〜5のCT所見で左片麻痺を呈する所見はどれか.

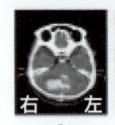 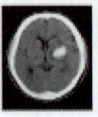 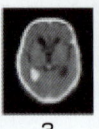 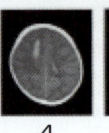 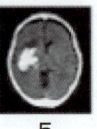

右 左

1 2 3 4 5

問15 クモ膜下出血に関して誤りはどれか.

1. CTの検出力が高い.
2. 原因は脳動脈瘤破裂が多い.
3. 高齢者に多い.
4. 好発部位は,ウィリス動脈輪に多い.
5. 後頭部の激痛が多い.

問16 もやもや病に関して誤りはどれか.

1. ウィリス動脈輪が閉塞し,もやもや血管を認める.
2. 欧米に比べて日本では少ない.
3. 小児では虚血発症が多い.
4. 成人では脳出血が多い.
5. バイパス手術が行われる.

問17 脳血管障害の評価に関して誤りはどれか.

1. ハチンスキーの虚血スコアは血管性認知症の鑑別に有用である.

2. 日本版 modified Rankin Scale は障害による自立度を評価する.
3. 日本版 modified Rankin Scale は歩行速度を評価する.
4. バーセル指数は ADL の能力を評価する.
5. バーセル指数は 10 項目,100 点満点である.

問18 入院時神経学的重症度の比較的低い脳卒中病型はどれか.2つ選べ.

1. 脳出血
2. ラクナ梗塞
3. 心原性脳塞栓
4. クモ膜下出血
5. アテローム血栓性脳梗塞

問19 脳卒中リハビリテーションの原則で誤りはどれか.2つ選べ.

1. 意識障害があるときはリハビリテーションをしない.
2. 急性期には早期離床,廃用症候群の予防を心がける.
3. 急性期から維持期まで一貫したリハビリテーションを行う.
4. 脳卒中地域連携パスなどを積極的に活用する.
5. 機能的予後の評価には,NIHSS スコアを用いる.

問20 脳卒中患者の歩行獲得の阻害因子でないのはどれか.

1. 失禁
2. 失語症
3. 高度認知障害
4. 両側麻痺
5. 半側空間無視

正解と解説

問1 3,5
図21-1 を参照すること.

問2 4,5
左右の内頸動脈系は前交通動脈によって連絡している.また,前大脳動脈と椎骨動脈系は後交通動脈によってつながっている(図21-2 参照).

問3 1
脳の重さは全身の約 2% である(表21-1 参照).

問4 2
現在は,癌(悪性新生物),心疾患,老衰についで第 4 位で

ある(図21-7 参照).

問5 4
心原性脳塞栓は,高齢者で多い.

問6 3,4
TIA は脳梗塞の前触れである.発症時刻は最終未発症確認時刻である.

問7 5
CT は脳出血,クモ膜下出血の急性期の診断に有用である.脳梗塞の急性期診断には MRI の拡散強調画像が有用である(図21-14 参照).

問8 5

半側空間無視は右大脳半球障害で起こる．ほかの4つの症状は左半球障害で起こる（総論⓫〜⓭章参照）．

問9 2，4

CTは右半球の脳梗塞を示している．着衣失行と半側空間無視が起こる．

問10 2

右利きで左半球の前頭葉の脳梗塞を示すので，ブローカ失語がみられる．観念失行，ウェルニッケ失語，ゲルストマン症候群，他人の手徴候はこの部位では起こらない（詳細は，⓫，⓬章を参照のこと）．

問11 4，5

意識消失発作はまれである．浮動性めまいよりも椎骨脳底動脈の循環不全で回転性めまいを認める．

問12 4

被殻出血が最も頻度が高く，ついで視床出血である．

問13 4

部位から被殻出血である（**図**21-15参照）．

問14 5

左片麻痺を呈していることから，右半球の障害を考える．つい

で，内包のある場所に病変があるかどうかを見る．そうすると⑤（被殻出血）となる．①は右小脳，②は右被殻，③は右側頭葉，④は右前頭葉である．

問15 3

中高年者に多い．

問16 2

日本や韓国に多い．

問17 3

日本版modified Rankin ScaleはADLの自立度を評価する（**表**21-5，**表**21-6，**表**21-10参照）．

問18 2，5

出血，塞栓は重症度が高い．

問19 1，5

意識障害があっても，関節の拘縮が起こらないようにリハビリテーションを行う．NIHSSスコアは脳卒中発症時の重症度を評価する（**表**21-2参照）．

問20 2

失語症はリハビリテーションの障害にはなるが，歩行獲得への関与は少ない．

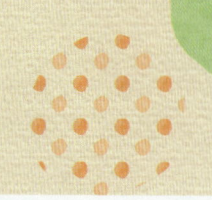

22 脳腫瘍
brain tumors

A ▶ 脳腫瘍とは

脳腫瘍は頭蓋骨内に発生する腫瘍の総称である。転移性ではない原発性脳腫瘍の発生率は，年間10万人あたり約15人で，高齢になるほどその頻度は高くなる。頭蓋骨という閉鎖的空間内に発生し，脳・脳神経を障害する。

B ▶ 脳腫瘍の分類と頻度

20%前後は**転移性脳腫瘍**で，残りが**原発性**（頭蓋内）**脳腫瘍**である。脳腫瘍のうち，比較的頻度の高いものは，順に**髄膜腫**（メニンジオーマ），**神経膠腫**（グリオーマ），下垂体腺腫，神経鞘腫（ニューリノーマ），頭蓋咽頭腫である。このほかに先天性腫瘍として胚腫，奇形腫，類皮腫，類上皮腫，脊索腫などがあり，血管系腫瘍として血管芽腫，悪性リンパ腫，間葉系腫瘍として肉腫がまれに発生する。頭蓋内腫瘍が頭蓋・脊髄腔の外に転移することはほとんどない。転移性脳腫瘍の原発癌として頻度が高いものはとくに**肺癌**（半数を占める）で，乳癌，消化器癌などもしばしば脳に転移する。

C ▶ 脳腫瘍の悪性度

脳腫瘍には，他臓器の腫瘍のように悪性度を表現するステージ分類がないため，悪性度をグレード（1〜4）で分類する（WHO分類）。グレード1は良性腫瘍で，手術で取り除くことができると再発の危険は少なくなる。グレード2〜4は悪性腫瘍で，グレードが上がるにつれて腫瘍の増殖速度が速くなり，悪性度が増す。

D ▶ 症　候

1　頭蓋内圧亢進症状

自覚症状としては，**頭痛**，**嘔吐**，**複視**が多い。頭痛は早朝頭痛が特徴的で，朝頭痛で目覚め，起きて動き出すとむしろ軽減することが多い。嘔吐は噴出性嘔吐を示し，腹痛などの消化器症状はなく，頭痛を伴っていることが多い。複視はほとんどの場合，外転神経麻痺なので遠方視や側方視の場合に訴える。他覚的所見として，うっ血乳頭や求心性視野狭窄が重要である。

2　局所神経症候

腫瘍によって脳の一部が壊されたり，脳が圧迫されたりして出現する運動麻痺，感覚障害，失語症，視野障害，知能や記憶力の低下，性格変化などさまざまである。

3　てんかん発作

けいれんは局在関連性の発作が多い。意識障害を生じない焦点起始発作として運動発作（運動，回転，姿勢，発声，言語停止など），感覚発作（体性感覚・視覚・聴覚・嗅覚・味覚の異常やめまい

など）が起こる．ほかに自律神経発作（上腹部感覚異常，顔面蒼白，発汗，立毛，瞳孔散大など）や精神発作（既視感，夢幻状態，恐怖，巨視，音楽・光景の幻覚など）が生じる．

E ▶ 検 査

1 画像検査（CT，MRI）

脳実質内・外の腫瘍鑑別を行う．一般には脳実質内腫瘍は，造影の強さや周囲の浮腫が悪性度と相関している．一方で脳実質外腫瘍では悪性度とそれらはあまり相関がない．

2 脳血管撮影

髄膜腫の鑑別や手術にあたっての術前計画に使われる．

3 脳 波

脳腫瘍そのものの診断には不要であるが，抗てんかん薬投与の適応の有無，あるいは脳腫瘍による薬剤抵抗性てんかんを合併している場合の焦点診断に用いられる．

4 内分泌症候

下垂体腺腫の場合，産生する刺激ホルモンによって種々のホルモン過剰症が発症する．一方，ホルモン産生能のない腫瘍では，刺激ホルモン低下から内分泌機能低下症が起きる．

4 脳シンチグラフィ

核種の進歩により悪性度診断などに利用される．

5 腰椎穿刺

脊髄腔に播種した細胞の検索に有用であるが，脳圧亢進の際には脳幹ヘルニアを起こす危険がある．

6 内分泌検査，腫瘍マーカー

下垂体腺腫や胚細胞腫，脳転移での原発巣精査のために用いられる．

F ▶ 主な脳腫瘍

腫瘍の種類によって治療方法が異なるため，組織診断が重要である．最近は，遺伝子情報を詳細に記載する統合的な診断を用いることが推奨されている．手術では治療法決定のための生検を行うこともあるが，神経症状を最小にとどめた最大の摘出を目的とすることが多い．

1 神経膠腫

全脳腫瘍の約26%を占め，臨床的にはすべて悪性脳腫瘍に分類される．成人男性の大脳半球（前頭葉＞側頭葉＞頭頂葉）に多く発生し，腫瘍細胞が脳に染み込むように広がり（浸潤性発育），手術で取り切れないことが多い．神経膠腫のなかで最も多いのは，びまん性星細胞腫や乏突起膠腫で，グレード2〜4に分類される．膠芽腫は，グレード4

で神経膠腫のなかで最も悪性度が高い（図22-1）．膠芽腫の発症からの生存期間中央値は1年程度であり，2年生存率30%以下，5年生存率10%以下とされている．治療は手術でできるだけ摘出して，術後に放射線治療と主にテモゾロミドを用いた化学療法を行う．

2 髄芽腫

全脳腫瘍の約0.7%を占め，小児の小脳虫部に好発する．手術で全摘出を目指し，術後に放射線・化学療法を行う．髄液腔内での腫瘍播種が多く，予後は5年生存率で50〜70%である（図22-2）．

3 髄膜腫

全脳腫瘍の約27%を占める．頭蓋底，大脳鎌

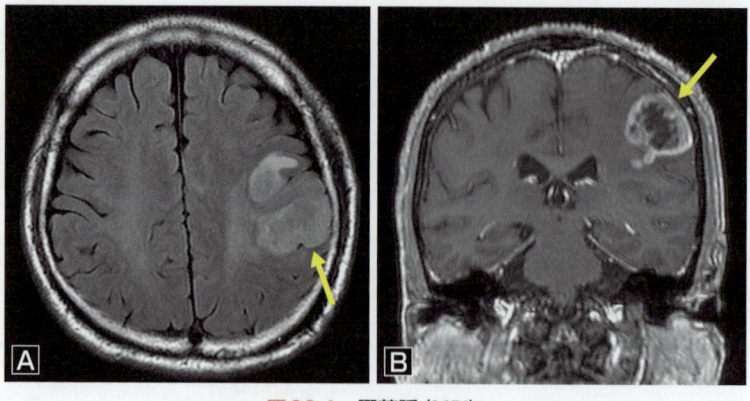

図22-1　膠芽腫 (MRI)
A：FLAIR画像，B：FLAIR画像（造影）.
（写真提供：時村 洋）

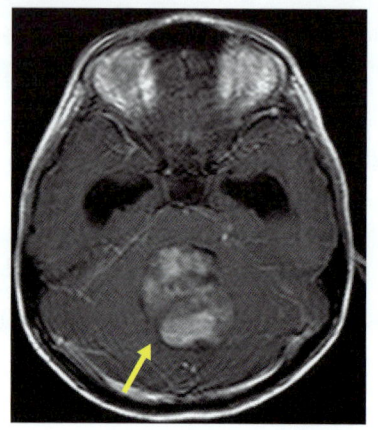

図22-2　髄芽腫 (MRI：T1強調画像)
（写真提供：時村 洋）

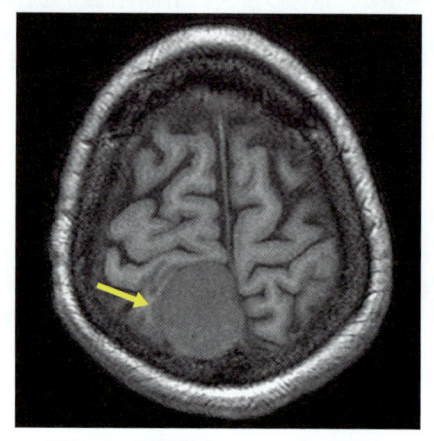

図22-3　髄膜腫 (MRI：T1強調画像)

を含めて硬膜のあるところすべてに発生する代表的な良性腫瘍である（**図22-3**）．クモ膜顆粒に起因するため脳室壁からも発生する．原則として良性で，髄外腫瘍であり全摘可能である．頭蓋底のものは，しばしば海綿洞や内頸動脈を取り込んでいて，完全摘出が困難である．

4　神経鞘腫

　全脳腫瘍の約10％を占める．境界明瞭で神経鞘から発生する．頭蓋内では約90％が聴神経（前庭神経）から生じ，まれに三叉神経にも発生する（**図22-4**）．小脳橋角部腫瘍の80％を占める．3cm以下では手術摘出以外に定位的放射線治療も検討される．成人にみられ，原則として一側性で全摘可能である．

5　下垂体腺腫

　全脳腫瘍の約18％を占める．下垂体前葉細胞から発生する良性腫瘍である（**図22-5**）．ホルモン産生能の有無によって機能的腺腫と非機能的腺腫に大別される．機能的腺腫ではプロラクチン産生腺腫（無月経，乳汁漏）が最多で，ブロモクリプチンによる薬物治療が行われる．成長ホルモン産生下垂体腺腫（先端巨大症）やACTH産生下垂体腺腫（Cushing病）には手術治療を要する．非機能的腺腫では視神経圧迫による視力視野異常（両耳側半盲）と下垂体機能低下症（易疲労性，性欲低下，無月経など）が生じ得る．

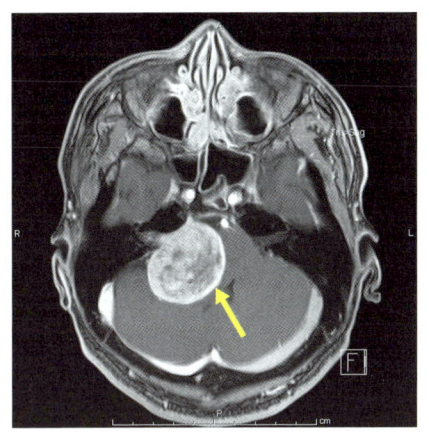

図 22-4　聴神経腫瘍 (MRI)
（写真提供：時村 洋）

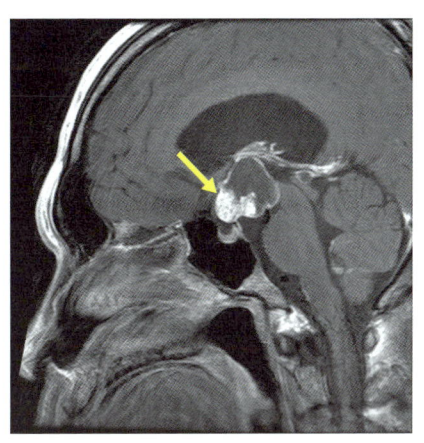

図 22-6　頭蓋咽頭腫 (MRI)
（写真提供：時村 洋）

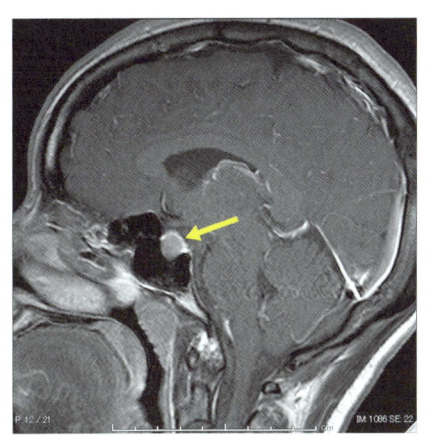

図 22-5　下垂体腺腫 (MRI)
（写真提供：時村 洋）

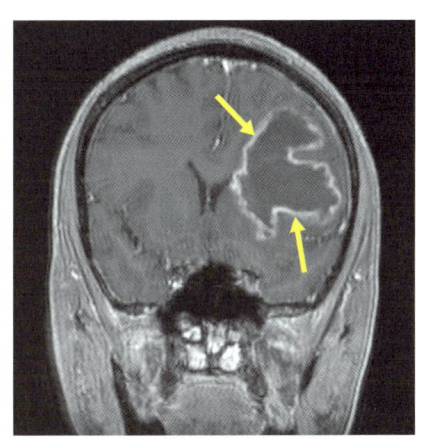

図 22-7　脳原発性悪性リンパ腫
〔MRI：FLAIR画像（造影）〕

6　上衣腫

　脳室壁から発生する．成人ではテント上，小児では後頭蓋窩，とくに第四脳室底からの発生が多い．

7　頭蓋咽頭腫

　頭蓋咽頭管の残遺（先天性腫瘍の一種）から発生する鞍上部腫瘍で（図22-6），10歳前後と30〜50代に2つのピークをもつ．視力・視野障害，下垂体前葉機能低下症，尿崩症，認知症などで発症する．

8　脊索腫

　胎生期の遺残から頭蓋底正中に発生する．骨破壊などを伴って進展し，脳神経障害を生じる．

9　胚細胞腫

　松果体部では最も多い腫瘍で，10〜20代に多く，男女比は10：1である．水頭症や四丘体圧迫によるParinaud徴候（上方注視麻痺）をきたす．

10　血管系腫瘍

1）血管芽腫

　30〜40代の成人の小脳半球に好発する．壁在結節をもった囊胞を形成する．孤発例と遺伝性のvon Hippel-Lindau病に合併する例がある．

2）脳原発性悪性リンパ腫

　50歳以上の大脳白質，基底核や視床などに発生し，造影で均一に強く増強される（図22-7）．全身の免疫機構低下が関係することもあり，増加傾向

にある．放射線治療と化学療法，ステロイド薬の使用で一時的な軽快は得られるが，最終的な予後は不良である．95％以上がB細胞性のリンパ腫である．

11 転移性脳腫瘍

全脳腫瘍の約20％を占める．原発巣としては肺癌が半数を占め，ついで乳癌，大腸癌，腎癌，胃癌と続く．MRIの精査により多発性病巣が判明することが多い．良好な予後が見込まれて単発で周辺浮腫の強いものは手術により摘出することを検討するが，3cm以内の腫瘍や全身状態不良のもの，多発性転移や深部のものなどはガンマナイフなど放射線治療を検討する．

✦ セルフ・アセスメント 22

問1 原発性脳腫瘍のなかで頻度の高い腫瘍はどれか．2つ選べ．
1. 髄膜腫
2. 頭蓋咽頭腫
3. 髄芽腫
4. 胚細胞腫瘍
5. 下垂体腺腫

問2 原発性脳腫瘍の年間発生頻度として最も近いものはどれか．
1. 100人に約1.5人
2. 1,000人に約1.5人
3. 10,000人に約1.5人
4. 100,000人に約1.5人
5. 1,000,000人に約1.5人

問3 転移性脳腫瘍の原発巣として，頻度の高いものはどれか．2つ選べ．
1. 肺癌
2. 胃癌
3. 肝臓癌
4. 腎癌
5. 乳癌

問4 神経膠腫について誤りはどれか．
1. ステージ分類ではなくグレードで分類する．
2. WHOグレードと予後はよく相関する．
3. 5年生存率は10％以下である．
4. 膠芽腫は最も予後が悪い．
5. MRIで必ず造影される．

問5 34歳，女性．造影MRIを示す．出現する可能性がない症状はどれか．2つ選べ．

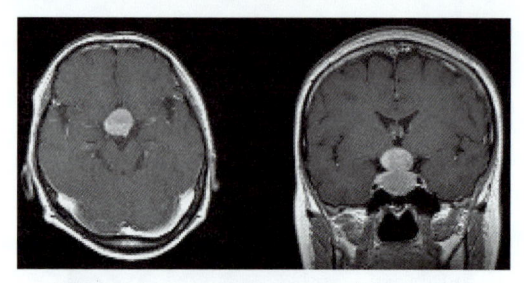

1. 無月経
2. 視力障害
3. 嚥下障害
4. 味覚障害
5. 視野障害

問6 脳腫瘍の記載で誤りはどれか．
1. 原発性脳腫瘍は頭蓋外に転移しやすい．
2. 部位によっては，てんかん発作を起こす．
3. 脳腫瘍による頭蓋内圧亢進症状は朝方に多い．
4. 悪性度はWHO分類で4段階のグレードに分けられている．
5. 脳腫瘍は小さくても部位によっては症状を呈することがある．

問7 原発性脳腫瘍のなかで小児に好発する腫瘍はどれか．
1. 膠芽腫
2. 髄芽腫
3. 髄膜腫
4. 神経鞘腫
5. 下垂体腺腫

正解と解説

問1 ▶ 1，5

頭蓋咽頭腫，髄芽腫，胚細胞腫瘍は頻度が少ない．

問2 ▶ 3

最近の統計では，10 万人あたり約 15 人である．

問3 ▶ 1，5

肺癌，乳癌，ついで大腸癌が多い．

問4 ▶ 5

MRI で必ずしも造影されるわけではない（**図 22-1** 参照）．

問5 ▶ 3，4

下垂体腫瘍であり，視交叉を圧迫している所見がある．ホルモン非産生腫瘍なら無月経となる．

問6 ▶ 1

原発性脳腫瘍は頭蓋外に転移しない．

問7 ▶ 2

髄芽腫は小児に好発する悪性脳腫瘍である．

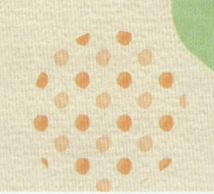

23 頭部外傷
head trauma

A ▶ 頭部外傷とは

　頭に加わった外力により頭蓋や脳に損傷を受けた場合をいう．骨折，脳損傷などによる開放性の損傷から閉鎖性の頭蓋骨骨折や頭蓋内出血までさまざまな病態がある．

B ▶ 分類と症候

　頭蓋骨損傷，局所性脳損傷，びまん性脳損傷に大別される．「びまん性」というのは，病変が広い範囲に広がっていることを指す．

　脳神経内科では受傷後ある程度経過してから発症するものや，後遺症として起きてくる障害の適切な診断，治療管理が重要である．

C ▶ 頭蓋骨損傷

1 線状骨折

　頭蓋骨に線状のひびが入った状態である．骨折部位による疼痛，腫脹（こぶ）がみられる．頭蓋内損傷を伴う場合は，それに対する治療が行われる．頭蓋内損傷を伴わなければ，骨折に対する特別の治療は必要なく，通常は自然に治る．

2 陥没骨折

　ちょうどピンポン球を押したときに凹んでしまったような，頭蓋骨が内側に陥没した骨折である．線状骨折と同じく，骨折に伴う頭蓋内の損傷の有無が問題となる．陥没の程度に応じて脳が圧迫・損傷を受ける．骨折部位による疼痛，腫脹のほか，陥没骨折により圧迫・損傷を受けた脳の部位に応じた症状が現れる．圧迫の程度により手術が必要な場合がある．

3 頭蓋底骨折

　頭蓋骨の底辺（頭蓋底）の骨折である．目の周囲に皮下出血（パンダの目徴候）がみられるときは前頭蓋底が，耳の後ろに皮下出血（Battle徴候）がみられるときは中頭蓋底が骨折している．副鼻腔などに骨折が及んで硬膜，クモ膜に損傷があり，外部と交通してしまうと，頭蓋内に空気が入ってしまうことがある（気脳症）．耳や鼻から髄液が流れ出てくることもある（髄液漏）．時に手術が必要な場合がある．

D ▶ 局所性脳損傷

1 外傷性クモ膜下出血

　外傷によって脳の表面を走る血管が傷つくことによって発生する．

2 頭蓋内血腫

1）急性硬膜外血腫

　骨折によって硬膜動脈が損傷されて起こる．硬膜外に血腫がたまる場合，一定量に達するまでは意識は保たれる．しかし，血腫の量が一定のレベ

ルに達したとき，脳ヘルニアの初期のサインとして意識障害が生じる（図23-1）．この時点から振り返って，それまでの意識が清明であった期間を指して意識清明期と呼ぶ．

2）硬膜下血腫

外傷によって，脳の表面の静脈から出血して，硬膜とクモ膜の間に血腫がたまる．

❶急性硬膜下血腫 外傷によって急速に血腫がたまるものをいう．脳が大きな加速度で揺り動かされる結果，静脈から急速に出血が起こり，硬膜の下に血腫が広がる．急性硬膜下血腫では，脳浮腫が強く，予後が悪い．

❷慢性硬膜下血腫 高齢者で軽い頭部外傷後，3週間くらいかけてゆっくりと血腫がたまる状態をいう（まれに外傷歴を認めないこともある）（図23-2）．転倒後しばらくしてから徐々に認知症や歩行障害が出現した場合に疑う．これは，高齢者の「治せる認知症」の原因としても有名で，手術で血腫を取り除くことによって完治できる．一方，慢性硬膜下水腫は血腫でなく黄色透明な液体が貯留するもので，手術の適応はなく経過を観察する．

3）脳挫傷

外力によって脳組織が傷害された状態である．軽い衝撃の場合は，脳脊髄液に吸収されて，脳を損傷することはない．これは，脳が狭い頭蓋骨のなかで脳脊髄液に浮かんだような状態になってい

るためである〔豆腐パックのなかの水（封入水）により，豆腐を崩すことなく運べるのと同様のしくみ〕．ある程度以上の強い衝撃になると，頭蓋骨と脳の相対的な速度，加速度などにより脳組織の損傷が起こる．

4）びまん性脳損傷（軸索損傷）

頭部外傷後，意識障害があるにもかかわらず，頭部CT，MRIで明らかな血腫，脳挫傷を認めない病態である．強い外力で脳に回転力が生じた場合，脳深部は脳表部よりも遅れて回転するため，脳がねじれる．その結果，軸索が強く引っ張られ，広範囲に断裂し，機能を失うとされている．したがって，脳梁，深部白質，中脳などに好発する．予後は一般的に悪く，回復しても後遺症として意識障害，高次脳機能障害，麻痺などがみられる．

5）慢性外傷性脳症

ボクシングのみならず，サッカーやアメリカンフットボールなど，軽度の頭部外傷を繰り返すと，一定期間を経て認知機能低下やParkinson症候群などが出現する．頭部外傷を契機に何らかの神経変性過程が脳内で進行し，症状が出現すると考えられている．

3 症候

1）意識障害

受傷直後脳振盪により出現する．脳に直接的挫

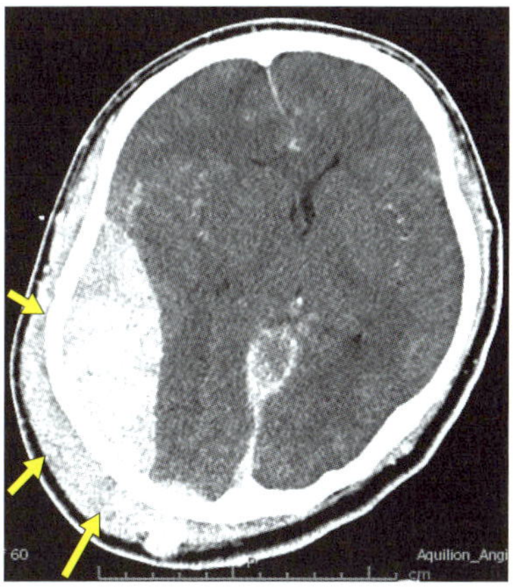

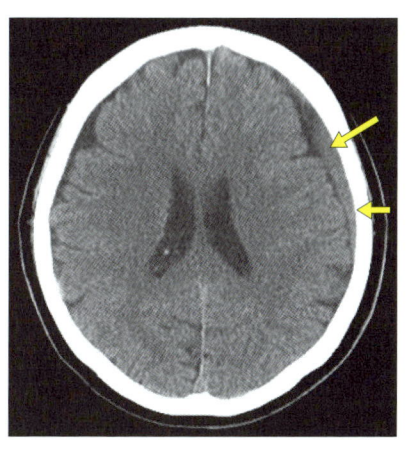

図23-1　急性硬膜外血腫（CT）
血腫は凸レンズ型に見える．意識清明期があるが，脳の圧迫が強くなると，脳ヘルニアの状態になる．
（写真提供：時村　洋）

図23-2　左慢性硬膜下血腫（CT）

減損傷がなければ一時回復し，やがて血腫の増大に伴って再び意識障害に陥る．脳損傷の程度に関連して，受傷直後から意識障害が持続する．高度な障害では，呼吸，血圧，心機能障害などのバイタルサインの変化が出現する．

2) 外傷性てんかん

脳挫傷では受傷直後からけいれん発作を伴うことが多い．これは全般性けいれんであったり，局所発作であったりする．受傷後ある程度の期間後にけいれん発作を起こすことも多い．

3) 局所神経症候

直接的な脳損傷や脳出血によるもののほかに，脳浮腫の結果起きる脳ヘルニアによるものなどがある．失語・失行・失認などの大脳皮質機能障害，瞳孔異常，共同偏視，脳神経の麻痺などの脳幹機能障害を呈する．脳幹障害が高度となると除脳硬直姿勢（p.104 図17-2参照）を呈することがある．

4) 記憶障害

逆行性健忘を呈することが多く，受傷時から前にさかのぼってあるときから受傷時までの記憶が喪失する．

5) 頭蓋底骨折

硬膜の損傷を伴うと髄液が漏出し，耳や鼻から流出する．

E ▶ 続発症と後遺症

脳神経内科的に問題となるのは皮膚損傷や骨折がない場合で，時に頭部外傷が原因であることが明らかでないことがある．このようなものに慢性硬膜下血腫と慢性硬膜下水腫がある．頭部外傷後遺症は頭部外傷後3週間以上続く症候あるいは3週以降新たに出現した症候の場合であり，外傷性神経症（これを狭義の頭部外傷後遺症という場合もある），外傷性てんかん，外傷性水頭症，外傷性尿崩症などがある．

F ▶ 検査所見

1) 頭蓋単純X線

頭蓋のX線撮影は頭蓋骨の骨折や陥没を示す．しかし，撮影方向や部位によって線状骨折や頭蓋底の骨折などは明らかに描出されないこともある．単純X線では，線状骨折，陥没骨折，粉砕骨折，縫合離開性骨折などの骨折が頭蓋穹窿部（穹窿部骨折）や頭蓋底（頭蓋底骨折）に認められる．

2) CTとMRI

CTは血腫の診断に有用である．血腫自体が白い高吸収像を呈し，また，脳組織の圧排や偏位像が示されることもある．しかし，時に脳表に薄く拡大した出血は頭蓋骨の高吸収像にマスクされることもある．MRIは脳組織の損傷の描出に優れている．

G ▶ 治療とリハビリテーション

1) 開頭術

脳外科的開頭術が重要な治療となる．骨折した頭蓋骨を修復する頭蓋骨形成術，開頭して血腫を除去する血腫除去術，髄液漏の原因となっている漏孔を閉鎖する漏孔閉鎖術などが開頭術の主なものである．

2) 脳浮腫の治療

脳出血や脳挫傷の場合，脳浮腫の治療が急性期において重要である．脳浮腫治療薬である高張液治療と最近では低体温療法も良好な治療成績をあげている．

3) 感染予防

感染症は開放損傷の場合，最もやっかいな続発症であり，抗菌薬治療が必要である．感染症状が出現する前から予防的な治療が不可欠である．

4) リハビリテーション

機能障害を生じた場合，急性期治療に引き続き あるいは急性期治療と並行してリハビリテーションが行われる．

MEMO ⑮　慢性外傷性脳症

　ボクサーのように頭部に繰り返し強い衝撃を受けている人は，何年か後に酔っ払いのようにふらついたり，手がふるえたりするパーキンソン症状が出現する．ボクサーだけでなくアメリカンフットボールやアイスホッケー，プロレスなど繰り返し頭部へ衝撃を受けることのあるアスリートにも発症することがわかり，最近では慢性外傷性脳症と呼ばれる．ボクシング界の伝説，モハメド・アリ氏は，リング上の戦いだけでなく，引退後は30年以上続いたパーキンソン病とも戦った（2016年没）．

✦ セルフ・アセスメント ㉓

問1 72歳，男性．頭痛を主訴に来院した．2ヵ月前に家のなかで転倒し，頭を打ったことがある．2週間前から左上下肢の脱力感を自覚し，数日前から頭痛も自覚するようになった．正しい診断はどれか．

1. 脳腫瘍
2. 脳梗塞
3. 脳出血
4. クモ膜下出血
5. 慢性硬膜下血腫

問2 頭部外傷によるびまん性軸索損傷で誤りはどれか．

1. バランスの障害がみられる．
2. 半側空間無視を伴いやすい．
3. 記憶障害のため復学が困難になる．
4. 行動障害が社会生活上の問題となる．
5. 四肢の外傷が理学療法の阻害因子になる．

問3 30歳，男性．交通外傷後遺症で，最も可能性の高い障害は何か．

1. 視覚失認
2. 運動失語
3. 情動障害
4. 注意障害
5. 記憶障害

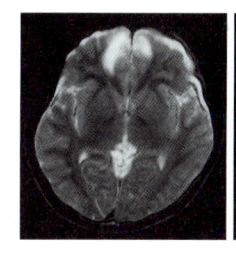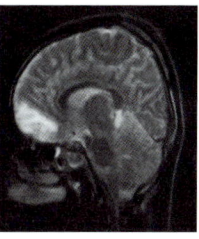

正解と解説

問1 5

右前頭部に三日月型の領域を認める．病歴とCT所見から慢性硬膜下血腫である（**図23-2**参照）．

問2 2

半側空間無視は右半球の障害で起こる．軸索損傷では起こらない．

問3 3

画像上で両側前頭眼窩野の障害が見られるので，最も起きやすいのは情動障害である（⑭章およびp.93 MEMO ⑬を参照）．

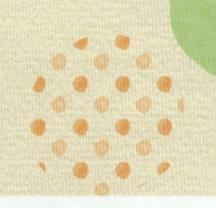

24 認知症
dementia

A ▶ 認知症とは

　大脳の障害によって一度正常に発達した知的機能が低下し，社会生活や日常生活に障害をきたす状態である．大脳皮質の障害により，①記銘・記憶障害，②遂行機能，思考・判断力の低下，③視空間機能障害，④失語，⑤人格，行動の変化が組み合わさった状態となる．意識障害や意識障害に認知障害が加わるせん妄とは区別される．

B ▶ 疫　学

　認知症の有病率は加齢とともに上昇し，65歳以上の6人に1人，85歳以上では2人に1人が認知症である．女性が男性より多い．現在全国に約600万人いると推定されており，ピークを迎える2050年の認知症患者は800万人を超えると予想されている．認知症の主な原因は，Alzheimer型認知症（約60%），血管性認知症（約20%）とLewy小体型認知症（10〜20%）である．

C ▶ 原　因

　認知症を引き起こす原因にはさまざまなものがある．高齢者に起こる認知症のほとんどは，加齢による脳の病的な老化に関連するもので，脳実質の変性によって起こる変性性認知症と，脳血管の障害によって起こる血管性認知症の2種類がある．前者の代表的なものとしてアルツハイマー型認知症（アルツハイマー病，Alzheimer disease：AD）があり，認知症の約60%を占める．そのほかにはレビー小体型認知症（dementia with Lewy bodies：DLB）や前頭側頭型認知症（frontotemporal dementia：FTD）がある．血管性認知症は脳梗塞や脳出血によって起きる．

D ▶ 中核症状と行動・心理症状（周辺症状）

　認知症の症状は大きく2つに分けられ，主たる認知機能障害を中核症状と呼ぶ．一方，認知機能障害を基盤に反応性に合併する妄想，せん妄，拒否，徘徊，失禁，昼夜逆転，不眠などの介護負担がかかる症状を行動・心理症状（behavioral and psychological symptoms of dementia：BPSD）と呼び，かつて周辺症状とも呼ばれていた．

1 中核症状（図24-1）

1）認知症の記憶障害（p.88参照）
原因疾患によって症状の出方が異なる．ここでは ADにおける記憶障害について述べる．記憶は①記銘，②保持，③想起（再生）の3段階からなる．加齢による物忘れでは，脳の生理的な機能低下によって想起が低下し，"思い出す"までに時間がかかる．一方，ADでは，主に記銘を行う海馬の障害により，新しい体験が時間，場所，人物の順に障害される．そのため，少し前の体験そのものを忘れてしまい，何度も同じことを尋ねるといったことが生じる．これは，数分前から数ヵ月前くらいの最近の記憶である近時記憶が障害されるために起こる．また，記憶の内容としては，食事を

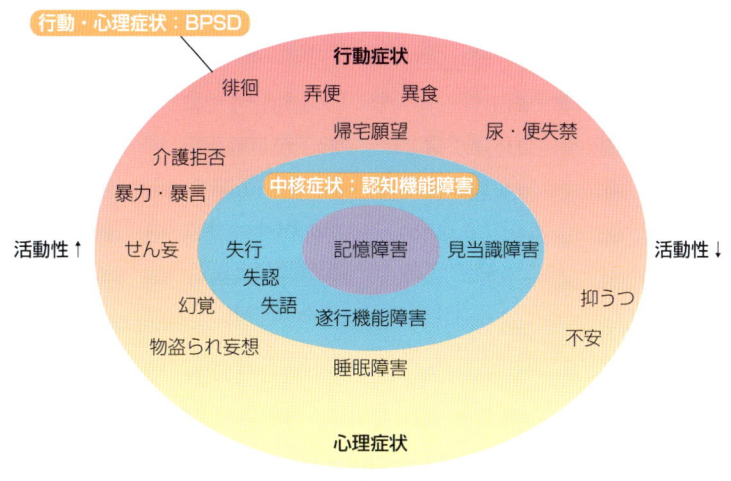

図24-1　中核症状と行動・心理症状

した，どこかへ出かけたなどの個人的な体験の記憶である**エピソード記憶**が障害されやすい．一方で，長年体で覚えた楽器の演奏や裁縫，米をとぐなどの技能の記憶である**手続き記憶**や，一般的知識である**意味記憶**は障害されにくく，晩期まで維持される．

2) 見当識障害

状況を正しく認識する能力で，見当識障害では「今はいつか」，「ここはどこか」，「この人は誰か」という状況を判断することができなくなる．認知症では，近時記憶による時間の見当識から障害され，次に場所，人物の順で障害される．高齢者の場合，数日・数年程度の誤りは必ずしも認知症とはいえない．

3) 遂行機能障害（p.90参照）

物事を論理的に考え，計画し，実行に移す能力が障害される状態をいう．たとえば炊事，洗濯，掃除などの家事は，単純なようで複雑な思考・判断の上に成り立っている．遂行機能障害では，これらの複合的な行動ができなくなる．

2　主な行動・心理症状（図24-1）

❶不安・抑うつ　できないことが増えるため，抑うつ状態になりやすい．今まで趣味や外出を楽しんでいたのに，家に引きこもりがちになったり，無関心になる場合が多い．

❷徘徊　見当識障害や記憶障害などの中核症状出現の影響や，寂しさ，ストレス・不安などが重なって，絶えず歩き回る「徘徊」を起こすことがある．

❸弄便　便をいじったり，自分の体や寝具，壁などに擦りつける行為である．認知症が進行し，便に対する認識が薄れ，おむつ内に失禁したことによる不快感，羞恥心など，さまざまな理由によって起こる．

❹物盗られ妄想　よくみられる症状の一つである．認知症が進行すると，いつ，どこに，何をしまい込んだかを忘れてしまう．自分が置き忘れた自覚がないため，「盗まれた」と家族や介護者など身近な人に疑いの目を向けるようになる．

❺せん妄　体調不良や薬の影響，環境の変化などによって意識障害が起こり，混乱した状態になることがある．

❻幻覚　実在しない知覚の情報を，実在するかのように体験する症状である．実際にないものが「見える」幻視のほか，幻聴・幻味・幻臭・体感幻覚などがあり，DLBで多くみられるのが幻視である．また，ADでは幻聴が現れることがある．

❼暴力・暴言　不満や不安，いら立ちが募ったときに，健常なときは理性で抑えられていた衝動が暴力・暴言となって現れる．認知症が進行すると，思っていることを表現することが難しくなり，脳機能低下により感情を抑えられなくなる．

❽**介護拒否** 介護を嫌がることがある．認知機能の低下により介護の意味がわからなくなり，自尊心から嫌がるなど理由はさまざまである．

❾**失禁** 認知症の場合，排尿機能自体は正常でも，「トイレに行くまでに時間がかかって間に合わない」，「ズボンのボタンをはずすことができない」などの加齢によるADLの低下で起こる場合がある．一方，認知機能の低下によって，「トイレに行きたいことが伝えられない」，「トイレの場所や使い方がわからない」，「尿意が認識できない」，「排泄行為自体がわからずトイレ以外の場所で排泄してしまう」などのケースがみられる．

❿**睡眠障害（不眠，昼夜逆転など）** 認知症は，体内時計の調節に大きな影響を与え，睡眠のリズムが崩れやすくなる．不眠や昼夜逆転も，夜間にきちんと眠れないために起こる睡眠障害の一つである．

⓫**帰宅願望** 「家に帰りたい」と訴え，その場所から出て行ってしまう症状である．自宅にいても訴えることがある．

⓬**異食** 食べ物ではないものを口に入れてしまうことを異食という．とくに認知症が進んだ中期以降でみられる．認知機能低下により，食べ物かどうかの判断がつかなくなることのほか，不安やストレス，体調不良から起こる．

3 認知症の前駆段階

認知症までは至らないが，記憶など認知機能の低下が年齢相応以上に認められる状態を，**軽度認知障害**（mild cognitive impairment：MCI）という（**表24-1**）．主な症状は物忘れだが，日常生活への影響はほとんどなく，認知症とは診断できない状態である．MCIは正常と認知症の中間ともいえる状態だが，MCIの人は年間で10〜15%が認知症に移行するとされており，認知症の前段階と考えられている．ADではアミロイドβ（Aβ）タンパクの蓄積が発症20年ほど前から始まる．遅れて認知機能の低下が起こり，MCIを経てADになると考えられている．

表24-1 認知症と軽度認知障害の診断基準

認知症
1. 仕事や日常生活の障害
2. 以前の水準より実行機能が低下
3. せん妄や精神疾患ではない
4. 病歴と検査による認知機能障害の存在
5. 以下の2領域以上の認知機能や行動の障害
 a．記銘記憶障害，b．遂行機能，思考・判断力の低下
 c．視空間機能障害，d．失語，e．人格，行動の変化

軽度認知障害（MCI）
1. 患者，家族，医師によって以前より明らかに認知機能低下
2. 記憶，遂行機能障害，注意，言語，視空間機能の領域の1つ以上で年齢や教育歴から予想されるレベルより明らかに低下
3. 複雑な仕事は以前より難しくなっているが日常生活は自立
4. 認知症ではない

E ▶ 診 断

1) 原因疾患

認知症はさまざまな疾患によって引き起こされる（**表24-2**）．発症様式や経過を，家族や本人から詳細に聞き取り，認知症の存在と程度，ADLを評価し，BPSDなどの存在を把握する．

2) 認知機能評価

改訂ウェクスラー成人知能検査（WAIS-Ⅲ）が用いられるが，スクリーニングには**改訂長谷川式簡易知能評価スケール**（HDS-R，**表24-3**）や**Mini-Mental State Examination**（MMSE，**表24-4**）が用いられる．

❶**HDS-R** わが国でよく使われている．見当識（日時，場所），3単語の記銘と遅延再生，計算，数字の逆唱，物品の記銘と即時再生，語想起に関する質問形式の全9項目からなる．口頭でのコミュニケーションが可能であれば，検査が実施できる．30点満点で20点以下である場合は，認知症が疑われる．

❷**MMSE** 全般的な認知機能の評価指標として，国際的に最も活用頻度が高い認知機能検査である．設問は，見当識（日時，場所），記銘，計算，想起，呼称，復唱，三段階命令，読解，書字，構成に関する全11項目で構成され，検者から指示された課題を遂行したり，質問に答えたりす

表24-2　認知症の原因となる主な疾患

原　因	主な疾患
神経変性	アルツハイマー型認知症
	レビー小体型認知症
	前頭側頭型認知症
	ハンチントン病
	進行性核上性麻痺
	多系統萎縮症
脳血管障害	血管性認知症
頭部外傷・損傷	慢性硬膜下血腫
	頭部外傷後遺症
	正常圧水頭症
	脳炎
感　染	クロイツフェルト・ヤコブ病
	亜急性硬化性全脳炎
	進行性多巣性白質脳症
	脳炎，髄膜炎
	HIV脳症（エイズ脳症）
	神経梅毒（進行麻痺）
中　毒	一酸化炭素中毒
	覚醒剤
内分泌・代謝	甲状腺機能低下症
	ウェルニッケ脳症
	アルコール脳症
腫瘍	脳腫瘍

表24-3　改訂長谷川式簡易知能評価スケール（HDS-R）

No.	質問内容		配　点
1	お歳はいくつですか？（2年までの誤差は正解）		0　1
2	今日は何年の何月何日ですか？　何曜日ですか？（年，月，日，曜日が正解でそれぞれ1点ずつ）	年	0　1
		月	0　1
		日	0　1
		曜日	0　1
3	私達が今いるところはどこですか？（自発的に出れば2点，5秒おいて，家ですか？　病院ですか？　施設ですか？　のなかから正しい選択をすれば1点）		0　1　2
4	これから言う3つの言葉を言ってみてください．あとでまた聞きますのでよく覚えておいてください．（以下の系列のいずれか1つで，採用した系列に〇印をつけておく　1：a）桜　b）猫　c）電車　2：a）梅　b）犬　c）自動車）		0　1 0　1 0　1
5	100から7を順番に引いてください．（100－7は？　それからまた7を引くと？　と質問する．最初の答えが不正解の場合，打ち切る）	（93）	0　1
		（86）	0　1
6	私がこれから言う数字を逆から言ってください．（6-8-2，ついで3-5-2-9を逆に言ってもらう．3桁逆唱に失敗したら打ち切る）	2-8-6	0　1
		9-2-5-3	0　1
7	先ほど覚えてもらった言葉をもう一度言ってみてください．（自発的に回答があれば各2点．もし回答がない場合，以下のヒントを与え正解であれば1点）a）植物　b）動物　c）乗り物		a：0　1　2 b：0　1　2 c：0　1　2
8	これから5つの品物を見せます．それを隠しますので何があったか言ってください．（時計，鍵，タバコ，ペン，硬貨など必ず相互に無関係なもの）		0　1　2 3　4　5
9	知っている野菜の名前をできるだけ多く言ってください．（答えた野菜の名前を右欄に記入する．途中で詰まり，約10秒間待っても答えない場合にはそこで打ち切る）0〜5＝0点，6＝1点，7＝2点，8＝3点，9＝4点，10＝5点		0　1　2 3　4　5

1974年に長谷川和夫によって開発．1991年に改訂版が発表された．わが国で最も普及している検査である．30点満点中20点以下で認知機能低下（認知症の疑い）と判断する．

る反応から採点し，30点満点で23点以下なら，認知症が疑われる．

❸**認知症重症度評価**　日常生活の状態（趣味や社会活動，家事など）から認知機能を評価する臨床認知症評価尺度（Clinical Dementia Rating：CDR）が国際的に広く活用されている（**表24-5**）．下位項目には，記憶，見当識，判断力と問題解決，社会適応，家庭状況および趣味・関心，介護状況の6項目が含まれる．本人への問診のほか，家族を中心とした身近な周囲の人からの情報をもとに評価する．重症度を判定し，CDR＝0.5を軽度認知障害（MCI），CDR＝1以降を認知症としてとらえることが多い．

表24-4 Mini-Mental State Examination (MMSE)

No.	質問内容	配点
1（5点）	今年は何年ですか？ 今の季節は何ですか？ 今日は何曜日ですか？ 今日は何月ですか？ 今日は何日ですか？	0 1 0 1 0 1 0 1 0 1
2（5点）	ここは何県ですか？ ここは何市ですか？ ここは何病院ですか？ ここは何階ですか？ ここは何地方ですか？（例：関東地方）	0 1 0 1 0 1 0 1 0 1
3（3点）	物品名3個（相互に無関係） 　検者は物の名前を1秒間に1個ずつ言う．その後，被験者に繰り返させる．正答1個につき1点を与える． 　3個すべて言うまで繰り返す（6回まで） 　何回繰り返したかを記す	0 1 2 3
4（5点）	100から順に7を引く（5回まで）．あるいは「フジノヤマ」を逆唱させる	0 1 2 3 4 5
5（3点）	3で提示した物品名を再度復唱させる．	0 1 2 3
6（2点）	（時計を見せながら）これは何ですか？ （鉛筆を見せながら）これは何ですか？	0 1 2
7（1点）	次の文章を繰り返す．「みんなで力を合わせて綱を引きます」	0 1
8（3点）	（3段階の命令） 「右手にこの紙を持ってください」 「それを半分に折りたたんでください」 「机の上に置いてください」	0 1 2 3
9（1点）	（次の文章を読んでその指示に従ってください） 「眼を閉じなさい」	0 1
10（1点）	（何か文章を書いてください）	0 1
11（1点）	（次の図形を書いてください）	0 1

1975年にアメリカで開発され，国際的に用いられる検査である．一般に30点満点中23点以下で認知機能低下（認知症の疑い）と判断する．

表24-5 臨床認知症評価尺度（CDR）

	健康 （CDR 0）	認知症の疑い （CDR 0.5）	軽度認知症 （CDR 1）	中等度認知症 （CDR 2）	高度認知症 （CDR3）
記憶	記憶障害なし 時に若干の物忘れ	一貫した軽い物忘れ，出来事を部分的に思い出す良性健忘	中等度記憶障害，とくに最近の出来事に対するもの日常生活に支障	重度記憶障害，高度に学習した記憶は保持，新しいもののはすぐに忘れる	重度記憶障害断片的記憶のみ残存
見当識	見当識障害なし	同左	時間に対しての障害あり，検査では場所，人物の失見当なし，しかし時に地誌的失見当あり	常時，時間の失見当，時に場所の失見当あり	人物への見当識のみ
判断力と問題解決	適切な判断力，問題解決	問題解決能力の障害が疑われる	複雑な問題解決に関する中等度の障害．社会的判断力は保持	重度の問題解決能力の障害社会的判断力の障害	判断不能問題解決不能
社会適応	仕事，買い物，ビジネス，金銭の取り扱い，ボランティアや社会的グループで，普通の自立した生活	左記の活動の軽度障害もしくはその疑い	左記の活動のいくつかにかかわっていても，自立した機能が果たせない	家庭外（一般社会）では独立した機能は果たせない	同左
家庭状況および趣味・関心	家での生活趣味，知的関心が保持されている	同左，もしくは若干の障害	軽度の家庭生活の障害複雑な家事は障害高度な趣味・関心の喪失	単純な家事のみに限定された関心	家庭内不適応
介護状況	セルフケア完全	同左	ときどき激励が必要	着衣，衛生管理などの身の回りのことに介助が必要	日常生活に十分な介護を要する．しばしば失禁

1982年に開発された．日常生活の状態から認知機能を評価する．CDR＝0.5を軽度認知障害（MCI），CDR＝1以降を認知症としてとらえる．

F ▶ 治　療

薬物療法と非薬物療法に分けられる．薬物療法の詳細は，次項以降のそれぞれで述べる．非薬物療法はリハビリテーションとケアが主となる．

❶基本的考え　初期には病識があり，中期でも病識はなくなるものの情動機能はよく保たれている．人格をもった人間として接して精神的な支援を行い，残された能力の範囲内で生活に適応できるような条件づくりを行う．説明は簡単な言葉で，短くはっきりと1つずつゆっくり話すようにする．

❷BPSDに対する介護　事故や栄養状態の悪化，感染を契機にせん妄をきたしたり，行動障害が悪化したりする．これらの全身的要因の管理も重要である．

❸非薬物療法　BPSDに対しては薬物療法より効果が高い．レクリエーション，作業療法，音楽療法，運動療法，社会心理療法（見当識や周囲に対する関心を喚起するリアリティ・オリエンテーションなど），人生を回顧させるライフレビューなどのアプローチが試みられている．

❹認知症患者に対する公的援助　初期では各県の認知症疾患医療センターや地域包括支援センターなどを通じて，ショートステイ，デイサービス，訪問看護，グループホームなどの介護保険サービスを利用した在宅介護を行う．中期から末期では介護老人保健施設や特別養護老人ホームなどの施設介護が必要である．

❺車の運転　患者による自動車の運転はCDRが1であれば停止する．

❻成年後見制度　判断力低下により金銭の管理ができなくなり経済的な不利益が生じる場合には，法的な成年後見制度を利用し，財産を守る必要がある．

G ▶ 主な認知症疾患

1 アルツハイマー型認知症
Alzheimer disease（AD）

概　念

アルツハイマー病とも呼ばれる緩徐進行性の認知症で，肉眼的に大脳の全般的な**萎縮**，組織学的には**老人斑，神経原線維変化**の出現を特徴とする．**アミロイドβ（Aβ）タンパクとタウタンパク**と呼ばれる異常タンパクが脳に蓄積することにより，神経細胞が障害されると考えられている．女性にやや多く，65歳以前の発症例を早期発症AD，それ以降の発症例を晩期発症ADと呼ぶ．Down症候群（ダウン）では20代からADの脳変化が起きてくる．

病　理

1）老人斑

主要構成成分は，40〜42個のアミノ酸からなるAβタンパクである．神経細胞外に蓄積し，一見シミのように見える異常構造物（老人斑）である．

2）神経原線維変化

微小管結合タンパクであるタウからなり，タウが過剰にリン酸化される過程で不溶化し，ヒモ状にねじれたもので，神経細胞内に蓄積する．

3）アミロイド仮説

数％に遺伝性ADが存在し，Aβ前駆体（APP），プレセニリン1やプレセニリン2の遺伝子変異の存在が明らかにされた．いずれの変異もAβ42の産生増加をもたらすことから，Aβ42の小凝集体（Aβオリゴマー）の増加が脳アミロイドと神経原線維変化を出現させ，神経細胞死へ進行するという共通の病理過程が考えられている．

症　候

脳の萎縮は徐々に進行し，記憶障害を中心とした中核症状が出現する．また，それに付随してBPSDも出現する．

1）特徴的症状

海馬・側頭葉内側面の障害による物忘れと記銘力障害，側頭・頭頂・後頭領域障害による語健忘（ごけん），視空間性障害，失行，側頭葉外側面の障害による意味記憶障害，前頭葉障害による病識・自発性低下である．

2) エピソード記憶

記憶がまるごと欠落することが特徴的で，そのため物盗られ妄想，取り繕い，家族のほうを振り返って助けを求めるしぐさ（振り返りサイン）がしばしばみられる．中等度では即時記憶障害と近い順からの長期記憶障害が進行し，意味記憶障害と失語によって使用できる単語が減る．記憶障害とともに，仕事や家事を行うための遂行機能の低下が初期に気づかれる．重度ではほとんどすべての記憶が障害される．

3) 構成障害・失行

時計や立方体などの複雑な図形の描画模写がまず障害される．観念失行による日常用いる道具の使用障害，観念運動失行による口頭・視覚命令による模倣の障害，肢節運動失行などの皮質症状も加わってくる．着衣失行も中等度でよくみられる症状で，手続き記憶の障害と合併して進行する．

4) 行動異常

進行すると行動の発動の低下，保続や固執，衝動性や脱抑制となり，自己修正も困難となる．病識もなく，ニコニコしている場合が多い．最終的に整容，着衣，食事，排泄，入浴などのセルフケア，言葉の理解や発語もできなくなる．立つ，座る，歩くなどの基本的な運動能力の喪失へと進行し，寝たきり状態となる．末期の低栄養や脱水，誤嚥性肺炎による感染症の合併などによって死亡する．

診断・検査

❶臨床的にはアメリカ国立老化研究所とアルツハイマー協会（NIA-AA，表24-6）やアメリカ精神医学会による精神疾患の診断・統計マニュアル第5版（DSM-5）によるAD診断基準がよく用いられる．他疾患の除外と数ヵ月間の臨床観察が最も診断に重要である．

❷脳のMRI　海馬，側頭葉先端から頭頂葉にかけた萎縮が目立ち（図24-2），進行すると脳全体の萎縮と脳室の拡大が著明となる．

❸脳血流・代謝　脳血流SPECTと糖代謝FDG-PETで後部帯状回と楔前部に血流と脳代謝の低下が観察されるが，進行すると両側海馬，側頭葉から頭頂葉に血流と代謝の低下が進行する（図24-3，4）．PiB-PETで脳のAβタンパク蓄積が可視化できる．

表24-6　NIA-AAによるアルツハイマー型認知症の診断基準（抜粋）

アルツハイマー型認知症：主要臨床診断基準
認知症があり A．数ヵ月から年余に緩徐進行 B．認知機能低下の客観的病歴 C．以下の1つ以上の項目で病歴，検査で明らかな低下 　　a．健忘症状，b．非健忘状（失語，視空間障害，遂行機能障害） D．以下の所見がない場合 　　a．脳血管障害，b．レビー小体型認知症，c．行動障害型前頭側頭型認知症，d．意味性認知症，進行性非流暢性失語，e．ほかの内科・神経疾患の存在，薬剤性認知機能障害
アルツハイマー病の病理変化が確かなアルツハイマー型認知症
A．脳Aβタンパク蓄積のバイオマーカー陽性： 　　脳脊髄液Aβ42低下，アミロイドPET陽性 B．二次性神経変性や障害のバイオマーカー陽性 　　脳脊髄液タウ，リン酸化タウ増加 　　側頭・頭頂葉の糖代謝低下（FDG-PET） 　　側頭・頭頂葉の萎縮（MRI統計画像処理）

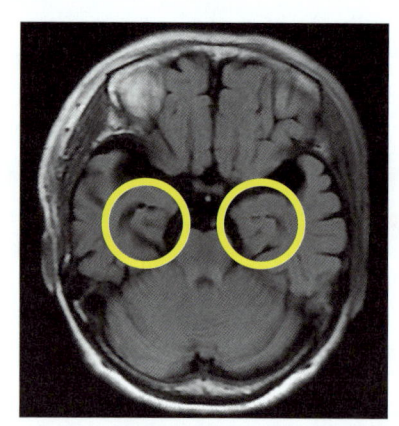

図24-2　初期アルツハイマー型認知症
（MRI：T1強調画像）
両側海馬の軽度の萎縮を認める．

❹脳脊髄液では発症以前からAβ42が減少し，リン酸化タウが増加する．常染色体優性（顕性）遺伝性ADでは遺伝学的検査も可能である．

リスク因子

❶アポリポタンパクE（ApoE）　脂質を運搬する血漿タンパクである．アポリポタンパクには遺伝子によって決まる3種類のタイプがあり，そのうちApoE4の遺伝子型であるε4を有すると認知症の発症が10年ほど早くなり，発症の危険率がきわめて高くなる．

❷家族歴　親族にアルツハイマー型認知症の患者（50〜54歳に発症）がいると約20倍のリスクとなる．

❸教育歴　8年未満だとリスクになる．ある種の

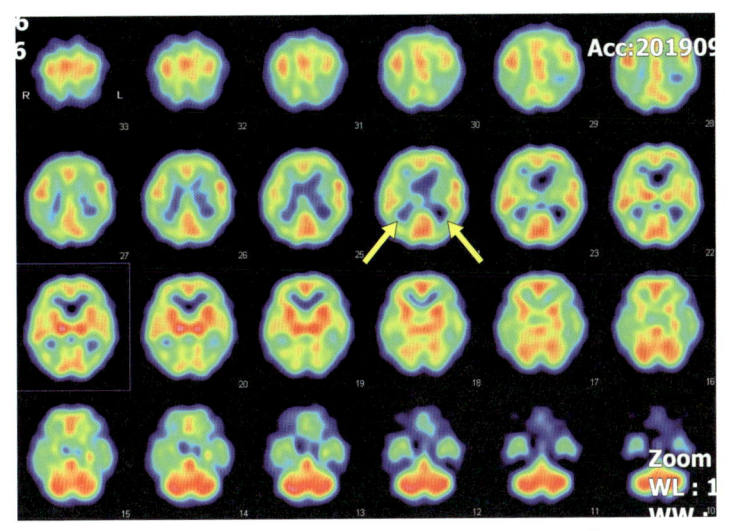

図24-3　初期アルツハイマー型認知症のSPECT画像
両側頭頂葉で血流の低下（青）が目立つ．

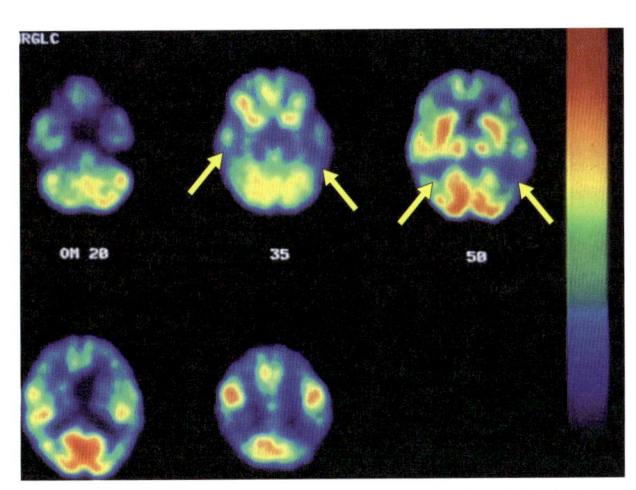

図24-4　アルツハイマー型認知症のPET画像（局所脳糖代謝）
両側側頭葉〜頭頂葉で糖代謝の低下（青）が目立つ．

生活習慣〔魚の摂取，赤ワイン（ポリフェノール）の摂取，運動習慣，知的行動習慣〕は，リスク低減になる可能性があるといわれている．

❹糖尿病　1.3〜1.8倍のリスク増加となる．ApoE4アレルを伴う糖尿病の場合は，5.5倍となる．

❺その他　高血圧，脂質異常症，喫煙，コンタクトスポーツ（頭部外傷）もリスクが増すといわれている．

治療

前脳基底核のアセチルコリン投射系の障害による大脳皮質のアセチルコリン低下に対して，認知機能の改善を図るためにコリンエステラーゼ阻害薬（ドネペジル塩酸塩，ガランタミン臭化水素酸塩，リバスチグミン）やNMDA受容体拮抗薬のメマンチン塩酸塩が使用される．最近，認知機能と日常生活機能の低下を遅らせるAβタンパクを標的とする抗体医薬（レカネマブ，ドナネマブ）が承認された．

予後

外来受診時はMMSEで約20点，1年に平均3点ずつ低下し，平均生存期間は約10年である．ADの発症は穏やかで，認知機能障害が持続的に進行する．初期の数年間には神経症状は目立たないが，経過が進むと歩行障害，失禁，ミオクローヌス，パーキンソン症候群，けいれんなどがみられ

MEMO ⑯　修道女の研究

　1986年に始まった「修道女の研究」は，アルツハイマー型認知症（AD）研究に多くの成果をもたらしている．1917年以前に生まれたカトリックの修道女678人（75〜107歳）を追跡調査し，彼女たちの若い頃の言語スキルと晩年のADの発症に関する影響を検討した（2009年，Neurology誌）．記憶に全く問題がない修道女は，ADの症状が出ている修道女と比較して，文章の表現力が約20％高い成績を残していた．高い言語スキルをもっていることが，認知機能の低下を防ぐことにつながっているようにみえ

るが，その理由はまだわかっていない．また，死亡した人の脳を調べてみると，記憶の中枢である海馬領域の神経細胞がAD患者や対照群より肥大化していることもわかった．神経細胞が肥大化することにより，認知症の進行を予防している可能性があると考えられるが，結論に至ってはいない．修道女は，若い頃から早寝早起きの規則正しい生活をしている．1日の務めは，神への祈りと黙想，聖書を読み，奉仕にいそしんでいる．「読む力」を高め，「書く力」を若いときに磨くことが，認知機能低下の予防につながるかもしれない．

る．約80％に進行とともにBPSDが出現し，家族・介護者の負担となっている．

2　レビー小体型認知症
dementia with Lewy bodies（DLB）

概　念

　老年期に発症し，進行性の認知機能障害とともに幻視などの特有の精神症状とパーキンソン症候群を呈する．認知症の10〜20％を占めている．

病　理

　レビー小体（Lewy body：LB）はエオジンで染まる神経細胞内の円形の封入体で，蓄積物質はシナプスタンパクであるα-シヌクレイン凝集体である．パーキンソン病では脳幹（とくに中脳黒質）に限局してみられるが，DLBでは中枢神経系や自律神経系に広範に出現する．

症　候

❶ **パーキンソン症候群**　20〜50％にみられる．パーキンソン病では，高齢化に伴い認知症を合併することがある．これらの臨床症状での区別は難しいが，DLBでは静止時振戦は少なく，無動や筋

固縮が主体となる．

❷ **認知障害**　ADと比べて記憶障害の程度は軽く，記憶の再生，遂行機能の障害，注意・構成・視空間障害が目立つ．進行すると記憶障害，見当識障害，失語などの大脳皮質症状を起こす．

❸ **幻視**　「誰かが玄関にいる」，「カーテンの陰に子どもがいてこちらを見ている」，「アリが床を這っている」など，人物や動物に関する幻視を訴えることが特徴である．昼寝後や夕方などの覚醒レベルの低下時に多く，家族の介護の負担となる．

❹ **覚醒レベルの変動**　注意や意識などの著明な変動が特徴で，日内変動や数ヵ月に及ぶ変動がみられる．日中の過度の傾眠もよくみられ，睡眠から覚醒する際には混乱し，幻覚・妄想，混迷・せん妄状態を示して，MMSE検査値も変動を示す．

❺ **レム睡眠行動障害**　初期に出現することが多く，レム睡眠時に筋緊張抑制の障害により，夜間に怒鳴ったり，奇声をあげたりする．悪夢を伴うことが多く，行動や発言は夢の内容に一致する．

❻ **自律神経症状**　起立性低血圧，便秘，神経因性膀胱などの自律神経症状が認められる．

MEMO ⑰　パレイドリア（錯視誘発）テスト

　パレイドリアとは，雲の形が顔に見えたり，シミの形が動物に見えたりと，不定形の対象物が違ったものに見える現象である．幻視自体を

誘発することは困難であるが，パレイドリアは人為的に誘発することができ，それをレビー小体型認知症の幻視の代用尺度とする手法で，風景写真とノイズ画像の2つが開発されている．

表24-7　レビー小体型認知症（DLB）の臨床診断基準─2017年改訂版（抜粋）

DLBの診断には，社会的あるいは職業的機能や，通常の日常活動に支障をきたす程度の進行性の認知機能低下を意味する認知症であることが必須である．初期には持続的で著明な記憶障害は認めなくてもよいが，通常進行とともに明らかになる．注意，遂行機能，視空間認知のテストによって著明な障害がしばしばみられる．

1. **中核的特徴（最初の3つは典型的には早期から出現し，臨床経過を通して持続する）**
   ・注意や明晰さの著明な変化を伴う認知の変動
   ・繰り返し出現する構築された具体的な幻視
   ・認知機能の低下に先行することもあるレム睡眠行動異常症
   ・特発性のパーキンソン症候群の以下の症状のうち1つ以上：動作緩慢，寡動，静止時振戦，筋固縮

2. **支持的特徴**
   抗精神病薬に対する重篤な過敏性；姿勢の不安定性；繰り返す転倒；失神または一過性の無反応状態のエピソード；高度の自律神経機能障害（便秘，起立性低血圧，尿失禁など）；過眠；嗅覚鈍麻；幻視以外の幻覚；体系化された妄想；意欲低下，不安，うつ

3. **指標的バイオマーカー**
   ・SPECTまたはPETで示される基底核におけるドパミントランスポーターの取り込み低下
   ・MIBG心筋シンチグラフィでの取り込み低下
   ・睡眠ポリグラフ検査による筋緊張低下を伴わないレム睡眠の確認

4. **支持的バイオマーカー**
   ・CTやMRIで側頭葉内側部が比較的保たれる
   ・SPECT，PETによる後頭葉の活性低下を伴う全般性の取り込み低下（FDG-PETによりcingulate island sign＊を認めることあり）
   ・脳波上における後頭部の著明な徐波活動

＊：アルツハイマー病では後部帯状回～楔前部の血流が低下するのに対し，DLBでは後部帯状回の血流は相対的に保持されるという所見．

診断・検査

　診断はDLBの臨床診断基準改訂版に準じて行われる（**表24-7**）．頭部MRIではADに比べて内側側頭葉萎縮が軽い（**図24-5**）．^{123}I-MIBG心筋シンチグラフィ（MIBG取り込み低下），脳血流SPECT（後頭葉血流低下）（**図24-6**），糖代謝PET（後頭葉代謝低下），ドパミントランスポーターシンチグラフィで基底核での取り込みの低下が認められる．

治療

　根本的治療法は現時点ではない．変動する認知機能障害，幻覚や注意機能，意欲低下やADLの改善には，ドネペジル塩酸塩がADよりも効果が期待できる．パーキンソン症候群には，L-ドパを少量から精神症状を悪化させないように漸増する．多彩なBPSD，運動障害，自律神経症状を随伴するDLBでは非薬物療法が重要な役割を担っており，薬物療法と同時に実施する．

予後

　パーキンソン病に比べて運動障害や自律神経症状の進行は早く，認知機能障害の進行もADに比べて早い．ドネペジル塩酸塩の効果は一時的なことが多く，平均生存期間は10年未満とされる．

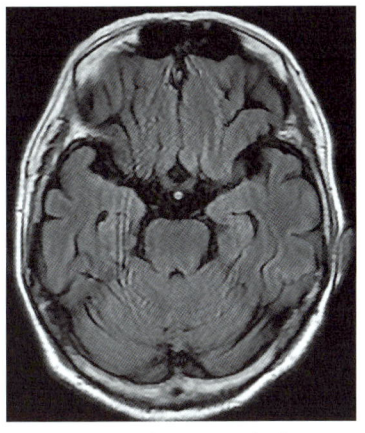

図24-5　レビー小体型認知症（MRI：FLAIR画像）
レビー小体型認知症のMRI画像では著変を認めない．

3　前頭側頭型認知症
frontotemporal dementia（FTD）

概念

　65歳以前の発症が多い．前頭葉と側頭葉の限局性脳萎縮により，特異な言語症状，人格や感情の変化，脱抑制，同じ行動を繰り返す常同行為などの行動異常を特徴とする．そのなかでも脳の神経細胞にPick球と呼ばれる球状物がみられるものを

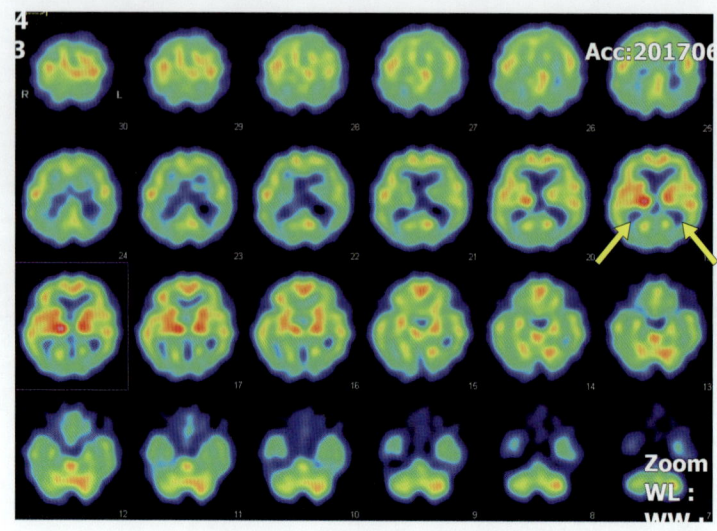

図24-6　レビー小体型認知症のSPECT画像
両側後頭葉で血流の低下（青）が目立つ.

ピック病と呼び，FTDのうち約80％を占めている.

症候

病識は当初より欠如し，自発性の低下，常同行為，社会や自己に対する関心の喪失，脱抑制，易刺激性などが初発症状である．記憶障害や視空間認知障害は目立たない．臨床病型は以下の3つに大別される.

1) 行動障害型前頭側頭型認知症

前頭前野の萎縮により，意欲低下，模倣行為，反響言語，強迫的行動などがみられる．万引きや違法行為などの反社会的行動を行う脱抑制，問診などで思いつきを答える「考え無精」や関心がなくなると勝手に診察室から出て行く「立ち去り行動」など，わが道を行くといわれる特徴的な行動障害を示す.

2) 意味性認知症

左側頭葉前部が主に障害され，言葉の意味理解の障害や対象の同定障害が起こる.

3) 非流暢性／失文法型失語

左側の弁蓋部から上側頭回優位に病変がみられ，非流暢性の表層性言語障害（複数の読み方ができる漢字を本来の読みとは異なる熟字読みにする．例：三日月→さんかづき，団子→だんし）を呈する.

診断・検査

診断は臨床診断基準に準拠して行う（表24-8）．MRIやSPECT／PETによる前頭側頭葉の限局性脳萎縮，血流代謝低下を認める（図24-7〜9）.

治療

有効な治療法はない．脱抑制や非社会的行動，常同行為，食行動異常など，家族や施設介護者に負担が大きい精神症状と行動障害が初期から現れるため，介護者への十分な病態理解の指導が重要である.

予後

FTDの認知機能障害を改善させる薬はなく，行動療法などの非薬物療法が推奨されている．ADに比べて進行は早く，平均8年の生存期間とされる.

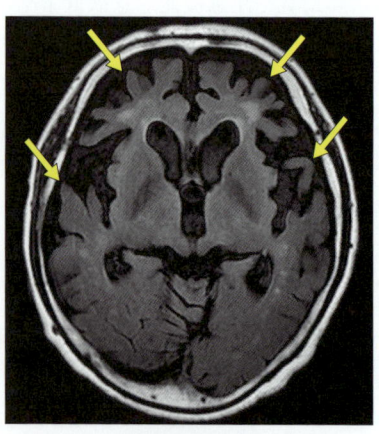

図24-7　前頭側頭型認知症（MRI：FLAIR画像）
両側前頭葉・側頭葉の著明な萎縮を認める.

表24-8　前頭側頭型認知症の診断基準（抜粋）

行動障害型前頭側頭型認知症（behavioral variant FTD：bvFTD）
前提：観察または病歴から行動および／または認知機能の進行性の悪化を認めること 以下のうち3つを認めれば臨床的疑診bvFTD 　A．早期からの行動の脱抑制 　B．早期からの無関心または無気力 　C．早期からの共感または感情移入の欠如 　D．早期からの保続的，常同的，または強迫的／儀式的な行動 　E．口唇傾向（手にとるものは何でも口に入れようとする）や食事の変化 　F．エピソード記憶や視空間認知機能の保持と実行機能の障害 さらに，以下のすべてを認めれば臨床的確診bvFTD 　A．臨床的疑診bvFTDの診断基準を満たす 　B．有意な機能低下が介護者の報告や質問票で明らか 　C．画像（MRI，CT，PET，SPECT）がbvFTDに一致している
意味性認知症
1．必須項目：次の2つの中核症状の両者を満たし，それらにより日常生活が阻害されている． 　A．物品呼称の障害，B．単語理解の障害 2．以下の4つのうち少なくとも3つを認める． 　A．対象物に対する知識の障害（とくに低頻度／低親密性のもので顕著），B．表層性失読・失書，C．復唱は保たれる．流暢性の発語を呈する，D．発話（文法や自発語）は保たれる 3．高齢で発症する例も存在するが，70歳以上で発症する例はまれである． 4．画像検査：前方優位の側頭葉にMRI/CTでの萎縮がみられる． 5．除外診断：以下の疾患を鑑別できる． 　A．アルツハイマー型認知症，B．レビー小体型認知症，C．血管性認知症，D．進行性核上性麻痺，E．大脳皮質基底核変性症， 　F．うつ病などの精神疾患 6．臨床診断：1〜5のすべてを満たすもの．
非流暢性／失文法型失語
以下のうち1つを満たす 　A．失文法的な発話，B．発語失行（＝失構音） 以下のうち2つを満たす 　A．複雑な文理解の障害，B．単語の理解は保存，C．対象の知識は保存

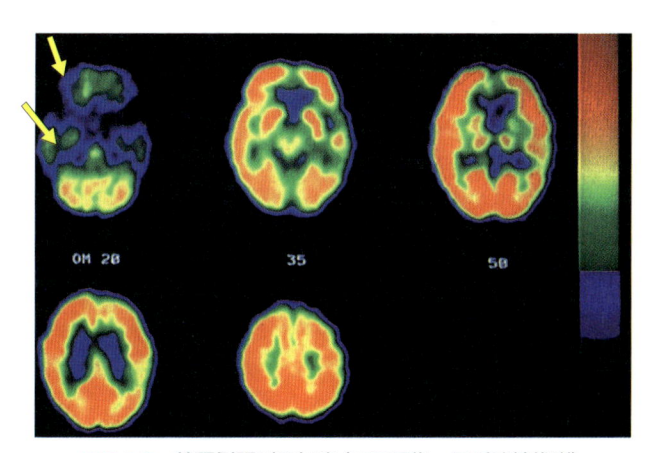

図24-8　前頭側頭型認知症（PET画像：局所脳糖代謝）
両側前頭葉・側頭葉の著明な糖代謝の低下（青）を認める．

 4　（脳）血管性認知症
vascular dementia（VaD）

概　念

　血管性認知症は皮質の大梗塞，多発性ラクナ梗塞，Binswanger型白質脳症，視床や海馬など認
（ビンスワンガー）
知機能と関連する部位の限局性梗塞，脳出血などの後遺症とによって生じる認知症で，認知症の約20％を占める．ADの合併も多い（約50％）（混合型認知症）．認知症のほか，障害部位により局所神経症状を伴う．新しい脳病変が加わるたびに段階的悪化を示す．物忘れの程度はADより軽く，

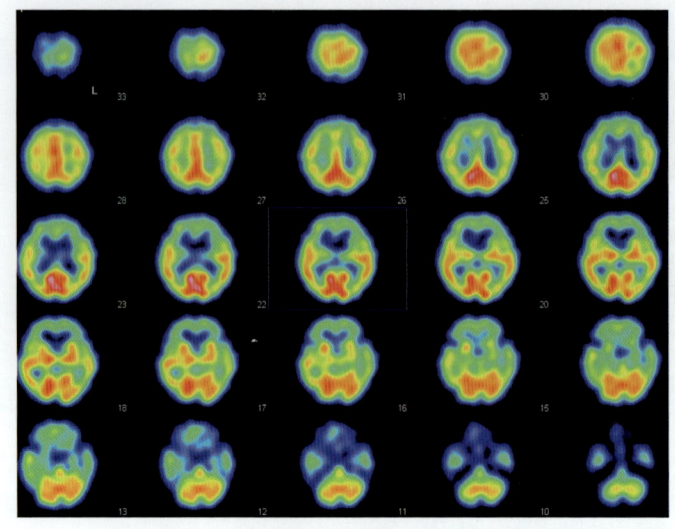

図24-9　前頭側頭型認知症（SPECT画像）
両側前頭葉・側頭葉の著明な血流低下（青）を認める.

自覚がある. また, 人格も末期まで保たれる.

1) ビンスワンガー型白質脳症

代表的な血管性認知症であり, 白質内の小動脈硬化や血管壊死, 白質や基底核の多発性ラクナ梗塞, U線維を残した広範な髄鞘と神経線維の喪失がみられ, 白質の血流も低下する. 高血圧との関係が強く, 高齢者に多く, 段階的に増悪して徐々に進行し, 寝たきり状態となりやすい. MRI T2強調画像では高信号域, 白質希薄化を示す.

2) アミロイド血管症

脳血管壁にAβからなるアミロイドが蓄積した病態である. 高齢者の非高血圧性脳出血の原因となり, 皮質下, 脳葉型の脳出血を繰り返し, 血管性認知症や寝たきりの原因となる.

3) まだら認知症

血管障害部位に対応した機能のみが低下するため, 認知症状にバラツキがみられる. たとえば, 「記銘力の障害はみられるが, 日常的な判断力や自身の専門的な知識は保たれている」といったことである.

症　候

突然発症, 動揺性・階段状の増悪が特徴である. 脳血管障害急性期の意識障害とは区別されなければならない. 記憶障害よりも意欲・自発性低下, 遂行機能障害が目立ち脳神経麻痺, 仮性球麻痺, 片麻痺, 感覚障害, 失調, 腱反射亢進, 下半身に強いパーキンソン症候, 小刻み歩行, 排尿障害, 尿失禁などの局所神経症候, 失語, 失認, 失行などの巣症状, 転倒, 感情失禁, 抑うつなどが目立つ.

診断・検査

診断はアメリカ国立神経疾患・脳卒中研究所らによるNINDS-AIRENの診断基準と分類がよく用いられ（**表24-9**）, ① 明らかに認知症であることがMMSEやCDRによって確認できる（**表24-4, 5**参照）, ② 脳卒中発作が神経症状とCT/MRIなどの画像診断で確認されることが必要で（**図24-10**）, 両者の時間的因果関係がある場合に血管性認知症と診断される. PETやSPECTによる脳血流評価

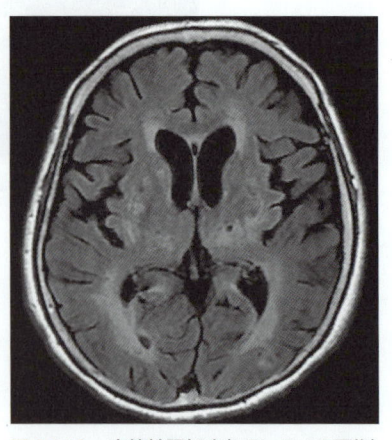

図24-10　血管性認知症（MRI：FLAIR画像）
側脳室周囲の高信号域, 深部白質の散在性のラクナ梗塞を認める.

表 24-9　NINDS-AIREN による血管性認知症の診断基準

血管性認知症（臨床的確診）の診断基準

A. 認知症
  a) 記憶障害と，次の認知機能のうち2つ以上の障害がある．見当識，注意力，言語，視覚空間機能，行動機能，運動統御，行為
  b) 臨床的診察と神経心理学的検査の両方で確認することが望ましい
  c) 機能障害は，日常生活に支障をきたすほど重症である．しかし，これは脳卒中に基づく身体障害によるものを除く
【除外基準】
  a) 神経心理検査を妨げる意識障害，せん妄，精神病，重症失語，著明な感覚運動障害がない
  b) 記憶や認知機能を障害する全身性疾患やほかの脳疾患がない
B. 脳血管障害
  a) 神経学的診察で，脳卒中の際にみられる局所神経症候（片麻痺・下部顔面神経麻痺・バビンスキー徴候・感覚障害・半盲・構音障害）がみられる
  b) 脳画像（CT/MRI）で明らかな多発性の大梗塞，重要な領域の単発梗塞，多発性の基底核ないし白質の小梗塞あるいは広範な脳室周囲白質の病変を認める
C. AとBの間隔が3ヵ月以内
1) 明らかな脳血管障害後3ヵ月以内に認知症が起こる
2) 認知機能が急激に低下するか，認知機能障害が動揺性ないし段階的に進行する

血管性認知症の臨床的特徴

A. 早期からの歩行障害
B. 不安定性および頻回の転倒
C. 泌尿器疾患で説明困難な尿失禁などの排尿障害
D. 仮性球麻痺
E. 人格障害および情緒障害（感情失禁）

血管性認知症らしくない症状

A. 局所神経徴候や画像異常を伴わない記憶障害・認知機能障害の悪化
B. 認知機能障害以外に局所神経徴候を欠く
C. 画像上，脳血管障害が確認できない

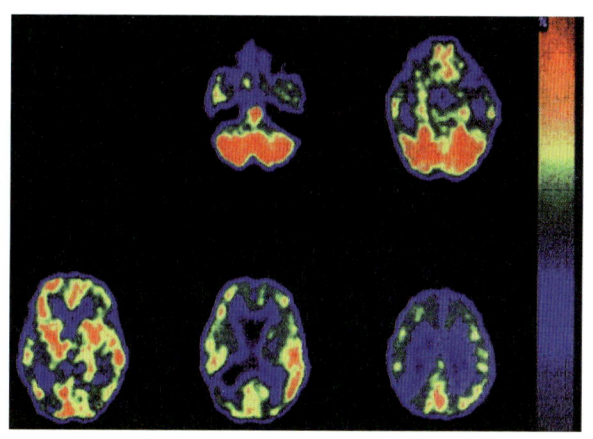

図 24-11　血管性認知症の PET 画像（局所脳糖代謝）

AD，DLB，FTD とは異なり，複数の血管支配領域の大脳白質深部，皮質の糖代謝が著明に低下している（青）．

（図24-11），MRA による動脈硬化の評価，無症候性の脳梗塞や動脈瘤の発見も治療と予後改善に重要である．

治　療

抗血小板療法や心房細動などを有する患者には，抗凝固薬を投与して再発を予防する．予防には，高血圧，糖尿病，不整脈，脂質異常症，肥満，喫煙，飲酒などの危険因子の改善を行う．抑うつや自発性低下には抗うつ薬を試みる．混合型認知症にはコリンエステラーゼ阻害薬，パーキンソン症候群を示す例では L-ドパ製剤が時に有効である．認知機能低下や BPSD への対処は AD と同様であるが，麻痺などの神経症状を有するものが多いため，介護環境の整備が重要である．

予　後

脳血管障害発作後に認知症になる頻度は，発作後6ヵ月で27%，1年で41%，3年で86%と報告されている．また，再発を繰り返すたびに ADL が

悪化し，5年で30～40%が死亡すると報告されている．

5 特発性正常圧水頭症

概 念

60歳以上に多い交通性水頭症で，ほかの神経・非神経疾患で説明不能な**認知症，歩行障害，尿失禁**が3徴である．

症 候

初期から歩行障害がみられ，軽い記銘力障害，見当識障害，自発性と意欲の低下，注意力の低下がある．

診断・検査

CTやMRIで皮質の萎縮を伴わない脳室の拡大〔両側側脳室前角間最大幅／その部位における頭蓋内腔幅＞0.3（水平断）〕，とくに高位円蓋部の萎縮が目立たない場合に疑う（**図24-12**）．脳脊髄液圧は正常（200mmH$_2$O）である．CSFタップテスト

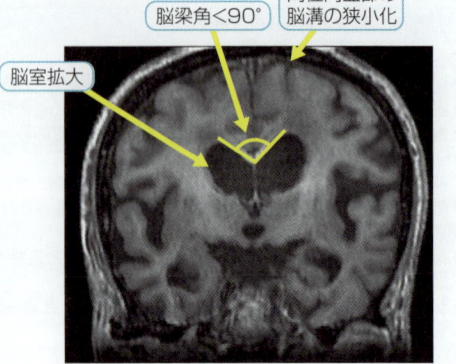

図24-12 正常圧水頭症（MRI：T1強調画像）

シルビウス裂の開大は目立たないが，脳室拡大と高位円蓋部の脳溝の狭小化を認める．

（腰椎穿刺による髄液排除）で症状改善があれば，手術の適応となる．

治療・予後

脳室シャント手術の有効率は約70%である．

✦ セルフ・アセスメント 24

問1 2050年頃のわが国の認知症患者数の予想はどれくらいか．

1. 200万人
2. 400万人
3. 600万人
4. 800万人
5. 1000万人

問2 認知症の定義・疫学で正しいものはどれか．2つ選べ．

1. 一般に，社会生活に支障をきたしている状態を「認知症」という．
2. 急激な発症は，アルツハイマー型認知症の可能性が高い．
3. 高齢者認知症のうちアルツハイマー型は約30%を占める．
4. 85歳以上では4人に1人が認知症である．
5. 最近では画像検査による診断が重視される．

問3 アルツハイマー型認知症で障害されやすい認知機能はどれか．2つ選べ．

1. 手続き記憶

2. エピソード記憶
3. 意味記憶
4. 情動反応
5. 見当識

問4 アルツハイマー型認知症で障害されにくい認知機能はどれか．

1. 図形構成
2. 長期記憶
3. 近時記憶
4. 社会的行動
5. 遂行機能

問5 アルツハイマー型認知症の特徴的な病理所見はどれか．2つ選べ．

1. 老人斑
2. 脳幹萎縮
3. 前頭葉萎縮
4. 後頭葉萎縮
5. 神経原線維変化

問6 アルツハイマー型認知症の発症リスクとなる ものはどれか．2つ選べ．

1. 頭部外傷
2. 低教育歴
3. 有酸素運動
4. 適度な飲酒
5. 日本型食事

問7 レビー小体型認知症で通常みられないものは どれか．

1. 人格変化
2. リアルな幻視
3. レム睡眠異常
4. パーキンソン症状
5. 認知機能の日内変動

問8 血管性認知症の発症リスクに強く関係しない ものはどれか．

1. 高血圧
2. 糖尿病
3. 脂質異常症
4. 適度の飲酒
5. 脳梗塞の既往

問9 軽度認知障害（MCI）について正しいものはど れか．2つ選べ．

1. 物忘れの自覚はない．
2. 環境が変わると症状は軽快する．
3. 仕事や家事に支障をきたしていることが多い．
4. 初期のアルツハイマー型認知症患者が含まれて いる．
5. 1年経過後に約10%のMCI患者が認知症を発症 する．

問10 前頭側頭型認知症の主要症状でないものはど れか．

1. 幻視・幻覚
2. 常同行為
3. 食欲亢進
4. 身なりのだらしなさ
5. 反社会的行為（脱抑制）

正解と解説

問1 4

2020年現在は，約600万人と推定されている．

問2 1, 5

変性疾患であるアルツハイマー型認知症は緩徐進行性である．アルツハイマー型認知症は認知症の約60%を占める．85歳以上では2人に1人が認知症である．

問3 2, 5

手続き記憶，意味記憶，情動反応は比較的保たれる．エピソード記憶，見当識や遂行機能が障害される．

問4 4

長期記憶は比較的保たれる．

問5 1, 5

老人斑（Aβタンパクの沈着），神経原線維変化（タウタンパクの蓄積）は特徴的な病理所見である．脳幹萎縮は起こらない．脳葉の萎縮は起こるが，ほかの認知症でもみられる．

問6 1, 2

頭部外傷（コンタクトスポーツ）や低教育歴は発症リスクとなる．有酸素運動，適度な飲酒（赤ワイン），魚を多くとる日本型食事はリスクを下げるといわれている．

問7 1

人格変化は前頭側頭型認知症でみられる．残りの4つはレビー小体型認知症の特徴である．

問8 4

4以外は発症リスクである．

問9 4, 5

MCIは「認知症まではいかないが，健常ではない」かつ，「数年後に認知症に移行する可能性がある」状態のことをいう．MCIでは物忘れはあるが仕事や家事に支障はきたしていない．

問10 1

幻視・幻覚はレビー小体型認知症で多くみられる．ほかの4つは前頭側頭型認知症でみられる．

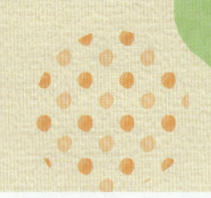

25 変性疾患
degenerative diseases

A ▶ 変性疾患とは

　血管障害，感染，中毒などの誘因が明らかでないにもかかわらず，ある系統の神経細胞が徐々に侵されていく疾患群の総称である．一般的特徴として，①一定の年齢に，潜在性に発症，②系統的に，また，通常は対称性で左右差なし，③経過は徐々に進行性，④症状は緩徐に進行し，合併症で死亡することが多い，⑤家族性や遺伝性発症も多く，原因遺伝子も徐々に明らかになってきている，などがあげられる．

B ▶ 種類と症状

　変性の主体は，大脳皮質，大脳基底核，小脳，脊髄，錐体路（運動ニューロン）に大別される（❷章参照）．

1）大脳基底核

　大脳皮質と視床，脳幹を結びつけている神経核の集まりである．体の随意運動の調節，姿勢や筋肉の緊張の調整，動機づけなどの機能により，適切な運動機能の発現に寄与する．したがって，大脳基底核の障害やこれを修飾するドパミン作動系の異常により，この協調的な調節機構が破綻すると，随意運動や姿勢筋緊張，歩行の異常など，基底核疾患に特有の運動障害が出現する．

2）小　脳

　筋や腱，関節からの深部感覚や内耳からの平衡感覚，大脳皮質から情報を受けての運動の強さや力の入れ具合，バランスなどを計算して調節している．障害されると，運動失調が出現する．

3）脊　髄

　後根を介して体や内臓の受容器から感覚情報を受け，上行路を介してその情報を上位中枢へ伝達する．また，下行路を介して上位中枢からの信号を受け取り，前根を介して体や内臓の標的部位へ信号を伝達する．障害部位に応じた脱力や麻痺，感覚障害，排尿排便障害などが出現する．

4）錐体路

　運動神経線維（ニューロン）の遠心性経路で，延髄の錐体を通る経路のことを錐体路という．随意運動の指令を伝え，前角細胞までを上位運動ニューロンという．前角細胞より以下を下位運動ニューロンという．上位運動ニューロン障害では痙性，腱反射亢進，病的反射がみられる．一方，下位運動ニューロン障害では，筋萎縮，腱反射低下が起こる．

C ▶ 大脳基底核変性疾患

1 パーキンソン病
Parkinson disease（PD）

概　念

　40〜60歳で発病し，多くは孤発性で，約5％が家族性である．黒質の細胞が変性脱落し，大脳基底核の運動制御が障害され，円滑に体を動かせなくなる．患者数は人口10万人あたり100〜150人と推定されている．65歳以上の高齢者では有病率はその数倍になり，わが国では今後さらに重要度が増す疾患である．

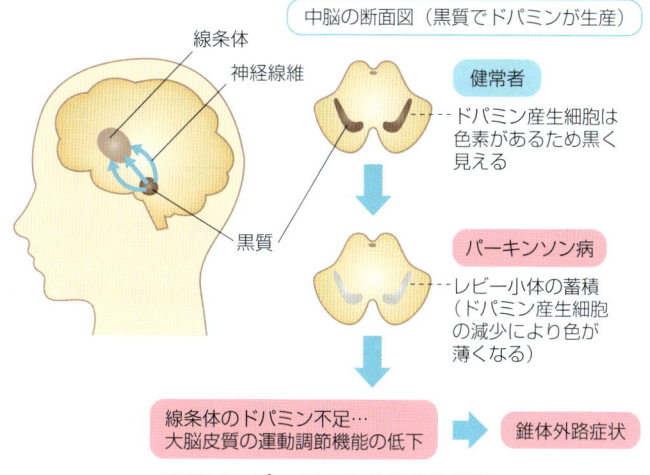

中脳の断面図（黒質でドパミンが生産）

線条体
神経線維
黒質

健常者
ドパミン産生細胞は色素があるため黒く見える

パーキンソン病
レビー小体の蓄積（ドパミン産生細胞の減少により色が薄くなる）

線条体のドパミン不足…
大脳皮質の運動調節機能の低下 ➡ 錐体外路症状

図25-1　パーキンソン病の神経病理

病態

　黒質緻密層のメラニン含有細胞（ドパミン産生細胞）が変性脱落し，残存した神経細胞のなかにレビー小体がみられる．ドパミン作動性ニューロンが変性するとその投射先である線条体でドパミンが不足する（**図25-1**）．大脳基底核の神経回路である直接路と間接路のバランスが崩れ，淡蒼球内節の活性レベルが増加し，運動減少となる（p.49 **図6-2**参照）．

症候

　PDには運動症状と非運動症状があるが，これらの症候がすべての患者でみられるわけではない．また，これらの症状は，左手，左足など左右のどちらか一方から出現し，両側にあったとしても，左右どちらかの症候がより強いというのが一般的な特徴である．

1）運動症状

　PDの3大症状は以下の❶～❸である．

❶静止時振戦　安静時に四肢の振戦が出現する．その周波数は4～6 Hzくらいである．別名，丸薬丸め振戦とも表され，親指と人差し指が丸薬をこねて丸めるような動きで震えるのが典型的である．精神的負荷で増強し，コップを持っているなど一定の姿勢を保とうとするとき（姿勢時）やコップを取ろうとするとき（動作時）には消失する．

❷無動（寡動）　動作緩慢となり，食事動作，着脱衣，寝返りなど日常生活に支障をきたす．ま

ばたきが少なく，仮面をかぶっているような表情のない顔つき（仮面様顔貌）や，小声で単調な抑揚のない話し方になる．また，書字が下手になり，書くに従って文字が小さくなったり（小字症）歩行時の最初の一歩が出にくくなる（すくみ足）．

❸筋固縮（筋強剛）　筋肉がこわばり，スムーズに動かすのが困難になる．安静時に検者が四肢，体幹の関節に他動的屈伸運動を加えたときには筋緊張が亢進し，ガクガクと断続的な抵抗を示す歯車様固縮や持続的な抵抗を示す鉛管様固縮がみられる．

❹姿勢反射障害　人間は，倒れそうになると姿勢を反射的に直す（姿勢反射）反応が備わっている．PDではこの反応が障害されているために，立位時，歩行時，いすから立ち上がろうとするときなどに倒れやすくなる．通常，ほかの症状で発症してから，数年経過した頃にみられる．検者から前方や後方にちょっと押されただけで踏みとどまることができず，押された方向にとんとんと突進していく（突進現象）．重度の場合には倒れてしまう．

❺歩行障害　前傾姿勢で，歩行が遅く，歩幅が狭く（小刻み歩行），自然な腕の振りがみられない（**図25-2**）．また，最初の一歩がなかなか踏み出せず（すくみ足），歩き出すと早足となり止まることができず（加速歩行），方向転換をするのが難しい．ところが，ちょうど歩幅にあった横線などの模様が床や地面に描いてあると，それを上手にまたぎながら歩行ができる（奇異性歩行）．また，階段な

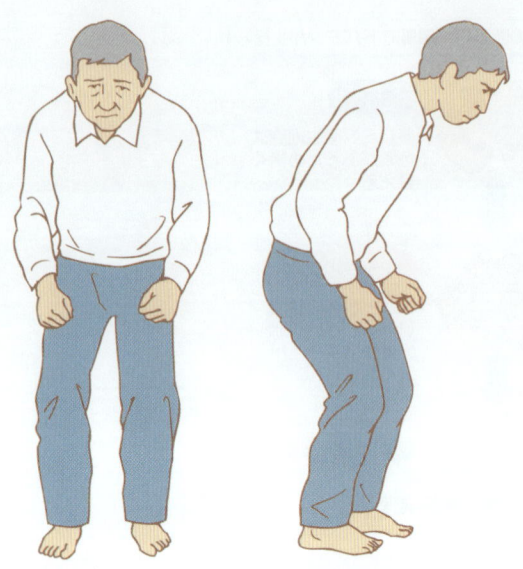

図25-2　パーキンソン病の典型的姿勢
頸部および体幹は前屈位をとり，上肢は肘関節で屈曲し，小刻みに歩く．上肢の振りはない．後方より押すと小走りとなり，なかなか停止できない．また，方向転換するのが困難である．

ども比較的上手に歩行できるといった特徴がある．

❻**姿勢異常**　症状が進むと，首が下がる，腰が曲がる，体が斜めに傾くことがある．

2) 非運動症状

2つの点から最近注目を集めている．一つは，非運動症状は運動症状に先行するので，PDの早期診断に役立つ可能性がある．もう一つは，非運動症状は運動症状に勝るとも劣らず患者の日常生活に質的な悪影響を及ぼす要因となり得るからである．

❶**自律神経障害**　便秘が最も多いが，顔面の皮膚が脂ぎった膏顔（こうがん），発汗過多，起立性低血圧，排尿障害，陰萎（いんい）（インポテンス）などの症状がある．

❷**精神症状**　抑うつ的で，無関心，依頼心が強くなる場合がある．時には抑うつ症状が病初期から強く，ほかの症状を自覚できないために精神科を最初に訪れることもある．不眠の訴えも多い症状の一つである．さらに，男性患者では病的賭博や性行動亢進，女性患者では買い物依存や過食といった衝動制御障害が出現することもある．

❸**感覚の異常**　幻覚・妄想，痛み・しびれ，嗅覚の低下が起こる．

❹**睡眠障害**　日中に抗しがたい眠気を感じる日中過眠，睡眠中に暴力的な異常行動を呈するレム

睡眠行動障害がみられる．

（検　査）

PDを早期から正確に診断するためのバイオマーカーは見つかっていない．しかし，複数の画像検査を有効に組み合わせることにより，比較的高い信頼性をもってPDの診断を下せるようになってきた．

❶**頭部MRI**　PDでは正常所見を示す．中脳被蓋の萎縮（ハチドリ徴候）や橋の十字徴候などは，パーキンソン症候群の除外に有用である．

❷**シンチグラフィ**

ⓐ**ドパミントランスポーターシンチグラフィ（DATスキャン）**：脳内の黒質線条体ドパミントランスポーターを画像化する検査で，ドパミン神経の変性・脱落の程度を評価することが可能である．PDを含むパーキンソン症候群の早期診断に使われている．

ⓑ**心筋MIBGシンチグラフィ**：MIBG（メタヨードベンジルグアニジン）という物質を注射して，心臓の交感神経の働きを画像で調べる．PDでは，MIBGの心筋への取り込みが低下し，変性性パーキンソン症候群との鑑別に有用である（p.65 **図9-4**参照）．

（診断・評価）

臨床診断は問診と神経学的所見に基づいて行われ，画像検査が補助的に用いられる．その意味で運動症状の3大症状や非運動症状は臨床的診断として重要である（**表25-1**）．しかし，PDの診断は，その初期にはきわめて困難で，PDと診断された患者の約20%は病理学的にPDではなかったとのイギリスでの報告がある．

PDの重症度はHoehn & Yahr（ホーエン・ヤール）の重症度分類および生活機能障害度分類により評価される（**表25-2**）．厚生労働省の難病医療費助成制度の認定基準は，現在，ホーエン・ヤール重症度3度以上かつ生活機能障害度2度以上が対象となっている．また，PDの非運動症状や運動合併症も含めた総合的な重症度評価尺度として，統一パーキンソン病評価尺度（UPDRS）が使われている．

（治　療）

PDの運動症状は線条体でのドパミン不足が原

表25-1　パーキンソン病の診断基準

以下の診断基準を満たすものを対象とする（［疑い症例］は対象としない）．
1. パーキンソニズムがある[※1]
2. 脳CTまたはMRIに特異的異常がない[※2]
3. パーキンソニズムを起こす薬物・毒物への曝露がない
4. 抗パーキンソン病薬にてパーキンソニズムに改善がみられる[※3]
以上4項目を満たした場合，パーキンソン病と診断する

なお，1，2，3は満たすが，薬物反応を未検討の症例は，パーキンソン病疑い症例とする．

[※1]：パーキンソニズムの定義は，次のいずれかに該当する場合とする．
　　　（1）典型的な左右差のある静止時振戦（4～6Hz）がある．
　　　（2）歯車様強剛，動作緩慢，姿勢反射障害のうち2つ以上が存在する．
[※2]：脳CTまたはMRIにおける特異的異常とは，多発脳梗塞，被殻萎縮，脳幹萎縮，著明な脳室拡大，著明な大脳萎縮などほかの原因によるパーキンソニズムであることを明らかに示す所見の存在をいう．
[※3]：薬物に対する反応はできるだけドパミン受容体刺激薬またはL-ドパ製剤により判定することが望ましい．

（厚生労働省）

表25-2　パーキンソン病の重症度分類

指定難病は，ホーエン・ヤール重症度分類3度以上かつ生活機能障害度2度以上を対象とする．

A．ホーエン・ヤール重症度分類
- 0度　パーキンソニズムなし
- 1度　一側性パーキンソニズム
- 2度　両側性パーキンソニズム
- 3度　軽～中等度パーキンソニズム．姿勢反射障害あり．日常生活に介助不要
- 4度　高度障害を示すが，歩行は介助なしにどうにか可能
- 5度　介助なしにはベッドまたは車いす生活

B．生活機能障害度
- 1度　日常生活，通院にほとんど介助を要しない
- 2度　日常生活，通院に部分的介助を要する
- 3度　日常生活に全面的介助を要し，独立では歩行起立不能

因なので，その補充療法を行うことが基本である．新規治療薬が年々開発されているので，概略を述べる．

1）原　則

❶運動症状があっても日常生活に支障がなければ，リハビリテーションなどで機能維持を図る．

❷運動症状が進行して仕事や生活に支障が出た場合，高齢者（70歳以上）や物忘れが強い場合はL-ドパ（レボドパ）で治療を開始する．

❸高齢や強い物忘れがなくても，仕事などの都合で症状の改善を強く希望する場合は，L-ドパで治療を開始するが，通常は特別な事情がなければ

70歳未満ではドパミンアゴニストで治療を開始する．症状の改善が十分でなければ，その後L-ドパを追加するか，ドパミンアゴニストを増やす．

2）薬物治療

❶L-ドパ製剤　ドパミンは血液脳関門を通過しないが，L-ドパは有効に脳内に入ってドパミンに変換され，効果を発揮する．L-ドパ製剤は早期から進行期まで，すべての病期の患者に対して運動症状改善効果が期待でき，治療のゴールドスタンダードである．

❷ドパミン受容体刺激薬　線条体ニューロンのドパミン受容体に直接作用し，ドパミンの作用を補う．運動合併症を生じにくいこと，L-ドパ製剤と併用することにより，L-ドパ製剤の用量を減らすことができる．非麦角系製剤が使われているが，突発的睡眠発作を誘発する可能性があるため，自動車運転は原則として禁止する．

❸MAO-B阻害薬　ドパミンが脳内でモノアミン酸化酵素B（MAO-B）によって分解されるのを抑制することで，線条体でのドパミン濃度を上げ，症状を改善する．

❹その他　抗コリン薬，ドパミン遊離促進薬（アマンタジン塩酸塩），L-ドパ賦活薬（ゾニサミド），カテコール-O-メチル基転移酵素（COMT）阻害薬などがあり，患者によっては運動症状を改善できる．高齢者が抗コリン薬を服用すると，物忘れや

幻覚・妄想などAlzheimer病に似た症状が出ることがあるので，70歳以上では原則として使わない.

3) L-ドパの副作用

徐々に抗PD薬の有効時間が短縮し，下記のような副作用（運動合併症）が出現することがある. これらの予防・治療には抗PD薬の血中濃度をできるだけ変動させず（L-ドパ製剤の少量頻回投与など），持続的にドパミン受容体を刺激することが重要である.

❶ ジスキネジア 手足や肩などがクネクネ動く，口がモゴモゴ動くなど，自分の意思と関係なく，体が勝手に動いてしまう症状である. ジストニア様のこともある. L-ドパ治療開始後4〜6年で約40%に発症する. L-ドパ血中濃度の高いときに現れることが多い.

❷ オン・オフ現象 症状が急激に良くなったり，悪くなったりする現象である.

❸ ウェアリング・オフ現象 抗PD薬の有効時間が短縮し，薬物濃度の変動に従って運動症状が変動する現象である.

4) 非薬物治療

❶ 手術療法 十分な薬物治療にもかかわらず運動症状の改善が不十分な場合，あるいは薬の副作用が強く，十分量を服用できない場合は，脳深部刺激療法を考慮する. 視床下核または淡蒼球内節に電極を留置し，微弱な電気インパルスを流し，機能改善を図る. 通常，左右両方に電極を植え込んで治療する. 振戦に対しては，脳内神経核の視床Vim核がよい標的である.

❷ 心理カウンセリング療法 患者のQOLを高めるために，疾病情報の提供や栄養指導とともに，さまざまな身体的，精神的支援が必要である.

❸ リハビリテーション 廃用や複合要因による機能障害・能力低下を防ぐため，できるだけ早期からリハビリテーションを開始し継続する必要がある. 運動療法としては，音リズム刺激を用いた歩行訓練，バランス訓練，関節可動域訓練，筋力増強訓練，ストレッチ訓練などを行う. 作業療法としては，体幹での寝返り動作，上肢の巧緻動作などADL動作訓練を主体として，認知機能訓練や生活指導，家族訓練，住宅改造など環境調整も必要となる. 進行期には言語訓練や嚥下訓練も重要である. PD特有の装具として，すくみ足に対するL字形の杖や，リズム発生装置などが使用される.

❹ 非運動症状に対する治療 非運動症状は多彩で，その治療法も多岐にわたるが，有効であるというエビデンスはない.

予後

治療法の進歩によって臨床症状の進行は，かなり抑制できるようになった. 最近の大規模患者調査によると，発症後15年で約80%の患者が買い物や散歩が可能であり，15年以上の長期罹病患者でも，ホーエン・ヤール重症度5度の患者は10%にも満たない.

家族性パーキンソン病

ほとんどのPD患者は孤発性であるが，全体の約5%で家系内発症を認める. これまで家族性PDの原因遺伝子は10種類以上報告されているが，まだ全体の約80%が未解明のまま残されている. タンパク分解機構の異常とミトコンドリア品質管理機構の異常がPDの病因に関与していると想定されている.

2 パーキンソン症候群（パーキンソニズム）

パーキンソン症候群は，パーキンソン病（PD）と似ているが異なる疾患の総称で，PDの運動症状（静止時振戦，筋固縮，無動，姿勢反射障害）を示すものである. 原因によって治療法が異なるため，PDとの鑑別，そして原因の検索が必要である.

I 血管性パーキンソン症候群

概念・病態

大脳基底核や白質などの血行障害で出現し，多発性ラクナ梗塞やBinswanger型白質脳症があげられる. 高血圧，脂質異常症，糖尿病など脳血管障害のリスクファクターをもつ患者が多い.

症候

主要症状は歩行障害だが，PDの歩容と異なり，すり足で歩く開脚小股歩行である. 静止時振戦はほとんどなく，筋強剛は左右差が少なく鉛管様である. 錐体路徴候，仮性球麻痺，認知症，尿失禁

の合併がしばしばみられる．

検査

頭部CTやMRIで大脳基底核や深部白質に広範な虚血性病変を認め，脳血流シンチグラフィでは，びまん性血流低下を呈する．MIBG心筋シンチグラフィは，原則として正常である．DATスキャンは，不規則な低下を示すことがある．

診断・評価

前述の症候と画像所見に加えて，抗PD薬に対する反応が不十分であれば，血管性パーキンソン症候群の可能性が高い．

治療

L-ドパ製剤をはじめとするドパミン補充療法は無効である．脳血管障害に対する薬物療法とリハビリテーションなどの非薬物治療を行う．

II 薬物性パーキンソン症候群

概念・病態

主としてドパミン受容体を遮断する薬物によって生じる．高齢者では数日の投与でもパーキンソン症候を呈することがあるため，注意が必要である．

症候

左右対称性の無動を中心とするパーキンソン症候が，原因薬物開始の数週後から亜急性に出現し，急速に増悪する．静止時振戦は目立たず，筋強剛もそれほど強くはなく，無動と歩行障害が目立つのが特徴である．向精神薬や抗潰瘍薬など可能性のある薬物を服用している場合は，服用開始時期とパーキンソン症候発症時期を確認する必要がある．

治療・予後

原因薬物の投与中止を行えば改善する．

III 中毒性パーキンソン症候群

マンガン，一酸化炭素などの中毒性物質によって線条体ニューロンが傷害され，血管性パーキンソン症候群に類似した症状が認められる．毒性物質への曝露歴，および体組織から毒性物質の同定を行う．中毒性物質が確認されれば，キレート剤などによる体外除去治療や高圧酸素治療などを行う．慢性期にはリハビリテーションによる機能訓練が中心となる．

IV 変性性パーキンソン症候群

1）進行性核上性麻痺
progressive supranuclear palsy（PSP）

概念・病態

PSPは，パーキンソン症候を主症状とするが，神経変性はパーキンソン病よりも広範囲に及び，大脳基底核回路の構成要素だけでなく，脳幹にも及ぶ．また，残存ニューロンの細胞質内に蓄積しているタンパクはタウタンパクであり，タウオパチーと称される．

症候

一般には50歳以上で発症し，10万人に約1人の有病率である．パーキンソン症候に加えて**核上性眼球運動障害**（**図25-3**）や頸部を後屈するジスト

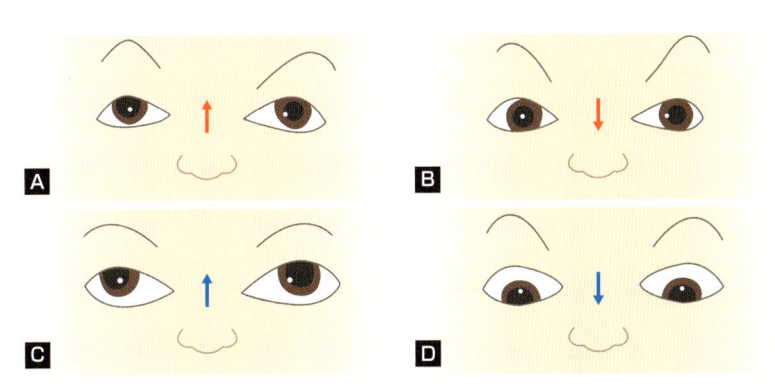

図25-3　進行性核上性麻痺患者の眼球運動障害
水平方向の眼球運動障害はないが，垂直方向とくに下方視には著明な障害がある．患者に上方視（A）や下方視（B）するよう指示しても眼球はあまり動かない．しかし，人形の目現象（他動的に頭を上下に動かすと眼球はその運動方向と反対方向に動く）を検査すると，眼球は上方（C）や下方（D）へ動くので，核上性眼球運動障害であることがわかる．

ニア，認知機能障害を呈する点が特徴である．PDとは異なり早期から**易転倒性**を示す．筋強剛は左右対称性のことが多く，四肢よりも頸部や体幹に強い．振戦は目立たない．核上性眼球運動障害はまず下方視が障害され，食事や階段を下りるのが困難となる．認知機能障害は，思考の緩慢や人格・気分の変化，遂行機能障害などを示す．一方，嗅覚障害，レム睡眠行動異常を呈することはまれであり，PDとの鑑別に有用である．

検　査

頭部MRIで中脳被蓋萎縮，第三脳室拡大，上小脳脚萎縮がみられ，とくに正中矢状断像で中脳がハチドリのくちばし様にみえる**ハチドリ徴候**（ハミングバード徴候）が特徴的である（**図25-4**）．また，脳血流シンチグラフィで前頭葉の血流低下がみられる．DATスキャンは低下を示し，MIBG心筋シンチグラフィは正常である．

診断・評価

臨床症状と画像検査所見に基づいて診断する．

治　療

抗PD薬は一般に無効である．リハビリテーションによる機能訓練，ケアが主体となる．進行は早く，2〜4年で車いす，4〜6年で寝たきりとなり，平均予命は罹患後6〜10年とされる．

2）大脳皮質基底核変性症

corticobasal degeneration（CBD）

概念・病態

CBDは，大脳皮質と大脳基底核が障害される変性疾患で，前者では中心溝をはさむ前頭葉と頭頂葉，後者では黒質と淡蒼球の神経細胞が主に脱落し，腫大した神経細胞が出現する．ニューロンと星状膠細胞（アストログリア）の細胞質にタウタンパクが蓄積するタウオパチーの一型である．前述のPSPと臨床・病理学的に類似点が多いが，蓄積しているタウタンパクには違いがある．

症　候

50〜70代に好発し，孤発性である．有病率はわが国では10万人に2人程度とされる．臨床症状としては，非常に左右差の強い大脳皮質症状と錐体外路症状が特徴である．典型例は一側上肢の「使いにくさ」で発症し，診察では，大脳皮質症状として多彩な失行，皮質性感覚障害，他人の手徴候，反射性ミオクローヌスなど，錐体外路症状として筋固縮，無動を主体とするパーキンソン症候がみられ，ジストニアを呈することもある．時に核上性眼球運動障害が認められる．

検　査

頭部CT/MRIで左右差の強い大脳皮質（とくに中心溝周囲）の萎縮が目立ち，脳血流シンチグラフィでは同側大脳皮質の広範な血流低下が認められる．DATスキャンでも左右差のある低下を示すが，MIBG心筋シンチグラフィは正常である．

診断・評価

剖検例が蓄積されるにつれて，左右差のない例，認知症や失語が前景に立つ例，進行性核上性麻痺の臨床症候を呈した例など非典型例が数多く報告され，CBDの臨床像はきわめて多彩であることが明らかになった．

治　療

ドパミン補充療法はほとんど無効である．リハビリテーションやケアが主体となる．

予　後

緩徐進行性の経過を示し，寝たきりになるまで5〜10年である．

3）多系統萎縮症

p.189を参照のこと．

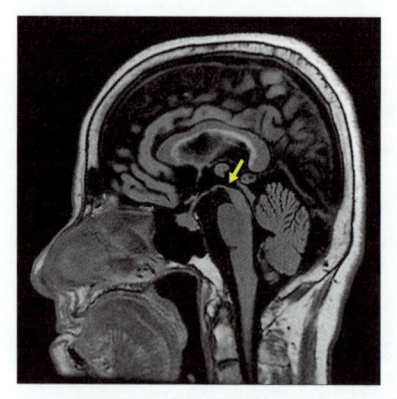

ハチドリ

図25-4　ハチドリ徴候（MRI：FLAIR画像）

MEMO ⑱　ジェームズ・パーキンソン

　ジェームズ・パーキンソン（1755～1824）は，6症例の振戦麻痺に関して初めて系統的に記述した．彼が1817年に出版した「振戦麻痺（shaking palsy）に関するエッセイ」は，彼が診た患者3人と通りで見かけた3人の症状を報告したものである．彼は静止時の振戦と，動作時の振戦とを見分けることを可能にした．

3　不随意運動をきたす変性疾患

　錐体外路疾患では，大脳基底核回路の線維連絡の障害部位によって，運動が過剰となり不随意運動が生じる場合がある．大脳基底核障害によって生じる不随意運動には，舞踏運動，アテトーゼ，ジストニア，バリズムなどがある（❻章参照）．ここでは代表疾患であるHuntington病について述べる．

I　ハンチントン病

概念・病態

　常染色体顕性（優性）の遺伝性疾患である．原因遺伝子はハンチンチンタンパクをコードする遺伝子異常で，CAGリピート数が37以上に異常伸長することによって発症する．残存ニューロンの核内には，ポリグルタミン鎖の凝集体がユビキチン陽性封入体として認められる．

症候

　発症年齢は30～50歳で，親から子へ遺伝するたびにリピート数が延長し，発症年齢が若年化して症状も重症化する（表現促進現象）．わが国の有病率は10万人あたり0.5～0.7人で欧米の1/10である．運動障害（主として舞踏運動），認知症，精神症状（性格変化，うつ状態）を3主徴とする．20歳以下で発症する若年性ハンチントン病は，舞踏運動より無動・筋固縮が優位であり，知能低下やけいれんを呈する．

　ハンチントン病以外に舞踏運動を呈する疾患には，歯状核赤核淡蒼球Luys体萎縮症（DRPLA），有棘赤血球舞踏病，McLeod症候群，脳血管障害，小舞踏病，全身性エリテマトーデス（SLE），Wilson病，Hallervorden-Spatz病，薬剤性・中毒性（抗精神病薬，抗てんかん薬，一酸化炭素，水銀など），老人性舞踏病，妊娠舞踏病などがあげられる．

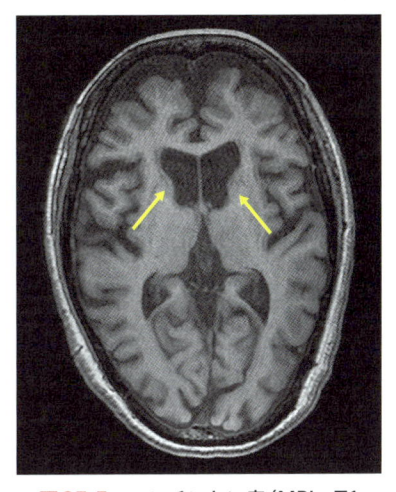

図25-5　ハンチントン病（MRI：T1強調画像）
尾状核の萎縮（矢印）と大脳皮質の広汎な萎縮がある．

診断・評価

　臨床症状や画像所見，遺伝子診断によって評価される．頭部CT/MRIで線条体とくに両側尾状核の萎縮（図25-5）と側脳室前角の拡大を認める．無動・筋強剛を呈する場合は，さらにT2強調画像で両側被殻が高信号を呈する．

治療

　舞踏運動に対しては，ドパミン遮断薬であるテトラベナジンが有用である．うつ状態に対しては，選択的セロトニン再取り込み阻害薬（SSRI），易怒性や興奮が強い場合は，非定型抗精神病薬やハロペリドールを用いる．

予後

　一般に罹病期間は10～20年で，運動障害と認知機能障害のために発症後平均17年で死亡する．若年型で発病した患者は進行が速く，一般に10年以内に死亡する．

Ⅱ ジストニア dystonia

ジストニアは,「中枢神経系の障害に起因し,骨格筋のやや長い持続の収縮で生じる症候」で,ジストニア姿勢とジストニア運動よりなる.局所性ジストニアと全身性ジストニアに大別される.

1) 局所性ジストニア

❶眼瞼けいれん　主に眼瞼にジストニアが起こり,まばたきを繰り返し,不随意に閉じる状態である.

❷Meige症候群　不随意のまばたきと,歯ぎしり,しかめ面が起こるジストニアである.そのため,眼瞼けいれん・口下顎ジストニアとも呼ばれる.

❸痙性斜頸　頸筋が収縮して,頸部がその通常の位置から回旋する.この斜頸は最も頻度の高いジストニアである.原因は通常不明である.診断は臨床的に行う.治療には,理学療法,薬剤,手術またはボツリヌス毒素の局所注射による頸筋の選択的な脱神経などがある.

❹けいれん性発声障害　発声を制御する声帯の筋肉が不随意に収縮し,話すことができなくなるか,または声が震える,途切れる,不明瞭になるなどして,聞き取りにくくなる.

❺職業性ジストニア　動作特異性ジストニアとも呼ばれる.体の一部位に起こるもので,多くはその部位の酷使に起因する.たとえば,ゴルフ選手では手と手首の筋肉に不随意の収縮が起こり（イップス）,パッティングはほぼできなくなる.同様にピアニストやギタリストでは,指,手,または腕に奇妙なけいれんが起こり,演奏ができなくなる.管楽器を演奏する音楽家では,口にけいれんが起こることがある.書痙もジストニアの一種である.

2) 全身性ジストニア

❶原発性全身性ジストニア　特発性捻転ジストニアとも呼ばれる進行性のまれなジストニアで,しばしば遺伝する.不随意な動きが起こり,奇妙な姿勢が持続する.通常,症状は小児期に始まり,歩いているときにしばしば足が内側に曲がる.ジストニアは全身に現れることが多く,最終的には車いすでの生活を余儀なくされる.

❷ドパ反応性ジストニア（瀬川病を含む）　まれなタイプのジストニアで遺伝性である.通常,症状は小児期に始まり,徐々に歩行が困難になり,両腕と両脚に症状が現れる.パーキンソン症状と類似することもある.低用量のレボドパを使用すると症状が劇的に軽減する.

Ⅲ アテトーゼ症候群 athetotic syndromes

アテトーゼ（アテトーシス）は連続したゆっくりとねじるような不随意運動で,四肢（遠位,近位）,体幹,顔面,頭部などにみられる.病変部位とし

MEMO ⑲　トリプレットリピート病

遺伝子の塩基配列のうちCAGなどの3塩基単位（トリプレット）が,CGACGACGACGACGACGA…のように連続して繰り返し配列することをトリプレットリピートという.トリプレットを構成する塩基配列の種類などによって,健常者でも繰り返す回数が多い場合があるが,ある程度以上に多く繰り返して過伸長すると何らかの神経障害を引き起こす.総称してトリプレットリピート病という.CAGの過伸長によって過剰に産生されるタンパクはポリグルタミンであり,神経細胞の核内,細胞質内に蓄積することによって細胞傷害が生じる.そのような観点から,ポリグルタミン病とも呼ばれる.ポリグルタミン病には,ハンチントン病,脊髄小脳失調症1型（spinocerebellar ataxia 1：SCA1）,SCA2,SCA6,SCA7,歯状核赤核淡蒼球ルイ体萎縮症,Machado-Joseph病,球脊髄性筋萎縮症などが知られている.これらの疾患では発症年齢とCAGリピート数は逆相関する.すなわち,CAGリピートが増大するほど若くして発症すること,同一疾患における臨床型の違いがCAGリピートの伸長の程度と密接に関連して生じること,世代を経るに従って症状発現の若年化・重症化が起こる（表現促進現象）ことも明らかになっている.

ては，大脳基底核，とくに線条体のうち被殻の障害が考えられている．疾患としては脳性麻痺が代表的であるが，脳血管障害，ウィルソン病，ハラーフォルデン・シュパッツ病，Leigh脳症，Niemann-

Pick（type C）病などがある．また，抗精神病薬，レボドパ誘発性の不随意運動にもアテトーゼの要素をみることがある．

D ▶ 脊髄小脳変性症 spinocerebellar degeneration (SCD)

1 脊髄小脳変性症とは

小脳性運動失調を主症状とする神経変性疾患である．小脳皮質または小脳の連絡線維（求心路や遠心路）に病変を有するが，小脳系以外の神経系統の変性を少なからず合併する．近年，遺伝性脊髄小脳変性症の原因遺伝子が次々と同定され，遺伝性と非遺伝性に大別する分類が用いられている．

2 疫　学

SCDの有病率は，人口10万人あたり19人程度と推定されている．全国では約3万人の患者が存在すると推定される．厚生労働省運動失調症調査研究班の統計によると，SCDのうち約70％は非遺伝性（孤発性）で，約30％が遺伝性である．

3 非遺伝性脊髄小脳変性症

I 多系統萎縮症 multiple system atrophy（MSA）

概　念

以前は小脳症状が前景に立つオリーブ橋小脳萎縮症，パーキンソン症候（大脳基底核系障害）が主体の線条体黒質変性症，自律神経症状が主体のShy-Drager症候群の3疾患に分類されていた．しかし，いずれの病型も進行期にはほかの病型の症状が重複して出現すること，頭部MRIおよび病理学的に多くの共通点を有することが明らかとなり，これらを一括して多系統萎縮症と呼ぶようになった．

分　類

近年のMSAの国際的診断ガイドラインでは，小脳型を主徴とするMSA-Cとパーキンソン症候を主徴とするMSA-Pに分類され，いずれの病型においても自律神経障害が必須である．わが国ではMSA-Cが多い．

病　理

橋小脳系，黒質線条体系，脊髄中間質外側核の神経細胞脱落とグリア細胞の増殖（グリオーシス）を認める．とくに下オリーブ核小脳路と橋小脳路の変化が強い．病変部のグリア細胞，神経細胞の細胞質に特有の嗜銀性封入体がみられる．この封入体の主成分はリン酸化されたα-シヌクレインである．

症　候

多くは50代で発症し，75歳以上の発症は診断を除外できる．

❶ 小脳症状　歩行運動失調が主体であり，その後四肢運動失調もみられる．小脳性構音障害（断綴性発語）や小脳性眼球運動障害（粗大でゆっくりとした眼振，衝動性運動障害など）がみられる．

❷ パーキンソン症候　動作緩慢や姿勢保持障害などを呈する．

❸ 自律神経障害　起立性低血圧に伴う立ちくらみ，排尿障害，陰萎が高頻度に認められる．

❹ 錐体路徴候　腱反射亢進などの錐体路徴候は比較的初期からみられ，鑑別上重要な所見である．

❺ その他　MSAでは声帯外転麻痺（いびき）を高頻度に認め，疾患特異度の高い所見である．進行期には認知機能障害や中枢性呼吸障害なども合併する．

検　査

画像所見が特徴的である．頭部MRIでは，小脳半球萎縮，第四脳室の拡大を伴う中小脳脚の萎縮，橋萎縮（図25-6）と橋の十字徴候（橋横走線維の障害による十字架状のT2強調画像）を認める．SPECTでは，早期より小脳，脳幹に血流低下が

MEMO ⑳　呼吸関連睡眠障害

　睡眠時無呼吸症候群(sleep apnea syndrome：SAS)や中枢性肺胞低換気症候群により睡眠が中断される．SASは，脳血管障害などによる中枢型と，肥満男性で上気道閉塞を生じる閉塞型，

および両者の混合型とに分けられる．日中の眠気だけではなく，高血圧や脳卒中の危険因子ともなっている．確定診断には睡眠ポリグラフ検査が用いられ，治療としては鼻マスクを利用した持続的陽圧呼吸が有効である．

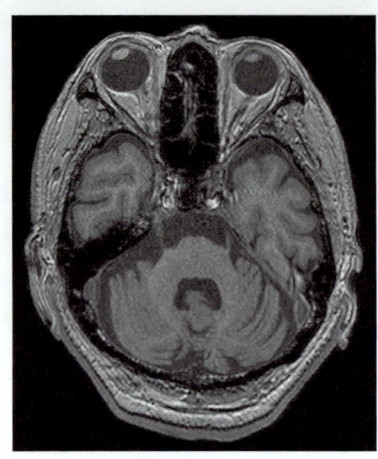

図25-6　多系統萎縮症(MRI：T1強調画像)

小脳・橋の萎縮が著明．

出現する．MIBG心筋シンチグラフィは，多くの例で正常である．各種自律神経機能検査(起立試験，ティルト試験，ウロダイナミクステスト，心電図R-R間隔変動など)で客観的に自律神経障害を評価する．

診　断

　中年以降に発症し，進行性の経過をとる小脳性運動失調があり，家族歴がなく，さらに自律神経障害，錐体路障害，パーキンソン症候を合併していれば，MSA-Cの診断は比較的容易である．さらに特徴的な画像所見があれば，診断は確定的である．

治　療

　根治療法はなく対症療法となる．運動失調に対しては，甲状腺刺激ホルモン放出ホルモン(TRH)製剤であるプロチレリン酒石酸塩水和物やTRH誘導体であるタルチレリン水和物が使われる．パーキンソン症候に対しては，L-ドパなどの抗パーキンソン病薬を併用するが，パーキンソン病に比べるとその効果は少ない．起立性低血圧に対しては，

初期であれば弾性ストッキングの装着が有効である．昇圧薬やミネラルコルチコイドを投与する．排尿障害に対しては，排出障害には副交感神経作動薬やα遮断薬を用い，蓄尿障害には抗コリン薬や平滑筋弛緩薬を用いる．進行すれば導尿の適応になる．睡眠時無呼吸，とくに気道狭窄・閉塞を伴う例では，気管切開も考慮する．

リハビリテーション

　リハビリテーションはどの病期であっても有用であり，積極的に行うべきである．しかし，起立性低血圧や排尿障害のため十分な施行が難しいことも少なくない．書字障害など，上肢の巧緻(こうち)運動障害や歩行障害に対するものが中心となる．褥瘡(じょくそう)をつくりやすいので頻回の体位変換を行い，栄養には十分気を配る．慢性進行性の疾患であり，患者，家族への精神的サポートも重要である．

予　後

　ほかの脊髄小脳変性症と比較して進行は比較的急速であり，発症後約5年で車いす生活となり，約10年の間で寝たきり状態となり死に至る．死因は感染症が最も多いが，自律神経障害が関与する突然死による場合も少なくない．

Ⅱ 皮質性小脳萎縮症　cortical cerebellar atrophy (CCA)

概念・病態

　平均50歳で発症し，遺伝性は認められない．病変が小脳系にほぼ限局し，ほぼ純粋に小脳性運動失調のみを呈する．病理学的には，小脳皮質のプルキンエ細胞の消失が主体で，とくに虫部前葉の萎縮が高度である．歯状核の変性もみられる．

症　候

　初発症状は小脳失調で，下肢に強く現れる．体幹失調が主体で，四肢運動失調は比較的軽い．構

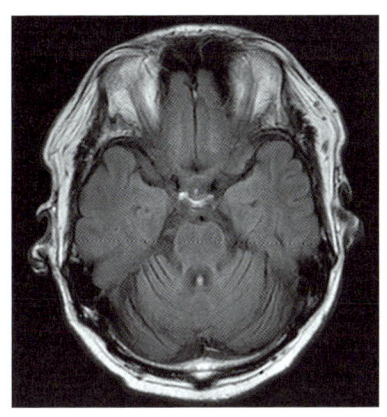

図25-7　皮質性小脳萎縮症（MRI：FLAIR画像）
小脳の萎縮がある.

音障害や眼振もみられる. ほかの系統の症状はほとんどみられない. 経過は進行性であるが，MSAに比べると緩徐である.

検　査

CT，MRIでは小脳の萎縮を認め，とくに虫部前葉の萎縮が著明である. 橋など脳幹の萎縮はなく，第四脳室の拡大も目立たない（**図25-7**）.

診　断

臨床症候からもある程度診断は可能である. 初期にCCAと診断された例が，経過とともにMSAの症候が出現することもあるので注意が必要である. 画像所見での特徴が確認できれば診断は確定的である. 二次性のCCAとの鑑別は最も重要で，飲酒歴や薬物（フェニトイン，5-FUなど）の服用歴，悪性腫瘍（とくに肺小細胞癌）の有無，甲状腺機能低下症の合併，重金属や有機溶媒への曝露などを詳細に検索する必要がある.

治　療

小脳性運動失調に対しては，TRHアナログまたはTRH療法を行う. 歩行障害や構音障害に対するリハビリテーションも有用であるが，長期にわたるプログラムを立てる必要がある. 経過は10年以上で，生命予後はよいとされている.

III 常染色体顕性遺伝性脊髄小脳変性症

遺伝性の脊髄小脳変性症（SCD）のほとんどは，常染色体顕性（優性）遺伝形式である. 近年，遺伝性SCDの遺伝子異常が次々と明らかになり，遺伝子診断が可能になってきている. 遺伝子診断に際しては，事前にカウンセリングを行うなどして倫理面に配慮する必要がある.

概　念

顕性遺伝性SCDのうち多くを占めるSCA1，SCA2，Machado-Joseph病（MJD）/SCA3，SCA6，歯状核赤核淡蒼球ルイ体萎縮症（DRPLA）はトリプレットリピート病である（p.188のMEMO⑲参照）.

症　候

臨床症候は各病型でかなりの重複があり，また，同一疾患であっても臨床像が異なる場合もあるため，確定診断には遺伝子診断を行う. 多くの例で家族歴があるが，高齢発症で家族歴がないからといって遺伝性SCDを完全には否定できない. わが国の集計では，MJD/SCA3，SCA6，SCA31，DRPLAの頻度が高い.

主要病型

1）脊髄小脳失調症1型

spinocerebellar ataxia type 1（SCA1）

若年から中年期（30～40代が多い）に小脳失調で発症する. 反射亢進，外眼筋麻痺，嚥下障害，筋萎縮を比較的高率に認める. 痙縮は比較的軽度である. 眼振を伴うことは少なく，進行は比較的緩徐である. 画像所見は非遺伝性のSCDであるオリーブ橋小脳萎縮症に類似するが，程度は軽い. また，被殻の変化はみられない. 病理学的所見は，オリーブ橋小脳系に加えて，淡蒼球外節，脳幹，脊髄の細胞脱落と神経膠症（グリオーシス）を認める. 歯状核の変性も強い. 線条体や自律神経系の障害はみられない.

2）脊髄小脳失調症2型

spinocerebellar ataxia type 2（SCA2）

若年から中年期に小脳失調で発症する. SCA2を疑わせる症候としては，緩徐眼球運動，不随意運動（姿勢時・運動時の振戦，ミオクローヌス），腱反射減弱，振動覚低下などがある. 眼振，自律神経障害はまれである. 画像所見では小脳，脳幹の萎縮が著明である. 末梢神経伝導検査では，感覚神経活動電位の振幅の低下が認められる. 病理変化の主体は，やはりオリーブ・橋・小脳系であ

るが，黒質，脊髄後索，末梢神経の変性も強い．

3）マシャド・ジョセフ病
Machado-Joseph disease（MJD）

ポルトガル出身の患者の家系名からこの名が付けられた．マシャド・ジョセフ病は，脊髄小脳失調症3型（SCA3）としても知られ，世界各地で最もよくみられる遺伝性運動失調症の一つである．発症の平均年齢は，おおよそ40歳である．主に小脳，錐体路，錐体外路，運動神経，眼球運動系に症状がみられる．主症状ではないが，進行性の眼筋麻痺，ジストニア，顔面や舌の線維束性収縮様運動，びっくり眼と呼ばれる見開いた眼症状などが，より特異性の高い症候として臨床診断に重要な場合もある．本疾患はATXN3遺伝子にCAGリピート伸長を伴い，その長さは患者によってさまざまである．MRIでは小脳，脳幹の萎縮を認めるが，小脳半球の萎縮の程度は比較的軽い．

4）歯状核赤核淡蒼球ルイ体萎縮症
dentato-ruburo-pallido-luysian atrophy（DRPLA）

わが国に比較的多い．病理学的には，淡蒼球外節，ルイ体（視床下核）と歯状核，赤核系の変性が主体となる．小脳皮質，下オリーブ核，橋小脳求心系，黒質，線条体などの障害はないか，あってもきわめて軽い．表現促進現象が著明であり，発症年齢により症候が異なる．小児では，運動失調，ミオクローヌス，てんかん，進行性の知能低下を認める．成人では，運動失調，舞踏アテトーゼ，認知症や性格変化をきたす進行性の疾患である．

5）脊髄小脳失調症6型
spinocerebellar ataxia type 6（SCA6）

CAGリピートの異常伸長に起因する．病理所見の特徴は小脳虫部，半球の萎縮であり，プルキンエ細胞は高度に脱落する．小脳以外の変性はまずみられない．歯状核も保たれる．発症年齢は平均45歳，ほぼ純粋に小脳症状のみがみられる．画像でも小脳に限局した萎縮を認め，とくに虫部前葉に目立つ．脳幹の変化は明らかではない．進行はきわめて緩徐であり，遺伝性脊髄小脳変性症のなかでは進行が遅いタイプである．

6）脊髄小脳失調症31型
spinocerebellar ataxia type 31（SCA31）

日本特有のSCAである．SCA6同様の純粋小脳失調症状を呈し，両者の鑑別は臨床症状からのみでは困難であるが，発症年齢はSCA31が50代後半と若干高い．病理では小脳皮質のプルキンエ細胞優位の脱落を認めるが，これに加えてプルキンエ細胞体周囲にエオジン好性構造を認める点が，他疾患と異なる特徴である．頭部MRIはSCA6同様に小脳虫部前葉を中心に萎縮を示す．

治療・リハビリテーション

治療は，TRHアナログまたはTRH療法とリハビリテーションが主体となる．また，一部の病型では運動野の磁気刺激の有用性も報告されている．経過は10数年から数十年に及び，非遺伝性のものに比し，進行は緩徐である．

Ⅳ 常染色体潜性遺伝性脊髄小脳変性症

1）Freidreich運動失調症

常染色体潜性（劣性）遺伝性の運動失調症のなかで最も有名な型であるが，わが国では報告例はない．フラタキシンと呼ばれるタンパクが，遺伝子のGAAトリプレットリピート異常伸長によって著しく減少することが原因となる．フラタキシン欠乏は，ミトコンドリアの機能障害を引き起こす．緩徐進行性の運動失調であり，通常25歳までに発症する．腱反射の減弱，構音障害，Babinski反射，脊髄後索障害（位置覚，振動覚の喪失），Romberg徴候陽性を呈する．凹足，脊柱後弯，側弯，心筋障害，糖尿病などを伴う．

2）ビタミンE単独欠損症

脊髄後索型の進行性失調症を呈し，フリードライヒ運動失調症との鑑別がしばしば困難である．末梢神経障害も起こる．

3）眼球運動失行と低アルブミン血症を伴う早発性運動失調症

幼小児期に易転倒性などの小脳症状で発症し，やがて深部感覚障害や四肢の筋萎縮も出現し，進行する．わが国における常染色体遺伝性脊髄小脳変性症のなかで約半数を占める．発症初期には衝動性眼球運動の開始障害である眼球運動失行を認

めるが，加齢とともに眼球運動障害は目立たなくなる．知能障害の程度はさまざまである．30歳を過ぎてから低アルブミン血症を示すようになる．頭部MRIは，小児期から高度の小脳萎縮を認める．神経伝導検査で感覚神経活動電位の異常を認める．原因遺伝子apraxtaxin（APTX）が同定された．

4）毛細血管拡張性運動失調症
ataxia telangiectasia（AT）

DNA修復に関与する遺伝子が原因で生じる．乳幼児期（1～5歳）に発症する緩徐進行性小脳失調に加えて，免疫不全による易感染性・毛細血管拡張・内分泌異常を呈し，悪性腫瘍の合併も高率である．わが国での発症頻度は10万人に約1人である．

E ▶ 運動ニューロン疾患

1 運動ニューロン疾患とは

運動ニューロンには，前頭葉運動皮質を中心とした大脳皮質に存在する上位運動ニューロン（一次運動ニューロン）と，脳幹の運動神経核，脊髄前角に存在する下位運動ニューロン（二次運動ニューロン）がある．これらの運動ニューロンが選択的に侵される変性疾患を運動ニューロン疾患という．

2 筋萎縮性側索硬化症
amyotrophic lateral sclerosis（ALS）

概念・疫学

ALSは，運動ニューロン疾患の代表である．上位運動ニューロンと下位運動ニューロンが選択的かつ進行性に変性消失していく原因不明の疾患である．わが国での有病率は，人口10万人あたり7～11人である．40歳以降，多くは50歳以上に発症する．男性に多く，その男女比は約3：2である．5～10％は家族性（多くは常染色体顕性遺伝）である．

病態

脊髄前角・脳幹運動神経細胞変性，大脳皮質運動領Betz細胞変性，錐体路変性が起こる．

症候

上位運動ニューロン障害，下位運動ニューロン障害ともに筋力低下，運動麻痺を引き起こすが，それぞれ特徴的な症候を呈する（反射のみかた，病的反射に関してはp.35を参照）．

❶上位運動ニューロン障害 手指の巧緻運動障害，痙縮，腱反射亢進，病的反射が出現する．

❷巧緻性低下 動作がゆっくりとした拙劣な動きになる．たとえば，手指を1本1本折りたたんで握りこぶしをつくったり，逆に1本1本伸展させる運動を順番に行わせると拙劣になる．

❸痙縮 検者が筋を他動的に伸展させようとすると，はじめは強い抵抗があっても，その後抵抗が急激に弱くなる（**折りたたみナイフ現象**）．通常，痙縮は上肢では上腕二頭筋，下肢では大腿四頭筋で出現しやすい．

❹腱反射亢進 脳神経領域では下顎反射が亢進する．上肢では上腕二頭筋反射，腕橈骨筋反射，上腕三頭筋反射，下肢では膝蓋腱反射とアキレス腱反射を調べる．指先で軽く腱を叩打するだけで，容易に誘発される．膝蓋腱反射を誘発するとしばしば同時に下肢内転筋反射もみられる．アキレス腱反射が高度に亢進すると，1回の叩打によって数回筋収縮が起こる（足間代）．膝蓋骨の上縁を急激に足先方向へ押し下げると大腿直筋が収縮を繰り返す膝蓋間代が起こる．注意点として，下位運動ニューロン障害が重なっていると，実際は腱反射が亢進しているのに，反射そのものは正常ないし低下することがある．

❺病的反射 脳神経領域では**口尖らし反射**，上肢では**Wartenberg反射**がみられる．下肢では**バビンスキー反射**や**Chaddock反射**がみられ，診断的価値が高い．

❻仮性球麻痺 脳神経領域の上位運動ニューロン障害として，嚥下障害，構音障害，強制笑い，

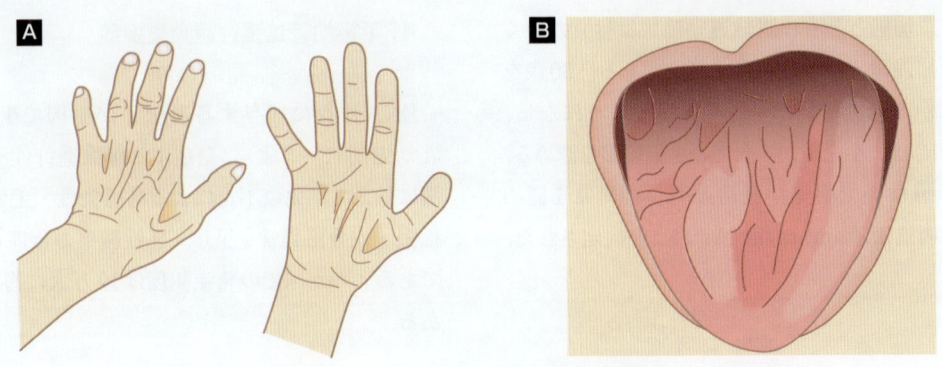

図25-8　ALSにみられる小手筋と舌の萎縮
A：小手筋萎縮，B：舌萎縮．

強制泣きなどの現象をみることがある．

❼下位運動ニューロン障害　筋力低下，筋萎縮，筋弛緩，線維束性収縮が認められる．

ⓐ**筋萎縮・筋力低下**：筋萎縮は，たとえば一側上肢の母指球や背側骨間筋などに局所性に始まり，徐々に進展していく（**図25-8A**）．そして筋萎縮と平行して筋力低下が進行する．初期には短母指外転筋と第一背側骨間筋の萎縮が認められるが，小指球筋は保たれる**解離性小手筋萎縮**が認められる．筋肉の萎縮は視診で明らかであることが多いが，皮下脂肪や浮腫の影響で明らかでないこともある．しかし，その場合もていねいに触診すると，筋組織が柔らかく弾力性が低下していることで筋萎縮の存在が判明する．母指球や小指球の萎縮が著明になり手掌が平坦化した**猿手**，背側骨間筋の萎縮が著明な**鷲手**などがみられる．下腿前面の筋萎縮が著明な場合は，足関節の背屈障害が起こり垂れ足となる（**下垂足**）．

ⓑ**弛緩性麻痺**：各関節を他動的に動かすと，抵抗なく屈伸される．

ⓒ**腱反射**：上位運動ニューロン障害の場合とは反対に，減弱ないし消失する．

ⓓ**線維束性収縮**：筋束に不規則なピクピクとした収縮がみられる．衣服を脱がせて筋腹全体を露出させ，指で軽く叩いて注意深く観察する．診断的価値がきわめて高い所見であり，斜めから光を当てて観察するとわかりやすい．

ⓔ**球麻痺**：第Ⅸ，Ⅹ，Ⅻ脳神経の両側性の障害による構音障害や嚥下障害を球麻痺という．咽頭反射が減弱し，舌が萎縮する点などが上位運動ニュー

ロン障害による仮性球麻痺と異なる（**図25-8B**）．

❽陰性徴候　眼球運動障害，感覚障害，膀胱直腸障害がなく，褥瘡の形成がないことが特徴である．

<u>病　型</u>

初発部位により上肢型，下肢型，球型に分けると，上肢型50%，下肢型25%，球型25%といわれるが，まれに呼吸筋麻痺で発症する場合や体幹筋の障害が目立つ場合など多様性がある．病初期には下位運動ニューロン障害，もしくは上位運動ニューロン障害のみが前景となることがある．進行すると上位・下位運動ニューロンがともに障害される．

1）普通型

一側手指筋に始まり，母指球，小指球，骨間筋の萎縮・脱力をみる．しだいに前腕，上腕，肩甲帯，ついで反対側手指に及び，さらに舌筋，咽頭筋，下肢，体幹へと進展する．下肢では，腱反射亢進など上位運動ニューロン障害が優位となることが多い．

2）進行性球麻痺型

構音障害で発症し，舌音，歯音が不明瞭になり，舌が萎縮して運動が障害される．その後，嚥下障害にて流涎をみるようになり，進行すると構音不能，誤嚥性肺炎を起こしやすくなる．さらに四肢，体幹にも障害が及ぶ．普通型についで多い．

3）偽多発神経炎型

一側下腿の筋萎縮と筋力低下で発症し，下垂足となる．アキレス腱反射も初期から消失する．初期には上位運動ニューロン障害を示さないことも

MEMO ㉑　ALS（ルー・ゲーリッグ病）

ALSは，1869年にフランスの脳神経内科医のCharcot（シャルコー）（1825～1893）によって初めて報告された疾患である．シャルコーは，運動がしにくくなって筋肉が萎縮する患者のなかで，運動に関係する脊髄の部位にだけ病理的な変化を認めた疾患にALSという病名をつけた．英語名が「amyotrophic lateral sclerosis」なので，その頭文字をとり，ALSと略称されている．日本では，ALSは筋萎縮性側索硬化症と呼ばれている．アメリカでは，野球のヤンキースに在籍した往年の打撃王であるLou Gehrig（ルー・ゲーリッグ）がALSであったことから，ルー・ゲーリッグ病とも呼ばれている．フランスでは，シャルコー病と呼ばれる．

表25-3　ALS診断における必須事項

A. 下記が存在する
1. 下位運動ニューロン障害を示す臨床的あるいは電気生理学的所見
2. 上位運動ニューロン障害を示す臨床的所見
3. 症状の進行と初発部位から他部位への進展

B. 下記が存在しない：除外診断
1. 臨床症状（上位・下位運動ニューロン障害）を説明できる他疾患を示す電気生理学的あるいは病理学的所見
2. 臨床所見，電気生理学的異常を説明できる神経画像所見

あるが，下肢近位筋，さらに体幹，呼吸筋へと進行する．

診　断

上位・下位運動ニューロン徴候が認められるALSの進行期には，診断は比較的容易である．臨床症候が特定の領域に限局した，早期における診断が臨床的には重要である．とくに下位運動ニューロン障害のみが目立つ場合には，鑑別診断に苦慮することがある．ALSの診断には，①上位運動ニューロン徴候（深部腱反射亢進，痙縮，病的反射）と下位運動ニューロン徴候（筋萎縮，筋力低下，線維束性収縮）が多髄節にわたって認められること，②症状が進行性であり，かつ初発部位から他部位への進展がみられること，③類似の症状をきたす疾患の鑑別（除外診断）が必要である（**表25-3**）．

多髄節にわたる広範な運動ニューロン障害としては，体の運動支配領域を脳幹，頸髄，胸髄，腰仙髄の4領域に分けて，2領域以上において上位・下位運動ニューロン障害を示す所見がみられれば，局所病変では説明できない病変の広がりが示唆される．下位運動ニューロン障害については，臨床的に障害のない筋において針筋電図で脱神経所見があれば，障害ありと判定する．3領域以上の上位・下位運動ニューロン障害，進行性経過，除外診断のすべてを満たすものは，診断確実例と判断される．除外診断として，前述の4大陰性徴候に気をつける．

検　査

診断上は針筋電図でいわゆる脱神経（神経原性）所見を確認し，筋疾患による筋萎縮（筋原性筋萎縮）と鑑別する．さらに，神経伝導検査で末梢神経に著明な異常がないことを確認することがきわめて重要である．また，脊髄疾患との鑑別上頸椎MRIなどが必要となる．血清CK値の軽度上昇，髄液タンパクの軽度の上昇をみることがある．

治療・リハビリテーション

1）薬物治療

グルタミン酸拮抗薬のリルゾールが，生存期間をわずかであるが延長させる．わが国ではフリーラジカルを除去するエダラボンが機能障害の進行抑制に使われている．

2）対症療法

❶運動療法　進行する筋萎縮・筋力低下に対して，早期から関節拘縮，廃用性筋力低下，ADL低下を予防するためにストレッチ・関節可動域維持訓練を行う．適度な筋力増強訓練も一時的に有効であり，翌日に疲労，筋肉痛を残さない程度に行う．

❷嚥下障害　食物形態の工夫，嚥下の指導，構音障害に対しては発声練習に加えて，コミュニケーション手段の積極的な取り入れ（筆談，種々の入力デバイスを利用したコンピュータの使用）を考慮する．進行した場合は，経皮的胃瘻造設術，

経鼻経管栄養，経静脈栄養などを考慮する．

❸呼吸障害　進行すれば鼻マスクによる非侵襲的陽圧換気，あるいは気管切開による侵襲的な呼吸補助を考慮する．根本的な治療法がなく，人工呼吸器などを使用しなければ，2〜4年で呼吸不全により死亡することが多い．

❹患者・家族へのケア　患者・家族による疾病の受容，患者（家族）による対症療法・医療処置の選択，療養形態の選択が必須である．

予後

きわめて予後不良で，平均3〜5年で呼吸筋麻痺となり，人工呼吸器装着もしくは死亡する．

I 家族性ALS

ALSの5〜10%に常染色体顕性遺伝を示す家族性ALSがあり，病理学的には2型に分類される．孤発性ALSと同様の病理所見を示すものと後索型ALS（脊髄前角，側索に変性）がある．後者の20%においてSOD1遺伝子異常がみられる．SOD1以外にも，TDP43，FUSなどの遺伝子異常が見いだされている．

II 前頭側頭型認知症を伴うALS

TDP43タンパクの異常凝集が，前頭側頭型認知症およびALSにみられることが示された．現在，臨床的には前頭葉・側頭葉の変性が強い群から，運動神経変性が強い群まで広い臨床スペクトラム疾患であると考えられている．記憶障害は目立たず，人格変化や行動異常にALS症状を伴う．

3 脊髄性筋萎縮症
spinal muscular atrophy（SMA）

概念

SMAは，下位運動ニューロンのみが障害される運動ニューロン疾患の一型であり，上位運動ニューロン障害を伴わないことがALSと異なる．

病因

SMAの分子遺伝学的検査により，大多数の患者で運動神経細胞生存（SMN）遺伝子の変異が同定された．近年，SMNタンパクレベルを増加させる遺伝子治療が有効であることが確認された．

病型・症状

発症年齢，臨床経過から4型に分類される．

1）I型（重症型）

Werdnig-Hoffmann（ウェルドニッヒ・ホフマン）病は，最も急性で重症である．出生直後から半年の間に発症し，筋緊張低下が著しくフロッピーインファント（ぐにゃぐにゃ乳児）と呼ばれる．四肢近位部優位の対称性筋萎縮，筋緊張低下，筋力低下を示し，首が座ることなく，支えなしに座ることもできず，呼吸管理を行わないと呼吸不全にて6〜9ヵ月で死亡する．

2）II型（中間型）

Dubowitz（デュボヴィッツ）病は1歳6ヵ月までに発症し，起立不能である．手指の振戦がみられ，側弯が著明になる．重症例では呼吸不全をきたす．

3）III型（若年型）

Kugelberg-Welander（クーゲルベルク・ウェランダー）病は児童期から思春期にかけて，下肢近位筋の筋力低下で発症し，動揺歩行とGowers（ガワーズ）徴候を示す．しだいに障害は全身に広がり，上肢近位筋・頸筋群も障害される．関節拘縮や脊柱側弯をきたす．早期から歩行困難に陥るが，就学，社会生活は10〜20年の長期にわたり可能な場合もある．

4）IV型（成人型）

ほぼ孤発性で，成人から老年にかけて発症し緩徐に進行する．多くの場合，上肢遠位に始まる筋萎縮，筋力低下，線維束性収縮，腱反射低下がみられる．経過が長く，末期になっても球麻痺症状や呼吸障害は目立たない例が多い．ALSと鑑別困難な例もある．

4 球脊髄性筋萎縮症
Kennedy-Alter-Sung（ケネディ・オルター・ソン）症候群

病因

X染色体のアンドロゲン受容体遺伝子のCAGリピート増加を原因とする．

症候

X連鎖（伴性）潜性遺伝で，成人男性にのみ発症する．手指の姿勢時振戦や有痛性けいれんが先行することが多い．近位筋の筋力低下，筋萎縮，線維束性収縮が特徴である．罹患男性はアンドロゲン不応症のため，女性化乳房，睾丸萎縮，妊孕性（にんよう）

低下が起こる．耐糖能異常，脂質代謝異常，軽度の肝機能異常を伴うことも多い．本症は上位運動ニューロン症状がないこと，緩徐な経過，女性化乳房および感覚障害の存在により，非家族性ALSと臨床的に鑑別可能である．緩徐進行性であり，発症後10〜20年で車いす生活，あるいは臥床状態となることが多い．

診断・治療

アンドロゲン受容体遺伝子の遺伝学的検査が診断に用いられる．男性ホルモン抑制療法の有用性が検討されている．

5 原発性側索硬化症
primary lateral sclerosis (PLS)

病因

緩徐進行性の上位運動ニューロン疾患を有する患者において，痙縮を引き起こすほかの原因が否定された場合，PLSと診断する．

症状

成人発症型のPLSは孤発性であるが，臨床的には家族歴の明らかでない遺伝性痙性対麻痺との鑑別は困難である．通常，50歳以降に下肢の痙性対麻痺で発症する例が多い．

予後

筋萎縮や線維束性収縮は通常認められず，筋電図でも下位運動ニューロン障害を示す所見はないとされる．進行性であるが，一般的にALSに比べて進行は緩徐である．

6 遺伝性痙性対麻痺
hereditary spastic paraplegia (HSP)

病因

常染色体顕性（AD-HSP），常染色体潜性（AR-HSP），X連鎖性（XL-HSP）に分かれる．それぞれに原因遺伝子が判明しつつあり，現在SPG1〜SPG72が報告されている．純粋型は，AD-HSP，複合型は，AR-HSPに多くみられる．AD-HSPではSPG4が最も多く，以下SPG3A，SPG31，SPG10と続く．AR-HSPやXL-HSPは非常にまれである．

症状

純粋型は，潜行性に進行する下肢の筋力低下と痙性対麻痺である．複合型は，これに加えて膀胱直腸障害，振動覚低下，上肢の腱反射亢進を伴うことがある．MRIで大脳萎縮，白質病変，小脳萎縮，脊髄萎縮，脳梁の菲薄化，脳幹の線状信号変化を認めることがある．

治療

抗痙縮薬を用いた対症療法とリハビリテーションが主となる．

✦ セルフ・アセスメント 25

問1 パーキンソン病の主要3徴候でないものはどれか．2つ選べ．

1. 無動
2. 認知症
3. ジストニア
4. 静止時振戦
5. 歯車様固縮

問2 パーキンソン病について誤りはどれか．

1. 黒質のドパミン作動性ニューロンが変性脱落する．
2. 運動症状のほか，うつや便秘がみられることがある．
3. 病理所見ではレビー小体がみられる．
4. 薬物療法の基本は，ドパミンの補充である．

5. レム睡眠は正常である．

問3 パーキンソン病にみられる異常歩行で誤りはどれか．2つ選べ．

1. はさみ足歩行
2. 小刻み歩行
3. 加速歩行
4. すくみ足現象
5. 失調性歩行

問4 抗パーキンソン病薬の長期投与で起こらない副作用はどれか．2つ選べ．

1. オン・オフ現象
2. 突進現象

3.　易転倒現象
4.　ウェアリング・オフ現象
5.　口舌ジスキネジア

問5 ハンチントン病に当てはまらないものはどれか. 2つ選べ.

1.　常染色体潜性遺伝
2.　知能・感情障害
3.　CAGリピート病
4.　小脳失調症
5.　舞踏病

問6 多系統萎縮症（MSA）に当てはまらない疾患はどれか. 2つ選べ.

1.　シャイ・ドレーガー症候群
2.　歯状核赤核単蒼球ルイ体萎縮症
3.　オリーブ橋小脳萎縮症
4.　筋萎縮性側索硬化症
5.　線条体黒質変性症

問7 オリーブ橋小脳萎縮症（OPCA）でみられない症状はどれか. 2つ選べ.

1.　筋萎縮
2.　排尿障害
3.　不随意運動
4.　ふらつき歩行

5.　パーキンソン症候

問8 変性疾患の画像所見で誤りはどれか.

1.　アルツハイマー型認知症―海馬の萎縮
2.　進行性核上性麻痺―中脳MRIのハチドリサイン
3.　パーキンソン病―MIBG心筋シンチの取り込み低下
4.　レビー小体型認知症―MIBG心筋シンチの取り込み正常
5.　多系統萎縮症―橋MRIの十字サイン

問9 筋萎縮性側索硬化症（ALS）でよくみられる症状はどれか. 2つ選べ.

1.　眼球運動障害
2.　感覚障害
3.　腱反射亢進
4.　排尿障害
5.　筋萎縮

問10 筋萎縮性側索硬化症（ALS）で誤りはどれか. 2つ選べ.

1.　男性よりも女性に多い.
2.　褥瘡ができにくい.
3.　初期〜中期に線維束性収縮がみられる.
4.　針筋電図で脱神経所見がみられる.
5.　呼吸筋力が低下してきたら, 原則として人工呼吸器を装着する.

正解と解説

問1 ▶ 2, 3

無動, 静止時振戦, 歯車様筋硬直はパーキンソン病の3徴であり, 姿勢反射障害を伴う. 認知症は伴わない. 薬物治療の副作用でジスキネジアは起こるが, ジストニアは起こらない.

問2 ▶ 5

パーキンソン病の前駆症状としてレム睡眠行動異常症が注目されている.

問3 ▶ 1, 5

はさみ足歩行は痙性麻痺, 失調性歩行は小脳失調で認める. 小刻み歩行, 加速歩行, すくみ足現象はパーキンソン病の特徴的歩行である.

問4 ▶ 2, 3

突進現象や易転倒現象はパーキンソン病でよくみられる歩行障害であり, 薬剤による副作用ではない.

問5 ▶ 1, 4

常染色体顕性遺伝で, 小脳失調症は起こさない.

問6 ▶ 2, 4

歯状核赤核単蒼球ルイ体萎縮症は脊髄小脳変性症の一つで, 筋萎縮性側索硬化症は運動ニューロン疾患である.

問7 ▶ 1, 3

OPCAは多系統萎縮症の旧分類にあたる. 下位運動ニューロン障害である筋萎縮は起こらない. 不随意運動はないがパーキンソン症候が目立つ.

問8 ▶ 4

レビー小体型認知症ではMIBG心筋シンチの取り込みが低下する. パーキンソン病でもMIBG心筋シンチの取り込みが低下する.

問9 ▶ 3, 5

筋萎縮性側索硬化症の4大陰性徴候は眼球運動障害なし, 感覚障害なし, 排尿障害なし, 褥瘡ができないである.

問10 ▶ 1, 5

ALSは男性に多い. 人工呼吸器の装着に関しては, 患者本人とその家族に対して, ケアの見込みや予後をよく説明してから行う.

26 脊髄疾患（ミエロパチー）

myelopathy

A ▶ 脊髄疾患とは

何らかの原因により脊髄が障害されて，しびれや麻痺，痛みなどを生じる神経疾患である．加齢とともに骨や椎間板，靱帯などが変形して神経圧迫を生じる脊椎変性疾患，骨折などによって脊椎の変形や神経圧迫を生じる外傷性疾患，脊髄腫瘍，出血や梗塞をきたす脊髄血管障害および感染や炎症などによる障害がある．

B ▶ 脊髄の解剖と機能

1 脊髄髄節

❶ 脊椎は頸椎（7個），胸椎（12個），腰椎（5個），仙骨，尾骨からなり（図26-1A），椎間板，椎間関節，靱帯により連結されている（図26-1B）．脊柱管内の脊髄・神経を保護するとともに，体幹の支持や

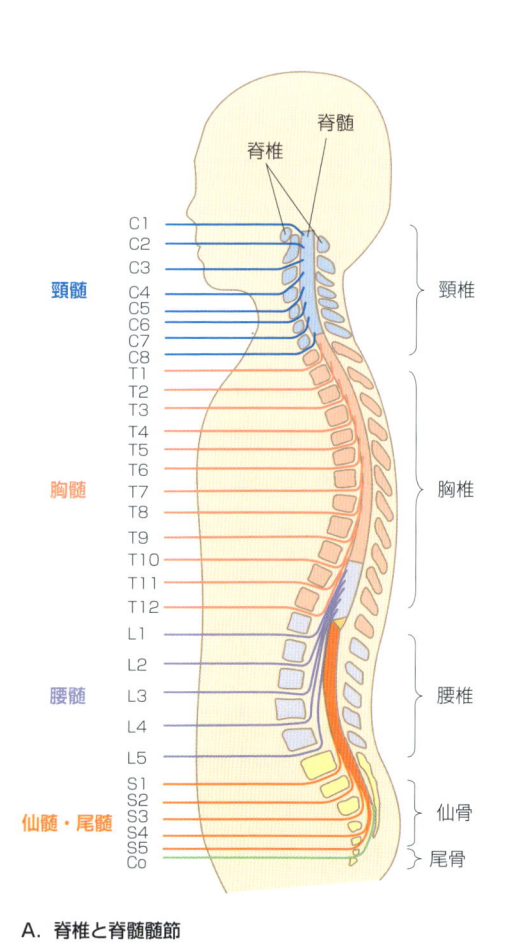

A. 脊椎と脊髄髄節

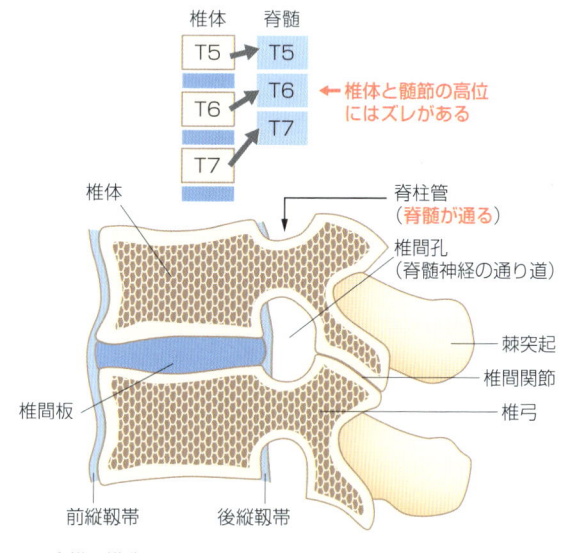

B. 脊椎の構造

C. 脊髄の構造

図26-1 脊髄と脊椎の構造

可動性を与える働きをする．脊髄は頸髄（C）8，胸髄（T）12，腰髄（L）5，仙髄（S）5，尾髄1の計31髄節よりなる（図26-1A）．また，それぞれから頸神経（8対），胸神経（12対），腰神経（5対），仙骨神経（5対），尾骨神経（1対）が伸びている．

❷ 成人では，脊髄は延髄の尾側から始まり，脊椎の第12胸椎（T12）下端から第2腰椎（L2）下端レベルで終わり，それ以下では馬尾を形成する（したがって，腰椎穿刺はL3以下で行われる）．

❸ 髄節と椎体の位置（高さ）には，ずれがあることに注意する（図26-1B）．

2　脊髄内の伝導路

脊髄水平断（図26-1C）では，内側に灰白質，その外側に白質があり，脳と逆になっている．灰白質にはニューロンが集合し，白質には複数の伝導路がある．

❶ 運動野からの遠心線維は延髄下部で交叉し，外側皮質脊髄路を下行し（一部は同側の前皮質脊髄路を下行），脊髄灰白質前角で前角細胞（α運動ニューロン）にシナプス接合する（p.15 図2-14参照）．中枢からの指令の通り道である下行性伝導路は各髄節を経るごとにそこで終わる線維がある

ため，下行とともに減少する（図26-2）．

❷ 感覚線維は，脊髄内でその入力レベルに応じて層状に配置されている．下方から上行する求心線維はより外側を走行するため，髄外病変では感覚障害は下方から上方に拡大し，髄内病変では上方から下方に進展する（p.60 図8-4参照）．また，外界からの情報の通り道である上行性伝導路は各髄節を経るごとにそこから始まる線維があるため，上行とともに増加する（図26-2）．

ⓐ 温痛覚・識別のない触覚は後根を経て後角でニューロンを替え，脊髄中心灰白質の前方を交叉し，外側脊髄視床路を上行する．

ⓑ 振動覚・位置覚・識別のある触覚は後根を経て同側の後索を上行し，延髄下部の薄束核（下肢）・楔状束核（上肢）でニューロンを替えて交叉し，対側の内側毛帯を上行する（p.15 図2-15参照）．

3　脊髄血管支配

前脊髄動脈が脊髄の前方2/3を，後脊髄動脈が左右の後方1/3を灌流する（図26-3）．腰髄に分布する前根動脈（前脊髄動脈に流入）のうち1本はとくに太く，Adamkiewicz動脈と呼ばれる．

4　自律神経系

❶ 副交感神経系は，第X脳神経（迷走神経）と第2〜4仙髄中間側柱にある副交感神経核由来の副交感神経よりなる．交感神経核は胸腰髄の側角にあり，前根から出て交感神経幹となり，各臓器に分布する（p.63の図9-1参照）．

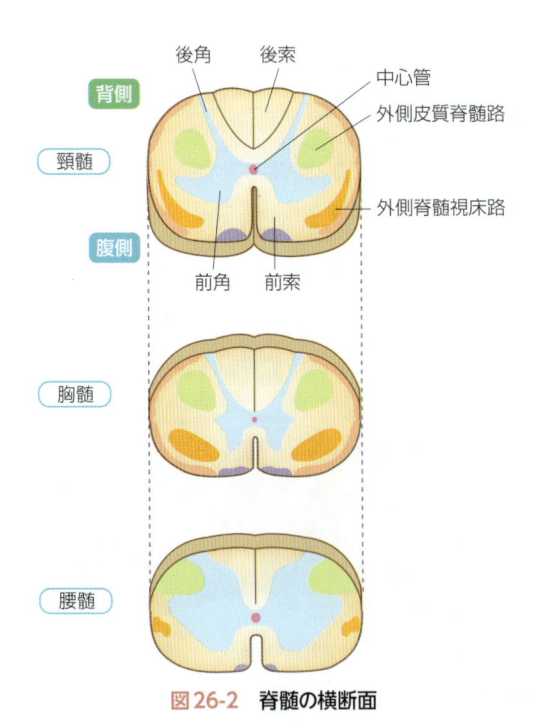

図26-2　脊髄の横断面

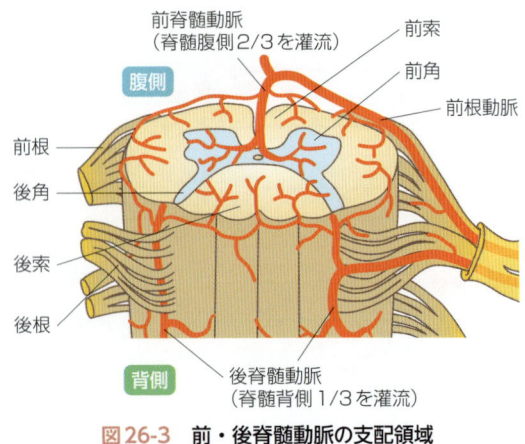

図26-3　前・後脊髄動脈の支配領域

❷膀胱機能は，下位胸髄〜上位腰髄から生じる交感神経（蓄尿）と第2〜4仙髄由来の副交感神経（排尿）により調整される．

C▶分類と症候

1 脊髄外病変と脊髄内病変

脊髄を外から圧迫する変形性脊椎症や椎間板ヘルニアなどの脊髄外病変と，脊髄内の脊髄腫瘍，脊髄血管障害，炎症などの脊髄内病変に分けて症候と診断を考える．

1）高位診断

一定領域に病変が限局する疾患では，障害が特定の脊髄の高さ（背髄高位）や神経根に限局するため，そのレベル診断（髄節）が可能である．

2）横断診断

脊髄の横断面における種々の運動・感覚伝導路の障害の有無から障害範囲を診断する（図26-2参照）．代謝性の亜急性脊髄連合変性症や遺伝性痙性対麻痺などでは，障害が特定の脊髄の高さに限局しないため高位診断は難しい．しかし，特定の伝導路が特異的に侵される場合が多く，横断診断が可能である．

3）空間的多発性

脱髄性疾患（多発性硬化症，視神経脊髄炎など）は脊髄のさまざまな部位が障害されるため，症例によって症状も多彩である．この空間的多発性は，このような疾患の診断の助けとなる．

2 症 候

1）完全横断性脊髄障害

❶運動障害（皮質脊髄路の障害） 頸髄レベルであれば四肢麻痺（図26-4A），胸髄であれば対麻痺が起こる（図26-4B）．急性発症した場合は，当初弛緩性であるが，しだいに痙性麻痺となる．

❷感覚障害（後索，脊髄視床路の障害） 障害部位に対応した皮膚分節以下の全感覚の脱失が起こる（p.39 図4-21参照）．

❸膀胱直腸障害 陰萎（インポテンス），発汗

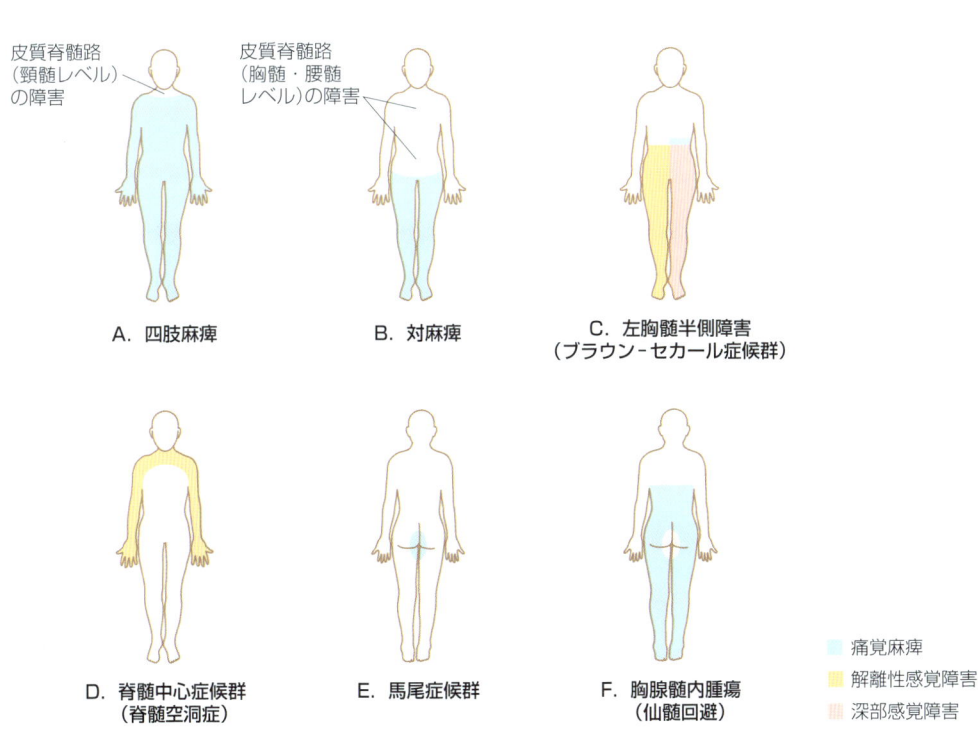

A. 四肢麻痺　　B. 対麻痺　　C. 左胸髄半側障害（ブラウン-セカール症候群）

D. 脊髄中心症候群（脊髄空洞症）　　E. 馬尾症候群　　F. 胸腺髄内腫瘍（仙髄回避）

痛覚麻痺
解離性感覚障害
深部感覚障害

図26-4　脊髄障害の部位と感覚・運動障害のパターン

障害（下行性運動路，交感神経など）が起こる．

❹**障害部位の分節性の筋萎縮と弛緩性麻痺（脊髄前角など）**　たとえば，第6頸髄で完全に脊髄が横断された場合，前腕外側部以下の感覚障害，両下肢の痙性対麻痺，膀胱直腸障害をきたし，腕橈骨筋などの第6頸髄支配筋の萎縮・脱力が起こる．上腕二頭筋反射は正常で，腕橈骨筋反射が消失，上腕三頭筋反射や下肢の腱反射亢進，両側Babinski反射陽性となる．

2）Brown-Séquard症候群（脊髄半側障害）

脊髄が半側だけ障害されると，病変と反対側の温痛覚障害，病変と同側の痙性麻痺・病的反射陽性・腱反射亢進，振動覚・位置覚の障害がみられる（図26-4C）．

3）脊髄中心症候群

病変レベル以下の痙性対麻痺，解離性感覚障害（温痛覚障害を認めるが，固有感覚は保たれる），膀胱直腸障害などを認める．前脊髄動脈の閉塞や脊髄空洞症の際にみられる（図26-4D）．

4）円錐部症候群

第3仙髄以下を円錐という．下肢の麻痺はないが，膀胱直腸障害，陰萎が早くから顕著で，肛門周囲の感覚障害をきたす．

5）馬尾症候群

神経根痛が強く，ちょうど馬の尻当てに相当する部位である会陰部や肛門周囲にサドル型感覚障害をきたす．非対称性対麻痺や膀胱直腸障害をみる．腫瘍，脊柱管狭窄症，椎間板ヘルニア，クモ膜炎，骨折などでみられる（図26-4E）．

6）仙髄回避

感覚線維は，髄内腫瘍の進展では，脊髄の最外層を通る仙髄節からの上行線維は最後まで保たれるため，肛門周囲の感覚は障害されにくい（図26-4F）．

3　脊髄外病変

1）変形性脊椎症

❶**概念**　40歳以降（男女比3：1）にみられる比較的多い神経疾患の一つである．加齢による脊椎椎間板と椎体の退行性変化により，椎間板の変形と骨棘形成が生じる．脊柱管の狭窄，椎間孔狭小化が起こり，脊髄神経根や脊髄の圧迫をきたす．神経根症では，通常障害を受ける部位が片側のため，左右どちらかにしびれ，痛みなどの症状が現れる．一方，脊髄症では，左右両側に症状が起こりやすい．圧迫による髄節の症状（その部の運動・感覚障害）に加えて，重症になると痙性歩行，膀胱直腸障害，腱反射亢進などが起こる．血管系の圧迫による血流障害も神経障害に関与している．

❷**症候**

ⓐ**頸部脊椎症（頸椎症）**：第5〜8頸椎が好発部位で，上肢や手指のしびれ感，肩こり，頸部痛，頸部運動痛，後頭部痛が起こる．Spurling徴候や

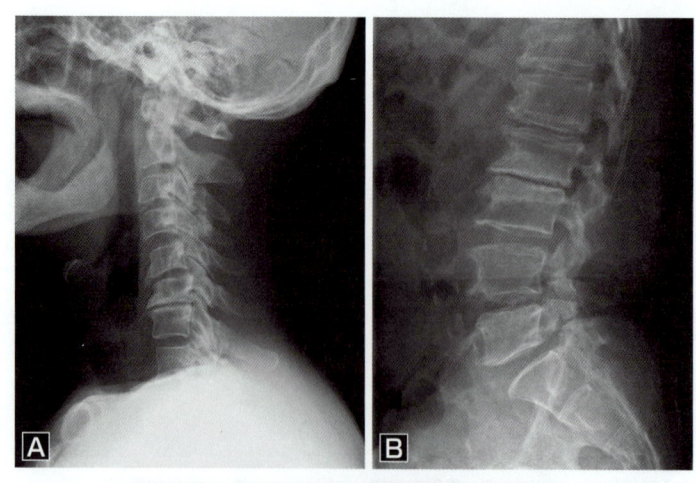

図26-5　変形性脊椎症の単純X線所見（側面像）
A：頸椎．椎間腔（C5-6，C6-7）の狭小化，骨棘の形成（C5-7）を認める．
B：腰椎．椎間腔（L1-2，L2-3）の狭小化，骨棘の形成（L1-5）を認める．

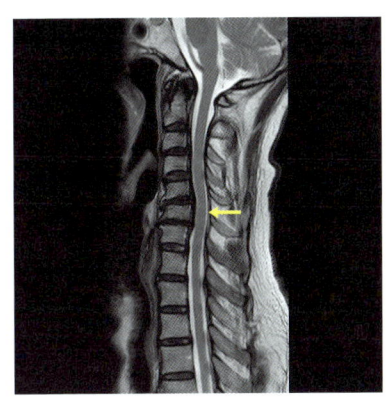

図26-6　変形性頸椎症（MRI：T2強調画像）
頸椎の前弯消失と脊柱管の狭窄（C4-6）を認める．軽い椎間板ヘルニア（C6-7）もある．

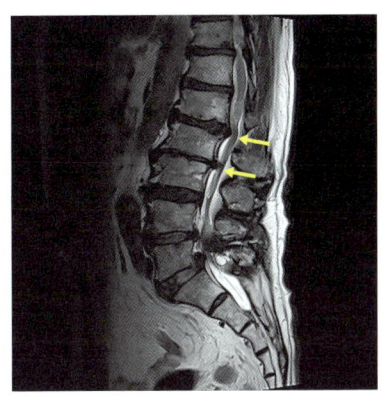

図26-7　変形性腰椎症（MRI：T2強調画像）
椎体の変形，椎間板ヘルニア（L2-3, L3-4）を認める．

頸部運動制限などがみられる．

　ⓑ**腰部脊椎症（腰椎症）**：第3〜5腰椎が好発部位で，腰痛，下肢痛の訴えが多い．Lasègue徵候〔ラゼーグ〕（仰臥位で下肢伸展を行うと大腿後面から臀部にかけて痛みを感じる）がみられる．

　❸**診断・検査**

　ⓐ**単純X線撮影**：椎間腔（椎間板のあるスペース）の狭小化，椎体扁平化，骨棘形成，椎間孔の狭小化，生理的前弯の消失，椎体亜脱臼などがみられる（図26-5）．

　ⓑ**MRI**：非侵襲的に脊髄圧迫所見を描出できる（図26-6, 7）．

　ⓒ**針筋電図**：障害髄節に対応した筋で神経原性変化がみられる．頸椎症性脊髄症で，時に感覚障害が目立たない場合があり，筋萎縮性側索硬化症などの鑑別・除外診断のために検査が行われる．

　❹**治療**　保存的に治療を行うことが原則で，安静を指導する．必要に応じて頸部カラー，コルセットを装着させる．感覚低下や筋脱力が明らかな場合は牽引（けんいん）を行う．脊髄圧迫症状が強い場合は，手術の適応（前方固定術，椎弓形成術，椎弓切除術など）となる．

2) 椎間板ヘルニア

　❶**概念**　加齢とともに椎間板の変性が進み，髄核の一部が線維輪と後縦靱帯を貫通して後方へ脱出し，突出する状態をいう．軽微な外傷やスポーツ，日常生活内での負荷（重労働）が原因と考えられるものが多い．

　❷**症候**

　ⓐ**頸椎椎間板ヘルニア**：60歳以上に多い．好発部位は第5〜6，第4〜5，第6〜7頸椎間である．肩から上肢へかけての痛み，しびれをきたし，神経根性の感覚障害，筋力低下，腱反射の変化がみられる．痙性対麻痺ないし四肢麻痺をきたすこともある（図26-6）．

　ⓑ**腰椎椎間板ヘルニア**：20〜40代の男性に多く，好発部位は第4〜5腰椎間，第5腰椎・第1仙椎間，第3〜4腰椎間である（図26-7）．神経根の圧迫により，皮膚分節に沿った激痛，放散痛（例：坐骨神経痛）が典型的である．腰椎の可動域制限，ラゼーグ徵候を認める．数百メートル歩くと少し休むといった間欠性跛行（はこう）をきたすこともある．

　❸**診断・検査**　単純X線撮影にて椎間腔の狭小化をみる．単純CT，MRI，とくにMRIにてヘルニアの描出や脊髄の圧迫が容易に確認できる．

　❹**治療**　保存的治療として安静，頸部カラー装着，Glisson（グリソン）牽引を行う．腰椎でも腰部コルセット，牽引，硬膜外ブロック（腰椎）などで経過をみる場合が多い．自然に治癒することもある．しかし，脊髄圧迫症状（進行性の筋力低下や膀胱直腸障害など）が明らかな場合は手術の適応となる．

3) 後縦靱帯骨化症

　❶**概念**　脊椎靱帯の異常骨化症の一つで，40歳以上の男性に起こりやすい．ほとんどが頸椎で脊柱管の狭窄により，脊髄および神経根に圧迫性の障害が起こる（指定難病）．項頸部痛，脊椎可動域

の制限，四肢・体幹のしびれ，痛み，感覚障害を認める．上肢の脱力・筋萎縮をきたすこともある．緩徐進行性に痙性歩行，痙性対麻痺・四肢麻痺，腱反射亢進，病的反射を示す．

❷ 診断 神経根障害よりも脊髄圧迫所見が目立ちやすい．確定診断は画像検査による．

❸ 検査 頸椎単純X線撮影側面像で頸椎後縁に骨化陰影がみられる．脊髄MRIでは脊髄の圧迫・扁平化がみられる（図26-8）．

❹ 治療 症状が進行する場合は，外科的治療の適応となる．

4）黄色靭帯骨化症

黄色靭帯が骨化する疾患（指定難病）であり，初発症状として下肢の脱力やこわばり，しびれ，腰背部痛，下肢痛が出現する．胸腰椎移行部に多い（図26-9）．

5）脊髄腫瘍

発生部位により硬膜外腫瘍，硬膜内髄外腫瘍，髄内腫瘍に分類される．前2者は脊髄外からの圧迫症状を生じる．検査では病変の広がりや浸潤レ

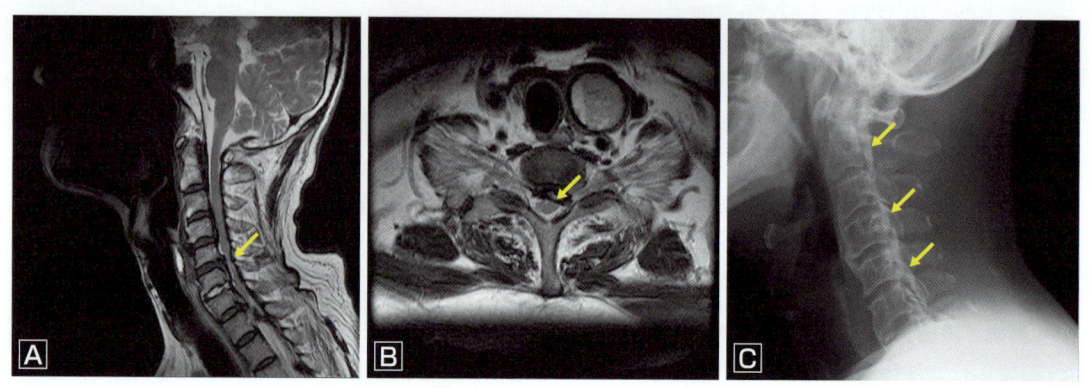

図26-8 後縦靭帯骨化症（MRI：T2強調画像）
ヘルニアによる頸髄のC5-6の圧迫（矢状断，A）と横断像（B）．横断像では左から脊髄が圧迫されているのがわかる．C：広範囲（C2-6）に後縦靭帯骨化症がみられる．

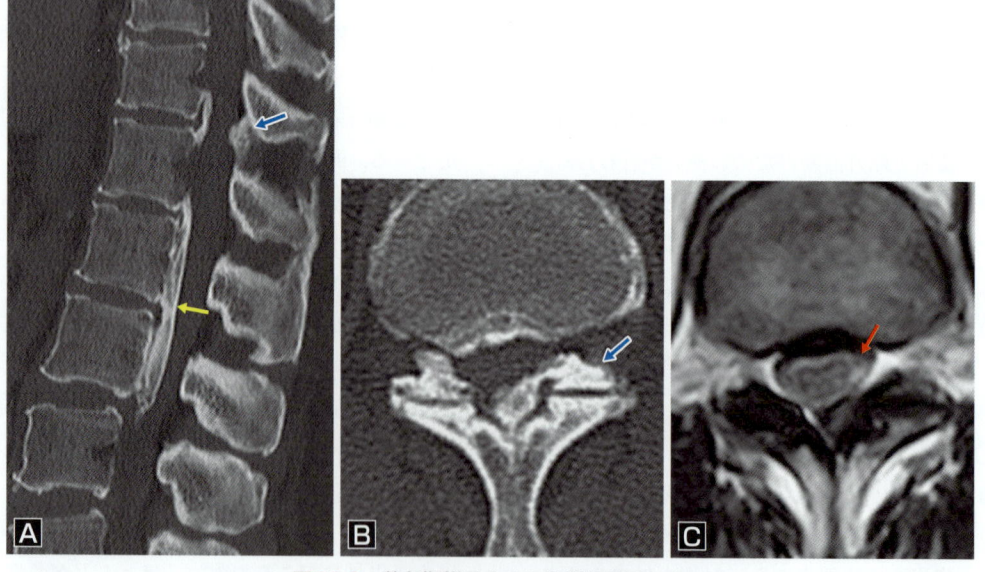

図26-9 黄色靭帯骨化症と後縦靭帯骨化症
胸椎CT矢状断（A）で後縦靭帯骨化症（黄矢印）と黄色靭帯骨化症（青矢印）を認め，胸椎CT（B）でT11/12に黄色靭帯骨化像（青矢印）と同部の胸椎MRI T2強調画像（C）で軽度の脊髄圧迫所見（赤矢印）がみられる．

（写真提供：田代邦雄）

ベルの同定においてMRIが最も有用である.

❶脊髄硬膜外腫瘍　多くは脊椎腫瘍であり，さらに，そのほとんどは転移性腫瘍である．原発巣は男性では肺癌，前立腺癌，腎癌が多く，女性では乳癌，肺癌，子宮癌が多い．脊椎の悪性腫瘍としては，多発性骨髄腫，骨肉腫が多く，小児ではEwing肉腫の頻度が高い．局所的疼痛，神経根の圧迫による神経痛・放散痛，腫瘍や二次的骨折に随伴する脊髄圧迫による脊髄症状がみられる．

❷脊髄硬膜内髄外腫瘍　神経鞘腫，髄膜腫，神経線維腫が代表的であり，日本人では神経鞘腫の頻度が高い．神経鞘腫は通常，後根神経のSchwann細胞から発生し，30～40代での発症が多く，男女差はない．髄膜腫は，中高年の女性の胸椎レベルに好発する．神経線維腫症は，Recklinghausen病（顕性遺伝）が多い．

4　脊髄内病変

1）脊髄硬膜内髄内腫瘍

成人では上衣腫，星細胞腫，血管芽腫の順で頻度が高い．小児では星細胞腫，神経膠腫などが多い．解離性感覚障害を呈する頻度が髄外腫瘍よりも高い．全体的には脊髄空洞症様の症状を呈する．

2）脱髄性疾患（㉚章参照）

脊髄炎を呈する脱髄性疾患としては，多発性硬化症，視神経脊髄炎スペクトラム障害，急性散在性脳脊髄炎があげられる．

❶多発性硬化症　中枢神経に時間的・空間的に多発する脱髄を特徴とする指定難病である．脊髄にも脱髄病巣を呈し得る．脊髄病巣は後述の視神経脊髄炎スペクトラム障害と異なり，3椎体を超える長大病巣を呈することはまれである．臨床症状が完全な横断性脊髄炎となることは少ない．

❷視神経脊髄炎スペクトラム障害　視神経，脊髄の脱髄性炎症を主体とするが，間脳や延髄下部の炎症も特徴的で，大脳病変もきたし得る指定難病である．水チャネルであるアクアポリン4（AQP4）に対する自己抗体（抗AQP4抗体）の測定が診断に有用である．脊髄炎は3椎体を超える長大な病巣を呈することが多く，中心灰白質を主体に，広い範囲に病巣が広がる．臨床的に横断性脊髄炎になることもまれではない．

❸急性散在性脳脊髄炎　ワクチン接種後やウイルス感染後に，散在性に大脳や脊髄に脱髄をきたす．基本的には単相性である．多発性硬化症と比較すると髄膜刺激症候や意識障害が出現することが多く，また，多発性硬化症にはあまりみられない基底核や視床といった部位にも病変を認め得る．

3）自己免疫性炎症性疾患

全身性エリテマトーデス，Sjögren症候群，抗リン脂質抗体症候群，混合性結合組織病，神経Behçet病およびサルコイドーシスでも脊髄炎を起こすことがある．

4）感染性疾患（㉛章参照）

❶HTLV-1 関連脊髄症（HTLV-1 associated myelopathy：HAM）

ⓐ**概念**：ヒトのレトロウイルスの一つであるHTLV-1の感染による脊髄症である（指定難病）．HTLV-1キャリアの多くは，母乳を介した母児の垂直感染によるものであり，10～30％は輸血による感染者である．

ⓑ**症候**：HAMの病巣は主として胸髄に存在するため，神経症状は下肢に強い．つまずきやすい，階段が下りにくいなどの下肢の痙縮に起因する症状で初発することが多い．頻尿などの排尿障害で発症する場合もある．症状は数ヵ月から10数年の経過で緩徐に進行し，杖や車いす使用，導尿が必要となる．一方，感覚障害は比較的軽度である．

ⓒ**診断・検査**：確定診断には，血清のみならず髄液においても抗HTLV-1抗体が陽性であることが必須である．

ⓓ**治療**：IFN-αの有効性が確認されている．対症療法として抗痙縮薬や頻尿改善薬などが使用される．

❷急性灰白髄炎　ポリオウイルスが脊髄前角のα運動ニューロンに感染することで生じる．脊髄麻痺型と球麻痺型が存在し，髄節レベルで運動ニューロンの破壊の程度が異なり，左右非対称性の麻痺，筋萎縮をきたす．球麻痺型では呼吸障害を呈し，予後不良である．急性灰白髄炎に罹患後，数年以上を経て再度筋力低下が起きることがあり，ポリオ後症候群と呼ばれる．

❸**脊髄癆**　梅毒の慢性感染により脊髄後索と後根神経節が侵されるため，感覚性の失調が加わって脊髄性失調歩行を呈する．このほか，膀胱直腸障害や陰萎も出現する．3主徴として Argyll Robertson 瞳孔（縮瞳・対光反射消失・近見反射正常），Westphal 徴候（膝蓋腱反射消失），下肢の電撃性疼痛がある．脊髄後索の変性が進行することで位置覚・振動覚・識別のある触覚の低下が生じ，結果的に Charcot 関節を形成する．

❹**脊髄硬膜外膿瘍**　椎骨と硬膜で取り囲まれたスペースにまれに膿瘍が発生し，脊髄障害をきたす．胸・腰椎部に多い．血行性，椎骨や腸腰筋の感染からの直接波及，脊髄麻酔や硬膜外麻酔などの処置による場合がある．

5）血管性疾患

❶**脊髄血管障害**　前脊髄動脈が脊髄の前方2/3を，後脊髄動脈が後方1/3を灌流する（図26-3参照）．このため前脊髄動脈症候群では疼痛，髄節性の脱力・筋萎縮，解離性感覚障害（表在覚が障害され，深部覚は保たれる）が出現し，皮質脊髄路の障害で対麻痺を呈する場合もある．後脊髄動脈症候群（まれ）では激しい疼痛，深部覚障害と後角の障害による全感覚障害，運動麻痺を伴う．

❷**脊髄動静脈瘻・動静脈奇形**　脊髄の血流循環障害や静脈瘤による圧迫症状により，ゆっくり進行する手足のしびれや麻痺，排尿排便障害が起こる．なかにはクモ膜下出血，脊髄髄内出血により突然症状を起こす場合もある．

6）中毒・代謝性疾患

❶**スモン**　キノホルムという整腸薬の副作用による亜急性の脊髄障害である．下痢や腹痛などの消化器症状が先行し，急性から亜急性の経過で神経症状（視力障害，脊髄障害，ニューロパチー）が出現する（㉜章参照）．

❷**亜急性連合性脊髄変性症（ビタミンB₁₂欠乏症）**　ビタミンB₁₂欠乏は，経口摂取不良（菜食主義など），吸収不良（悪性貧血，胃全摘など）などにより生じる．神経障害は脊髄，末梢神経，脳，視神経，自律神経にみられるが，脊髄障害をとくに亜急性連合性脊髄変性症と呼ぶ（p.260参照）．後索から始まり側索，前索へと広がる．症状は両下肢の異常感覚から始まり，深部覚障害，錐体路障害が進行する．膀胱直腸障害も認める．MRIでは後索や側索のT2高信号を認めることもあるが，異常所見を伴わないことが多い．治療は吸収障害がある場合はビタミンB₁₂の筋注，吸収障害がない場合は経口投与する．

7）脊髄空洞症

❶**概念**　脊髄内に複数髄節にまたがって縦方向に空洞が形成され，髄液が貯留する疾患である（指定難病）．上部胸髄から下部頸髄に好発する．空洞が延髄にまで達するものを延髄空洞症と呼ぶ．

❷**症状**　古典的には両側性宙吊り型の解離性感覚障害（図26-4D参照），上肢筋力低下，筋萎縮である．空洞が拡大すると下肢痙縮などの錐体路障害，後索も障害されて感覚性運動失調を呈する．側角の障害により Horner 症候群，発汗異常など自律神経症状も呈し得る．半数は Chiari 奇形1型を伴う．

❸**検査・診断**　MRI T1強調画像で空洞の信号強度が髄液と同じ信号強度を呈しており，鑑別に有用である．キアリ奇形1型は小脳扁桃が大孔部よりも3 mm以上突出している（図26-10）．

❹**治療**　キアリ奇形1型に伴う小児軽症例では経過観察となる．キアリ奇形1型に伴う重症例では大孔部減圧術が適応となる．空洞に対しては空洞–クモ膜下腔シャント術が行われる．

8）平山病（若年性一側上肢筋萎縮症）

❶**概念**　思春期に発症し，一側上肢の筋萎縮・脱力を主徴とする．90％が男性で，10代半ばから緩徐に進行し，数年を経て停止する．20歳以降で

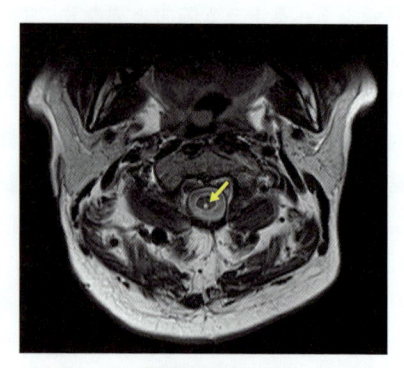

図26-10　脊髄空洞症（MRI：T2強調画像）
頸髄空洞症の横断像．

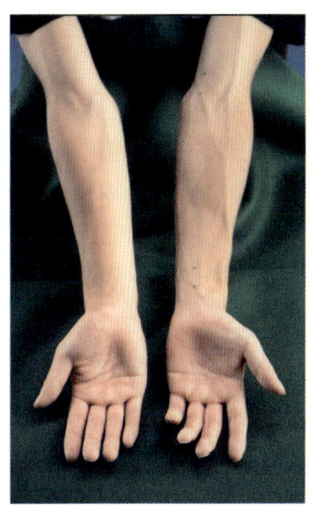

図26-11　平山病
左上肢の筋萎縮（尺側の指・手根
屈筋群が萎縮し，前腕橈側の腕
橈骨筋が保たれる斜め型筋萎縮）.
（写真提供：田代邦雄）

表26-1　フランケルの分類

- **A. 完全麻痺**：損傷高位以下の運動知覚完全麻痺
- **B. 知覚のみ**：運動完全麻痺で，知覚のみある程度保存
- **C. 運動不全**：損傷高位以下の筋力は少しあるが，実用性がない
- **D. 運動あり**：損傷高位以下の筋力の実用性がある．補助具の要否にかかわらず歩行可能
- **E. 回復**：筋力弱化なく，知覚障害なく，括約筋障害なし，反射の異常はあってもよい

運動（徒手筋力検査），感覚（痛覚，触覚，温度覚），反射（腱反射，表在反射，球海綿体反射）について左右，各々髄節ごとに診察する.

表26-2　アメリカ脊髄損傷協会（ASIA）機能障害尺度

- **A. 完全**：S4〜S5の知覚・運動ともに完全麻痺
- **B. 不全**：S4〜S5を含む神経学的レベルより下位に知覚機能のみ残存
- **C. 不全**：神経学的レベルより下位に運動機能は残存しているが，主要筋群の半分以上が筋力3未満
- **D. 不全**：神経学的レベルより下位に運動機能は残存しており，主要筋群の少なくとも半分以上が筋力3以上
- **E. 正常**：運動・知覚ともに正常

の進行はない.

❷成因　頸部前屈時に硬膜後壁が前方に移動して頸髄が圧迫され，循環障害により前角の運動ニューロンが障害されると考えられている．身長の急速な増加と脊髄発達のアンバランスが要因とされる.

❸症候　C7〜8髄節支配である小手筋（背側骨間筋，小指球筋），前腕筋（尺側手根屈筋，総指伸筋）の筋萎縮がみられ（**図26-11**），重症例ではC5支配筋の上腕二頭筋にまで症状が及ぶ．感覚障害，錐体路徴候，排尿障害はみられない.

❹検査・診断　MRIで頸部前屈時の硬膜後壁，脊髄の前方移動を確認する.

❺治療　頸部の前屈を避ける指導を行う．頸椎カラーの使用が推奨される.

9）脊髄損傷

❶概念　脊髄の損傷による運動および感覚の障害である．損傷レベルは頸髄が約75％を占める．原因としては転倒・転落，交通事故によるものが多い．高齢者は加齢による変形性頸椎症が原因で脊柱管が狭窄しており，転倒などした際に中心性頸髄損傷が合併しやすい.

❷症候　損傷部位以下のレベルで四肢，体幹の運動障害，感覚障害，膀胱直腸障害などが生じる.

運動・感覚の完全麻痺を呈する完全損傷の割合は，脊髄損傷全体の25％程度である.

❸診断

ⓐ神経学的診断：高位診断や損傷程度の評価が重要である．運動（徒手筋力検査），感覚（痛覚，触覚，温度覚），反射（腱反射，表在反射，球海綿体反射）について左右，各々髄節ごとに診察する．判定はアメリカ脊髄損傷協会（ASIA）の神経学的および機能学的分類のための基準に沿って神経学的評価が行われる．神経学的重症度の診断にはFrankel の分類（**表26-1**）およびASIA 機能障害尺度（**表26-2**）が用いられる.

ⓑ不全損傷：脊髄横断面で，障害範囲を神経学的所見より判断することが機能障害度を把握するうえで重要である．ASIA 機能障害尺度の重症度は，S4, 5髄節レベルの感覚障害が保たれるか否か，障害部位以下の筋力が徒手筋力テストで3以上あるかないかにより，完全損傷から正常までの5段階に分類される（**表26-2**）．受傷早期はすべての反射が消失する（脊髄ショック）が，反射が早く戻る例は予後がよい.

❹**検査** X線で骨損傷の有無（変形，骨折，脱臼），脊柱管狭窄の有無をみる．CTでは骨折，脊柱管内への圧迫の程度をみる．MRIは，CTで損傷高位が不明な場合にも有効で，脊髄の病変（変形，圧迫，出血，浮腫，梗塞）をみる．

❺**治療** 受傷直後はバイタルの安定，とくに呼吸管理が重要である．頭蓋直達牽引により頸椎骨折・脱臼の整復，配列の改善を図る．必要時は速やかな脊髄への圧迫の除去（外科的除圧，固定術）が主眼となる．急性期には尿路感染症に留意する．

❻**リハビリテーション** 脊髄損傷の機能障害，能力障害に関する予後予測は，ほかの中枢神経系疾患に比較すると比較的容易である．このため，急性期より計画的にリハビリテーションプログラムを実施する．急性期には筋力，関節可動域の維持拡大に努める．坐位をとることが可能になったら車いす訓練を開始し，ADL訓練と併せて車いす生活への適応を図る．

❼**予後**

ⓐ**不全損傷**：残存機能が一様ではなく，数ヵ月間の経過で症状が変化する場合があり，能力的予後予測は困難である．

ⓑ**完全損傷**：残存機能高位診断によって能力的予後が比較的正確に予測可能である．適切なリハビリテーションによって，対麻痺の症例では社会復帰が可能である．一方，四肢麻痺患者の就労はいまだ困難であるが，在宅への移行は可能になってきている．

10）遺伝性疾患

❶**遺伝性痙性対麻痺** 家族歴があり，臨床的には緩徐進行性の下肢の痙縮と筋力の低下を主徴とする．

❷**副腎白質ジストロフィー** X連鎖潜性遺伝形式で発症し（指定難病），血清中の極長鎖脂肪酸が増加する（p.243参照）．小児では大脳型となり，学童期に行動異常，知能低下，副腎皮質機能不全で発症し，数年の経過で除脳硬直状態に至る．一方，成人では痙性対麻痺，排尿障害，陰萎，軽度の末梢神経障害が緩徐に進行する．

 ✦ **セルフ・アセスメント** 26

問1 脊椎・脊髄の解剖・機能について誤りはどれか．2つ選べ．
1. 頸椎，胸椎，腰椎，仙椎（仙骨），尾骨より構成される．
2. 脊柱管のなかには脊髄，馬尾神経，神経根などが存在する．
3. 脊髄神経は中枢神経である．
4. 神経組織を保護する機能はない．
5. 脊髄には運動神経細胞は存在しない．

問2 右図はどのレベルの脊髄横断面か．
1. 頸髄
2. 胸髄
3. 腰髄
4. 仙髄
5. 尾髄

薄束
外側皮質脊髄路
前脊髄小脳路
外側脊髄視床路
前脊髄視床路

問3 右図の所見を示す病態は何と呼ばれるか．
1. ブラウン-セカール症候群
2. 四肢麻痺
3. 対麻痺
4. 中心部損傷型
5. 脊髄円錐症候群

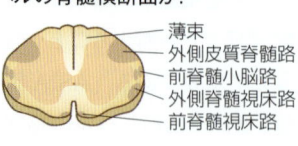

■ 全感覚の障害
■ 温・痛覚のみの障害
■ 振動覚・位置覚のみの障害

問4 頸部脊椎症に関して正しいものはどれか．2つ選べ．
1. 10代に好発する．
2. 椎間関節の変性や，椎間孔の狭小化が原因となることは少ない．
3. 脊髄症状を有する場合は手術適応になることがある．
4. 上肢の痛みの原因となることがある．
5. 頸部痛の原因となることはない．

問5 頸部脊髄症の症候として特徴的でないのはどれか．
1. 膀胱直腸障害

2. 痙性歩行
3. 一側上肢のしびれと感覚・運動障害
4. 間欠性跛行
5. 腱反射亢進

問6 頸椎の病変について誤りはどれか. 2つ選べ.
1. 頸椎椎間板ヘルニアの好発高位はC5/6, C6/7である.
2. 頸椎椎間板ヘルニアによる脊髄症では, 下肢痙性麻痺をきたす.
3. 頸椎症による神経根症では膀胱直腸障害は起きない.
4. 脊髄症ではスパーリング徴候が陽性である.
5. 脊髄の圧迫があれば無症状でも予防的手術を行うべきである.

問7 腰椎椎間板ヘルニアについて正しいものはどれか. 2つ選べ.
1. スポーツが原因で発症することがある.
2. 単純X線で診断可能である.
3. ヘルニアは自然に消失することはない.
4. ほとんどの症例で手術的治療が必要である.
5. 膀胱直腸障害を伴う場合は手術の対象である.

問8 腰部脊柱管狭窄症について正しいものはどれか. 2つ選べ.
1. 思春期の男性に多い.

2. 原因としては変性による狭窄が最も多い.
3. 本症に特徴的な間欠性跛行は姿勢要素が関与しない.
4. 腰痛, 下肢症状はともに腰椎伸展動作で増悪することが多い.
5. 黄色靱帯骨化症をよく合併する.

問9 急性期の脊髄損傷の合併症について誤りはどれか.
1. 痙縮
2. 呼吸障害
3. 排尿障害
4. 性機能障害
5. 自律神経障害

問10 アメリカ脊髄損傷協会(ASIA)機能障害尺度に関して誤りはどれか.
1. A(完全):S4〜S5の知覚・運動ともに完全麻痺
2. B(不全):S4〜S5を含む神経学的レベルより下位に知覚機能のみ残存
3. C(不全):神経学的レベルより下位に運動機能は残存しているが, 主要筋群の半分以上が筋力3未満
4. D(不全):神経学的レベルより下位に運動機能は残存しており, 主要筋群の少なくとも半分以上が筋力3以上
5. E(正常): 運動・知覚ともに軽度異常

正解と解説

問1 ▶ 4, 5
脊椎は神経組織を保護する. また, 前角には運動神経細胞が存在する(図2-14, 図26-2C参照).

問2 ▶ 3
頸髄, 胸髄, 腰髄の横断面の白質, 灰白質のおおまかな横断面を理解しておくことが横断診断の助けとなる(p.200 図26-2参照).

問3 ▶ 1
ブラウン-セカール症候群はよく国試で出題される. 症候に関しては, p.202参照のこと.

問4 ▶ 3, 4
中高年の発症が多い. 椎間孔の狭小化による神経根症状と脊髄圧迫症状が起こり, 神経根痛を伴う.

問5 ▶ 4
間欠性跛行は腰椎椎間板ヘルニアで起こる.

問6 ▶ 4, 5
脊髄症状と神経根症状は分けて考えなければならない. スパーリング徴候は神経根症状を示唆する. まずは頸椎カラーや牽引などの保存的治療を行い, 予防的手術はしない.

問7 ▶ 1, 5
単純X線よりもMRIが診断に有効である. ヘルニアは自然消失もあり得る. また, 手術治療よりも保存的治療をまず行う.

問8 ▶ 2, 4
中高年の男性に多く, 間欠性歩行は歩行時に起こる. 4はラゼーグ徴候のことである. 黄色靱帯骨化症は合併しない.

問9 ▶ 1
初期には脊髄ショックで弛緩性麻痺となるが, しだいに痙性が生じてくる.

問10 ▶ 5
アメリカ脊髄損傷協会(ASIA)機能障害尺度はよく国試で出題される. 詳細に関しては, p.207参照のこと.

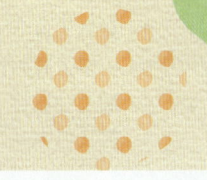

27 末梢神経障害（ニューロパチー）neuropathy

A ▶ 末梢神経障害とは

末梢神経は，脳や脊髄などの中枢神経から分かれて，全身の器官・組織に分布する．末梢神経は，中枢神経系に感覚情報を送り，逆に中枢神経系の情報を体の腺組織や筋に送る働きがある．脊髄神経，脳神経，自律神経が含まれる．末梢神経障害は，末梢神経に起こる疾患の総称でさまざまな原因・病態で起こる．原因がはっきりしないことも多い．

B ▶ 分　類

末梢神経障害の分類法にはいくつかある．

1 障害神経分布による分類
（p.59 図8-2参照）

❶**単ニューロパチー（単神経障害）**　1本の末梢神経の分枝だけが障害された場合をいう．

❷**多発単ニューロパチー（多発単神経障害）**　単ニューロパチーが多発するもの，すなわち，全身の複数の神経分枝が障害される場合を指す．

❸**多発ニューロパチー（多発神経障害）**　多数の神経線維が同時に，その末梢から障害されるものをいう．この場合，障害は神経の長いものが最も遠位部から障害されるので，手袋と靴下を履いたように障害される特徴をもつ．このことから**手袋靴下型感覚障害**といわれる．

2 障害神経による分類

❶**感覚性ニューロパチー**　主に感覚神経の障害で，しびれや痛みが生じたり，逆に感覚が鈍くなったり，消失する．

❷**運動性ニューロパチー**　主に運動神経の障害で，四肢遠位部の筋力が低下したり，筋肉が萎縮する．

❸**感覚・運動性ニューロパチー**　感覚神経，運動神経がともに障害される．この分類のなかでは最も頻度が高い．

❹**自律神経性ニューロパチー**　自律神経の障害で，起立性低血圧や，四肢の発汗障害や異常知覚などがみられる．

3 病理組織学的な分類

❶**脱髄性ニューロパチー**　自己免疫反応により髄鞘が障害される．罹患神経の長さに依存することなく脱髄が生じる（節性脱髄）．

❷**軸索変性性ニューロパチー**　神経細胞体が障害されるものや，軸索が障害されるものがある．障害されやすさは，軸索の長さに依存する．

❸**間質性障害ニューロパチー**　血管炎などでは，間質障害が主体で，二次的に神経線維の障害が起こる．

4 障害原因による分類

遺伝性，代謝性，免疫性，中毒性などに細分される．一般的にはこの分類が，末梢神経疾患の病名分類として最も一般的に用いられる．

C ▶ 症　候

　末梢神経疾患では，運動神経・感覚神経の症候，反射の異常，自律神経の症候などが障害された神経領域に一致して出現する．感覚・運動系の両者が関与すると，深部反射の低下や消失，筋トーヌスの低下，筋の過伸展性などがみられる．

　❶運動神経の異常　筋力低下や運動麻痺がみられ，しばしば筋トーヌスが低下し，やがて萎縮する．神経支配を絶たれた筋は，線維束性収縮が起きるようになる．

　❷感覚神経の異常　単ニューロパチーや多発単ニューロパチーでは，しびれ感や感覚鈍麻が障害神経の支配領域に一致してみられ，多発ニューロパチーでは，手袋・靴下型となる．

　ⓐ大径線維障害：後索を通る伝導路は髄鞘が太い線維である．深部感覚障害や感覚鈍麻が強く，温痛覚障害は軽度となる．また，感覚性運動失調や偽性アテトーゼ（深部感覚障害で出現する手指の緩徐なアテトーゼ様の運動で，手指の位置を認知できないことによって生じる）がみられる．

　ⓑ小径線維障害：脊髄視床路を通る伝導路は髄鞘が細い線維である．温痛覚鈍麻が著しくなり，切り傷ややけどが絶えないことになるが，本人は痛みがないので平気である．

　ⓒ自律神経系の障害：起立性低血圧，排尿障害，便秘，瞳孔異常，血管運動神経の異常，皮膚の栄養や発汗障害などがみられる．

　ⓓTinel徴候：神経が圧迫や外傷で切断されたり，軸索変性を生じると，その断端部分やそこからの神経再生部の先端は機械的刺激に鋭敏となり，その部分を軽く叩打しても著しい放散痛を生じる（図27-2参照）．手根管症候群の診断によく使われる．

D ▶ 検　査

　末梢神経障害の診断や病態評価に利用される検査としては，筋電図，末梢神経伝導速度検査，神経生検が主として行われるが，筋疾患との鑑別には筋生検も行われる．

E ▶ 主な末梢神経障害

1 　自己免疫性ニューロパチー

1）Guillain-Barré症候群

　❶概念　急性発症する炎症性脱髄性の多発ニューロパチーで，自己免疫性のメカニズムの関与が推測されている．

　❷症候　約2/3の患者では，感冒などの上気道感染や下痢を伴う胃腸炎に感染して1〜2週間後に始まる．初期には，下肢などに一過性のビリビリ感などの軽い感覚障害がある．続いて，運動神経優位の障害を示し，下肢，上肢，顔面筋などの筋力低下を生じ，急速に筋力低下は拡大する．筋力低下が呼吸筋に及ぶと呼吸困難となり，人工呼吸器の装着が必要となる．深部反射は早期から消失ないし高度に低下する．脳神経麻痺や自律神経症候がみられることもある．

　❸診断・検査　検査所見では髄液にタンパク細胞解離の所見，すなわち細胞数は正常でタンパクのみ上昇する所見がみられる．末梢神経伝導速度検査では，伝導速度の低下や伝導ブロックの所見が出現する．脊髄前角細胞の興奮性を示すF波は多くの症例で遅延を認める．免疫血清学的検査所見では，抗ガングリオシド抗体の上昇をみる例もある．

　❹治療・経過　急性発症し，2〜4週で極期に達し，進行は停止することが特徴的である．多くの症例は停止後2〜4週で自然に回復に向かう．完全回復する例が多いが，約20％が後遺症を残す．自然回復するのがこの疾患の特徴であるので，重症者でも呼吸管理と不整脈対策，感染症などの二次的合併症の管理を十分に行うことが中心とな

る．血漿交換療法が回復期への移行を早める．そのほかの治療法については効果が確立していない．

❺**一般的な病原体**　カンピロバクター，サイトメガロウイルス，エプスタイン・バーウイルスなどがある．

2) 慢性炎症性脱髄性多発ニューロパチー

❶**概念**　ギラン・バレー症候群から異なった経過と臨床所見をもつものとして分離独立したもので，炎症性脱髄性機序による末梢神経疾患である（指定難病）．

❷**症候**　運動感覚障害が8週以上の長期にわたって増悪する．筋力低下は多巣性に近位部にも認められる．感覚障害は，全感覚鈍麻とビリビリ感などの異常感覚が出現する．

❸**診断・検査**　髄液でタンパク細胞解離を示すことがあり，末梢神経伝導速度検査で伝導速度の低下を認め，神経生検では脱髄と髄鞘の再生の所見が示される．

❹**治療・経過**　経過では，約2/3は長期にわたって進行を続け，1/3は寛解し，さらにその一部は寛解と再燃を繰り返す．治療法としてステロイドの有効性が統計学的にも明らかになっている．ステロイドの効果のない例では，血漿交換療法や吸着カラムによる血液浄化法が行われる．グロブリンの大量投与も，血漿交換療法や血液浄化法と同等の効果が認められている．

3) Fisher症候群
フィッシャー

❶**概念**　ギラン・バレー症候群の亜型として，カナダの神経科医フィッシャーによって報告された症候群である．

❷**症候**　外眼筋麻痺，腱反射の消失，運動失調を3主徴とする．

❸**診断・検査**　髄液のタンパク細胞解離を示す場合が多い．また，ガングリオシドに対する血清のGQ1B抗体価が上昇していることが多い．

❹**治療・経過**　ほとんどが3ヵ月以内に自然寛解する．

2　遺伝性ニューロパチー

1) Charcot-Marie-Tooth病
シャルコー・マリー・トゥース

❶**概念**　フランスの神経科医シャルコーらに

よって報告された遺伝性運動感覚性ニューロパチーである（指定難病）．臨床的，病理学的にいくつかの異なった型があり，これらが異なる遺伝子異常によることが明らかとなった．

❷**症候**　下肢の遠位部からしだいに上行する筋力低下，筋萎縮である．その結果，足の凹足，内反変形を伴い，筋萎縮が下腿に進行すれば逆シャンパンボトル型の下肢を示し（**図27-1A**），さらに大腿に進行すればコウノトリ様脚変形となる．上肢も遠位部から侵され猿手となり，やがて前腕，さらに上腕まで筋萎縮が進行する．感覚障害も下肢遠位部からしだいに上行するが，運動障害に比して軽度である．深部反射は発症初期から消失する．自律神経障害が四肢に認められ，発汗減少，皮膚温低下を認める．

❸**診断・検査**　末梢神経伝導速度の低下がI型で認められるが，Ⅱ型では正常である．神経生検では脱髄像とオニオンバルブ（玉ねぎ状層構造）形成を認める（**図27-1B**）．治療法はなく，最終的には車いす生活を余儀なくされる．

2) 家族性アミロイドニューロパチー

❶**概念**　成人期（20代後半から30代）に発症し，男女比は10：1で男性が多数を占める．末梢神経，自律神経系，心，腎，消化管，眼などにアミロイドが沈着し，臓器障害を起こすアミロイド症である．常染色体顕性遺伝を示すため，通常家族歴が認められる．

❷**症候**　末梢神経障害，自律神経障害，臓器障害の3つからなる．初発症状としては，多発ニューロパチーによる下肢の感覚障害である．そのほかに，自律神経障害による下痢，便秘，悪心・嘔吐などの消化器症状，起立性低血圧による失神，男性では勃起不全など多彩な症状を呈する．

❸**診断・検査**　遺伝子検査でトランスサイレチン遺伝子の異常がみられる．末梢神経，直腸，皮膚などの生検でアミロイド沈着を認める．

❹**治療・経過**　緩徐進行性で予後不良である．肝移植が行われている．

3　絞扼性ニューロパチー
こうやく

末梢神経が局所的に機械的な圧迫を長く受ける

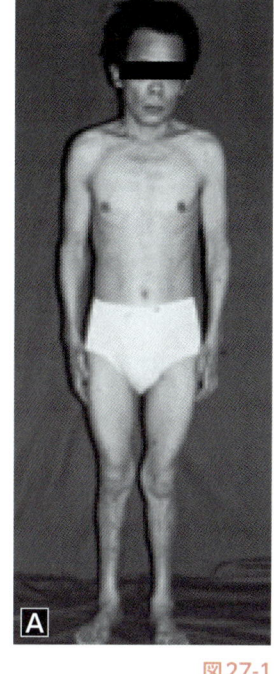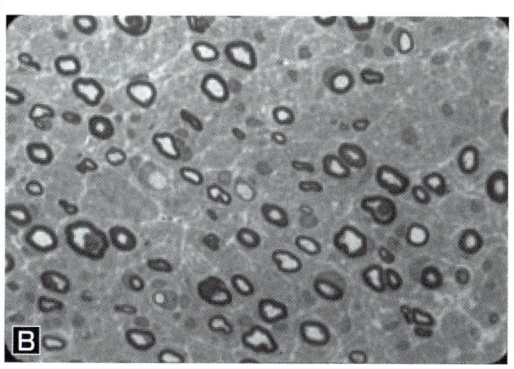

図27-1　シャルコー・マリー・トゥース病
下肢の逆シャンパンボトル様筋萎縮（A）．腓腹神経生検でみられたオニオンバルブ（玉ねぎ状層構造）形成を認めた（B）．

ことで，局所性脱髄を伴った軸索変性が生じる．結合組織や骨によって構成された生理的絞扼部位での絞扼によって発症することが多い．

1）正中神経

❶手根管症候群

ⓐ**概念**：絞扼性ニューロパチーのうち最も頻度が高い．正中神経が手関節部の手根管部で圧迫を受け機能障害に陥る．臨床的には中年女性に多く，手を使う仕事や糖尿病，妊娠，甲状腺機能低下症，関節リウマチなどに伴って発症することが多い．

ⓑ**症候**：正中神経領域に限局したしびれや疼痛で，手を使うことで増強する．やがて運動神経も障害され，短母指外転筋や短母指屈筋浅頭などの筋力低下・筋萎縮をもたらし，猿手となる（p.45図5-2参照）．手根管部に一致して正中神経のティネル徴候やPhalen徴候が認められることが多い（図27-2A，B）．

ⓒ**診断・検査**：神経伝導速度検査で，手根管部の近位側が正常で遠位側が異常を示す所見が得られる．

ⓓ**治療・経過**：基礎疾患がある場合はその治療

を行い，手仕事を制限する．早期なら手根管内へのステロイド注入も効果がある．進行例では手根管開放術の適応となる．

❷**前骨間神経麻痺**　肘の辺りで正中神経から分岐して，主に母指と示指の第1関節を動かす筋肉を支配する神経で，母指と示指の第1関節の屈曲ができなくなるが，皮膚の感覚障害はない．母指と示指で丸をつくらせると母指の第1関節が過伸展，示指の第1関節も過伸展となり，涙のしずくに似た形となる．

2）橈骨神経

❶橈骨神経麻痺

ⓐ**概念**：本症の大多数は，橈骨神経溝を形成している上腕骨に接して走行する部分である．上腕筋肉注射の際に誤って橈骨神経を傷つけた場合などで，一側性に出現する．

ⓑ**症候**：バーカウンターに腕をかけたまま，腕をイスの背もたれにかけたまま，あるいはパートナーに腕枕をしたまま熟睡してしまったときなどに起こるため，別名「土曜の夜の麻痺」と呼ばれる．

橈骨神経は，手指および手関節の伸筋と母指外転筋を支配しているため，橈骨神経麻痺では下垂

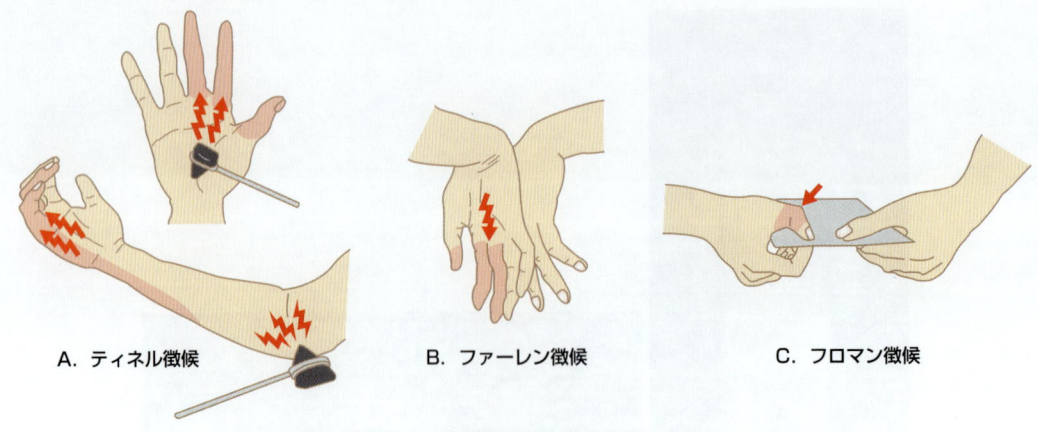

A. ティネル徴候 　B. ファーレン徴候 　C. フロマン徴候

図27-2　末梢神経の圧迫症候のみかた

A：手根管症候群（正中神経）では手首（手関節）を打腱器などで叩くと，しびれ，痛みが指先に放散する（上），肘部管症候群（尺骨神経）では肘の内側を軽く叩くと小指と環指の一部にしびれ感が走る（下）．
B：手根管症候群（正中神経）では胸の前で両手の甲を合わせて手関節を曲げると手のしびれ感が強まる．
C：両手の母指と示指で紙をつまみ，反対方向に引っ張ると患側の母指が過屈曲する．

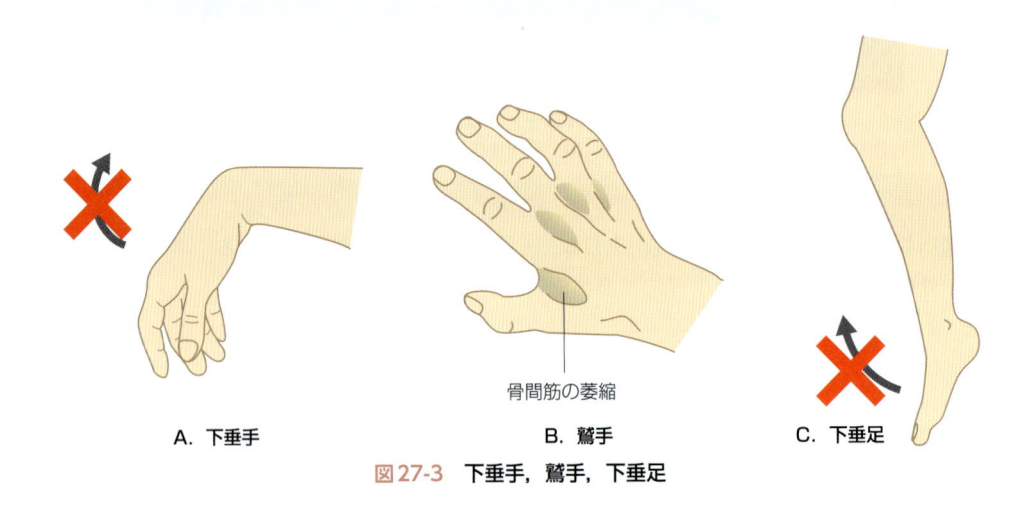

A. 下垂手 　B. 鷲手 　C. 下垂足

骨間筋の萎縮

図27-3　下垂手，鷲手，下垂足

手となる（図27-3A）．感覚は，1〜3指の背側で手指基節部から近位部が障害される．

ⓒ**診断・検査**：下垂手やティネル徴候などの症状から診断する．

ⓓ**治療・経過**：保存的にビタミン製剤の投与などをする．回復には1〜3ヵ月を要することが多い．

❷**後骨間神経麻痺**　後骨間神経は，肘の辺りで橈骨神経から分岐して回外筋にもぐりこみ，指を伸展するいくつかの筋肉を支配する．**下垂指**になるが，皮膚の感覚障害はない．下垂指は手首の背屈は可能だが，手指の付け根の関節の伸展ができなくなり，指だけが下がった状態になる．

3) 尺骨神経

絞扼されやすい部位が3ヵ所ある．

❶**概念**　絞扼部位の1つは肘部管である．この部位での尺骨神経の絞扼症候は**肘部管症候群**と呼ばれる．さらにこの近接部で上腕骨内側上顆の尺骨神経溝部分が，2つ目の絞扼部分となる．3つ目の絞扼部位は，手根関節部で手根管の外側で豆状骨の掌側部，Guyon管と呼ばれる輪状靱帯がつくる間隙を通過する部位である．これは**ギヨン管症候群**と呼ばれる．

❷**症候**　絞扼部位での圧痛やティネル徴候をしばしば認める．尺骨神経麻痺を示す所見として**Froment徴候**が知られている（図27-2C）．小指と環指の小指側半分，前腕の尺側の一部の感覚が障害される．また，手関節の屈曲，小指と環指の屈曲，母指の内転，手指の内転外転運動が障害され

る．ただし，絞扼部位によって現れる症状は異なる．たとえば，肘部管症候群では，指先の感覚（小指と環指の小指側半分）が障害されやすく，運動機能ではとくに小指と環指の屈曲力が低下し，手に存在する筋群の麻痺が強くなると小指と環指に特徴的な変形（かぎ爪変形）を生じる．また，麻痺により手の筋肉が広範囲に萎縮すると鷲手（**図27-3B**）となる．

❸診断・検査　絞扼部位の診断には神経伝導速度検査が有用で，絞扼部位の近位部刺激で電位の低下，伝導速度の遅延がみられる．

❹治療・経過　慢性的な尺骨神経の圧迫により発症している場合，外固定やビタミンB_{12}の投与などの保存療法を行う．

4）腓骨神経

❶概念　腓骨神経は腓骨頭部で絞扼され，下垂足を呈する（**図27-3C**）．下肢の絞扼性神経障害で最も頻度が高い．下垂足の症例では，L5神経根症との鑑別が重要である．罹患肢を底屈させ，さらに内反させた際の筋力が正常であれば，L5由来の脛骨神経支配である後脛骨筋が保たれていることがわかり，腓骨神経麻痺が疑われる．絞扼部位の同定や予後判定には電気生理学的検査が有用である．

❷診断・検査　局所の伝導ブロックが認められても，高度の脱神経所見がみられなければ保存的治療で回復が見込める．ベッド臥床や坐位での時間が長い症例では，臥位での腓骨頭部の圧迫を避ける．坐位では足を組まないなど，本人も介護者も日常生活に注意する必要がある．

5）脛骨神経

脛骨神経が足根管で絞扼されることによって発症する．足趾や足底のしびれや痛みが主訴となり，長時間の起立で増悪することが多い．罹患肢の足根管部を叩打すると，遠位の脛骨神経症域にしびれが放散する（ティネル徴候）．

6）胸郭出口症候群

鎖骨−第一肋骨−斜角筋でつくられる胸郭の出口で，腕神経叢や鎖骨下動脈が絞扼あるいは牽引されることによって生じる神経障害である．腕を上げる動作で，上肢のしびれや肩や腕，肩甲骨周囲の痛みが生じる．

4　内分泌代謝疾患

1）糖尿病性ニューロパチー

❶概念　多発ニューロパチーのなかで最も頻度が高い．糖尿病の罹病期間が長くなると発症する確率が上がるので，必然的に高齢での発症が増加する．

❷症候　対称性遠位感覚型ニューロパチーである．感覚障害は，自覚的しびれ感と感覚鈍麻である．感覚鈍麻は深部感覚優位のものが多く，振動覚は早期から障害される．障害は下肢優位で，上肢では感覚障害も手指に限局していることが多い．感覚障害が優位で，運動障害は足趾に筋力低下を認める程度のことが多い．深部反射も早期から低下する．自律神経症候も早期から出現し，発汗異常，陰萎，瞳孔障害などが認められる．特殊な病型として，しばしば眼筋麻痺を伴い，両側の眼瞼挙筋が障害される．また，糖尿病性筋萎縮症がある．

❸診断・検査　神経伝導速度検査で発症早期から伝導速度の低下を示し，中期からは急速に振幅も低下する．上肢では，自覚的感覚障害のない時期にも神経伝導速度検査では異常を示すことが一般的である．神経生検では，初期には脱髄性変化が主体で，中期から軸索変性が多くなり線維減少が著明となる．そのほか，種々の自律神経検査で異常所見を得る．

❹治療　まずは糖尿病のコントロールを行う．

2）アルコール性ニューロパチー

❶概念　アルコール多飲者にみられるニューロパチーである．アルコールの直接的中毒作用や飲酒に伴った食習慣による偏った栄養の結果，あるいはアルコール代謝がもたらす代謝異常の結果が混在して発症に至ると考えられている．

❷症候　臨床所見は下肢の左右対称性の感覚障害が優位の所見で，灼熱感や蟻走感などの異常感覚が強い．振動覚鈍麻は初期から目立った所見である．筋の萎縮の割に筋力が保たれている．下肢の皮膚温低下や発汗障害もみられる．アキレス腱反射は消失し，膝蓋腱反射は低下している．

❸診断・検査　検査所見では末梢神経伝導速度が低下し，振幅もかなり低下する．

❹治療　アルコール依存症の治療や，ビタミン製剤の補給などを行う．

3) ビタミン欠乏性ニューロパチー

偏食，アルコール依存症などによるビタミン摂取不足や，胃切除，吸収不良症候群，ビタミン代謝経路の拮抗作用をもった薬剤の内服，妊娠，悪性腫瘍などによるビタミンの利用障害もしくは需要増大があげられる．ビタミンB_1，B_6，B_{12}，葉酸欠乏でみられ，感覚・運動性多発ニューロパチーを認める．総合ビタミン製剤の補給を行う．

5　膠原病に伴うニューロパチー

末梢神経障害を合併しやすい膠原病はSjögren（シェーグレン）症候群である．血管炎による多発単ニューロパチーや免疫学的な機序による感覚ニューロン症がある．結節性動脈炎による多発単ニューロパチーの頻度も高い．

6　悪性腫瘍に伴うニューロパチー

1) 傍腫瘍性神経症候群（腫瘍随伴症候群）

腫瘍が直接圧迫する神経症状以外の末梢神経への影響を指す．本症候群では，腫瘍がつくり出す異常な免疫物質（抗体）が関係し，抗神経抗体による自己免疫反応により神経障害が引き起こされると考えられている．肺癌，悪性リンパ腫などでみられる．数ヵ月で進行する亜急性感覚性ニューロパチーで，四肢のしびれ感と深部感覚障害による運動失調がみられる．

2) Crow・深瀬症候群（クロウ）

慢性進行性の多発ニューロパチーで，臓器肥大，内分泌障害，Mタンパク血症，皮膚の色素沈着，剛毛，浮腫などを伴う多臓器疾患である（指定難病）．欧米に比べてわが国で発症頻度が高い．欧米では臨床的特徴の頭文字を冠して，POEMS（ポエムス）（Polyneuropathy, Organomegaly, Endocrinopathy, M protein, Skin changes）症候群と呼ばれている．四肢遠位優位の強い感覚障害で発症し，運動系も障害され，歩行困難となることが多い．形質細胞腫に合併する症例と，Mタンパク血症だけで形質細胞腫が合併しない症例がある．

7　中毒性・薬剤性ニューロパチー

重金属，薬剤，化学物質などによる末梢神経障害を中毒性・薬剤性ニューロパチーという．診断には，中毒物質の曝露，薬剤服用歴，職業歴や居住歴の病歴聴取が重要である．原因物質の曝露，薬剤投与の中止で症状は停止・改善するが，一部は中止後も症状が進行する．

1) 重金属

有機水銀，鉛，ヒ素，タリウム（殺鼠剤）（さっそ）などで起こる．

❶有機水銀　運動失調，視野狭窄，運動・感覚障害が起こる．

❷鉛　左右非対称的に筋力低下を生じ，橈骨神経支配の上肢末梢伸筋群の運動麻痺による下垂手（鉛麻痺）が特徴的である．下肢の伸筋が侵されると下垂足もみられる．なお，小児では急性中毒として鉛脳症が起こる．

❸ヒ素　筋の萎縮，運動失調，上下肢末端の知覚異常を伴う多発ニューロパチーが出現する．

❹タリウム（殺鼠剤）　脱毛，運動性・感覚性末梢神経障害を呈する．

2) 薬剤性

抗癌薬（シスプラチン，ビンクリスチン硫酸塩など）による感覚性ニューロパチーが起こる．抗結核薬（イソニアジド）では，ビタミンB_6阻害によりニューロパチーが起こるので，B_6を補充する．

3) 有機溶剤

シンナー（n-ヘキサン）中毒では，視神経炎，多発ニューロパチーが起こる．

8　脳神経のニューロパチー

1) 顔面神経麻痺（ベル麻痺）

❶概念　急性の末梢性顔面神経麻痺で原因は確定できていないが，ウイルス感染（単純ヘルペス）により発症する．

❷症候　一側性のことがほとんどである．顔面神経麻痺の際には，表情筋の麻痺ばかりでなく，味覚の障害，涙や唾液の分泌低下，音が響く聴覚過敏などのさまざまな症状が伴う．障害回復はさ

まざまで，麻痺が完全治癒するものからほとんど回復せず後遺症を残すものまでである．

❸**診断・検査**　臨床的評価に基づいて診断される．中枢性顔面神経病変やサルコイドーシスの有無を検査する．

❹**治療**　できるだけ早期にステロイドと抗ヘルペスウイルス薬を投与することが，回復を早め後遺症を少なくするうえで重要と考えられている．また，顔面筋のリハビリテーションとして筋力増強訓練，電気刺激による筋マッサージなどが行われる．

2) Ramsay Hunt 症候群
（ラムゼイハント）

水痘・帯状疱疹ウイルス（VZV）の再活性化により発症する．顔面神経麻痺や耳介の発赤・水疱形成，耳痛，難聴，めまいなどを合併する．治療はステロイドと抗ウイルス薬の投与を行う．

3) 多発脳神経麻痺

頻度の高い脳神経は順に，外転神経，顔面神経，三叉神経，動眼神経である．多い組み合わせは，動眼＋外転，三叉＋外転，三叉＋顔面，顔面＋聴神経である．病変部位はさまざまで，海綿静脈洞，脳幹，個々の脳神経，頭蓋底であり，原因としては腫瘍が一番多く，ついで血管障害，外傷，感染症，ギラン・バレー症候群およびフィッシャー症候群である．

✦ セルフ・アセスメント ㉗

問1 末梢神経障害で正しいものはどれか．2つ選べ．
1. 四肢近位部の感覚鈍麻
2. 四肢遠位部の筋力低下
3. 起立性低血圧
4. 筋トーヌス亢進
5. 腱反射亢進

問2 末梢神経が支配する筋肉で正しいものはどれか．2つ選べ．
1. 橈骨神経―深指屈筋
2. 正中神経―短母指外転筋
3. 尺骨神経―小指外転筋
4. 脛骨神経―前脛骨筋
5. 腓骨神経―ヒラメ筋

問3 運動神経優位の末梢神経障害はどれか．
1. ギラン・バレー症候群
2. 家族性アミロイドニューロパチー
3. ビタミン欠乏性ニューロパチー
4. アルコール性ニューロパチー
5. 薬剤性ニューロパチー

問4 絞扼性ニューロパチーで最も頻度の高いものはどれか．
1. 橈骨神経
2. 正中神経
3. 尺骨神経
4. 腓骨神経

5. 脛骨神経

問5 手根管症候群で正しいものはどれか．2つ選べ．
1. 中年の男性に多い
2. 甲状腺機能低下症でみられる
3. 鷲手
4. 猿手
5. 下垂手

問6 手根管症候群の診断に役に立つ理学的所見はどれか．2つ選べ．
1. ティネル徴候
2. ファーレン徴候
3. ラゼーグ徴候
4. スパーリング徴候
5. フロマン徴候

問7 ギラン・バレー症候群で誤りはどれか．2つ選べ．
1. 発症1,2週前に先行感染がある．
2. 自律神経障害は起こらない．
3. 呼吸筋障害は起こらない．
4. 脳神経麻痺を合併することがある．
5. 髄液検査にてタンパク細胞解離がある．

問8 糖尿病性ニューロパチーで誤りはどれか．
1. 多発ニューロパチーのなかで最も頻度が高い．
2. 感覚障害が強い．

3. 自律神経障害は晩期に出現する.
4. 眼筋麻痺が起こることがある.
5. 神経伝導速度は低下する.

問9 膠原病に伴うニューロパチーの臨床病型はどれか.

1. 単ニューロパチー
2. 多発単ニューロパチー
3. 多発ニューロパチー
4. 片麻痺
5. 四肢麻痺

正解と解説

問1 2, 3

感覚障害は四肢遠位部に起こる. 筋トーヌスは低下し, 腱反射は低下ないし消失する.

問2 2, 3

末梢神経が支配する筋肉はよく覚えておく必要がある. 橈骨神経は手の伸筋群, 4と5の脛骨神経と腓骨神経は逆である.

問3 1

ギラン・バレー症候群では, 運動神経以外に自律神経も障害される. ほかの選択肢で起こるニューロパチーは感覚障害優位である.

問4 2

手根管症候群が最も頻度が高い.

問5 2, 4

手根管症候群は中年の女性に多い. 鷲手は尺骨神経障害, 下垂手は橈骨神経麻痺でみられる. 甲状腺機能低下症や慢性関節リウマチで合併する.

問6 1, 2

ラゼーグ徴候は腰椎椎間板ヘルニア, スパーリング徴候は頸椎症, フロマン徴候は尺骨神経麻痺の診断で使われる.

問7 2, 3

ギラン・バレー症候群では自律神経障害, 呼吸筋麻痺による呼吸障害をよく起こす.

問8 3

自律神経障害は早期に出現する.

問9 2

最も多い病型は多発単ニューロパチーである. 片麻痺は大脳半球障害, 四肢麻痺は脊髄障害のパターンである.

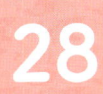
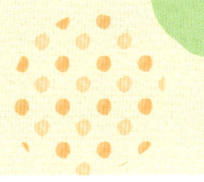

28 筋肉疾患（ミオパチー）
myopathy

A ▶ 筋肉疾患とは

　筋肉は体のなかで最も大きい臓器である．筋肉系に異常をきたす疾患のなかで，一次的に骨格筋を障害する疾患を一般にミオパチーと呼んでいる．したがって，筋萎縮などをきたす疾患のなかでも，神経系に一次的な原因があると考えられている筋萎縮性側索硬化症などの神経原性筋萎縮症はミオパ

チーとはいわない．また，全身に及ぶ原因によって種々の臓器に異常がみられる場合において，筋肉の障害も大きな意味をもつ場合，便宜的にミオパチーという（糖尿病性ミオパチー，甲状腺性ミオパチーなど）．

B ▶ 分　類

　ミオパチーには，筋組織に一次的原因があり筋に限局した障害を呈する疾患と，全身に及ぶ疾患で筋肉の障害もその主要なものである場合とがあ

る．分類上はこの2者を分けつつ，原因によりさらに細かく分類するのが一般的である．

C ▶ 症　候

　ミオパチーにみられる主な症候は，体幹に近い近位筋優位（頸部，肩甲・上腕，腰部・大腿など）の脱力・筋萎縮である．

1）筋力低下
　本人が自覚する場合は筋脱力感であり，また，しばしば筋の易疲労感となる．こうした場合，筋力検査では筋力低下が明らかとなる．呼吸筋が障害されると呼吸困難や呼吸不全の原因となる．

2）筋萎縮
　筋力低下のわりには筋萎縮が目立たない場合もあるが，多くのミオパチーでは，筋萎縮がその疾患に特徴的な分布でみられることが多い．筋萎縮に伴って脂肪組織に置き換わると，外見からは萎縮が明らかでないことがあるが，圧迫や把握の際

に筋に特有の緊張が感じられなくなる．結合織に置き換わると，むしろ独特の硬さのある肥大を示すようになる．これを仮性肥大という．

3）筋緊張の低下
　筋萎縮が明らかでない初期にも，しばしば筋緊張が低下していることがある．

4）眼筋麻痺
　ミオパチーでは，しばしば眼筋が障害され複視，眼瞼下垂，眼球運動障害がみられる．

5）咽頭筋麻痺
　先天性ミオパチー，多発性筋炎，重症筋無力症では，咽頭筋が障害され嚥下障害や発語障害が起きる．

D ▶ 検　査

　ミオパチーの検査としては，電気生理学的検査，画像検査，生化学的検査，遺伝学的検査，免疫学

的検査，病理組織学的検査などが行われる．

1）電気生理学的検査

筋萎縮が筋原性であるかどうかの検討のために行われる．筋原性のミオパチーでは，随意収縮時針筋電図で短持続電位，低電位となる．

2）画像検査

骨格筋のMRI検査は，骨格筋の萎縮状態を深部の筋まで非侵襲的に検討できる．

3）生化学的検査

血清クレアチンキナーゼ（CK）は，筋ジストロフィーをはじめとする多くの筋疾患で上昇する．神経原性筋萎縮では，CKはある程度上昇するが，筋原性筋萎縮に比して軽度である．

4）遺伝学的検査

筋ジストロフィーの原因遺伝子は，X染色体のほぼ中央に位置している．これが，ジストロフィンと名づけられた筋細胞膜構成タンパクの欠損（Duchenne型）や異常（Becker型）をもたらしていることが明らかとなり，両者の鑑別や遺伝子診断に応用されるようになった．

5）免疫学的検査

多発性筋炎や重症筋無力症ではいくつかの免疫学的異常所見が報告されているが，確定的な病因・病態の解明に至っていない．

6）病理組織学的検査

筋生検を中心とする病理組織学的検査は，筋疾患の診断に最も大きな貢献をしている．筋生検は，神経原性筋萎縮と筋原性筋萎縮を鑑別でき，さらに筋原性筋萎縮の原因を明らかにすることができる．

E ▶ 治療と予後

原因によって，治療と予後は異なる．

F ▶ 主な筋肉疾患

1 筋ジストロフィー
muscular dystrophy（MD）

骨格筋の壊死・再生を主病変とする進行性の遺伝性筋疾患の総称である．遺伝性筋萎縮症であり，指定難病である．デュシェンヌ型／ベッカー型，肢帯型，顔面肩甲上腕型の3型のほか，先天性筋ジストロフィー，眼咽頭型筋ジストロフィーなどがある．

1）デュシェンヌ型筋ジストロフィー

❶ 概念　X染色体上の遺伝子異常によって，筋細胞膜の構成タンパク（ジストロフィン）が筋細胞表面に表現されず，筋細胞が正常の機能を維持できずに変性壊死に陥る．本疾患はX連鎖（伴性）潜性遺伝をするため男児に発症する．また，1/3は突然変異によるとされている．

❷ 症候　発症は通常5歳以下で，転倒しやすい，走るのが遅いといったことで気づかれる．その後，階段昇降困難，登はん性起立（Gowers徴候，図28-1），動揺性歩行などの症状が出現する．し

だいに筋萎縮が進行し，10歳前後で起立・歩行困難となる．比較的侵されやすい筋と末期まで保たれる筋とがあり，腓腹筋は仮性肥大を示す（図28-2）．やがて股関節や膝関節などの拘縮，脊椎の前弯・側弯などが出現する．

❸ 治療

ⓐステロイド薬：一般的に5歳頃になり運動機能の低下がみられた段階で，ステロイド療法が検討される．筋力が低下するのを遅らせることで，歩行が可能な期間を延長できるとされている．また，側弯症などの合併症の発症を遅らせる効果も期待できる．

ⓑリハビリテーション：関節の変形などを防ぐためのトレーニングやストレッチ，マッサージを行う．肺の動きを保つための呼吸リハビリテーションも行う．

❹ 予後　末期には呼吸不全が進行し，人工呼吸器の使用を余儀なくされ，心筋も障害され死に至る．

2）ベッカー型筋ジストロフィー

❶ 概念　1955年にドイツの神経学者ベッカーら

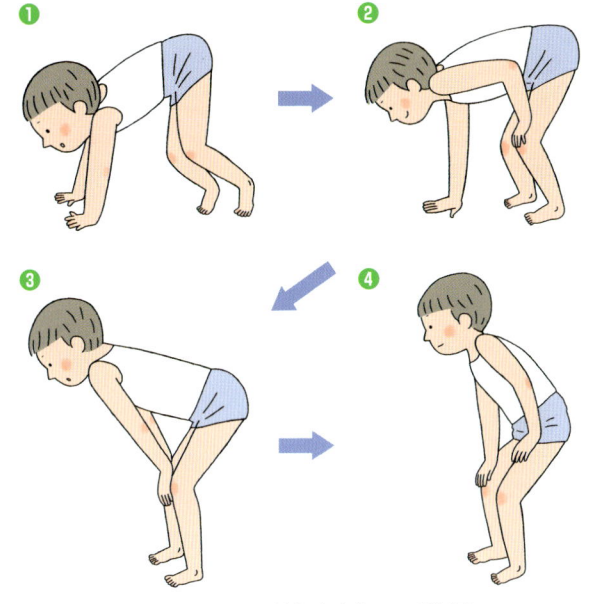

図28-1　発はん性起立（ガワーズ徴候）

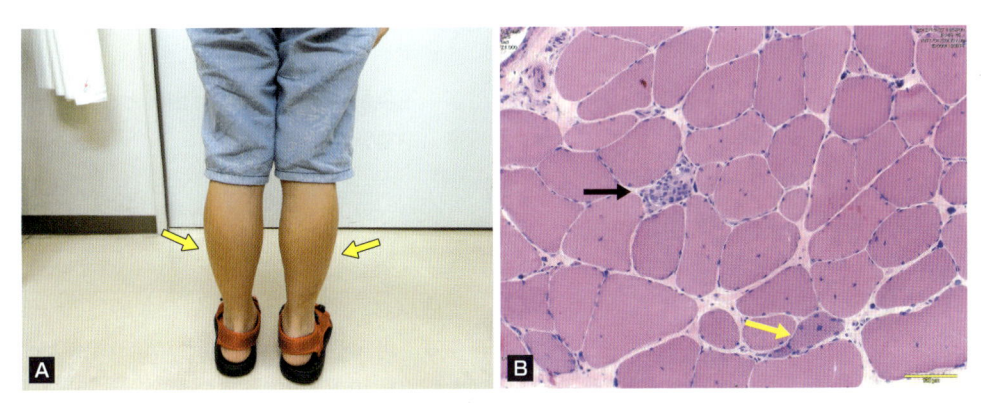

図28-2　筋ジストロフィーの仮性肥大（A）と筋生検（B）
A：腓腹筋の仮性肥大がみられる．
B：筋線維の大小不同と壊死線維（黒矢印）と再生線維（黄矢印）．　（写真提供：荒畑 創）

によってデュシェンヌ型と同様な臨床症状とX連鎖（伴性）潜性遺伝を示しながら，発症年齢が遅く進行が緩徐な症例があることが報告された．デュシェンヌ型ではジストロフィンが欠損するが，ベッカー型ではジストロフィンは骨格筋細胞表面に弱く不連続に出現している．

❷**症候**　臨床的にはデュシェンヌ型と同様の症候を示すが，デュシェンヌ型に比して幾分軽いため，多くは7歳以降に発症し15歳以降でも歩行可能である．筋におけるジストロフィン含有量の多いものほど進行が緩徐である．

3）肢帯型筋ジストロフィー

男女ほぼ同率に発症し，常染色体潜性遺伝と考えられている．発症は青年期以降のことが多い．初発部位に特徴があり，四肢近位部および腰帯，肩甲部から進行する（**図28-3**）．進行は遅く，20年以上日常生活が可能の例が多い．関節の拘縮や脊柱の著しい変形は末期まで目立たない．

4）顔面肩甲上腕型ジストロフィー

第4染色体の遺伝子異常による常染色体顕性遺伝をし，20代の男女に同率で発症する．進行が遅く，予後良好である．顔面筋が侵されるほか，肩甲，上腕の筋に萎縮と筋力低下が出現し，上肢を

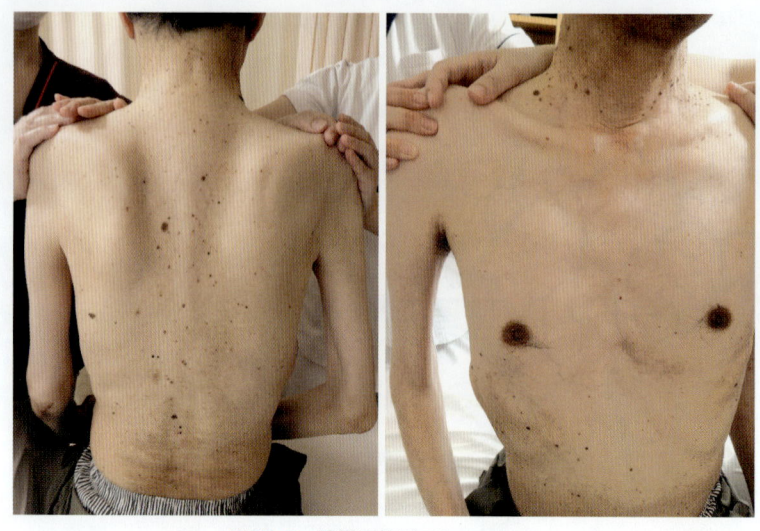

図28-3　肢帯型筋ジストロフィー

（写真提供：荒畑 創）

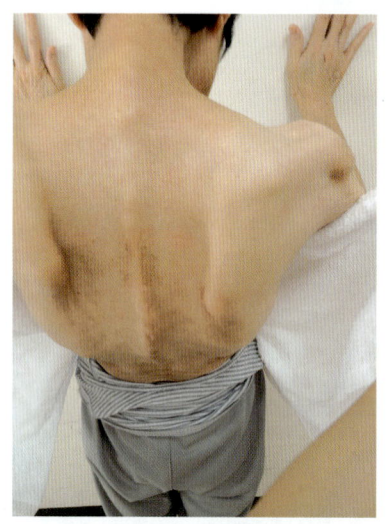

図28-4　翼状肩甲

肩甲骨の安定が低下し，このように見える．
（写真提供：荒畑 創）

前方に挙上すると肩甲骨が背中から浮いて翼のように見える（翼状肩甲）（図28-4）．

5）先天性筋ジストロフィー

生下時より筋力低下を認めるもので，わが国では福山型筋ジストロフィーがほとんどである．常染色体潜性遺伝をし，男女ほぼ同率で発症する．四肢近位筋の筋力低下に加えて，ミオパチー様顔貌，精神発達や言語発達の遅れがみられ，血清CK値は著明に増加する．原因遺伝子は同定されており，原因タンパクはフクチンと命名された．

6）眼咽頭型筋ジストロフィー

中高年で発症し，常染色体顕性遺伝形式をとる．緩徐進行性に眼瞼下垂，外眼筋麻痺，咽頭筋障害，遠位筋障害による歩行困難となる．PABPN1遺伝子異常が原因である．

2 筋強直性ジストロフィー
myotonic dystrophy

❶**概念**　顕性遺伝し，好発年齢は20〜30代である．男女差はないが，男性のほうが症状が強い．有病率は10万人に約5人である．

❷**症候**　四肢の筋力低下，筋萎縮は遠位筋にも早期からみられ，腰帯や肩甲部はむしろかなりよく保たれる．本症の特徴的所見として，前頭部禿頭，白内障，知能低下，心筋障害・心伝導系障害，性腺萎縮，糖尿病やそのほかの内分泌異常を示すことも多く，全身性疾患である．顔面には，側頭筋，頬筋の筋萎縮がみられ，斧様顔貌となる．胸鎖乳突筋の萎縮も特徴的である（図28-5）．最も特徴的な所見は，筋の収縮がおさまりにくいために生じる筋強直現象（ミオトニア）である．手を強く握って急に開こうと思っても開くことができない（把握性ミオトニア）（図28-6）．また，母指球や舌を叩打するとゆっくり収縮してゆっくり戻る現象が観察できる（叩打性ミオトニア）．

❸**検査**　針筋電図で刺入時に，特徴的なミオト

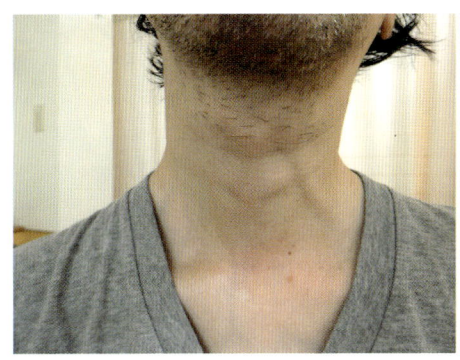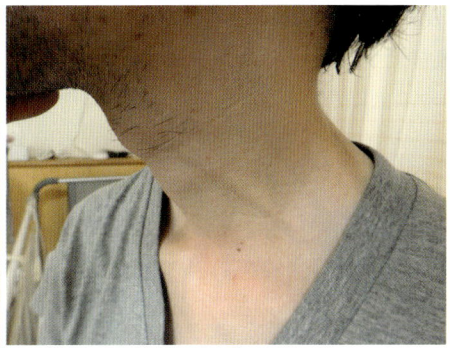

図28-5　筋強直性ジストロフィー
両側胸鎖乳突筋の著明な萎縮がみられる.

（写真提供：荒畑 創）

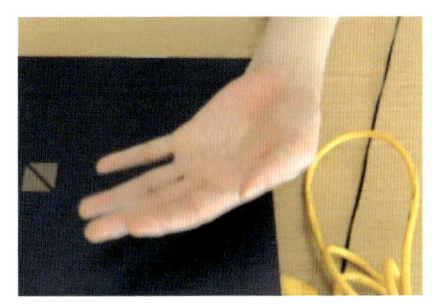

図28-6　把握性ミオトニア
親指以外が先に開き，一番最後に親指が開く．
また，指の筋の萎縮がわかる．

（写真提供：荒畑 創）

ニー放電（急降下爆撃音）を認める.

❹治療　筋萎縮などに対する有効な治療法はない.

3　炎症性筋疾患

1）多発性筋炎／皮膚筋炎

polymyositis/dermatomyositis（PM/DM）

❶概念　多発性筋炎は自己免疫性の炎症性筋疾患で，主として四肢近位筋，頸筋，咽頭筋などに左右対称性の筋力低下をきたす．これに顔面や手背などに特徴的な皮膚症状を伴うものは皮膚筋炎と呼ばれ，いずれも指定難病である．ミオパチーのなかでは治療可能な重要な疾患であり，慢性例では肢帯型筋ジストロフィーとの鑑別が必要となる.

❷症候　男女比は1：3で女性に多く，発症ピークは5〜10歳と50代である．急性発症型は週単位で急速に発症し，発熱，体重減少，筋肉痛，関節痛とともに皮疹を伴うことが多い．亜急性発症型は月単位で筋力低下が緩徐に進行する．慢性発症型は年単位の慢性の経過を示す．最も多いのは亜急性発症型である.

❸筋症状　四肢近位筋や肩甲腰帯部筋，頸筋に優位の筋力低下と筋萎縮を呈する．筋力低下のため起立困難や歩行の不安定なども出現する．罹患筋の筋痛や筋の圧痛などが出現する．咽頭筋が侵されると嚥下障害を呈する．発熱や関節痛を伴うこともある.

❹皮膚症状　皮膚筋炎では，筋症状に加えて浮腫状紅斑や発疹が顔面，前胸部などに出現する．とくにヘリオトロープ疹といわれる眼瞼の浮腫状紅斑が出現する．また，手指関節や膝関節などの四肢関節背面にはカサカサした紅斑（Gottron徴候）がみられる．色素沈着，皮膚萎縮，Raynaud現象なども認める.

❺合併症　悪性腫瘍，自己免疫疾患（関節リウマチ，全身性エリテマトーデス，混合性結合組織病など），間質性肺炎などを合併することが多い.

❻検査・診断　クレアチンキナーゼ（CK），アルドラーゼなどの筋原性酵素の上昇が最も重要である．炎症性反応として，血沈上昇，CRPの上昇，γグロブリンの上昇が疾患の活動性の指標となる．筋電図は低振幅，短持続電位といった筋原性変化がみられる．筋生検により筋炎の所見が確認できる．筋線維の萎縮と壊死，細胞浸潤，貪食像，間質の線維化など炎症性筋疾患の特徴を示す．また，免疫血清学的に各種抗体が検出されることがある.

❼治療　第一選択薬はステロイド薬である．ステロイドに抵抗性の場合は，免疫抑制薬を用いる.

悪性腫瘍合併例ではその治療を行う.

2) 封入体筋炎

主に50歳以上で発症する慢性の経過をとる筋疾患である（指定難病）. 大腿部や手指の筋肉が萎縮し，筋力が低下するため，階段が登りにくい，指先で物がつまみにくいといったような症状で発症する. 診断には筋生検が必要で，骨格筋には縁取り空胞と呼ばれる特徴的な封入体がみられ，名前の由来になっている. ステロイド薬の治療に反応しないことが多く，治療法は確立されていない.

4 ミトコンドリアミオパチー

ミトコンドリアは，ほとんどすべての細胞に存在する細胞内小器官であり，その最大の役割はエネルギー（ATP）の生合成である. ミトコンドリアのDNAの変異によって異常なミトコンドリアが産生された結果，筋・脳などの異常をきたす疾患である. これらのミオパチーでは，検査所見として筋生検で赤色ぼろ線維（ragged-red fiber）を認め，血液中の乳酸，ピルビン酸の異常高値やミトコンドリアのDNA異常がみられる.

1) Kearns-Sayre症候群

少年期から若年期に緩徐進行性に，外眼筋の麻痺，心伝導障害，網膜色素変性を3主徴に，そのほか，四肢筋力低下，小脳性運動失調，難聴，糖尿病などがみられる（指定難病）.

2) ミトコンドリア脳筋症・乳酸アシドーシス・脳卒中様発作症候群 mitochondrial myopathy, encephalopathy, lactic acidosis and stroke-like episodes（MELAS）

一般に小児期に脳血管障害の発作を繰り返し，知能低下をきたし，脳波異常やMRIで梗塞所見を認める. さらに，多くは筋力低下などの筋症状を呈する（指定難病）.

3) 赤色ぼろ線維・ミオクローヌスてんかん症候群 myoclonus epilepsy associated with ragged-red fibers（MERRF）

小児期にミオクローヌスてんかんで発症し，やがて外眼筋麻痺，四肢の筋力低下や知能低下をきたす疾患である（指定難病）.

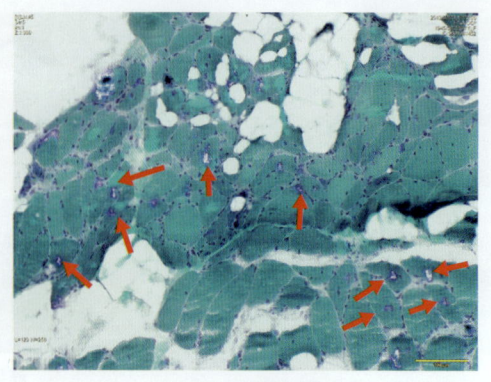

図 28-7　縁取り空胞

縁取り空胞を矢印で示す. 縁に紫色のつぶつぶがあり，これがない大きな空胞は脂肪細胞である.

（写真提供：荒畑 創）

5 遠位型筋ミオパチー

上肢または下肢の遠位筋から侵される遺伝性筋疾患で，まれな疾患である（指定難病）.

1) 常染色体潜性遠位型筋ジストロフィー（三好型）

性差はなく，10代後半から20代で発症し，筋力低下は下肢遠位部，とくに腓腹筋に早期から強く出現する. 血清CKは中等度から高度に上昇し，筋組織も筋線維の壊死，再生といった筋ジストロフィー様の変性過程を示す. 車いす生活を余儀なくされるが，寝たきり生活になることは少ない.

2) 縁取り空胞型遠位型ミオパチー

発症年齢や下肢遠位優位に障害されることは三好型に類似するが，初期には前脛骨筋の障害が目立ち，血清CKは軽度上昇を示すのみで，筋組織に多数の縁取り空胞を伴うことが特徴的である（図28-7）.

6 先天性ミオパチー

先天性の筋疾患で新生児期から筋緊張低下，筋萎縮，筋力低下などを示し，それぞれ筋に特有の病変を認めることから，ネマリンミオパチー，ミオチュブラーミオパチー，セントラルコア病と呼ばれる（指定難病）. ネマリンミオパチーでは異常構造物のネマリン小体が，ミオチュブラーミオパチーではミオチューブ（筋線維になる前の筋間細

胞）に類似した異常筋線維が，セントラルコア病では筋線維の中央部にコアをもった筋線維が，各々特徴的な所見である．

7 神経筋接合部疾患

1）重症筋無力症 myasthenia gravis（MG）

❶ 概念 MGは運動神経の筋への刺激伝達物質であるアセチルコリン（ACh）の受容体（AChR）に対する抗体が産生され，AChが結合しなくなり，神経から筋への伝導が阻害され筋力低下が生じる疾患である（指定難病）．形態的にもAChRの構造変化が著しい．

❷ 症候

ⓐ 日内変動：多くは朝症状が軽く，夕方に重い．運動の繰り返しや持続に際して筋力がしだいに低下し，休息によって回復する．そのほか感染や各種のストレスなどで症状が変動する．

ⓑ 筋力低下：眼瞼下垂，眼球運動障害，複視など眼の症状で始まる例が2/3を占める．眼症状のみにとどまるものは約10％程度で，いわゆる眼筋型と呼ばれる．ほかの多くは進行性で，半数で1年以内に，約30％は2～3年以内に全身型へ移行し，嚥下・構音障害，頸筋・四肢近位筋の筋力低下が出現する．呼吸筋も障害され，呼吸困難，血液酸素分圧の低下などを生じる．

ⓒ 合併症：胸腺腫を伴うことが多く，また，しばしばそのほかの自己免疫疾患を合併する．経過中にクリーゼと呼ばれる筋力低下が急速に増悪し，呼吸困難や気道閉塞などの重大事態に陥ることがある．これには筋無力症自体の急速悪化の場合とアセチルコリンがむしろ過剰になっている場合とがある．

❸ 検査・診断

ⓐ エドロホニウムテスト（テンシロンテスト）：抗コリンエステラーゼ薬の静注で，筋力低下が改善するかどうか確認する（図28-8）．

ⓑ 電気生理学的所見：反復神経刺激検査で，漸減現象（誘発される反応の振幅がしだいに減弱すること，waning）がみられる（p.126図20-23参照）．

ⓒ 画像所見：しばしば，胸腺の腫大を認める．

ⓓ 自己抗体検査：MGは自己抗体の種類によって①AChR抗体陽性MG（80～85％），②MuSK（筋特異的チロシンキナーゼ）抗体陽性MG（5～10％），③前記のいずれの抗体も検出されないdouble seronegative（DS-MG）に分類される．AChR抗体・MuSK抗体以外ではLDL受容体関連タンパク4（Lrp4）抗体が報告されている．

❹ 治療 抗コリンエステラーゼ薬は神経筋接合部で作用するAChの量を増加させ，症状改善の対症療法となる．免疫抑制療法が中心となり，ステ

〈投与前〉

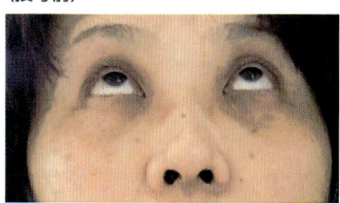
開始直後

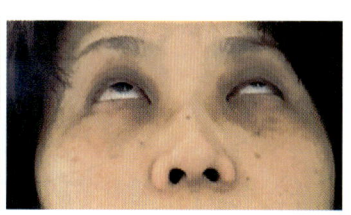
20秒後

〈投与後〉

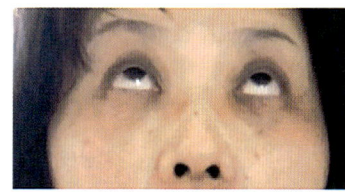
開始直後

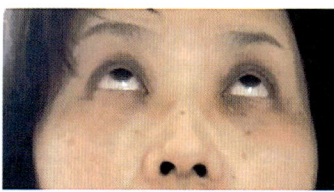
20秒後

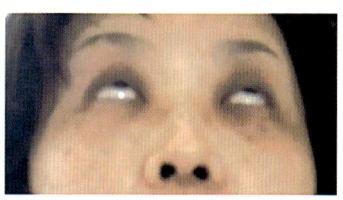
70秒後

図28-8 エドロホニウムテスト
エドロホニウムの注射後に，上まぶたが下がる（眼瞼下垂）時間が改善する．20秒で下がっていたのが70秒になった．この数値は病状により変動するため，秒数の絶対値はあまり重要ではない．

（写真提供：荒畑 創）

ロイド療法や血漿交換療法なども効果を上げている．外科的な胸腺摘除術が行われ，自己免疫状態の改善が図られる．

❺予後　眼筋型が最も予後がよく，全身重症型では約1/3は各種治療に抵抗し，不変ないし悪化する．しかし，最近は胸腺摘除術とステロイド療法によって予後がよくなり，軽症化してきている．

2) Lambert-Eaton筋無力症候群
ランバート・イートン

❶概念　悪性腫瘍，とくに肺癌に伴って神経筋移行部での伝導障害をきたすもので，主として下肢の筋力低下と易疲労性を呈する．反復運動により筋力が一時的に改善することがある．また，自律神経障害も伴う．患者の約90％が神経終末に存在するP/Q型電位依存性カルシウムチャネル（P/Q型VGCC）に対する自己抗体を有する．チャネルの機能障害または減少により，AChが神経終末から放出されるのが阻害され，その結果，神経筋伝達が障害され，筋力が低下する．

❷症候　典型例の発症年齢は40歳以降であるが，どの年齢でも発症し得る．上肢の筋力低下や眼瞼下垂，複視などは比較的少ない．その多くは小細胞肺癌で50〜60％にみられる．小脳失調が生じることがあり，その場合はほぼ小細胞肺癌を伴う．

❸検査・診断　VGCC抗体の同定を行う．筋電図検査では，低頻度反復刺激での漸減現象（waning）と高頻度反復刺激での漸増現象（waxing）がみられる（図20-23参照），後者が重症筋無力症との鑑別に重要である．抗コリンエステラーゼ薬には反応しない．

❹治療　根治できる治療法はなく，対症療法が主体となる．

3) ボツリヌス中毒

❶概念　ボツリヌス菌が産生する神経毒素により，全身の神経麻痺を生じる．ボツリヌス毒素は，コリン作動性神経終末からのAChの放出を抑制し，その結果，神経から筋肉への伝達が障害され，麻痺に至る．ボツリヌス菌は嫌気性菌で，真空パック詰食品や缶詰などで食中毒として起こる．

❷症候　原因食品を摂取してから，通常18〜48時間で発症する．典型的な臨床症状は，眼瞼下垂，複視，嚥下障害，構音障害などの脳神経障害である．意識は清明であり，感覚障害はない．脳

神経麻痺から弛緩性および対称性の麻痺が四肢の筋肉へ及ぶ．

❸検査・診断　細菌学的検査によるボツリヌス菌の検出である．

❹治療　ボツリヌス毒素に対するウマの抗血清を投与する．

8 周期性四肢麻痺

概念
四肢筋（近位筋優位）の麻痺発作を繰り返す疾患で，筋線維の膜系の機能異常および生体のカリウム代謝異常の結果生じる筋線維内での興奮伝達障害に起因する．

症候
一般的に前日の激しい運動，運動後の休息時，そのほかの誘因に伴って，両下肢の筋力低下を生じる．麻痺は短時間に両上肢に及ぶが，呼吸筋は侵されず，嚥下・構音障害も比較的出現しにくい．数時間ないし数日持続したのち，しだいに筋力は回復する．

検査・診断
遺伝性のもの（指定難病）は発作中のカリウムの値によって，低カリウム性（3.0mEq/L以下）と高カリウム性（7.0mEq/L以上）に分けられる．二次性のものでは，甲状腺機能亢進症を伴った低カリウム性で男性に多い．

治療
血中のカリウム濃度の補正である．予後はよく，発作を繰り返すが，間欠期には無症状である．しかし，発作を繰り返すと一部不可逆的な筋力低下を残すこともある．

9 筋型糖原病

糖原とはグリコーゲンのことである．グリコーゲンはグルコースがつながって枝分かれしたもので，肝臓，骨格筋，腎臓，心筋などに蓄えられる．骨格筋に蓄えられたグリコーゲンは，分解されてエネルギー（ATP）を産生する．筋型糖原病（指定難病）では，筋肉の収縮に必要なATPが産生できないために，運動時の筋痛，筋けいれんが起きる．また，分解されない基質が組織に蓄積することに

より, 筋力低下を生じるタイプもある. よく知られている病型として, Pompe病, McArdle病, 垂井病などがある.

> **MEMO ㉒　毒をもって毒を制すボツリヌス療法**
>
> 　ボツリヌス療法とは, ボツリヌス菌がつくり出すボツリヌス毒素と呼ばれるタンパクを有効成分とする薬を筋肉内に注射するもので, 筋肉の緊張を低下させ, 痙縮を改善する治療法である. これは, 神経筋接合部に作用するためである. 通常, 効果は3〜4ヵ月持続する. ボツリヌス菌そのものを注射するわけではないので, ボツリヌス菌に感染する危険性はない. 現在, 保険適用となっている疾患は, 脳卒中による痙縮, 眼瞼けいれん, 片側顔面けいれん, 痙性斜頸がある. これらの症状に対して, 内服薬による治療が困難な場合にボツリヌス療法が必要かどうか判断される.

✦ セルフ・アセスメント ㉘

問1 筋収縮のエネルギー源で正しいものはどれか.
1. グルコース
2. グリコーゲン
3. ATP
4. ADP
5. クレアチン

問2 ミオパチーの電気生理学的診断で重要なものはどれか. 2つ選べ.
1. 表面筋電図検査
2. 針筋電図検査
3. 運動神経伝導検査
4. 感覚神経伝導検査
5. 反復神経刺激検査

問3 ミオパチーの特徴はどれか. 2つ選べ.
1. 近位筋優位の筋萎縮・脱力
2. 頸筋の脱力
3. 線維束性収縮
4. 筋電図で陽性鋭波
5. 筋電図で巨大電位

問4 デュシェンヌ型筋ジストロフィー症の特徴で誤りはどれか. 2つ選べ.
1. 女児に好発
2. 動揺性歩行
3. ガワーズ徴候
4. 仮性肥大
5. 生命予後は良好

問5 筋強直性ジストロフィー症の特徴で誤りはどれか.
1. 知能は正常
2. 斧様顔貌
3. 前頭部禿頭
4. 把握性ミオトニア
5. 針筋電図で急降下爆撃音

問6 多発性筋炎/皮膚筋炎で誤りはどれか.
1. 多くは月単位で筋力低下が進行
2. 発熱・関節痛を伴う
3. CK値正常
4. ヘリオトロープ疹
5. ゴットロン徴候

問7 重症筋無力症で誤りはどれか. 2つ選べ.
1. 症状は午前中に重く, 午後に改善する.
2. 眼筋がよく侵される.
3. 胸腺腫をよく合併する.
4. 誘発筋電図で漸減現象がみられる.
5. アセチルコリンの放出が低下する.

問8 ランバート・イートン筋無力症候群で誤りはどれか. 2つ選べ.
1. 反復運動により症状が一過性に改善する.
2. 小細胞肺癌をよく合併する.
3. 誘発筋電図で漸増現象がみられる.
4. アセチルコリン受容体抗体がみられる.
5. 呼吸筋麻痺がよく起こる.

問9 ▶ ミトコンドリアミオパチーの症状で誤りはどれか．

1. 脳卒中を起こすことがある．
2. ミオクローヌスを伴うことがある．
3. 血中乳酸／ピルビン酸比が低下する．
4. 眼筋麻痺が起こる．
5. 心伝導障害が起こる．

問10 ▶ 周期性四肢麻痺で誤りはどれか．2つ選べ

1. 激しい運動をした翌朝に起こりやすい．
2. 発作間欠期も軽度の筋力低下がある．
3. 下肢優位の弛緩性麻痺．
4. 低カリウム血症が多い．
5. 甲状腺機能低下症を伴う．

正解と解説

問1 ▶ 3

ATP は筋収縮のエネルギー源である（筋型糖原病の項参照）．

問2 ▶ 2，5

針筋電図検査で，筋原性なのか神経原性なのかどうかを検索する．また，反復神経刺激検査は，重症筋無力症の検査で重要である（⑳章参照）．

問3 ▶ 1，2

3〜5 の選択肢は，神経原性筋萎縮の特徴である．

問4 ▶ 1，5

X 連鎖（伴性）潜性遺伝なので，男児が罹患する．呼吸筋障害により生命予後は不良である．

問5 ▶ 1

知能は低下する．

問6 ▶ 3

筋肉が破壊されるため，CK 値は高値となる．

問7 ▶ 1，5

症状は日内変動し，午前中は軽く，夕方重くなる．アセチルコリンの放出が低下するわけではなく，アセチルコリンが結合する受容体に抗体ができるため，アセチルコリンが結合しなくなる．

問8 ▶ 4，5

アセチルコリン受容体抗体ではなく，電位依存性カルシウムチャネルへの抗体がみられる．下肢筋力低下が初発のことが多い．

問9 ▶ 3

血中乳酸／ピルビン酸比は増加する．

問10 ▶ 2，5

発作間欠期は無症状である．甲状腺機能亢進症を伴うことが多い．

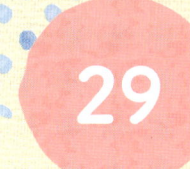

29 発作性疾患
paroxysmal disorders

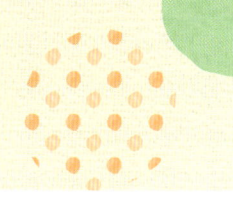

神経機能の異常によって発作性に出現し，短時間で後遺症を残さずに回復する病態である．代表的なものは，てんかん，頭痛，めまい，睡眠障害などであり，心因性疾患（ヒステリー）を除外する必要がある．

A ▶ てんかん epilepsy

1 てんかんとは

てんかん診療ガイドライン2018では，てんかんとは「てんかん性発作を引き起こす持続性素因を特徴とする脳の障害である．すなわち，慢性の脳の病気で，大脳の神経細胞が過剰に興奮するために，脳の発作性の症状が反復性（2回以上）に起こる．発作は突然に起こり，普通とは異なる身体症状や意識，運動および感覚の変化が生じる．明らかなけいれんがあればてんかんの可能性は高い」と定義している．

無熱時に起こることが多く，発作のない発作間欠期は無症状である．

2 てんかんの疫学

遺伝素因，年齢および後天的障害など種々の要素が組み合わさって発症する．

1) 発症率

てんかん患者は，世界で4,000万〜5,000万人いるとされ，発症率はどの国でもほぼ同じで人種は関係ないといわれている．発症率は1,000人のうち，5〜10人（0.5〜1.0％）の割合で，日本では60万〜100万人の患者がいると推定されている．神経疾患のなかでは一般的な病気である．

2) 年齢別発症率

てんかんは，乳幼児から高齢者まですべての年齢でみられ，とくに小児・思春期と高齢者での発症率が高いといわれている．てんかんの発症率は新生児期（生後1年未満）で高く，その後低下していくが，50代で再び上昇に転じ，60歳以上では目立っ

て上昇する傾向にある．また，認知症との合併も増えている．高齢社会となったわが国では「高齢者のてんかん」に対する理解を深めていく必要がある．

3 発作型分類

2017年に国際抗てんかん連盟は，てんかんの新分類を発表した．てんかんの発作型分類では，**焦点起始発作**と**全般起始発作**に大別される．さらに原因により，**特発性**（原因不明）と**症候性**（中枢神経の病変による）に大別される（**表29-1**）．

4 てんかん病型分類

1) 焦点てんかん（旧 部分てんかん）（図29-1A）

焦点起始発作を起こすてんかんである．発作が脳の特定部位に限局して始まるもので，意識障害を伴わない**焦点意識保持発作**（旧 単純部分発作）と，意識障害を伴う**焦点意識減損発作**（旧 複雑部分発作），焦点発作より全般発作に移行する型の3型がある．

❶ **特発性**　主として小児期に発症するもので，予後良好で，中心溝側頭部に棘波を有する良性小児てんかんなどが含まれる．

❷ **症候性**　てんかんの焦点の部位により，側頭葉てんかん，前頭葉てんかん，頭頂葉てんかん，後頭葉てんかんに分けられる．

2) 全般てんかん（図29-1B）

全般起始発作を起こすてんかんである．発作の開始から，左右の脳全体が過剰に興奮し，意識障害と全身けいれんを特徴とする．

❶ **特発性**　主に小児期から若年期に発病し，25歳以上の発病は非常に少ない．

表29-1 てんかんの4分法分類

	特発性	症候性
焦点起始発作	中心・側頭部棘波良性小児てんかん 後頭部突発波小児てんかん 　など	側頭葉てんかん 後頭葉てんかん 前頭葉てんかん 頭頂葉てんかん 　など
全般起始発作	小児欠神発作 若年ミオクロニーてんかん 　など	ウエスト症候群 レンノックス・ガストー症候群 　など

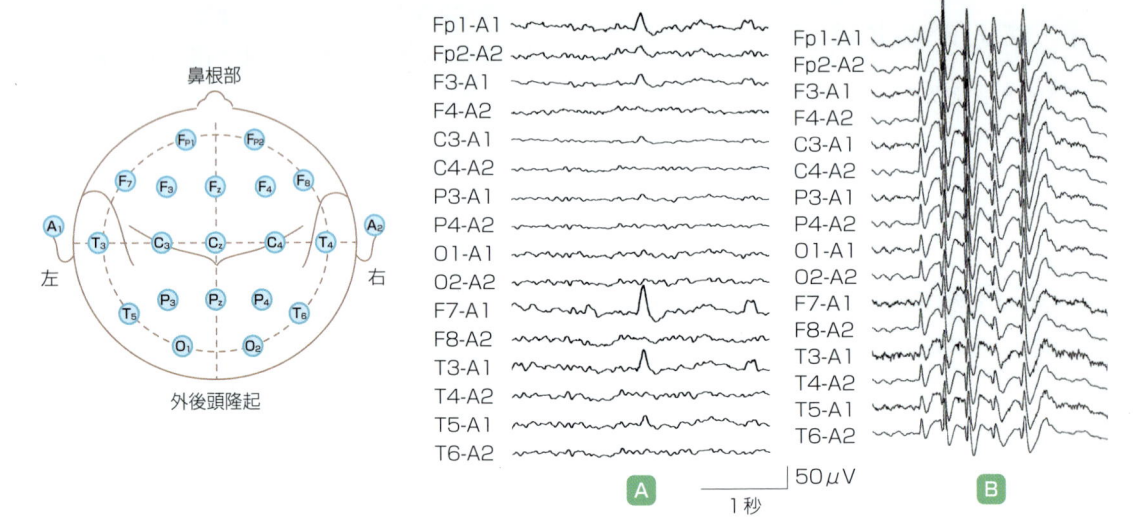

図29-1 焦点起始発作（A）と全般起始発作（B）の脳波所見

焦点起始発作では左前側頭部（F7）に最大の鋭波が出現している．全般起始発作では前頭部優位に両側同期性に棘徐波複合が出現している．

❷**症候性** 特発性全般起始てんかんよりも発病年齢が早く，新生児期あるいは乳児期に発病することが多く，発作の回数も多く，発病する前から精神遅滞や神経症状がみられる．

5 症候

運動症状と非運動症状に分けられる．図29-2に脳のてんかん発作と脳の局所症状との関係を示した．意識を失う前に上腹部の込み上げるような不快感，幻聴，嗅覚異常，手足のしびれなど前兆といわれる症状がみられることがある．焦点起始発作の診断のヒントとなる．

1）運動症状
❶**強直発作** 四肢の筋肉の持続的収縮（手足を突っ張る）である．

❷**間代発作** 短い筋収縮と弛緩を交互かつ規則的・律動的（ガクガクする）に繰り返す．

❸**強直間代発作** 全身性の強直発作に引き続き，律動的な間代発作に至る．

❹**自動症** 口をもぐもぐしたり，ものを噛む動作をしたり，口を鳴らしたり，飲み込み動作などの食機能自動症，手をもじもじしたり，服のボタンをいじったり，手を振り回したり，こすり付けたりするなどの身振り自動症，あるいは動き回ったりする歩行自動症などがある．

❺**ミオクロニー発作** 四肢，体幹，頸部などに起きる，電撃的，瞬間的な筋収縮で，持続は短く，意識消失はみられない．

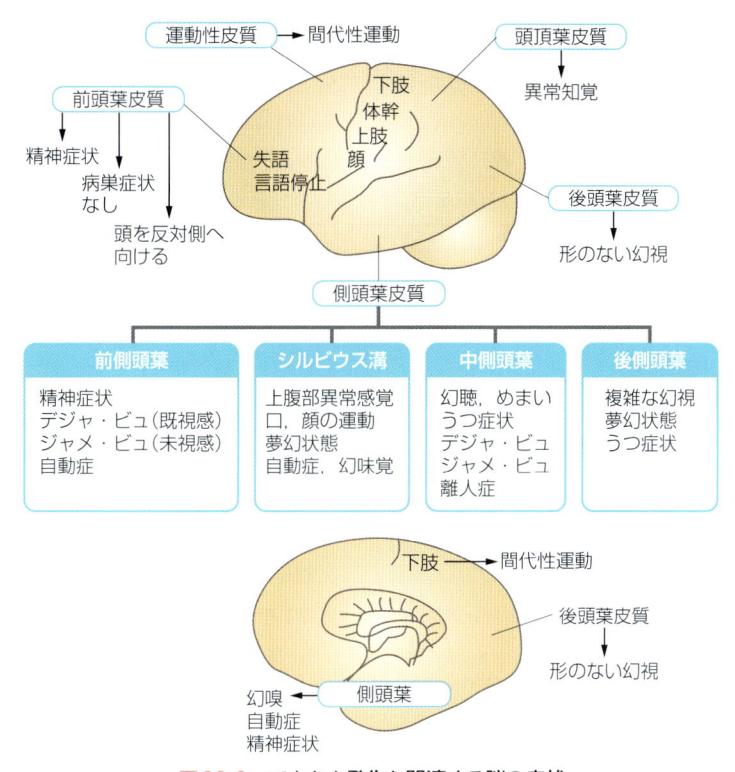

図 29-2　てんかん発作と関連する脳の症状
前頭葉，頭頂葉，側頭葉，後頭葉に対応する発作の症状を頭に入れておく．

❻運動亢進発作　のたうち回るような動きや，ペダルをこぐような足の動きである．

❼脱力発作　姿勢保持に必要な筋の脱力発作で，同時に瞬間的な意識障害を伴う．頭が突然ガクンと垂れる発作などがある．

❽てんかん性スパズム　乳児期に四肢を屈曲または伸展して，頭部をカクンと前屈させる動作を5～30秒おきに繰り返す発作が特徴的である（West症候群）．発作を繰り返すことをシリーズ形成という．

2）非運動症状

❶欠神発作　とくに前兆なく突然に始まる短時間の意識消失で，患者は精神・運動機能が停止する．

❷動作停止発作　発作起始時の短い動作停止は気づかれないことが多いため，主要症状としては認知されにくい．

❸自律神経発作　腹痛，嘔吐，下痢，動悸，紅潮などの自律神経症状が出現する．

❹認知発作　失語，失行，半側空間無視など発作中の特定の認知機能の障害を指す．認知発作は，既視感，未視感，錯覚，幻覚などの場合もある．

❺情動発作　恐怖や歓喜などの情動症状を伴うことを指す．一部の笑い発作や泣き発作でみられるような主観的な感情変化を伴わない外観上の情動症状のみもある．

❻感覚発作　視覚，味覚，嗅覚，聴覚などのさまざまな異常感覚が発作的に出現する．

6　主要疾患

1）特発性全般てんかん

とくに原因となる疾患がなく両側性に出現するもので，臨床症状から全般起始発作は運動/非運動（欠神）で分類される．

❶強直間代発作　前兆なく突然に意識が消失し全身の強直性けいれんが出現し，やがて間代性のけいれんとなる．全身の激しいけいれんによって呼吸も停止することがある．

❷欠神発作　とくに前兆なく突然に始まる短時間（数秒～数10秒）の意識消失で，患者は精神・運動機能が停止する．そのため，動作中であればその動作を突然停止し，うつろな目で一点を見つ

め（一点凝視），呼びかけに対しても反応しない．発作時，脳波で**3Hz棘徐波複合**が左右同期して出現する（**図29-3**）．

❸若年ミオクロニーてんかん　若年者に発症する．ミオクロニー発作は早朝に起こることが多く，手が突然ピクッとなることにより，朝食中に箸や茶碗を落としたり味噌汁をこぼしたりする．持続は短く，意識消失はみられない．脳波では**多棘徐波複合**がみられる（**図29-4**）．

2) 症候性全般てんかん

❶ウエスト症候群　1歳以前に発症し，**点頭て**んかんとも呼ばれる．突然，頭部を前屈（点頭）するうなずくようなしぐさのほか，体を折り曲げるようにお辞儀をしたり，両上肢を振り上げたりする発作が数秒続くが，意識は保たれていることがほとんどである（てんかん性スパズム）．脳波上は**ヒプスアリスミア**と呼ばれる律動異常を示す（**図29-5**）．精神運動の発育も障害され，予後不良なものが多い．本疾患の約60％はLennox-Gastaut症候群（指定難病）に移行する．

❷レンノックス・ガストー症候群　1〜8歳の幼少児にみられる難治性のてんかんで，成人期になっても種々の発作が持続し，精神発達も遅滞していることが多い．発作型は強直発作や，脱力発作，欠神発作だったりする．脳波上は遅棘徐波（2.5Hz以下）を示す．

3) 特発性焦点てんかん

中心・側頭部に棘波をもつ良性小児てんかんや後頭部に発作放電をもつ小児てんかんがあげられる．

4) 症候性焦点てんかん

多くのてんかん症候群が含まれる．この群のてんかんは，意識障害のないものと意識障害を伴ったものとに分けられる．

❶焦点意識保持発作　単純部分発作と呼ばれて

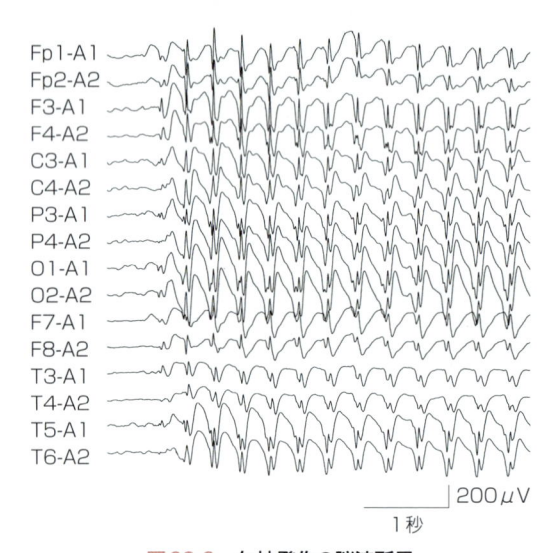

200μV
1秒

図29-3　欠神発作の脳波所見
前頭部優位に両側同期性に3Hz棘徐波複合が出現している．

100μV
1秒

図29-4　若年ミオクロニーてんかんの脳波所見
両側同期性の多棘徐波複合所見を認める．

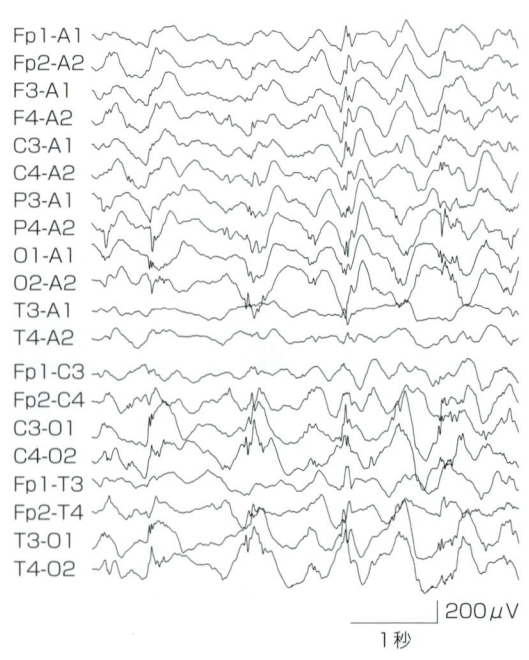

200μV
1秒

図29-5　点頭てんかんの脳波所見
ヒプスアリスミア（律動異常）を呈している．

いたもので，発作中，意識を失わず脳の片側の局所症状を示す．顔や四肢のごく軽いけいれん，感覚症状，自律神経症状，認知・情動発作などが起こる．

❷焦点意識減損発作　複雑部分発作と呼ばれていたもので，一側の側頭葉あるいは前頭〜側頭葉，辺縁系に異常発作の発射がある．臨床的には意識障害と自動症がみられることが特徴的である．欠神発作に比べ，発作の持続が長く，複雑で合目的的にみえる動作を行うことなどから鑑別できる．

❸焦点起始両側強直間代発作　二次性全般化発作と呼ばれていたもので，単一発作型ではなく発作進展様式を示す用語である．発作活動の両側への波及や同期の様式は多様であり，全般起始強直間代発作と同様の病態でないことに注意する．

5）てんかん重積状態

❶けいれん性てんかん重積　発作がある程度の長さ以上続く状態，または短い発作の場合でも繰り返し起こってその間の意識がない状態で，生命に危険が及ぶ可能性がある．従来は，発作が「30分間以上続いた場合」に重積状態とされていたが，最近の考え方では，5分以上発作が続く場合はてんかん重積状態と判断して治療を開始するようになった．

❷非けいれん性てんかん重積　脳波ではてんかん発作性異常を認めるものの，けいれん発作を伴うことなく意識障害が持続し，急性・遷延性（長時間にわたる）昏睡状態を示すことがある．複雑部分発作あるいは欠神発作が長引いた状態ともいえる．非けいれん性てんかん重積状態の場合は，いつから始まったのか明らかでないものが多い．

その症状は多様で，凝視，繰り返す瞬目，さまざまな神経心理学的障害，認知・行動障害（失語や健忘など），意識障害などを呈する．

7　診断・検査

1）脳波

てんかんの検査で最も重要である．脳波異常がなくても臨床症状からてんかんと診断できるが，典型的な脳波異常所見があればてんかんと確定診断できる．また，脳波所見から発作の臨床型や焦点を推測することができる場合が多い．焦点起始てんかんでは局所性の発作性放電（棘波，鋭波，棘徐波複合）がみられるが，全般起始てんかんでは全般性棘徐波複合を認める（**図29-1**参照）．覚醒脳波だけでなく睡眠脳波を記録することで，てんかん性異常の検出が増加する．

2）MRI

症候性てんかん発症の原因となっている脳の障害や異常を描出できることがある．皮質異形成や海馬硬化に注意する．しかし，特発性てんかんだけでなく，症候性と考えられるてんかんでもMRIに異常を示さない例は多く，MRIで異常がないからといっててんかんは否定できない．

3）PET・SPECT

一般的に焦点起始発作では，発作間欠時には代謝・血流低下を示し，発作時には代謝・血流の上昇を示す．MRIでてんかん原性の器質的異常がなくても，PETやSPECTで局所的な機能異常を描出できることがある（**図29-6**）．

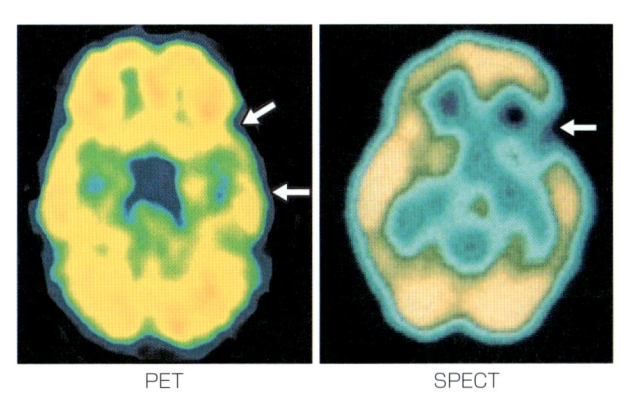

PET　　　　　　SPECT

図29-6　てんかんの画像診断（PET，SPECT）
発作間欠期の左側頭葉てんかんでは焦点部位の取り込み低下を認める.

8 治療

1) 初回発作

脳血管障害後などで2回目の発作が起きる確率の高い場合や，てんかん症候群の特徴を備えている場合には，1回だけの発作でもてんかんと診断し，より早く治療を開始する．

2) 発作誘発因子

睡眠不足，過労，飲酒が発作の誘因となる．薬物投与が原則であるが，生活習慣の改善を心がけるよう指導する．また，テレビゲームなど（光感受性）でも誘発されることがあるので，その場合はゲームを禁止する．

3) 薬物療法

❶ **投与の原則**　①てんかん発作型に適切な薬剤を選択する，②できるだけ単剤にする，③要所で血中濃度を確認する，④怠薬の有無をチェックする，ことが重要である．

❷ **抗てんかん薬の適応**

ⓐ**治療の第一選択**：焦点起始てんかんにはカルバマゼピン，ラモトリギン，レベチラセタムなど，全般起始てんかんにはバルプロ酸ナトリウムやレベチラセタムなどを用いる．

ⓑ**多剤併用**：複数の薬物の併用が必要な場合も多く，副作用や薬物間の相互作用に注意を要する．相互作用が少ない新規の抗てんかん薬の使用も考慮する．

ⓒ**てんかん重積状態**：静脈確保をしたうえで，ベンゾジアゼピン系薬（ジアゼパム，ロラゼパムなど）を静注する．治療で頓挫しない場合は，全身麻酔で抑制する．

ⓓ**外科治療**：薬剤抵抗性のてんかんの場合には，てんかん焦点切除（海馬切除など），脳梁離断術，迷走神経刺激療法が行われる．

4) てんかん発作時の処置

❶ **経過観察**　発作は突然始まるが，数分以内に自然に終わるので，発作の状況がどのようなものかをよく観察する．

❷ **安全の確保**

ⓐ周囲の状況に気を配り，眼鏡などの壊れやすい危険な物，外傷や火傷などを負いかねない物はできる限り本人から離す．体を無理に押さえつけたりすることは避け，楽な状態にし，頭を保護して仰向けに寝かせる．

ⓑ発作のときは口を固く食いしばったり噛んだりするが，口のなかにタオルを入れたり，口のなかの食べ物を取ろうとすると，かえって窒息したり口のなかを傷つけるのでやめる．

ⓒ唾液や嘔吐物が出てくることがあり，これらを喉に詰まらせないために，けいれん終了後は体ごと片側に傾け，顎は伸ばす．

❸ **医療機関への搬送**　全身のけいれんが5分以上続いた場合や，けいれんがいったん終わっても繰り返す場合，意識が戻らない場合などは，医療機関に搬送する．

9 鑑別判断

1) 心因性非てんかん発作

❶ **概念**　突発的に生じるてんかん発作に似た精神身体症状で，身体的・生理学的発症機序をもたないものをいう．

❷ **典型的な発作症候**　①発作持続時間が長い，②発作症状が変動する，③左右で同期しない体の動き，④下腹部を激しく動かす，⑤頭や体を左右に揺らす，⑥発作中に閉眼している，⑦発作中に泣く，⑧発作中の出来事を覚えている，⑨発作後の錯乱がない，⑩睡眠時に生じた発作にみえるが，脳波所見では覚醒状態であったことが確認される，ことが指摘されている．しかし，単独で確定診断できる症状はなく，参考所見と考えるべきである．

❸ 発作時のビデオ脳波モニタリングが重要である．

2) 失　神 (p.105参照)

❶ **概念**　急性・可逆性の全般的な脳血流低下に起因する一過性の意識消失と脱力である．

❷ **原因**

ⓐ**起立性低血圧**：自律神経障害（多系統萎縮症，糖尿病，アミロイドーシスなど），薬剤性，循環血液量減少など．

ⓑ**反射性（神経調節性）**：血管迷走神経性（感情ストレス，起立負荷），状況失神（咳，排便，排尿，運動後，食後など），頸動脈洞症候群など．

ⓒ**心原性**：不整脈，心疾患（弁膜症，急性心筋梗塞など）

3) めまい（⑲章参照）

❶概念 めまいの原因は，前庭神経核より中枢の病変による中枢性めまいと前庭迷路系の障害による末梢性めまいに分けられる．その性状には，回転性めまい（vertigo，天井がグルグル回る感じ）と非回転性めまい（dizziness，浮動感，立ちくらみなど）がある．

❷症候 高度の回転性めまいは末梢性に多く，非回転性めまいは中枢性に多い傾向がある．眼振の方向が末梢性では固定しているのに対し，中枢性では変化する．中枢性か末梢性かの鑑別には，頭位変換による眼振の誘発検査，温度眼振試験，足踏み試験などが用いられる．

❸原因と症候

ⓐ**末梢性めまい**：Ménière病，前庭神経炎，良性発作性頭位めまいがある．メニエール病では耳鳴，難聴を伴うためめまいが数時間続く発作を繰り返す．前庭神経炎では，感冒様症状の後にめまいが数日間持続する．良性発作性頭位めまいは耳鳴，難聴を伴わず，一定の頭位によってのみ誘発される短時間（数分以内）の回転性めまいを特徴とする．

ⓑ**中枢性めまい**：椎骨・脳底動脈循環不全とTIA，または脳幹や小脳の梗塞や出血などの血管障害が主体となる．短時間（数秒間）のめまいのほかに，複視，運動失調，運動・感覚障害を伴うことが多いが，数時間持続する回転性めまいのみを反復する例もある．小脳出血や外側延髄梗塞（Wallenberg症候群）では高度のめまいが持続する．ほかに小脳橋角部腫瘍，多発性硬化症，脊髄小脳変性症なども中枢性めまいを生じる．

❹検査 頭部MRIでこれらの中枢性病変をチェックする必要がある．ほかに薬物（抗けいれん薬，睡眠薬）や低血圧などもめまいの原因となる．

❺治療 めまい自体に著効する薬物はないが，原因疾患を考慮してステロイド薬，重曹（炭酸水素ナトリウム）の静注，抗めまい薬，制吐薬，脳循環改善薬，ビタミン類，抗不安薬などを使用する．良性発作性頭位めまいでは頭位変換により改善する例がある．

4) ナルコレプシー

❶概念 時間や場所にかかわらず，日中突然強い眠気に襲われ，居眠りを1日に何回も繰り返してしまう過眠症である．

❷症候 10代に発症（14〜16歳がピーク）する．抵抗しがたい短時間（20分以内）の睡眠発作が情動脱力発作，入眠時幻覚，睡眠麻痺などを伴って繰り返し，入眠時にレム睡眠が出現する．

❸原因 視床下部にあるオレキシン（神経ペプチドで脳幹のモノアミン神経系に作用して覚醒を維持）をつくり出す神経細胞の消失がある．

❹検査

ⓐ**睡眠潜時反復検査**：平均睡眠潜時の短縮（8分以下）がみられる．

ⓑ**睡眠ポリグラフ検査**：入眠後15分以内にレム睡眠が出現する．

ⓒ脳脊髄液中のオレキシン値が低下する．

❺治療 覚醒状態を維持する薬剤（モダフィニル，メチルフェニデート塩酸塩）を投与する．

MEMO ㉓ てんかんは紀元前7世紀には認知されていた

バビロン王朝時代の楔形文字で書かれた石版92枚〔紀元前718〜612年，（大英博物館）〕に医学教科書とも呼ぶべき記録がある．2枚に「倒れ病」，今でいう，てんかん・てんかん発作が記載されている．「てんかんは悪魔によって『捕らえられる（seize）』，『憑き物がつく』病気であり，悪魔の種類によっててんかん発作の姿は異なる」．発作症状を今日の術語に訳すと，強直間代発作，欠神発作，ジャクソン発作，焦点意識減損発作，笑い発作であり，前駆症状，前兆，発作後麻痺，誘発因子（睡眠，感情），発作間欠期精神症状，経過と予後に触れているという．石板のなかには，両手足を交互にバタバタさせる発作が終わると患者の意識はすぐにもとに戻ったり，指で鼻の頭を擦る患者は，毎回同じ発作を繰り返すという記載が残されている．てんかんは脳の病気であるとヒポクラテスは説いたが，それをさかのぼること3世紀前に，てんかんについて精細な記録が残されていたのである．

B ▶ 頭　痛 headache

1 頭痛とは

頭痛は一般的な病気で，わが国の人口の約1/3は頭痛を患っている．日常診療で頭痛を主訴とする患者は多く，その原因も多種多様である．命にかかわる頭痛とそうでないものがあり，とくにクモ膜下出血は見逃してはならない．発症形式により，急性または亜急性，慢性反復性，慢性持続性の3群に分類される．頭痛の病歴，発症様式，誘因，家族歴，服薬歴などに注意を要する．

2 頭痛の国際分類

3群に大別されている．一次性頭痛は，片頭痛，緊張型頭痛，群発頭痛とそのほかの三叉神経，自律神経性頭痛で，二次性頭痛は，頭部外傷，脳血管障害，感染症などの器質的疾患によるもの，その他として顔面痛，神経痛などである．二次性頭痛は，直接命にかかわることがあるので，適切な検査を行ってこれらを除外することが必要である．

3 診　断

図29-7に診断の進め方をまとめた．

4 症　候

1）急性または亜急性頭痛
クモ膜下出血は，今まで経験したことのない激しい頭痛が突発性に出現し，持続することが特徴である．ほかの血管障害としては，脳室穿破を伴う脳出血，小脳出血，上矢状静脈洞血栓症で頭痛の頻度が高い．髄膜炎は発熱，頭痛，項部硬直を3主徴とし，脳炎ではこれに加えて脳実質損傷による神経症候を呈する．

2）慢性反復性頭痛
❶片頭痛
ⓐ特徴：思春期（女性が多い）に初発して，家族歴を有することが多い．前兆のある例では，閃輝暗点，視野欠損，眼痛などの眼症状が拍動性頭痛に先行する．

ⓑ症状：拍動性頭痛は片側性（まれに両側性または交代性）で，数時間ないし3日間程度持続する．悪心・嘔吐や光・音過敏を伴うことが多く，暗室での臥床を好み，睡眠により頭痛が軽減することが多い．失語，片麻痺，外眼筋麻痺などの局在徴候が頭痛に前後して出現することがある．

ⓒ原因：片頭痛は三叉神経や血管の神経原性炎症によって起こるとの説が有力である．誘発因子としては精神的ストレス，食事，喫煙，薬物，月経周期，天候などがある．

ⓓ治療：発作時には消炎鎮痛薬のトリプタン系薬や酒石酸エルゴタミンの内服またはトリプタン系薬の点鼻や皮下注射が用いられる．発作間欠期にはカルシウム拮抗薬，バルプロ酸ナトリウム，

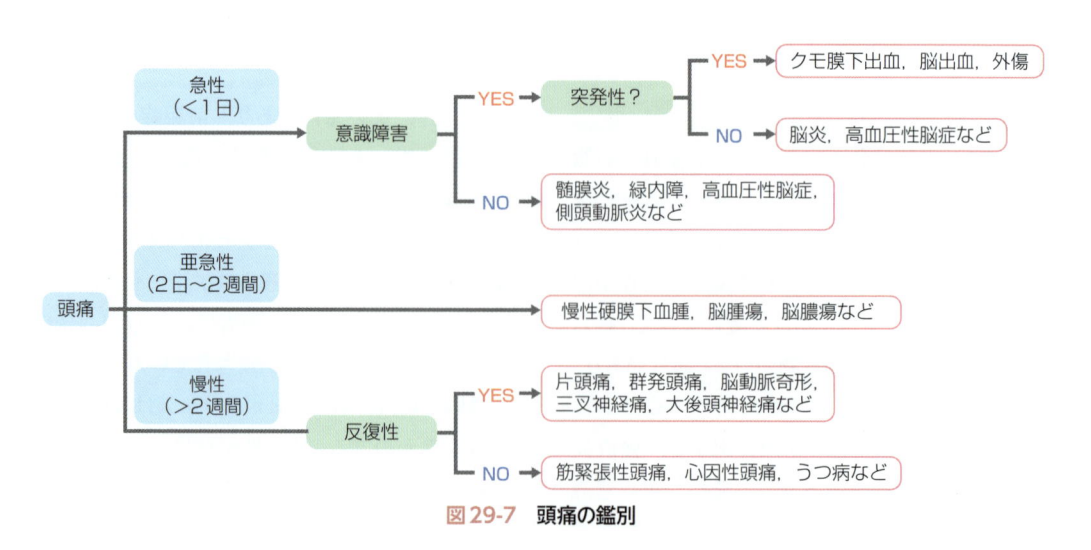

図 29-7　頭痛の鑑別

抗セロトニン薬などの予防薬投与や生活管理が重要である．発作が頻回の場合は，予防的に抗CGRP（カルシトニン遺伝子関連ペプチド）製剤を注射する．

❷ 群発頭痛

ⓐ**特徴**：片側の眼窩を中心に激痛が15分〜3時間程度持続する．中年男性に多く，1日1〜数回，同時刻（とくに夜間睡眠時に痛みで覚醒）に起こる．

ⓑ**症状**：発作は2〜6週間にわたって群発し，自然に寛解する．寛解期は数ヵ月または2年以上にわたることがある．随伴症状として結膜充血，流涙，鼻汁，Horner症候群，徐脈などの自律神経症状が出現する．

ⓒ**原因**：三叉神経から自律神経への反射が作用して起こるとの説が有力である．誘発因子として

飲酒，薬物などがある．

ⓓ**治療**：発作時には100％酸素吸入と酒石酸エルゴタミンの内服またはスマトリプタン皮下注射が用いられる．予防薬は片頭痛と同様であるが，難治性の場合には炭酸リチウムが有効である．

3）慢性持続性頭痛

❶ 緊張型頭痛

ⓐ**特徴**：慢性頭痛であり，後頸部・後頭部の鈍痛，頭重感，締めつけるような痛みが主体である．

ⓑ**症状**：午前中よりも午後に頭痛が増強する傾向がある．

ⓒ**治療**：精神安定薬，筋弛緩薬，鎮痛薬で対症的に治療する．脳腫瘍，脳膿瘍，慢性硬膜下血腫なども慢性頭痛の原因となるので注意する．

C ▶ 神経痛

疼痛は一定の神経支配領域に反復性・発作性に起こり，特定の発痛帯（トリガーゾーン）がある．三叉神経痛，舌咽神経痛，肋間神経痛などがある．原因としては，悪性腫瘍の浸潤，血管による圧迫，

ヘルペス感染後，脊髄神経の場合は椎間板ヘルニアである．治療はカルバマゼピンなどの内服薬による対症療法，神経ブロック，神経減圧術などがある．

 ✦ **セルフ・アセスメント** ㉙

問1 てんかんの有病率で正しいものはどれか．
1. 100人に1人
2. 1,000人に1人
3. 10,000人に1人
4. 100,000人に1人
5. 1,000,000人に1人

問2 てんかんの疫学で誤りはどれか．
1. 小児は成人より少ない．
2. 高齢者で増加している．
3. 認知症で増えている．
4. 成人では特発性焦点てんかんは少ない．
5. 成人では特発性全般てんかんは少ない．

問3 てんかんの病態で誤りはどれか．
1. 発作は突然起こる．
2. 無熱時に起こる．
3. 意識障害を伴う．
4. けいれんを伴う．

5. 発作がないときにも脳の症状がある．

問4 てんかん発作の誘因とならないものはどれか．2つ選べ．
1. 過労
2. 飲酒
3. 喫煙
4. 過食
5. 睡眠不足

問5 てんかんに関する記述で誤りはどれか．
1. 焦点起始発作では前兆がみられる．
2. 焦点起始発作では意識障害は起こらない．
3. 焦点起始発作では自動症発作が起こる．
4. 全般起始発作では強直間代発作が起こる．
5. 全般起始発作ではミオクロニー発作が起こる．

問6 てんかんの診断・治療で誤りはどれか．
1. 抗てんかん薬は適量の多剤投与を原則とする．

2. 抗てんかん薬の血中濃度をモニターする必要が
ある.
3. 覚醒脳波が正常の場合, 睡眠脳波を記録する必
要がある.
4. MRIでは, 皮質異形成や海馬硬化に注意する.
5. 糖代謝PETは焦点起始発作の診断に有用である.

問7 ▶ てんかんの脳波所見の組み合わせで誤りはど
れか.

1. 欠神発作—3Hz棘徐波複合
2. 若年ミオクロニーてんかん—多棘徐波複合
3. レンノックス・ガストー症候群—ヒプスアリスミア
4. 全般起始てんかん—全般性棘徐波複合
5. 焦点起始てんかん—局所性棘徐波複合

問8 ▶ てんかんと鑑別しなければならない病気でな
いものはどれか.

1. 失神
2. めまい

3. 心因性非てんかん性発作
4. ナルコレプシー
5. レム睡眠行動異常症

問9 ▶ 頭痛とその特徴の組み合わせで誤りはどれか.
2つ選べ.

1. 片頭痛—閃輝暗点
2. 片頭痛—締め付けるような痛み
3. 群発頭痛—流涙
4. 群発頭痛—中年男性に多い
5. 緊張型頭痛—拍動性頭痛

問10 ▶ ナルコレプシーに関して誤りはどれか. 2つ選べ.

1. 夜間の過眠症
2. 高齢者に多い
3. 情動脱力発作
4. 睡眠麻痺
5. 入眠時幻覚

正解と解説

問1 ▶ 1

非常に一般的な病気であることを認識しておく必要がある.

問2 ▶ 1

小児は成人より有病率が高い.

問3 ▶ 5

発作間欠期には無症状である.

問4 ▶ 3, 4

過労, 飲酒, 睡眠不足を避けなければならない.

問5 ▶ 2

焦点起始発作の場合, 意識障害の有無はてんかん病型を決めるのに重要な症候である.

問6 ▶ 1

原則は単剤投与である.

問7 ▶ 3

ヒプスアリスミアはウエスト症候群でみられる. レンノックス・ガストー症候群では 1.5 ～ 2.5Hz 棘徐波複合を認める.

問8 ▶ 5

レム睡眠行動異常症は, パーキンソン病の前段階である.

問9 ▶ 2, 5

片頭痛は拍動性頭痛, 緊張型頭痛は締め付けるような痛みが特徴である.

問10 ▶ 1, 2

昼間の過眠症と若年者に多いのが特徴である.

 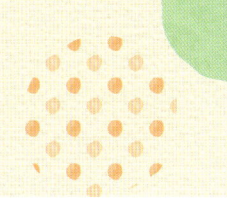

30 脱髄性疾患
demyelinating diseases

A ▶ 脱髄とは

中枢神経系の髄鞘は，乏突起膠細胞によってつくられる脂肪に富んだ膜からなっている．髄鞘は軸索全体をおおっているのではなく，一定の間隔を空けている．この隙間はRanvier絞輪と呼ばれ，活動電位はランヴィエ絞輪の部分のみを経由して飛び飛びに伝わり，神経インパルスの伝達が加速する（跳躍伝導）（p.13 図2-11参照）．髄鞘が壊れて神経軸索がむき出しになる状態を脱髄と呼び，脱髄が起こった部分では，神経の電気信号が伝わる速度が極度に低下して機能的な障害を生じる．

B ▶ 自己免疫性脱髄疾患

1 多発性硬化症
multiple sclerosis (MS)

多発性硬化症（MS）という病名は，亡くなった患者の脳や脊髄を手で触ると硬く感じるような病変があちこちにあることから名づけられた．この硬い部分では，髄鞘がまとまって消失しており，それを補う形でグリア細胞が増加し（グリオーシス），その結果，脱髄斑と呼ばれる硬い病変が形成される．なお，MSでは軸索には異常がないといわれてきたが，程度の差はあれ軸索障害を伴うことがわかってきた．

概　念
中枢神経系白質の至るところに炎症性の脱髄性病変が発生し（空間的多発），多彩な神経症状が再発・寛解を繰り返す（時間的多発）疾患である（指定難病）．

原　因
自己免疫疾患と考えられ，患者体内のリンパ球が誤って自分の脳や脊髄のタンパクに反応した結果，炎症を起こし，脱髄病変の形成に至るものと考えられている．

疫　学
罹りやすさには明らかな人種差があり，白人＞東洋人＞黒人の順である．ヒトの主要組織適合遺伝子複合体であるヒト白血球抗原（HLA）のなかでもDR2と呼ばれるタイプ（HLA-DR2）が，MSの疾患感受性に関係がある．日本では10万人に14～18人の患者数である．世界全体でみるとMSの患者数は約300万人と推定され，日照時間の少ない北欧などの高緯度地域に多い．日本の現在の患者数は約18,000人であるが，この30年間でみると10年ごとに患者数が倍増しており，生活習慣や環境の変化が関係しているものと推定される．つまり，MSは遺伝因子と環境因子の両者が密接に関連して起こる病気である．

病　理
脳や脊髄の白質に数mmから数cmの脱髄巣がみられ，側脳室周囲や脳梁，視神経，脳幹，脊髄などに好発する．活動性脱髄ではリンパ球優位の血管周囲炎症性の細胞浸潤と髄鞘の消失がみられる．

臨床経過・病型
10代後半から30代後半までに初発することが多く，男性よりも女性に多い．妊娠中は再発が減少することから，ホルモンが病態に大きな影響を与えることは確実である．初発例では，ある日突然に視力を失ったり，手足の動きにくさ，しびれ感などを感じる場合が多い．これらの症状は数週間程度で回復するが，その後再発を繰り返し，しだいに回復が不完全になり後遺症を残す．これを再発・寛解型MSと呼び，日本人のMSの70～80％を占める．再発・寛解型MSの経過の途中で，明瞭な再

発はみられなくなり，徐々に障害が進行していく場合がある．これを**二次進行型MS**と呼び，杖歩行の期間を経た後，車いす生活になることが多い．しかし，患者の症状や臨床経過は一人ひとり異なり，再発のほとんどない症例，初発から回復傾向がなく急速に進行していく症例（**一次進行型MS**）も存在する．

なお，欧米では大脳半球や小脳に病変がみられる例が多いのに対して，わが国では視神経炎と脊髄炎の割合が多いといわれてきた．近年，このような症例は**抗アクアポリン4（AQP4）抗体**が陽性で，MSとは治療薬に対する反応性も違うことがわかった．今日では**視神経脊髄炎スペクトラム障害**としてMSから分離されている．

症候

❶視神経障害　視力障害，視野異常，中心暗点，視神経乳頭耳側蒼白がみられる．

❷脳幹病変　複視や眼振，内側縦束（MLF）症候群，めまい，構音障害，三叉神経痛などがみられる．

❸脊髄病変　四肢麻痺，感覚障害，膀胱直腸障害などが起こる．

❹小脳病変　運動失調，歩行障害などがみられる．

❺大脳病変　高次脳機能障害や精神症状（抑うつ，多幸症）もけっしてまれではない．

❻その他　極度の疲労感を感じる例もみられる．また，長風呂などにより体温が上昇することによる神経症状の悪化（**Uhthoff徴候**），首を前屈したときに頸部から手足に電撃痛が走る症状（**Lhermitte徴候**）などは，MSに比較的多い症候である．**有痛性強直性けいれん**（痛みとしびれの感覚が走った後，1分ほど手足が突っ張る発作）もしばしばみられる症状である．

診断

①2ヵ所以上の中枢神経病変を示す臨床症候があり（空間的多発），②2回以上の発作がある（時間的多発），または6ヵ月以上進行性の経過を示す，③ほかの病気〔脳血管障害，脳腫瘍，HTLV-1関連脊髄症（HAM），膠原病など〕が否定される．これらがすべて満たされるとき，臨床的に確実なMSと診断される．最近ではMRI検査を重視したMcDonaldの診断基準が普及している．発症年齢（主に15～40歳に集中），髄液所見など（オリゴクローナルバンド）も参考にする．

検査

❶MRI検査　無症候性病巣を含め，脳や脊髄に多発する斑状病変を認める（**図30-1**）．T1強調画像で低信号，T2強調画像で高信号の所見がある．活動性病変ではガドリニウム増強効果を認める．しかし，MRIで決定的な所見が得られない場合もある．

❷髄液検査　**オリゴクローナルバンド**〔髄液中で増加した免疫グロブリン（抗体）は，電気泳動を行うと複数のバンドとして検出される〕が陽性となる．脱髄を反映したミエリン塩基性タンパクの上昇がみられる．

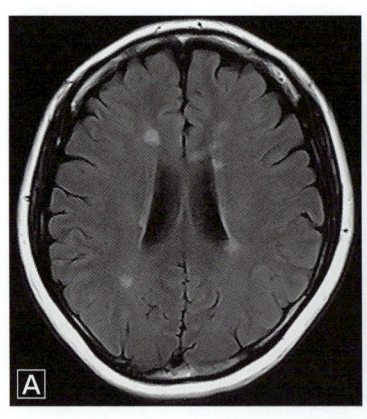
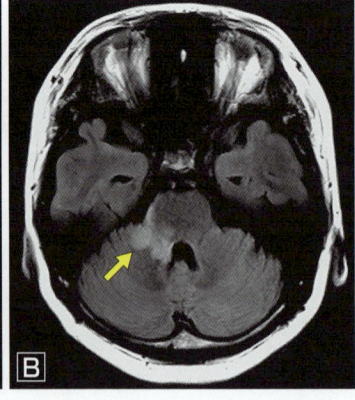
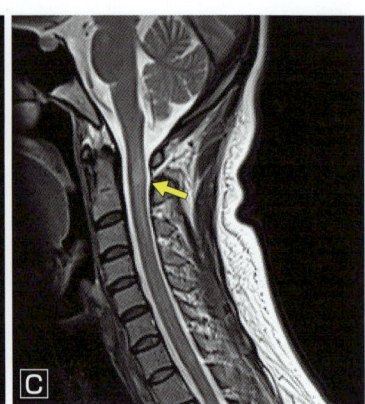

図30-1　多発性硬化症のMRI所見
A：大脳白質に多発性の白質病変を認める（FLAIR画像）．B：右小脳・橋にも高信号域を認める（FLAIR画像）．C：頸髄のC1-C3にわたる高信号域を認める（T2強調画像）．

❸免疫血清学的検査　NMOを除外するために，抗AQP4抗体を測定する．また，ウイルス性疾患（とくにHAM）や膠原病も除外する．

❹誘発電位検査　視覚誘発電位（VEP），体性感覚誘発電位（SEP），運動誘発電位（MEP），聴性脳幹反応（ABR）などで異常を認めることがあり，とくにVEPは診断的意義が高い（p.122 **図20-15**参照）．

治療

　MSの治療は，急性増悪期の治療，寛解期の治療，後遺症に対する対症療法からなる．

❶急性期　急性期，再発時にはステロイドパルス療法を行う．3クール以上行っても効果のない場合には，血液浄化療法に移行する．

❷寛解期の治療　インターフェロンβ（IFN-β），グラチラマー酢酸塩，フィンゴリモド塩酸塩，ナタリズマブ，免疫抑制薬が症状に応じて適宜用いられる．

❸後遺症に対する対症療法

　ⓐ補助薬：有痛性強直性けいれんや三叉神経痛，突然起こるしびれ感などに対して，抗てんかん薬（カルバマゼピン，ガバペンチン）が著効する．痙性が著しい場合は，抗痙縮薬などを投与する．

　ⓑリハビリテーション：症状が安定期に入れば，脊髄病変による痙性対麻痺，歩行障害などに対するリハビリテーションを行う．ただし，精神的ストレスや疲労を蓄積しないような配慮が必要である．排尿，排便などの管理や，うつ状態に対する精神的ケアも重要である．また，体温上昇によって症状が悪化する場合には，ウートフ徴候と判断し，リハビリテーションの内容を検討する．重症例では，廃用性筋萎縮，関節拘縮などの予防にも留意する．

　ⓒ生活管理：再発を誘発するので，感染症の早期治療と予防が重要である．膀胱炎の予防と治療はとくに重要である．精神的ストレス，不眠，過労も再発の誘発因子となり得るので，適宜対応する．体温上昇に伴って症状が悪化するので，長風呂，サウナ，炎天下での運動などは避ける．

予後

　数回の再発の後，長期間の寛解に入る場合もあるが，数ヵ月〜数年ごとに再発を繰り返し，徐々に状態が悪化していく場合が少なくない．

2　視神経脊髄炎スペクトラム障害
neuromyelitis optica spectrum disorders (NMOSD)

　従来，視神経脊髄型MSと呼ばれていたMS患者のなかに，抗AQP4抗体が陽性の症例が存在することが明らかになった．抗AQP4抗体がアストロサイトに対する傷害活性を示すことや，T細胞と共同して炎症を引き起こすことがわかり，視神経脊髄炎スペクトラム障害（NMOSD）は，MSとは別の疾患単位であると考えられるようになった．

概念

　突発性で重篤な視力視野障害，急性横断性脊髄炎，難治性吃逆（延髄中心管に沿った病変），痛みなどが起こる炎症性脱髄性疾患である．

病理

　視神経や脊髄に重篤な脱髄とアストロサイト傷害をきたし，壊死や空洞形成を伴う．AQP4が存在するアストロサイトが広範に脱落する．

症候

　男女比は1:9で，圧倒的に女性に多い．NMOSDはMSよりも発病年齢が高いといわれ，比較的高齢の人にも発症することがある．NMOSDの臨床的特徴は，視神経炎および横断性脊髄炎を繰り返すことにあり，片眼または両眼が失明することもまれではない．

検査

　MRIでは視神経にT2高信号病変，脊髄では3椎体以上に及ぶ長大病変が特徴である（**図30-2**）．髄液のオリゴクローナルバンドは陰性である．

治療

　急性期の治療はMSに準じるが，ステロイドパルス療法の効果が限定的な場合には，速やかに自己抗体を除去するための血液浄化療法に移行する．再発予防には少量のステロイド内服継続や免疫抑制薬（アザチオプリンなど）を用いる．IFN-β，

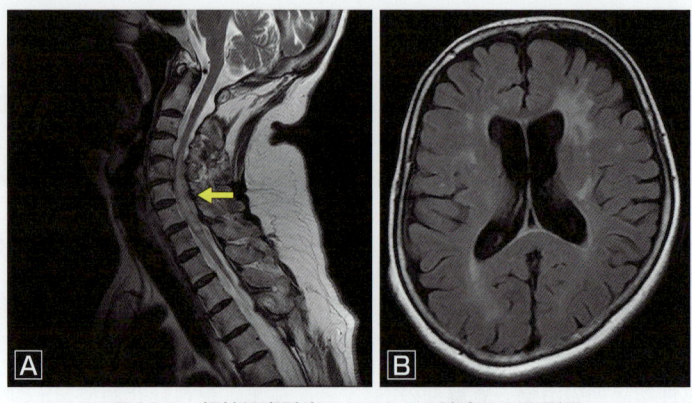

図30-2　視神経脊髄炎スペクトラム障害のMRI所見
A：頸髄のC4-C8にわたる長大病変（高信号域）を認める（T2強調画像）.
B：大脳白質にも左に強い白質病変を認める（FLAIR画像）.

フィンゴリモド塩酸塩，ナタリズマブはNMOを悪化させる可能性があるので用いない.

3　急性散在性脳脊髄炎
acute disseminated encephalomyelitis（ADEM）

概念

ADEMはMSの類縁疾患とされ，ウイルス感染やワクチン接種から2〜3週間後に急性発症する脱髄性疾患である．先行するウイルス感染は，麻疹，風疹，インフルエンザ，水痘・帯状疱疹ウイルスなどである．また，原因となる可能性のあるワクチンとしては，麻疹，風疹，狂犬病，インフルエンザなどが報告されている．ADEMはMSと異なり再発がない.

病理

中枢神経系の多発性脱髄病巣，静脈周囲性に細胞浸潤がみられる．脳や脊髄の病変にはウイルスは見いだされず，ウイルスそれ自体ではなくウイルスやワクチンの成分が引き金となり，自己免疫応答が活性化されることで病態に関与することが推測されている.

症候

対麻痺，意識障害，眼球運動障害，感覚障害など，病変分布によってさまざまな症候を呈する．頭痛や項部硬直などの髄膜刺激症候が頻繁にみられる．大脳半球病変の著しい例では，けいれん，意識障害，失語症などもみられることがある.

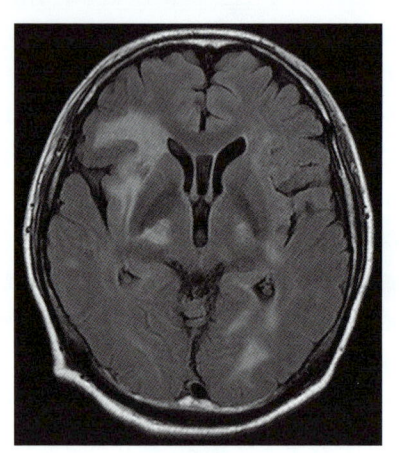

図30-3　急性散在性脳脊髄炎のMRI所見
左右半球白質，両側視床に散在性の病変を認める（FLAIR画像）.

診断

疾患に特異的な検査所見はない．血液検査では白血球増多，CRP上昇，赤沈亢進，脳脊髄液検査ではリンパ球数増多，タンパク上昇，MRI検査では中枢神経白質にT2強調病変が散在性に認められる（図30-3）.

治療

炎症を軽減させて髄鞘の崩壊を抑えるため，急性期にはステロイド薬を投与する．麻痺の強い場合には，褥瘡や膀胱炎などの合併症の予防に留意する．リハビリテーションは早期に開始してよいが，患者に大きな負担とならないようにする．病勢が落ち着けば積極的に行う.

　急性期に強い大脳障害のみられる症例では死亡に至ることもまれでないが，約90％の患者が完全に回復するといわれる．残りの患者では，さまざまな程度の麻痺，排尿困難，小脳失調などの症状が残る．

C ▶ 白質ジストロフィー leukodystrophy

　髄鞘（乏突起膠細胞）の代謝系に大きな障害を与えるような遺伝子異常による疾患群を，白質ジストロフィーと総称する．グリア細胞の一種であるオリゴデンドロサイトの減少と広範な脱髄を伴う疾患群である．まれな疾患で，幼小児期に発症することが多いが，成人発症例も存在する．

1 Krabbe病
（クラッベ）

　脱髄病変にグロボイド細胞と呼ばれる大型細胞が見いだされる．ガラクトセレブロシダーゼという酵素の欠損によって，その基質であるサイコシンが上昇し蓄積するのが原因と考えられる．常染色体潜性遺伝である．

2 異染性白質ジストロフィー

　中枢神経と末梢神経の両方に脱髄がみられる疾患で，酵素アリルスルファターゼAという酵素の欠損によるスルファチドの蓄積による．残存酵素活性が低いほど早期に発症する．後期乳児型（4歳未満の発症），若年型（4〜15歳で発症），成人型

（16歳以上で発症）に分類され，歩行障害や筋力低下から始まる．常染色体潜性遺伝である．

3 副腎白質ジストロフィー

　X連鎖潜性遺伝で，副腎の萎縮を伴う白質ジストロフィーである（指定難病）．組織や体液中に極長鎖脂肪酸が蓄積し，生化学的にはペルオキシソームの極長鎖アシルCoAシンテターゼの活性低下がみられる．進行性の知能低下，歩行障害（痙性・失調性歩行），視力低下，皮膚や粘膜の色素沈着が起こる．有効な治療法はないが，小児期発症例の早期には造血幹細胞移植が有効といわれている．

4 Pelizaeus-Merzbacher病
（ペリツェウス・メルツバッハー）

　指定難病である先天性大脳白質形成不全症の代表疾患である．本疾患はX連鎖潜性遺伝で，進行性経過をとる遺伝性脱髄疾患である．近年，髄鞘の構成タンパクであるPLP1遺伝子変異を伴う症例が報告されている．

MEMO㉔　clinically isolated syndrome（CIS）

　多発性硬化症（MS）は臨床的に多様性があるが，最初は単一の脱髄性症状で発症する．すなわち，MSの85％は視神経，脳幹または脊髄におけるCIS（最初の脱髄症状）である．CISはMSと診断できる時間的な多発性が臨床的にもMRI上も明らかでなく，MS以外の疾患が適切な検査などで除外されていることが不可欠である．CISには臨床的に単巣性病巣あるいは多巣性病巣のものがあり，MRI上で無症候性病巣があるものとないものがある．初発の際にMRIで多発性病巣が認められた患者の多くは，CISに続いて2回目の脱髄性症状を発症し，MSへと進展する．

✦ セルフ・アセスメント ㉚

問1 多発性硬化症の疫学で誤りはどれか.
1. 欧米に多い.
2. 女性に多い.
3. 高齢者に多い.
4. 10万人に14〜18人の患者数である.
5. 緯度が高くなると発病しやすい.

問2 日本人の多発性硬化症で侵されやすい場所はどこか. 2つ選べ.
1. 大脳
2. 小脳
3. 脳幹
4. 脊髄
5. 視神経

問3 多発性硬化症の病態で正しいものはどれか. 2つ選べ
1. 中枢神経の髄鞘が障害される.
2. 中枢神経の神経細胞が障害される.
3. ウイルス感染した後に起こる.
4. 急性発症した後は徐々に軽快する.
5. 症状は寛解と再発を繰り返す.

問4 多発性硬化症の症状として特徴的でないものはどれか.
1. 症状が時間的に多発する.
2. 症状が空間的に多発する.
3. 体温が低下すると症状が一過性に悪化する.
4. 頸部の前屈により背中への電撃痛放散が起こる.
5. 多幸的になる.

問5 多発性硬化症の診断にあまり有用でない検査はどれか. 2つ選べ.
1. 髄液のオリゴクローナルバンド
2. 脳・脊髄MRI所見
3. 視覚誘発電位検査
4. 筋電図
5. 脳波

問6 視神経脊髄炎スペクトラム障害について誤りはどれか.
1. 30代の男性に好発
2. 抗AQP4抗体陽性
3. 重症の視神経炎
4. 横断性脊髄炎
5. 脊髄MRIで3椎体以上の長大病変

問7 急性散在性脳脊髄炎について誤りはどれか. 2つ選べ.
1. ウイルス感染後に発症.
2. ワクチン接種後に発症.
3. 多発性の脱髄病変が脳・脊髄に広がる.
4. 意識障害は軽い.
5. けいれんは起こらない.

正解と解説

問1 ▶ 3
若年成人に多い.

問2 ▶ 4, 5
視神経, 脊髄が侵されやすい(本文参照のこと).

問3 ▶ 1, 5
髄鞘が侵される病気で, 神経細胞自体は直接障害されない. 自己免疫疾患ではあるが, ウイルス感染との因果関係は証明されていない. 数週程度で回復するが, 再発を繰り返すか, 緩徐進行性である.

問4 ▶ 3
体温が上がると症状が悪化する(ウートフ現象). 頸部前屈による電撃痛の放散は, レルミット徴候と呼ばれる. 神経症状の割に楽天的であることを多幸症(気分障害)というが, MSでは認められる.

問5 ▶ 4, 5
1〜3の選択肢の検査はMSの診断に有用である.

問6 ▶ 1
圧倒的に女性に多く, MSに比べて発症年齢はさまざまである. 2〜5の選択肢は, 視神経脊髄炎スペクトラム障害の基本的徴候である.

問7 ▶ 4, 5
意識障害やけいれんが起こる.

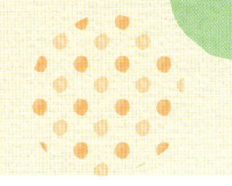

31 感染性疾患
infectious diseases

中枢神経の感染症は，障害される部位によって主に，髄膜の感染症，脳実質・脊髄の感染症，脳静脈系の感染症に分けられる．

A ▶ 髄膜炎 meningitis

1 髄膜炎とは

脳や脊髄をおおっている髄膜の部分に起こる炎症である．経過により急性，亜急性，慢性の3型に，また，原因によりウイルス性，細菌性，結核性，真菌性などに大別できる．急性発症するものは，主としてウイルス性や細菌性のものが多く，亜急性に経過するものでは，結核性や真菌性の頻度が高い（図31-1）．

2 症 候

1）髄膜刺激症候
発熱，頭痛に加えて悪心・嘔吐を訴える．
2）神経学的所見
項部硬直やKernig徴候（ケルニッヒ）が陽性であれば髄膜炎が疑われる．急性細菌性髄膜炎では，昏睡やけいれんで発症する場合がある．

3 診 断

髄膜炎の診断には，腰椎穿刺による髄液検査が不可欠である．

1）細菌性髄膜炎（化膿性髄膜炎）
髄液における好中球の著明な増加と糖の低値（血糖の1/3以下）である．通常，赤沈の亢進と末梢血の白血球増多，CRPの上昇を伴っている．
2）ウイルス性・結核性・真菌性髄膜炎
髄液細胞数の増加がリンパ球や単球などの単核球優位である場合は，これらの可能性が高くなる．結核性髄膜炎では，抗酸菌培養による診断確定に1ヵ月を要するため，PCR法を用いて髄液中の結核菌DNAを増幅し，迅速に診断する方法が採用

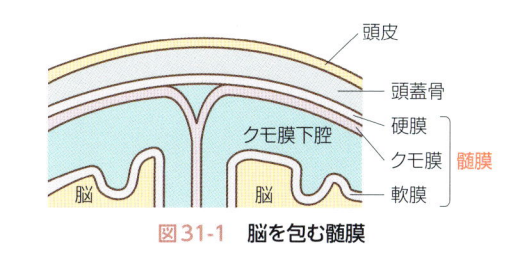

図31-1 脳を包む髄膜

される．クリプトコッカス髄膜炎では，髄液の墨汁染色により菌体を同定する方法などで確定診断される．

4 治 療

1）細菌性髄膜炎
原因菌は多数あるが，乳幼児ではインフルエンザ菌，肺炎球菌，成人では肺炎球菌，髄膜炎菌，高齢者（50歳以上）では肺炎球菌，グラム陰性桿菌が多い．初期治療は培養結果を待たずに大量の抗菌薬を投与する．急性細菌性髄膜炎の致死率はいまだに20〜30％と高く，聴力障害などを残す場合がある．

2）ウイルス性髄膜炎
エンテロウイルス，単純ヘルペスウイルスなどが多い．安静と対症療法が中心であり，通常2〜3週で自然治癒する．

3）結核性髄膜炎
イソニアジド，リファンピシンを含んだ多剤併用療法を少なくとも半年継続する必要がある．結核性髄膜炎の致死率も20〜30％と高く，後遺症は20〜30％の症例に残る．

4）真菌性髄膜炎
アムホテリシンBとフルシトシンの併用を行う．

白血病や糖尿病，膠原病などを合併する患者が多く，これらの基礎疾患に予後が左右される場合が少なくない．

B ▶ 脳 炎 encephalitis

1 脳炎とは

急性脳炎はウイルス性脳炎を指すと考えてよい．**単純ヘルペス脳炎**と**日本脳炎**が重要である．通常，発熱や頭痛に引き続き，意識障害やけいれんが出現する．大部分の患者は，悪心・嘔吐などの髄膜刺激症候を伴う．

2 辺縁系脳炎 limbic encephalitis

帯状回，海馬，扁桃体などの障害により精神症状，意識障害，けいれんなどの症状を呈する．原因は多岐にわたっているが，単純ヘルペス脳炎が最も多く，よく知られている．しかし，非ヘルペス性辺縁系脳炎の存在が最近話題となっている．

1) 単純ヘルペス脳炎 (herpes simplex encephalitis)

❶概念 単純ヘルペスウイルスの感染や，免疫力低下による再活性化によって引き起こされる急性脳炎である．前頭葉や側頭葉あるいは大脳辺縁系に好発するため，異常行動や人格変化あるいは記銘力障害などの症状が目立つ．

❷診断・検査 頭部CTやMRIで，前頭葉や側頭葉の浮腫あるいは出血性・破壊性病変が認めら

れた場合にはまず疑う（図31-2）．PCR法による単純ヘルペスウイルスDNAの検出は数日で判明する．脳波で，周期性一側てんかん型放電（periodic lateralized epileptiform discharges：PLEDs）が認められれば（図31-3），単純ヘルペス脳炎の可能性が高い．

❸治療 抗ウイルス薬（アシクロビル，ビダラビン）の投与をただちに行う．

❹予後 致死率30％前後の重篤な感染症である．後遺症の内訳では，記憶障害や人格障害の頻度が高く，てんかん，見当識障害，運動障害が続く．

2) 非ヘルペス性辺縁系脳炎

(non-herpetic limbic encephalitis)

❶概念 近年，受容体やチャネルなどの細胞表面抗原に対する自己抗体を有する自己免疫性の辺縁系脳炎に注目が集まっている．新規抗原分子がいくつか同定され，その疾患概念は拡大している．

❷代表的な自己免疫性脳炎

ⓐ**抗NMDA受容体抗体脳炎**：グルタミン酸受容体のNMDA受容体抗体による．小児から40歳くらいまでの成人に多く，発熱後数日して言動の

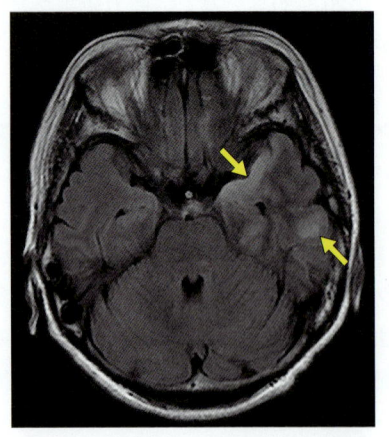

図31-2 単純ヘルペス脳炎のMRI所見
左側頭葉・辺縁系に高信号域がある（FLAIR画像）．

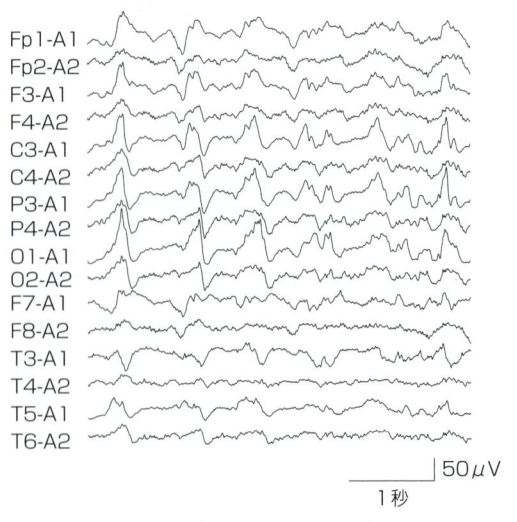

図31-3 単純ヘルペス脳炎の脳波所見
左半球優位に周期性一側てんかん型放電（PLEDs）を認める．

異常などの辺縁系症状で発病し，その後，けいれん重積もみられることがある．卵巣奇形腫を合併する症例では重症となることが多く，呼吸不全，自律神経症状，口部の不随意運動などが長期に続くことがある．脳波ではextreme delta brush（高振幅δ波にβ波が重畳）がみられる．

ⓑ抗VGKC抗体脳炎：電位依存性カリウムチャネルに対する自己抗体によるものである．非ヘルペス性辺縁系脳炎の約20％を占め，壮年期に発病し，亜急性の経過をたどる．多様性があり，認知・記憶障害，てんかん，自律神経障害などの症状が多いとされている．

❸確定診断　血清と髄液の両者で抗体の証明が必須である．

❹治療　ステロイド薬が奏効する．傍腫瘍性の場合は，腫瘍の手術・化学療法などが選択される．

3 日本脳炎 Japanese encephalitis

（概念）

日本脳炎ウイルスによって起こる．以前は日本でも流行したが，ワクチン接種の普及によって現在では年間10例未満である．夏季にコガタアカイエカ（蚊）が媒介する．意識障害，髄膜刺激症候，錐体外路症状などが出現する．

（検査・診断）

CTでは大脳基底核領域に低吸収あるいは異常信号を呈することが多い．血清学的に特異ウイルス抗体価の有意な上昇（ペア血清の補体結合抗体価で4倍以上）が認められれば，確定診断に至る．

（予後）

致死率30％前後の重篤な感染症であり，救命できた場合にも後遺症を残すことが多い．

C▶ 遅発性ウイルス感染症

1 亜急性硬化性全脳炎 subacute sclerosing panencephalitis（SSPE）

（概念）

SSPEは麻疹ウイルスの潜在性感染により起こる疾患である．1～2歳で麻疹に感染した後，変異株の麻疹ウイルス（SSPEウイルス）が脳内に持続感染するために起きる（指定難病）．

（症候）

通常6～9歳の学童期に発症することが多く，進行性に精神・神経症状が増悪する．

❶第1期　集中力の低下や無関心などの症状が出て学力が低下する．

❷第2期　びくっとした四肢-体幹の動き（ミオクローヌス）や全身のけいれん発作などが出現する．

❸第3期　意識障害や後弓反張などの症状が出ると，気管切開や経管栄養が必要になる．

❹第4期　最終的に全般的な大脳機能低下による無言症を呈する．

（検査・診断）

麻疹ウイルス抗体価が血清および髄液の両者で上昇していれば診断が確定する．脳波では周期性同期性放電（PSD）がみられる．

（治療・予後）

IFN-αの脳室内投与やイノシンプラノベクス内服などの治療により，従来2年程度であった生命予後は数年以上延長している．

2 進行性多巣性白質脳症 progressive multifocal leukoencephalopathy（PML）

（概念）

PMLはJCウイルスに感染した乏突起膠細胞が死滅することにより，中枢神経組織の髄鞘を維持あるいは新たに形成することができなくなり，脱髄が起こる疾患である（指定難病）．HIV感染者や抗癌薬・免疫抑制薬の投与を受けている患者など，基礎疾患を有する患者に起こる日和見感染である．

（症候）

40～60代に多く，発症は比較的急性である．脱髄が起こる場所によりさまざまな症候を呈するが，認知症や性格変化などの精神症状や，片麻痺・四肢麻痺のほか，視力障害も初発する．頭部MRIのT2強調画像で，多巣性の高信号領域を認める．

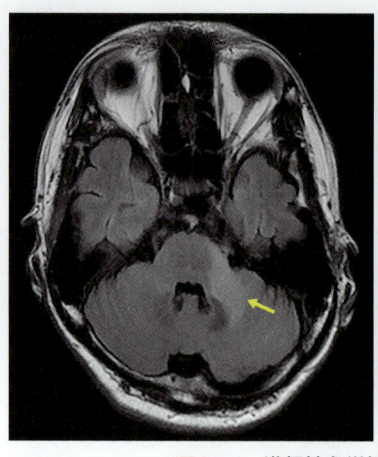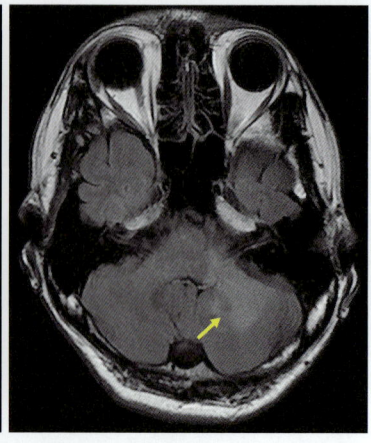

図31-4　進行性多巣性白質脳症のMRI所見
左橋，中小脳脚，小脳半球に多巣性の病変がある（FLAIR画像）．

検査・診断

　髄液中にJCウイルスDNAが存在することをPCR法で証明できれば確定診断に至るが，有効な治療法はなく，多くは6ヵ月以内に死亡する．脳

MRIのFLAIR画像，T2強調画像，拡散強調画像にて大小不同の融合性脱髄病巣が大脳皮質下白質にみられる（**図31-4**）．

D ▶ プリオン病 prion disease

　プリオン病は大脳や小脳などの中枢神経系に異常な**プリオンタンパク**が集積する疾患である（指定難病）．プリオン病は従来，遅発性ウイルス感染症に分類されてきたが，病原因子はウイルスではなく感染型プリオンタンパクである．プリオンタンパクはヒトのすべての細胞に発現しており，とくに神経系の細胞上に多い．その生理的機能は不明である．異常プリオンタンパクは，正常なプリオンタンパクが感染型に変異・変化することにより年余をかけて徐々に増加し，その集積部位が進展する．

1 孤発性プリオン病

1) Creutzfeldt-Jakob病（CJD）
（クロイツフェルト・ヤコブ）

　プリオン病のなかで最も頻度が高い疾患である．

　❶**症候**　40〜50代に発症することが多く，易疲労性，性格変化や記憶・記銘力の低下で初発する（第1期）．数ヵ月の経過で，認知症，幻覚・妄想などの精神症状，四肢のミオクローヌスや筋強直が出現し，日常生活が著しく制限される（第2期）．最終的には，大脳皮質の全般的な機能障害による無動性無言，除皮質姿勢の状態に陥る（第3期）．

全経過1〜2年で死亡する．

　❷**検査・診断**　頭部MRIの拡散強調画像では基底核や大脳皮質に沿って高信号病変が出現する（**図31-5**）．脳波上，0.5〜1Hzの周期性同期性放電（PSD）が認められると診断的価値は高い（**図31-6**）．確定診断は，死後の剖検により病理学的になされる（亜急性海綿状脳症）．髄液ではタウタンパクや14-3-3タンパクが高値となる．

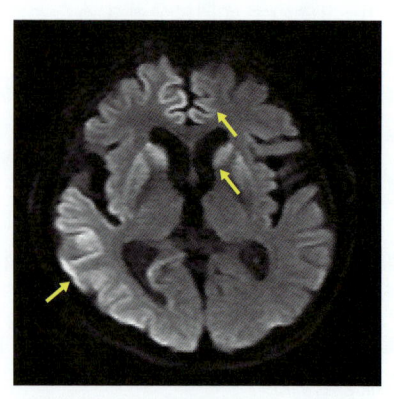

図31-5　クロイツフェルト・ヤコブ病のMRI所見

両側尾状核頭，両側被殻，両側前頭葉，左側頭葉の皮質に異常信号を認める（拡散強調画像）．

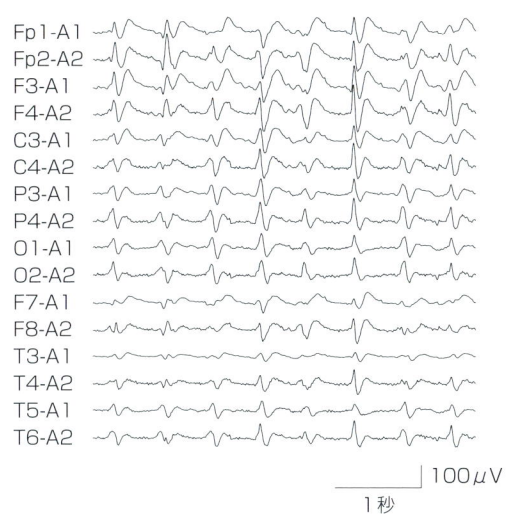

図31-6　クロイツフェルト・ヤコブ病の脳波所見
周期性同期性放電（PSD）を認める.

❸予後　有効な治療法はなく，看護する際の感染予防が重要である．患者に刺入した器具はオートクレーブ（132℃で1時間）処置あるいは焼却後に廃棄する．通常，手袋の装着は不要であるが，患者に触れた後は流水でよく手洗いする必要がある．

2　遺伝性プリオン病

遺伝子異常で同定できる．

1) Gerstmann-Sträussler-Scheinker病
（ゲルストマン・シュトロイスラー・シャインカー）

脊髄小脳変性症に類似の病態を呈し，四肢の麻痺，進行性の小脳失調，認知症などを主徴とする．発症後の余命は，多くが5～10年であるが，10年以上に及ぶ場合もある．

2) 致死性家族性不眠症

進行性の不眠症と自律神経失調症を特徴とし，1年以内に死亡する．

3　獲得性プリオン病

1) クールー病

1950年以前，ニューギニア高地の原住民フォア族に発生していた．クールー（kuru）とはフォア族の言葉で「震える」の意味である．死者の脳など食人の風習により流行した．

2) 医原性クロイツフェルト・ヤコブ病

脳手術における保存硬膜の使用や角膜移植による発症例などが知られており，いずれもプリオン病に侵された生体組織を介して感染したものである．

3) 変異型クロイツフェルト・ヤコブ病（vCJD）

ウシ海綿状脳症（BSE, 狂牛病）を患った牛肉からの感染で，1990年代半ばからイギリスを中心に流行した．20～30代の若年層に多いこと，行動異常や四肢の頑固な異常知覚を主訴として精神科を受診する場合が多いこと，小脳症状が必発であることなどの特徴があげられる．CJDと異なり，脳波上PSDは認められない．また，MRIでは拡散強調画像での高信号はみられず，FLAIR画像で視床枕や視床内側の高信号がみられる．vCJDは，ウシ海綿状脳症の原因であるプリオンタンパクがヒトに伝播したものと推定されている．経過は通常のCJDよりも長いとされるが，イギリスの症例では1～2年の経過で死亡している．

E ▶ 脳膿瘍

概念

脳膿瘍は脳実質内の限局した化膿性病変である．小児から成人まで幅広く罹患する．細菌の侵入経路としては，中耳炎や副鼻腔炎からの直接波及や，先天性の心奇形に伴って血行性に運ばれる場合などがある．孤立性のものが多いが，血行性では多発性の病巣を形成する．

症候

急性の転帰をとらず，軽度の発熱や全身倦怠感で推移した後に，視野障害や焦点てんかん，片麻痺，脳神経麻痺，小脳失調などで発症する．また，頭蓋内圧亢進のために頭痛，悪心・嘔吐のほか，徐脈やせん妄などを呈する場合がある．

検査・診断

確定診断には頭部MRIが有用である．円形または楕円形の低信号域を認め（**図31-7**），造影すると被膜の部分がリング状に描出される．血液検査で，白血球増多やCRPの上昇を認めるが必発ではない．膿瘍が被包化された後は，髄液の菌培養は陰性に出ることが多い．腰椎穿刺は脳ヘルニアを

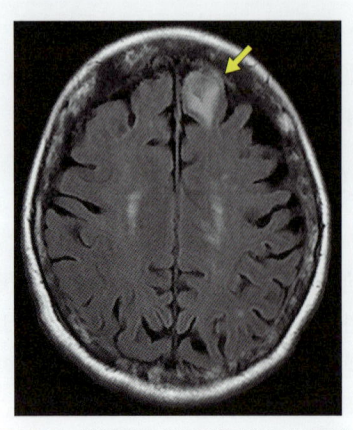

図31-7　脳膿瘍のMRI所見（FLAIR画像）

誘発する危険があり，頭蓋内圧亢進が疑われる場合には禁忌である．

（治　療）

髄液移行のよいペニシリン系やセフェム系抗菌薬の投与を強力に行う．頭蓋内圧降下薬や抗けいれん薬を使用し，ステロイド薬を併用することもある．これらの治療で改善がなければ，穿刺排膿法や被膜外全摘術などの外科的治療に切り替える．

F ▶ 後天性免疫不全症候群 acquired immunodeficiency syndrome（AIDS）

（概　念）

エイズは**ヒト免疫不全ウイルス（HIV）**による感染症である．HIVによる感染は血液や精液を介して起こる．主な経路としては，性行為や輸血，母児間の垂直感染などがあげられるが，かつて，日本では輸入血液製剤によるものが大部分を占めた．

（病　態）

HIVは，抗体産生や細胞傷害性T細胞の誘導などに必要なCD4陽性ヘルパーT細胞に感染し，細胞死を起こさせるために，宿主は免疫不全状態となる．

（症　候）

HIV感染後2〜12週で発熱，頭痛，関節痛，リンパ節腫大などの症状を呈するが，無菌性髄膜炎や脳症を合併することがある．その後数年間は，急性または慢性の炎症性脱髄性多発根神経障害を発症する可能性がある．日和見感染症やカポジ肉腫などの悪性腫瘍を伴うエイズに至ると，多彩な神経症候を呈する．このうち，HIV脳症はエイズ認知症とも呼ばれ，物忘れや集中力の低下といった症状で初発し，最終的には高度の認知症に至る．

（検査・診断・治療）

HIV感染は，病初期を除いて抗HIV抗体を血清中に検出することで確定される．日和見感染症に対しては，各々の病原体に応じた治療薬を使用する．エイズの治療は，多剤併用療法（highly active antiretroviral therapy：HAART）が主体で（近年ではARTと呼ばれることが多い），核酸系逆転写酵素阻害薬に，プロテアーゼ阻害薬や非核酸系逆転写酵素阻害薬，インテグラーゼ阻害薬を組み合わせて用いる．HAARTにより，エイズによる致死率の減少とHIV脳症の予後改善がもたらされた．

G ▶ 神経梅毒

（概　念）

梅毒スピロヘータによる中枢神経系の感染によって起こる．梅毒は性行為で感染するが，輸血も原因となる．

（症　候）

感染後初期には，髄膜炎症状や難聴，顔面神経麻痺をきたすことがあり，経過中には，脳血管の内膜炎による脳血管障害を引き起こす場合があ

る．脊髄癆は，30〜50代の男性に多い病態である（p.206参照）．進行麻痺（general paralysis）は，感染後10〜12年で主に大脳皮質が侵され，精神障害が目立つ．

（検査・診断）

脂質抗原法（RPRテスト，ガラス板法など）は，梅毒の活動性の指標となる検査であるが，非特異的検査のため疑陽性も多い．TP抗原法（TPHA，

FTA-ABSなど）は，梅毒に特異的な検査で，陽性の場合は梅毒確定である．

治療

水溶性ベンジルペニシリンカリウムの静注が第一選択である．

H▶ ライム病 Lyme disease

病原体はボレリア（細菌）で，マダニに刺されてから数日〜数週間で発病する．感染初期には，特徴的な遊走性紅斑と呼ばれる皮疹が現れることが多い．ほかに筋肉痛，関節痛，頭痛，発熱，悪寒，倦怠感などのインフルエンザ様症状を伴うこともあ

る．約4週間後の播種期には病原体が全身に広がり，皮膚症状，神経症状，不整脈，眼症状，関節炎，筋肉炎など多彩な症状が現れる．感染から数ヵ月〜数年を経た慢性期には，慢性萎縮性肢端皮膚炎，慢性関節炎，慢性脳脊髄炎などが出現する．

I▶ その他の微生物による感染性疾患

マイコプラズマ感染では，脳炎，髄膜炎，横断性脊髄炎，多発根神経炎が起こる．トキソプラズマ症では，胎内感染により，脳内石灰化，脈絡網膜炎，水頭症などが起こる．後天性では，日和見

感染として，髄膜炎，脳膿瘍，脳炎などが起こる．寄生虫（肺吸虫症，包虫症，住血吸虫症）やマラリア感染にも気をつける．

✦ セルフ・アセスメント ㉛

問1▶ 髄膜炎の診断について誤りはどれか．2つ選べ．
1. 項部硬直がある．
2. 発熱・頭痛・嘔吐がある．
3. 細菌性では髄液の墨汁染色を行う．
4. 結核性では，髄液のPCR検査を行う．
5. ウイルス性では，髄液の細胞数増多と糖の低値がある．

問2▶ 脳炎とその原因の組み合わせで誤りはどれか．
1. 自己免疫性脳炎（抗NMDA受容体抗体脳炎）―卵巣奇形腫
2. 進行性多巣性白質脳症―JCウイルス

3. プリオン病―異常プリオンタンパク
4. 亜急性硬化性全脳炎―麻疹
5. AIDS脳症―HTLV-1

問3▶ 特徴的な脳波所見を示さない脳炎はどれか．2つ選べ．
1. 自己免疫性脳炎（抗NMDA受容体抗体脳炎）
2. 進行性多巣性白質脳症
3. 亜急性硬化性全脳炎
4. プリオン病
5. AIDS脳症

正解と解説

問1▶ 3，5
髄液の墨汁染色は真菌（クリプトコッカス）の診断で使う．髄液の細胞数増多と糖の低値を示すのは，細菌性髄膜炎である．ウイルス性では糖の低値はみられない．

問2▶ 5
HIV脳症は，ヒト免疫不全ウイルス（HIV）感染で起こる．HTLV-1感染は，HAM（HTLV-1関連脊髄症）を引き起こす．

問3▶ 2，5
自己免疫性脳炎ではextreme delta brush，亜急性硬化性全脳炎とプリオン病では周期性同期性放電が診断の補助となる．

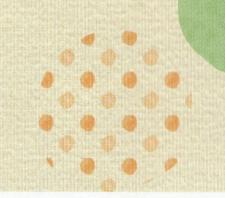

32 中毒性疾患
toxic diseases

A ▶ 急性中毒の一般的治療法

速やかに曝露から解放し，バイタルサインの観察，呼吸・循環管理を行う．経口摂取後，数時間以内の場合は胃洗浄を行うが，強酸または強アルカリ中毒で30分以上経過している場合は禁忌である（粘膜の腐食作用が強く，食道や胃の損傷リスクがあるため）．大量の輸液と利尿薬による強制利尿，人工透析などを行うこともある．毒物が判明し適切な解毒薬がある場合は使用する．

B ▶ アルコール中毒

1) 急性中毒

飲酒（エチルアルコール）の程度に応じ，酩酊から意識障害，昏睡，最終的には呼吸停止をきたす．一気飲みにより，急激に血中濃度が上昇すると死亡することがある．

2) 慢性中毒

大脳萎縮による認知機能低下，小脳萎縮による小脳性運動失調，多発ニューロパチーなどの末梢神経障害，ビタミンB群欠乏症などがある．慢性中毒者が飲酒を中断すると半日ないし数日間，離脱症状（禁断症状）として，振戦，幻覚，けいれんなどが現れる．重症の場合は，振戦せん妄と呼ばれる．治療としては，呼吸・循環の管理，グルコースとビタミンB群の輸液，せん妄に対して鎮静薬の投与などを行う．

3) メチルアルコール（メタノール）中毒

事故や自殺企図などで工業用アルコールを摂取した場合，代謝産物の蟻酸により，失明や両側線条体壊死をきたす．

C ▶ 一酸化炭素中毒

病因

一酸化炭素（CO）は，血液中のヘモグロビンと強く結合して酸素の運搬を阻害するほか，組織呼吸も障害する．

症状

軽症例では頭痛，めまい，悪心・嘔吐を呈するのみである．重篤な場合は意識障害をきたし，昏睡から死に至る．皮膚はCOヘモグロビンによりピンク色を示す．意識障害から回復した後，1〜3週間して再び意識障害に陥るものを間欠型という．後遺症として認知症，Parkinson症候群などを呈する．

検査

MRIでは，淡蒼球と大脳白質に病変がみられる．

治療

酸素による速やかな強制呼吸，高圧酸素療法，ステロイド薬の投与などがある．

D ▶ 薬物中毒

神経系の障害を起こす薬物は多数存在する（抗結核薬，抗腫瘍薬，抗菌薬など）．薬害としては，スモン（subacute myelo-optico-neuropathy：SMON,亜急性脊髄視神経ニューロパチー）がある．1955年頃より1970年まで発症がみられた疾患で，整腸薬として使用されていたキノホルムが原因であるこ

とがわかっている．下痢や腹痛などの腹部症状に対してキノホルムを投与された数週後に，下肢の痙性麻痺，深部覚障害による失調歩行，下肢末端のビリビリ感，20～30％に視覚障害がみられた．

1970年以降の発症はないが，後遺症に苦しむ患者は今も存在しており，特定疾患治療研究事業の対象疾患として医療費が助成される．

E ▶ 有機溶剤

有機溶剤の多くは中枢および末梢神経を障害する．ベンゼン，トルエンはシンナー中毒の原因物質であり，多幸感，錯乱，幻覚，意識障害などをきたす．慢性期には視神経や末梢神経も障害される．n-ヘキサンは末梢神経の軸索変性をきたし，感覚優位の多発ニューロパチーを起こす．

F ▶ 重金属

1) 慢性の鉛中毒

貧血と運動優位の多発ニューロパチーをきたす．両側の橈骨神経麻痺による垂れ手が有名であるが，ほかの神経も侵される．

2) 慢性の有機水銀中毒

Hunter-Russell症候群（視野狭窄，言語障害，運動失調），難聴，末梢神経障害（口囲しびれ，四肢遠位部しびれ）などをきたす．わが国で水俣病として知られている．

3) ヒ素中毒

急性期の下痢，嘔吐に続き，高度の末梢神経障害をきたす．Guillain-Barré症候群の重症型に似ている．貧血，白血球減少などの骨髄抑制所見がみられる．

4) タリウム中毒

殺鼠剤に含まれ，曝露後2週目に起こる脱毛と脳症状，多発ニューロパチーが特徴である．

5) 慢性マンガン中毒

パーキンソン症候群を発症する．

G ▶ 細菌毒素

破傷風菌の毒素〔抑制性神経伝達阻害（脊髄，脳幹）〕で筋緊張とけいれんを起こす．咬筋けいれん，項部硬直，後弓反張（全身が後方弓形にそりかえる状態），痙笑（ひきつり笑い），嚥下困難を特徴とする．

H ▶ その他

農薬として広く使用されている有機リン剤は抗コリンエステラーゼ作用を有し，アセチルコリン受容体刺激による悪心・嘔吐，腹痛，下痢，唾液分泌亢進，筋れん縮，興奮，錯乱などをきたす．軍用に開発された神経ガスも同じ作用機序であり，わが国で起こった地下鉄サリン事件が想起される．慢性中毒では多発ニューロパチーを起こす．

✦ セルフ・アセスメント ㉜

問1 中毒性神経障害の組み合わせで誤りはどれか.

1. 一酸化炭素中毒—パーキンソン症候群
2. キノホルム—スモン
3. 有機水銀中毒—水俣病
4. マンガン中毒—多発単ニューロパチー
5. 破傷風—けいれん

正解と解説

問1 4

マンガン中毒では,パーキンソン症候群を発症する.

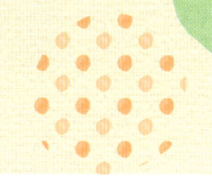

33 全身疾患と神経合併症
systemic disease and neurological complications

A ▶ 内分泌疾患

1 糖尿病

糖尿病は，内分泌疾患のなかでは最も頻度が高く，成人日本人の約10％が罹患している．動脈硬化など種々の全身性合併症が生じるが，神経系の合併症も多い．また，糖尿病の存在はAlzheimer病や脳血管性認知症の危険因子でもある．

1) 急性合併症（糖尿病性昏睡）

❶ **糖尿病性ケトアシドーシス**　主にインスリン依存性糖尿病（1型）で，インスリン投与中断や感染などを契機として生じ，悪心・嘔吐，腹痛などとともに意識障害が出現する．検査では，高血糖（250mg/dL以上），ケトン体による代謝性アシドーシス（pH<7.3），糖尿および尿中ケトン体陽性，高度の脱水などを示す．

❷ **高浸透圧高血糖状態**　高齢のインスリン非依存性糖尿病（2型）にみられる中枢神経障害で，意識障害，けいれん，片麻痺などを呈し，脳血管障害の発作と間違われることがある．著明な高血糖（600mg/dL以上），血清高浸透圧（350mOsm/kg以上），浸透圧利尿による高度の脱水を示すが，ケトン体はみられない．感染，脳血管障害，心筋梗塞を契機に発症することが多い．

2) 脳血管障害の危険因子

糖尿病患者では，脳梗塞を発症する危険率が高く，非糖尿病患者の2〜4倍といわれる．糖尿病による動脈硬化の加速と血液の凝固能亢進の両者が原因と考えられる．大脳の多発性小梗塞（多発性ラクナ梗塞）や椎骨・脳底動脈系の梗塞の合併が多い．

3) 糖尿病性末梢神経障害（糖尿病性ニューロパチー）

糖尿病は高頻度にさまざまなタイプの末梢神経障害を伴う．これらを総称して糖尿病性ニューロパチーという（p.215参照）．

2 低血糖症

血糖値が50〜60mg/dL以下になると空腹感，悪心，あくび，嗜眠，計算力低下などが出現し，さらに低下すると頻脈，発汗，過呼吸などの交感神経刺激症状を示し，さらには昏睡（低血糖性昏睡），けいれんに至る．高齢者では典型的な症状を示さず，人格変化，興奮，せん妄，片麻痺などを示し，脳卒中や認知症などと誤診されることがある．原因には，経口血糖降下薬やインスリンの過剰投与，内因性低血糖（インスリン産生腫瘍など），食後の反応性低血糖（胃切除後症候群など）がある．

3 甲状腺機能亢進症（Basedow病）

20〜40代女性に多い．眼球突出，体重減少，頻脈，下痢，精神症状（イライラ，過敏），振戦などの一般症状のほか，近位筋の進行性萎縮と筋力低下を示す甲状腺中毒性ミオパチーや，眼筋ミオパチーによる眼球運動障害，甲状腺中毒性周期性四肢麻痺などが合併することがある．なお，周期性四肢麻痺はほとんどが男性で，数時間続く四肢の弛緩性麻痺を示す．

4 甲状腺機能低下症

神経系合併症として，ミオパチー，ニューロパチー，認知症，意識障害（粘液水腫昏睡）がある．ニューロパチーとしては手根管症候群が多い．甲状腺機能低下による認知症は徐々に進行し，幻覚・妄想などを伴うことが多いため，単なる老化による物忘れとされたり，他疾患と間違えられたりする．特徴的な顔面・四肢の浮腫（粘液水腫），低体温，徐脈，心拡大などを示す．

5 副甲状腺機能障害

副甲状腺機能亢進により，血清カルシウム値が16mg/dL以上になると脳症を起こす危険があり，意識障害，認知症症状などを示すことがある．一方，副甲状腺機能低下では低カルシウム血症により，筋けいれん（テタニー）をきたす．

B ▶ 血液疾患

1 白血病

中枢神経系合併症としては，腫瘍細胞の髄膜浸潤，脳出血，脳内腫瘤形成などがあり，死因として重要である．脳出血は皮質下に多い．治療薬ビンクリスチンによる末梢神経障害，メトトレキサートの髄注による脊髄症もある．

2 悪性リンパ腫

B細胞性，T細胞性に大別され，中枢神経系以外の臓器原発性リンパ腫が脳，脊髄に浸潤する場合と，中枢神経系原発の悪性リンパ腫とがある．いずれも，片麻痺，失語症などの大脳局所症候，けいれん，意識障害，脊髄圧迫による対麻痺など多彩な神経症候を示し，進行する．

3 多発性骨髄腫

腫瘍形成による圧迫性脊髄障害，多発ニューロパチー，過粘稠症候群（血液粘度上昇による頭痛，けいれん，認知機能低下など）を合併することがある．

4 Crow・深瀬症候群

形質細胞腫が原因となって多発ニューロパチーをきたす疾患で，亜急性に進行する四肢遠位優位の運動・感覚性障害をきたす．皮膚の色素沈着，剛毛，臓器腫大，浮腫などの特徴を示すことが多く，血中にMタンパクが出現する（欧米ではこれら症状の頭文字をとってPOEMS症候群とも呼ばれる）．ステロイド薬に反応することが多い．

5 血友病

X連鎖潜性遺伝をとるため，ほとんどが男性である．止血に必要な凝固因子の欠乏により，出血しやすくなる．脳，脊髄，筋肉内に出血をきたす．筋肉内に出血すると末梢神経圧迫症状をきたすことがある．

6 播種性血管内凝固症候群
disseminated intravascular coagulation syndrome (DIC)

血管内で広範に血液が凝固し，血小板が消費される重篤な病態である．悪性腫瘍がある場合や，重症感染症，高齢者などで起こりやすく，血小板は減少し，出血傾向を示す．大脳皮質の小梗塞が多発する．

C ▶ 肝疾患

慢性肝性脳症や肝性昏睡，劇症肝炎，肝硬変，肝癌末期に肝機能不全に陥ると，血中アンモニアなどが高値を示し，羽ばたき振戦，ミオクローヌス，意識障害や認知症，異常行動などを示す．脳波検査で三相波（陰−陽−陰性で陽性波が大きい）を示すことが特徴である（図33-1）．

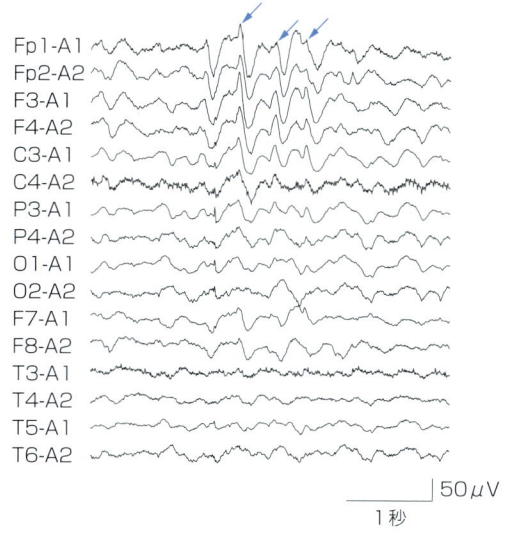

図33-1 **肝性脳症の脳波所見**
三相波を認める．

D ▶ 腎疾患

1 尿毒症性脳症

末期腎不全では認知症症状やミオクローヌス，固定姿勢保持困難などを呈し，昏睡に陥る．

2 尿毒症性ニューロパチー

多発ニューロパチーのほか，手根管症候群，下肢静止不能症候群（むずむず脚症候群）などがある．むずむず脚症候群は，下肢の不快感を紛らわすために下肢を盛んに動かし，じっとしていられないようになる．

E ▶ 心肺疾患

1 心疾患

心房細動などの不整脈があると脳塞栓症を起こしやすい．高齢者では，心不全による脳血流減少により認知症症状や意識障害をきたすことがある．

2 肺疾患

肺性脳症では，慢性閉塞性肺疾患による呼吸不全のため低酸素血症，高炭酸ガス血症をきたし，頭痛，悪心，うっ血乳頭などの頭蓋内圧亢進症状，意識障害などを呈する（CO_2ナルコーシス）．

F ▶ 膠原病

1 関節リウマチ

血管炎による末梢神経障害，第2頸椎歯状突起

の炎症性病変による延髄，上位頸髄の圧迫などが起こり得る．

2 全身性エリテマトーデス
systemic lupus erythematosus（SLE）

全身性の血管炎が中枢，末梢神経系にも生じ，脳梗塞，けいれん，精神病様症状，不随意運動，髄膜炎様症状，脊髄炎，末梢神経障害などが起こる．心内膜炎により脳塞栓症を起こすことがある．

3 結節性多発動脈炎
polyarteritis nodosa（PAN）

神経栄養血管の血管炎による多発単ニューロパチーを伴い，非対称性の運動麻痺，感覚障害をきたすことがある．

4 Sjögren症候群
（シェーグレン）

唾液分泌減少による口渇，涙液分泌減少によるドライアイなどの乾燥症状のほか，多彩な中枢神経障害，末梢神経障害（とくに感覚神経障害）を合併することが多い．

G ▶ 悪性腫瘍に伴う神経障害

1 癌の転移

1）脳転移
転移性脳腫瘍は，成人の頭蓋内腫瘍のなかで20％程度を占める．単麻痺または片麻痺，けいれん，意識障害などを示す．原発巣としては肺癌が最も多い．神経症状が癌の発見に先行することがまれでない．

2）脊椎転移
圧迫性脊髄症は急に出現し1日程度で完成する対麻痺で，圧迫部位の疼痛（根性疼痛）や膀胱直腸障害を伴うことが多い．

3）髄膜浸潤（髄膜癌腫症）
癌細胞が脳・脊髄の表面にある髄膜にびまん性に浸潤する病態である．ふらつき，頭痛，悪心，認知機能低下，意識障害などを示し，予後は不良である．

2 傍腫瘍性神経症候群

転移によらない神経障害，いわゆる癌の遠隔効果で，自己免疫学的機序により生じる多彩な症状を呈する．病型に特徴的な自己抗体が検出されることがある．

1）Trousseau症候群
（トルソー）
悪性腫瘍に伴う血液凝固亢進によって生じた脳梗塞をトルソー症候群（広義には脳に限らず全身性の血栓・塞栓症を指す場合もある）という．全脳梗塞患者の数％以上が本症候群であるといわれる．単発のこともあるが，小さな梗塞巣が脳全体に多発することが多く，治療に抵抗性で予後は不良である．

2）末梢神経障害
癌性ニューロパチーと称される．多くは悪性腫瘍患者の末期に出現し，栄養，代謝障害，特異抗体など，機序は多様である．特異抗体として，肺小細胞癌患者における抗Hu抗体など数種類が知られている．

3）亜急性小脳変性症
亜急性に進行する小脳性運動失調を特徴とする．構音障害や眼振がみられることもある．小脳プルキンエ細胞に対する抗体が原因と考えられる．

4）その他
（ランバート・イートン）
Lambert-Eaton筋無力症候群，進行性多巣性白質脳症，辺縁系脳炎なども悪性腫瘍の合併症として出現する．

H▶治療に伴う神経障害

抗癌薬による末梢神経障害，放射線治療により遅れて出現する放射線脳症・脊髄症，神経叢障害や末梢神経障害などがある．

I▶その他の内科疾患に伴う疾患

1 Behçet病

ベーチェット病は，口腔粘膜の再発性有痛性アフタ性潰瘍，外陰部潰瘍，網膜ぶどう膜炎などの眼症状に皮膚症状を伴って急性炎症で発症し，再発を繰り返す全身疾患である（指定難病）．多臓器に血管炎が生じ，神経系では脳幹脳炎による痙性四肢麻痺や構音・嚥下障害，眼球運動障害，運動失調，大脳病変による認知症，人格変化，精神症状などを示すことがある．まれに神経症状で初発することがある．慢性期にはMRIで脳幹萎縮がみられる．髄膜炎や多発単ニューロパチーなどの末梢神経障害もみられる．神経症状が前面に出る病型を神経ベーチェット病という．

2 サルコイドーシス sarcoidosis

両側肺門部の非乾酪性肉芽腫を特徴とする疾患である（指定難病）．脳・脊髄，髄膜，末梢神経（顔面神経），筋肉など神経系のあらゆる部位にも病変が出現し得る（神経サルコイドーシス）．

✦ セルフ・アセスメント 33

問1 内科的疾患による神経障害の組み合わせで誤りはどれか．
1. 糖尿病—多発ニューロパチー
2. 甲状腺機能亢進症—振戦
3. 甲状腺機能低下症—手根管症候群
4. 結節性多発動脈炎—多発単ニューロパチー
5. シェーグレン症候群—てんかん

問2 悪性腫瘍に伴う神経障害で誤りはどれか．
1. ランバート・イートン筋無力症候群
2. 末梢神経障害
3. 小脳失調
4. 多発性脳出血
5. 辺縁系脳炎

正解と解説

問1 5
シェーグレン症候群では末梢神経障害が起こる．

問2 4
多発性脳梗塞（トルソー症候群）を伴うことがある．

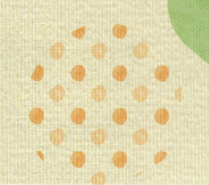

34 ビタミン欠乏症

vitamin deficiency

A ▶ ビタミンとは

体内では合成できず，食事などで外部から補給をしなければいけない有機化合物である．水溶性のものはビタミンB_1，B_2，B_6，B_{12}，ニコチン酸（ナイアシン，B_3とも呼ばれる），パントテン酸，葉酸，ビオチン，ビタミンCの9種類が，脂溶性のものはビタミンA，D，E，Kの4種類がある．

ビタミンは，体内では主に酵素の活動を補う補酵素として働き，脂肪・炭水化物・タンパク質の代謝やコラーゲン・DNA・神経伝達物質などの合成，活性酸素を除去する抗酸化作用，さらには血液凝固や骨形成などにも関与するなどさまざまな役割を果たしている．

B ▶ ビタミン欠乏症

1 ビタミンB_1欠乏症

ビタミンB_1は，ブドウ糖をエネルギーに変換する際（解糖系）に必要な栄養素である．その欠乏により心血管系障害（心不全など）や神経系障害（末梢神経と脳）が生じる．

1) 中枢神経障害 (Wernicke脳症)

ウェルニッケ脳症では，意識障害，眼球運動障害（複視，眼振），記憶障害，小脳性運動失調などが急激に出現する．回復後にKorsakoff症候群（健忘，失見当識，作話）を残すことがある．本症は慢性アルコール中毒で低栄養の者にみられるが，妊娠高血圧症候群による激しい嘔吐のために発症することがある．病理で，乳頭体およびその周辺に点状出血を伴う壊死性病変がみられる．

2) 末梢神経障害

慢性の多発ニューロパチーの形をとり，感覚神経がとくに強く侵される．初期には足趾の痛みやしびれ感が強いため，脚気の俗称がある．

2 ビタミンB_6欠乏症

ビタミンB_6はアミノ酸と脂肪酸の代謝を補助し，神経伝達物質の合成や赤血球の形成のほか，皮膚の維持にも関係する．ビタミンB_6の欠乏により，乳児ではけいれん発作が知られている．また，

成人では貧血とともに目・鼻・口周囲の（脂漏性）皮膚炎や末梢神経障害などがみられる．ビタミンB_6の不足は，摂取不足や妊娠時の需要の増大のほか，抗結核薬のイソニアジドをはじめとする各種薬剤によるビタミンB_6の消費などがあげられる．

3 ビタミンB_{12}欠乏症

ビタミンB_{12}は，生体内のメチル化反応や脂肪酸の酸化に関係し，赤血球の合成にも必要である．全身症状として，舌炎，胃無酸症，巨赤芽球性貧血（いわゆる悪性貧血）などがある．亜急性連合性脊髄変性症はビタミンB_{12}欠乏で起こり，脊髄後索と側索の両者が変性するので，連合という名がつけられた．痙性対麻痺（反射亢進）または四肢麻痺，深部感覚障害が特徴で，末梢神経障害も合併することが多い．視神経障害による緩徐進行性の視力・視野障害，脳症による記憶障害，認知症を示すことがある．

4 ニコチン酸欠乏症（ペラグラ）

ニコチン酸は，糖質，脂質，タンパク質の代謝に不可欠である．光過敏症による皮膚炎，下痢，認知症が特徴であり，ペラグラ（イタリア語で皮膚の痛みを意味する）の3主徴と呼ばれる．ペラグラ脳症では，記憶障害，興奮，錯乱，認知症など

を示す．感覚優位の多発ニューロパチーを伴う．

5 葉酸欠乏症

葉酸はビタミンB群の一つで，欠乏するとビタ

ミンB₁₂の欠乏と同様の脊髄連合性変性，末梢神経障害を呈する．メトトレキサートなどの葉酸拮抗薬，抗けいれん薬のフェニトインなどの服用により誘発されることがある．

MEMO㉕　ビタミンB₁欠乏症

　日本では幕末の頃，糠（ぬか）を取り切った白米が普及した江戸において流行したため，「江戸患（わずら）い」と呼ばれた．大正時代には，結核と並ぶ2大亡国病といわれた．1910年代にビタミンB₁の不足が原因と判明し，治療や予防が可能となった

が，年間の死者が1,000人を下回ったのは1950年代である．その後も1970年代にジャンクフードの偏食によるビタミンB₁欠乏，1990年代に点滴輸液中のビタミンB₁欠乏によって，脚気患者が発生し問題となった．現在は，輸液中にB₁が含まれるようになっている．

 ✦ セルフ・アセスメント ㉞

**問1　**ビタミン欠乏と神経疾患の組み合わせで誤りはどれか．
1. ビタミンB₁欠乏症—ウェルニッケ脳症
2. ニコチン酸欠乏症—認知症
3. 葉酸欠乏症—コルサコフ症候群
4. ビタミンB₆欠乏症—末梢神経障害
5. ビタミンB₁₂欠乏症—亜急性連合性脊髄変性症

**問2　**ビタミン欠乏による神経疾患とその特徴の組み合わせで誤りはどれか．
1. ウェルニッケ脳症—眼球運動障害

2. コルサコフ症候群—作話
3. 脚気—腎不全
4. 亜急性連合性脊髄変性症—深部感覚障害
5. 亜急性連合性脊髄変性症—深部反射亢進

**問3　**ビタミン欠乏性ニューロパチーで誤りはどれか．
1. 偏食で起こりやすい．
2. 脂溶性ビタミン欠乏による．
3. ビタミンB₁欠乏では脚気が起こる．
4. ビタミンB₁欠乏では脳症が起こる．
5. ビタミンB₁₂欠乏では脊髄障害も合併する．

正解と解説

問1　3
葉酸欠乏症では末梢神経障害が起こる．コルサコフ症候群はビタミンB₁欠乏症でみられる．

問2　3
脚気では心不全を合併する．

問3　2
ビタミン欠乏性ニューロパチーは水溶性ビタミン欠乏による．

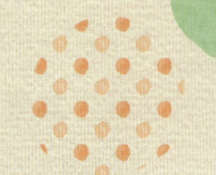

35 先天異常性神経疾患
congenital disorders of nervous system

A ▶ 先天異常性神経疾患とは

中枢神経系の先天性の発育（発生）異常と全身性の先天代謝異常による神経系の異常の両疾患群を包括的に総称したものである．先天代謝異常は代謝異常疾患として別に区分されることも多い．

B ▶ 染色体異常症

染色体異常の程度により，一見して明らかなものから外観上異常がみられないものまでさまざまである．生後間もなく死亡するものから，成人期に至り症候が顕在化してくるものまである．

1 Down症候群（21トリソミー）

染色体異常のなかで最も高頻度で発症（発生頻度は0.1％）する．高齢出産になるほど頻度は高くなる．21番染色体が1本多い3本あることから21トリソミーとも呼ばれる．最も大きな障害は，知的障害で知能指数は50以下である．言語発達も著しく遅れる．顔貌は特有で眼裂が外上方につり上がり鼻は低く，口は小さく，手指が短い．また，低身長で運動発達も遅延する．約半数に先天性心奇形を伴う．

2 Edwards症候群（18トリソミー）

18番染色体が1本多い3本あることから18トリソミーとも呼ばれる．頭が前後に長く，眼裂狭小，小顎，耳介低位，耳介奇形による特徴的な顔貌を呈する．著しい知能障害と全身性の筋緊張の亢進，けいれんや全身性のミオクローヌスがみられる．顕微鏡的異常として大脳や小脳の細胞構築の異常や低形成がみられる．新生児5,000〜6,000人に1人程度の頻度と考えられている．生命予後は不良で，1歳までに90％が死亡する．

3 Patau症候群（13トリソミー）

13番染色体が1本多い3本あることから13トリソミーとも呼ばれる．新生児の5,000〜12,000人に1人程度の頻度でみられるまれな染色体異常である．生命予後不良で，1歳までに90％以上が死亡する．子宮内発育遅滞，無嗅脳症，単脳室前脳症などの重篤な脳奇形，聾，小または無眼球，口唇裂，口蓋裂，心奇形など多くの奇形を合併している．

C ▶ 神経・皮膚症候群

神経・皮膚症候群は母斑症とも呼ばれ，遺伝子異常によって皮膚と神経系の先天的な異常をきたす疾患群である．

1 神経線維腫症

Ⅰ型はRecklinghausen病と呼ばれ，原因異常遺伝子が17番染色体上にある．皮膚にはカフェオレ斑と呼ばれる色素沈着が幼児期から出現し，成長に従って数が増える．皮下には末梢神経由来の神経線維腫が全身性に多発する．脳・脊髄に神経膠腫，髄膜腫ができることがある．知能障害，てんかんがみられることもある．

Ⅱ型は両側の聴神経腫瘍が20歳頃に出現し，カフェオレ斑，神経線維腫なども出現する．この異常遺伝子は22番染色体上に存在する．Ⅰ型，Ⅱ型のいずれも指定難病である．

2 結節性硬化症

常染色体顕性遺伝する疾患である．皮膚では特徴的な皮脂腺腫が顔面，とくに鼻から頬にかけて多発する．そのほか脱色素斑や鮫皮斑，小線維腫が多発する．脳内にも石灰沈着を伴った神経膠細胞と上衣細胞由来の小結節が多発する．そのほか脳回の奇形なども認める．てんかんが出現し，知能障害を伴うことが多い．指定難病である．

3 Sturge-Weber症候群
スタージ・ウェーバー

顔面半側のポートワイン様の血管腫と同側の大脳半球の軟膜の血管腫を生じる疾患で，常染色体潜性遺伝である．軟膜血管腫のある部位の大脳皮質は変性し，てんかんの焦点や片麻痺の原因となる．頭部CTで石灰化像を認める．指定難病である．

4 von Hippel-Lindau病
フォン・ヒッペル・リンドウ

家族性に小脳や網膜の血管腫がみられるもので，常染色体顕性遺伝し，病因遺伝子は3番染色体上に存在する．てんかん発作やクモ膜下出血の原因になる．脊髄や脳幹に血管腫が生じると圧迫症状が出現する．そのほか腎癌，髄膜腫，褐色細胞腫が高頻度に合併する．

D ▶ 先天代謝異常

代謝酵素や分解酵素の欠損のため出生後から神経細胞に代謝できない物質が蓄積し，神経細胞は変性消失する．蓄積から変性までの時間が発症までの時間となる．

1 リピドーシス lipidosis

脳リピドーシスでは，スフィンゴ脂質類の代謝異常が問題となる．それぞれの酵素欠損で異なった脂質が神経細胞に蓄積する．成長障害，運動障害（筋緊張異常，四肢その他の麻痺），各種けいれん発作，知能低下，臓器（肝，脾）の肥大などの症状が起こる．

2 アミノ酸代謝異常

アミノ酸の代謝に関与する酵素欠損によって代謝できないアミノ酸の大量蓄積や必須アミノ酸の欠損を生じ，神経症候を発症する．

3 プリン代謝異常

Lesch-Nyhan症候群といわれ，X連鎖潜性遺伝
レッシュ・ナイハン
病で男子にのみ出現する．尿酸が過剰産生され，腎や関節に沈着し，腎不全，関節障害を引き起こす．自分の口唇や手指を噛み切る特異な神経症状の自傷行為や不随意運動，痙性麻痺，精神発達遅滞などを呈する．予後不良で若年期に死亡する．

4 ポルフィリン症

血色素であるヘモグロビンの前駆物質ヘムの合成系酵素の遺伝的欠損による疾患で，尿中ポルフィリン体の排泄増加を示す（指定難病）．最も重要なのは，急性間欠性ポルフィリン症である．常染色体顕性遺伝で，青壮年期に発症する．臨床症状は腹痛，便秘，嘔吐などの急性腹症様の腹部症状，弛緩性麻痺やしびれ感，ピリピリ感を伴った感覚障害などの末梢神経障害が出現する．また，興奮，錯乱，幻覚，けいれんなどの多彩な精神症状が出現する．

5 Wilson病
ウィルソン

銅と結合するセルロプラスミンが減少し，銅が脳や肝などの組織に沈着する病態である（指定難病）．常染色体潜性遺伝で10代に発症する．神経症候は筋固縮，羽ばたき振戦，ジストニアなどの基底核症候にけいれん，知能低下などの皮質機能障害がみられ，構音障害から発語困難や嚥下障害も出現する．臨床所見として，肝機能障害や角膜に銅が沈着するとKayser-Fleischer角膜輪がみら
カイザー・フライシャー
れる．MRI T2強調画像で被殻，ついで淡蒼球が高信号となる．治療はペニシラミンといった銅キレート薬を用いる．

6 アミロイドーシス amyloidosis

アミロイドタンパクが全身（指定難病）あるいは疾患ごとに限局した臓器の組織間質に沈着し，障害を起こす疾患群である．臨床的には家族性アミロイドポリニューロパチーが重要である（p.212参照）．

✦ セルフ・アセスメント ㉟

問1 ダウン症候群を生じるのはどれか．
1. 13トリソミー
2. 18トリソミー
3. 21トリソミー
4. 性染色体異常
5. ミトコンドリア異常

問2 先天異常性神経疾患とその特徴の組み合わせで誤りはどれか．
1. 神経線維腫症—髄膜腫
2. 結節性硬化症—てんかん
3. レッシュ・ナイハン症候群—自傷行為
4. ウィルソン病—羽ばたき振戦
5. アミロイドーシス—認知症

正解と解説

問1 ▶ 3
21番染色体が3個あることから21トリソミーとも呼ばれる．

問2 ▶ 5
アミロイドーシスは多発ニューロパチーを起こす（㉗章参照）．

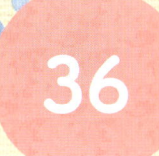

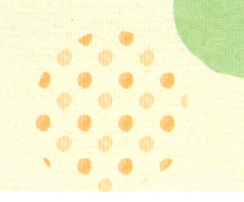

36 先天奇形
congenital malformation

先天性脳疾患は多岐にわたるが，脳神経外科の治療の対象となる疾患について簡単に解説する．

1 水頭症

髄液が，脳室内または頭蓋内クモ膜下腔に過剰に貯留した状態を水頭症という．脳室拡大および／または頭蓋内圧亢進が生じる．

病因

髄液流の閉塞（非交通性水頭症）と髄液の再吸収障害（交通性水頭症）で，先天性の場合もあれば，分娩中または出生後の事象に起因した後天性の場合もある．

症状

頭部拡大，泉門膨隆，易刺激性，嗜眠，嘔吐，けいれんなどがある．

❶ 中脳水道狭窄症　第三脳室から第四脳室への髄液の流出路が狭くなる病態である．原発性の場合と，腫瘍，出血，および感染による中脳水道の瘢痕形成または狭小化に続いて生じる続発症の場合がある．

❷ Dandy-Walker症候群　第四脳室が進行性に嚢胞状に拡張する病態である．

❸ Arnold-Chiari奇形　二分脊椎および脊髄空

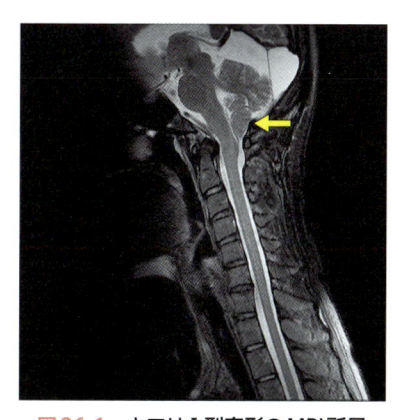

図36-1 キアリⅠ型奇形のMRI所見
小脳の下の部分の小脳扁桃が大後頭孔から脊柱管へ下垂しているが，脊髄内に奇形などはない（T2強調画像）．

洞症とともに水頭症が発生する．キアリⅠ型奇形では小脳扁桃が（図36-1），キアリⅡ型奇形では小脳虫部が著しく伸長し，それが大後頭孔から突出する．

❹ クモ膜下腔における吸収障害　通常は髄膜の炎症によって引き起こされるが，クモ膜下腔の感染または出血に続発する．分娩時の合併症である脳室内またはクモ膜下出血に起因する．

診断

閉鎖前の泉門がある新生児および幼若乳児では超音波検査により，幼児および小児ではCTまたはMRIによって診断する．

治療

時に経過観察または反復腰椎穿刺，重症例では，脳室シャント術を行う．

2 二分脊椎

病因

胎生期に神経管の形成が障害されて起こる．広義の二分脊椎は，顕在性二分脊椎と潜在性二分脊椎の2つの病態を含む．

症状

最も重症なもの（脊髄髄膜瘤，脊髄披裂）は脊髄が直接露出しており，生後すぐに修復手術が必要である．通常，水頭症を合併しているので，これに対する治療も必要である．軽症のもの（腰仙部脂肪腫，先天性皮膚洞など）は脊髄が露出することなく皮膚におおわれているが，進行すると脂肪など皮下からの組織が脊髄に癒着して脊髄を牽引し，将来足の変形，足や腰の痛み，排尿障害などの症状が出てくる可能性があるため，早期に手術してそれを解除する必要がある．

予防

葉酸の投与が脊髄髄膜瘤，脊髄披裂の発生を有意に低下させるので，妊娠1ヵ月以上前から妊娠3ヵ月まで食事に加えて1日0.4mgの葉酸を摂取す

れば，発症リスクを約30％低減できる．また，喫煙は血中葉酸値を下げることが指摘されており，妊娠前後の女性は避けなければならない．

3 狭頭症（頭蓋骨縫合早期癒合症）

病因

何らかの原因で頭蓋骨縫合が通常よりも早いときに癒合してしまう病気である．

症状

頭蓋骨が変形する．十分拡大できないために脳が圧迫されるなどの障害が発生する．頭蓋の変形は，早期癒合が起こった縫合線と関係があり，長頭，三角頭，短頭，斜頭などと呼ばれる変形が生じる．

治療

できれば生後3ヵ月以内に頭蓋形成術を行い，正常な形に発育するようにする．狭頭症を放置した場合に知能発育に障害をきたす頻度は5％位で，手術は美容的意味合いが強い．

4 その他の奇形

1）頭蓋底陥入症

正常の頭蓋底は下方に突出するが，この疾患では，大後頭孔後縁の後頭骨が内反挙上したために頭蓋底が上方に突出する．頭蓋腔内に陥入した上位頸椎が脳幹を圧迫して，四肢麻痺，嚥下障害，呼吸障害，小脳失調などを起こす．

2）扁平頭蓋底

頭蓋底が平坦になる骨の異常である．扁平頭蓋底のみでは無症状だが，頭蓋底陥入症やたとえばキアリⅠ型奇形などを伴う場合には頭痛，頸部痛などがみられる．

3）Klippel-Feil症候群

頸椎が癒合したもの（C2-3に好発）で短頸，毛髪線低位，頸部の可動制限を3徴とする．60～70％と高率に側弯症を合併する．

 ✦ セルフ・アセスメント㊱

問1 中枢神経の先天奇形とその特徴の組み合わせで正しいのはどれか．
1. 狭頭症—脳圧亢進
2. 二分脊椎—水頭症合併
3. キアリ奇形—脊髄の頭蓋内陥入
4. クリッペル・フェール症候群—脳溝増加
5. ダンディ・ウォーカー症候群—後頭蓋縮小

問2 中枢神経の先天奇形について誤りはどれか．
1. 水頭症では泉門膨隆を認める．
2. 水頭症では脳室シャント術を行う．
3. 中脳水道狭窄症は交通性水頭症を起こす．
4. 狭頭症では早期に頭蓋形成術を行う．
5. 二分脊椎の予防のために妊娠時に葉酸を服用する．

正解と解説

問1 ▶ 2

狭頭症では，頭蓋骨の変形が主体である．二分脊椎では，水頭症，髄膜瘤などを合併する．キアリ奇形では小脳扁桃が陥入する．クリッペル・フェール症候群では，頸椎の癒合を認める．ダンディ・ウォーカー症候群は第四脳室が囊胞状に拡張する．

問2 ▶ 3

中脳水道狭窄症は非交通性水頭症を起こす．

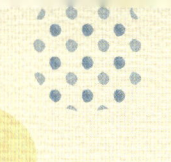

索　引

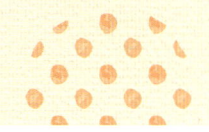

外国語索引

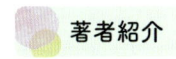 **著者紹介**

飛松省三（とびまつしょうぞう）

福岡国際医療福祉大学医療学部視能訓練学科 教授／九州大学 名誉教授

〈略 歴〉

1979年 3月	九州大学医学部卒業
1983年 2月	九州大学医学部脳研神経内科助手
1985年10月	医学博士，シカゴ・ロヨラ大学医学部神経内科客員研究員
1987年11月	九州大学医学部脳研生理助手
1991年 4月	同脳研臨床神経生理講師
1999年12月	同大大学院医学系研究科脳研臨床神経生理教授
2020年 4月	福岡国際医療福祉大学医療学部視能訓練学科教授，九州大学名誉教授

現在に至る

〈資 格〉

日本内科学会：認定医
日本神経学会：専門医，指導医
日本臨床神経生理学会：脳波分野及び筋電図・神経伝導分野 専門医，指導医

〈名誉会員〉

日本臨床神経生理学会，日本てんかん学会，認知神経科学会，日本生体磁気学会，日本ヒト脳マッピング学会

〈著 書〉

「ここに目をつける！ 脳波判読ナビ（南山堂）」，「イラストレイテッド 脳波1・2・3 波形の診かた，考え方（金芳堂）」など多数

なるほどなっとく！脳神経内科学

2025 年 3 月 20 日　1 版 1 刷　　　　　　　　　　©2025

著　者	協力者
とびまつしょうぞう	たにわきたかゆき
飛松省三	谷脇考恭

発行者
株式会社 南山堂　代表者 鈴木幹太
〒113-0034　東京都文京区湯島 4-1-11
TEL 代表 03-5689-7850　　　www.nanzando.com

ISBN 978-4-525-24971-7

JCOPY ＜出版者著作権管理機構 委託出版物＞

複製を行う場合はそのつど事前に（一社）出版者著作権管理機構（電話03-5244-5088，FAX 03-5244-5089, e-mail: info@jcopy.or.jp）の許諾を得るようお願いいたします.

本書の内容を無断で複製することは，著作権法上での例外を除き禁じられています．また，代行業者等の第三者に依頼してスキャニング，デジタルデータ化を行うことは認められておりません.